# 국민건강보험론

보무각

• 저자소개

김회창(동원대학교 교수)
박종영(대전대학교 교수)
남정혜(경민대학교 교수)
김선희(김포대학교 교수)
김윤정(영남이공대학교 교수)
이진우(신성대학교 교수)
왕진우(연성대학교 교수)
장영진(창원문성대학교 교수)
신재명(거창대학교 교수)

# 국민건강보험론

초판발행 2019년 6월 20일
초판인쇄 2019년 6월 18일

**지은이** 김회창·박종영·남정혜·김선희·김윤정·이진우·왕진우·장영진·신재명
**펴낸이** 이호동
**발행처** 보문각
**블로그** http://bomungak.blog.me/
**e-mail** bomungak@naver.com
**주소** 서울시 서초구 바우뫼로7길 8
**등록번호** 302-2003-00085
**전화** 02)468-0457
**팩스** 02)468-0458

값 29,000원

ISBN 978-89-6220-382-0 93510

## 머리말

우리나라의 국민건강보험제도가 1977년 도입된 이래 1989년 7월 1일에 전 국민 건강보험이 실시되면서 의료기관에 내원하는 환자는 건강보험의 요양급여기준에 의한 자격관리와 건강보험수가적용을 받게 되어 병원경영의 중요성이 더욱 인식되기 시작하였다.

국민건강보험론은 주로 의료제도에 관한 사항으로서 국민건강보험법 등 보험에 대한 기초지식과 요양급여기준을 요약 정리하여 의료현장에서 직무를 수행할 수 있도록 하였다. 따라서 합리적인 업무수행을 위해서는 요양급여기준과 요양급여비용 산정지침에 따른 전문지식을 습득하여 환자의 자격관리와 제공한 진료행위에 대한 누락이 없도록 관리되어야 한다. 또한 오늘날 병원관리는 의료정책의 변화, 수가산정의 복잡화, 의료환경의 급격한 변화, 고객의 기대수준 향상 등으로 최신경영기법에 의한 수익창출과 의료수가의 개발 및 지속적인 서비스 향상이 요구되고 있다. 특히 우리나라의 의료수가 산정방식은 행위별수가제에 의한 상대가치점수를 적용하고 있어 수가산출과 청구방법이 복잡하기 때문에 체계적인 관리가 필요하다.

본 교재는 교육부에서 현재 국가사업으로 추진하여 시행 중인 국가직무능력표준(National Competency Standard : NCS)을 기반으로 한 산업현장에서 직무를 효율적으로 수행하기 위하여 요구되는 지식 · 기술 · 소양 등의 내용을 업무 수준별로 체계화하여 직무를 성공적으로 수행할 수 있도록 하는데 역점을 두어 집필하였다. 그리고 본인은 그동안 여러 병원의 경영진단 컨설팅 연구원으로 참여해오면서 건강보험관리의 문제점 등을 참고하여 환자의 자격관리와 진료행위에 대한 누락을 방지하고 병원의 수익증대에 도움이 되도록 주요사항을 삽입하였다.

저자들은 그동안 의료기관에서 오랫동안 건강보험 및 원무관리, 건강검진관리에 대한 실무경험과 강의경험을 바탕으로 보건행정과 의료경영을 전공한 학생들이 쉽게 이해를 하고 전문지식을 습득하여 졸업 후 의료기관에서 실무에 활용 할 수 있도록 교재를 집필하였다. 또한 보건산업체에 종사하는 직원과 의료기관에서 직무교재로 활용할 수 있도록 최신 법령을 반영하여 집필하였다.

본 교재의 순서는 학습 모듈개발에 의한 단원을 15단원으로 분류하여 맨 먼저 제1장은 사회보장과 의료보장, 제2장 의료기관 분류 및 의약분업, 제3장 국민건강보험제도, 제4장 의료전달체계 및 요양급여신청, 제5장 의료수가 및 진료비본인부담, 제6장 진료행위료 산정기준, 제7장 DRG 및 신포괄제도, 제8장 요양급여비용청구 및 심사, 제9장 요양급여적정성평가 및 현지조사제도, 제10장 국가건강검진제도, 제11장 의료급여제도, 제12장 산업재해보상보험제도, 제13장 자동차손해배상보험제도, 제14장 요양병원 및 호스피스완화제도, 제15장 노인장기요양보험제도의 순서로 구성하였다. 특히 건강보험관리 부문이 병원경영에 미치는 중요성을 인식하여 단원 중에서도 보다 상세하게 이해가 쉽도록 기본사항을 요약 정리하였다.

특히 보험제도 관련 최신법령과 보험급여기준 및 고시내용을 참고하여 집필에 활용하였으며, 병원행정사 및 건강보험사, 보험심사평가사, 보건의료정보관리사, 보건직공무원시험 등에 대비를 할 수 있도록 하였다. 아무쪼록 이 책을 이용하시는 분들께서는 국민건강보험관리에 많은 도움이 되기를 바라며, 이 책의 편집을 계기로 미진한 부분은 매년 수정 보완하여 훌륭한 교재가 될 수 있도록 노력해 나가려고 한다.

그리고 교재집필에 자문과 도움을 주신 서울아산병원 관리부서 팀장님과 여러 병원의 관리자 및 병원행정 NCS 학습모듈개발 연구에 같이 참여한 각 대학 교수님께 감사드리며, 이 교재의 출판을 위해 성심성의를 다해주신 이호동사장님과 직원들에게 감사의 말씀을 전한다.

저자 일동

# 목 차

## 제1장 사회보장과 의료보장제도



## 제2장 의료기관 및 의약분업제도



## 제3장 국민건강보험제도



## 제4장 의료전달체계 및 요양급여 신청

Contents

## 제5장 의료수가 및 진료비 본인부담



## 제6장 진료행위료 산정기준 및 지침



## 제7장 DRG 및 신포괄 지불제도

## 제8장 요양급여비용 청구



## 제9장 요양급여 적정성 평가 및 현지조사제도



## 제10장 국가건강검진제도



## 제11장 의료급여제도

Contents

## 제12장 산업재해보상보험



## 제13장 자동차손해배상보장보험



## 제14장 요양병원 및 호스피스 완화의료



## 제15장 노인장기요양보험

# 국민건강보험론 학습 개요

## ◆ 학습 개요

국민건강보험론은 주로 의료제도에 관한 사항으로서 국민건강보험법 등 보험에 대한 기본지식과 요양급여기준을 요약 정리하여 의료현장에서 직무를 수행할 수 있도록 하였다. 따라서 합리적인 업무수행을 위해서는 요양급여기준과 요양급여비용 산정지침에 따른 전문지식을 습득하여 환자의 자격관리와 제공한 진료행위에 대한 누락이 없도록 관리되어야 한다. 또한 오늘날 병원관리는 의료정책의 변화, 수가산정의 복잡화, 의료환경의 급격한 변화, 고객의 기대수준 향상 등으로 최신경영기법에 의한 수익창출과 의료수가의 개발이 요구되고 있다. 특히 우리나라의 의료수가 산정방식은 행위별수가제에 의한 상대가치점수를 적용하고 있어 수가산출과 청구방법이 복잡하기 때문에 체계적인 관리가 필요하다.

## ◆ 특징

국민건강보험제도에 대한 기본적인 사항을 요약하여 요양급여기준의 관리와 진료행위에 대한 산정지침을 숙지하여 의료기관의 보험관리에 효율성을 제고하는데 있다. 또한 보험제도에 대한 제반지식을 터득하여 산업현장에서 현장실무와 직무수행 능력을 함양할 수 있다.

## ◆ 학습목표

첫째, 사회보장제도와 각국의 의료보장제도에 대하여 알 수 있다.

둘째, 우리나라의 건강보험제도를 이해하고 내원환자의 자격을 관리할 수 있다.

셋째, 의료수가제도와 진료비본인부담(률)을 이해하고 관리할 수 있다.

넷째, 요양급여기준과 행위료 산정기준을 적용하여 급여비용 청구와 진료비 심사지급 내역을 분석할 수 있다.

다섯째, 건강검진 및 의료급여 제도에 대하여 이해하고 직무를 수행할 수 있다.

여섯째, 산업재해보상보험 및 자동차보험과 노인장기요양보험을 관리할 수 있다.

## ■ 핵심용어

사회보험, 의료보장, 건강보험, 보험료, 요양기관, 의료기관, 요양급여, 급여제한, 현물급여, 현금급여, 의약분업, 의료전달체계, 본인부담산정특례제도, 의료수가, 진료비본인부담, 상대가치점수, 환산지수,행위별수가, 포괄수가, 비급여, 전액본인부담, 진찰료, 입원료, 응급의료관리료, 가정간호, 의약품관리료, 검사료, 영상진단 및 방사선치료료, 투약 및 조제료, 주사료, 마취료, 이학요법료, 정신요법료, 처치 및 수술료, 캐스트, 치과처치, 명세서작성, 진료비심사청구, 심사기준, 심사지급분석, 이의신청, DRG, 신포괄제, 의료급여, 대지급금, 건강검진, 산재보험, 공상, 자동차보험, 요양병원, 호스피스완화의료, 노인장기요양보험

### ◆ 교육훈련 대상 및 이수시간(예시)

| 학습 | 교육훈련 대상 및 이수시간(hour) | |
|---|---|---|
| | 전문대학(주 2시간) | 대학교(주 2시간) |
| 1. 사회보장과 의료보장제도 | 2 | 2 |
| 2. 의료기관 및 의약분업 | 2 | 2 |
| 3. 국민건강보험제도 | 4 | 4 |
| 4. 의료전달체계 및 요양급여신청 | 2 | 2 |
| 5. 의료수가 및 진료비부담 | 2 | 2 |
| 6. 진료행위료 산정기준 및 지침 | 4 | 4 |
| 7. DRG 및 신포괄 지급제도 | 1 | 1 |
| 8. 요양급여비용 청구 및 심사 | 2 | 2 |
| 9. 요양급여 적정성평가 및 현지조사 | 1 | 1 |
| 10. 국가건강검진제도 | 2 | 2 |
| 11. 의료급여제도 | 2 | 2 |
| 12. 산업재해보상보험제도 | 2 | 2 |
| 13. 자동차손해배상보험제도 | 2 | 2 |
| 14. 요양병원 및 호스피스완화의료 | 1 | 1 |
| 15. 노인장기요양보험제도 | 1 | 1 |
| 계 | 30 | 30 |

### ◆ 요구되는 지식 · 기술 · 태도

보험관리에 필요한 전문지식의 습득과 업무의 효율성을 위한 지식 · 기술 · 태도는 다음과 같음.

| 지식 | 기술 | 태도 |
|---|---|---|
| • 관련 법령 및 요양급여기준<br>• 보건의료정보 및 기초의학<br>• 진료행위료산정기준 및 지침<br>• 유형별 의료수가관리 | • 문서작성 및 컴퓨터 활용<br>• 보험유형별 자격관리능력<br>• 고객상담 및 민원처리 능력<br>• 진료비 심사청구 능력 | • 문제해결능력과 인내심<br>• 의료진과 원활한 의사소통<br>• 전문지식을 습득하는 자세<br>• 밝고 명량한 성실한 태도 |

CHAPTER 01

# 사회보장과 의료보장제도

- 1-1. 사회보장제도
- 1-2. 의료보장제도
- 1-3. 외국의 의료보장제도

# 1-1 사회보장제도

{ 학습목표 } 1. 우리나라의 사회보장제도에 대하여 설명할 수 있다.

## 1. 사회보장제도

### 1) 개념

사회보장(Social Security)이라는 의미는 역사적, 사회적 배경과 시대 및 학자나 국가에 따라 여러 가지로 표현되고 있으나 사회보장의 아버지로 불리는 영국의 비버리지(Beveridge)는 1942년「사회보험과 관련 서비스」연구보고서에서 사회보장이란 "실업, 질병, 부상 또는 재해에 의하여 수입이 중단된 경우에 대처하기 위해서, 또한 노령에 의한 퇴직이나 부양책임자의 사망에 의한 부양의 상실에 대비하고, 나아가서는 출생. 사망 및 결혼 등과 관련된 특별한 지출을 감당하기 위한 소득의 보장을 의미 한다"고 하였다. 이와 같이 사회보장이란 용어는 1940년에 개념이 확립되었으나, 처음으로 사용된 것은 1935년 미국에서 사회보장법(Social Security Act)이 제정된 때부터이며, 그 이후에 보편적으로 사용되어 왔다. 우리나라는 1960년 제4차 개정헌법에서 처음으로 "국가의 사회보장에 관한 노력"을 규정하였고, 1963년 11월 법률 제1437호로 전문 7개조의「사회보장에 관한 법률」을 제정하였다. 그 후 1980년 10월 개정된 헌법에서 "사회보장"이라는 용어를 최초로 사용되었으며 사회보장에 대한 정의는 아래와 같다.

#### (1) 비버리지(W. Beveridge)

비버리지의 사회보장은 요람에서 무덤까지(from the cradle to the grave) 인간다운 생활을 보장을 선언하고, 국민을 빈곤으로부터 해방시키기 위한 국민이 생활위험에 직면하였을 경우 일정한 생활유지를 위한 소득보장이 사회보장이라고 하였다.

### (2) 국제노동기구(ILO)

사회보장이란 "질병, 부상, 출산, 산업재해, 실업, 장애, 노령 및 사망 등으로 인한 소득의 중단(정지) 또는 감소에 의하여 야기되는 경제적, 사회적인 곤궁에 대하여 사회가 그 구성원들에게 제공해 주는 소득보장, 의료보장, 아동수당 등의 일련의 공적조치"라고 정의하고 있다.

### (3) 라로끄( P. Laroque)

근로자 대중에 대한 생활수단의 지속적인 보장이며, 적어도 모든 경우에 있어 적어도 최저생활의 보장으로서 나아가서는 국민적인 연대책임 하에 전체사회에 의한 모든 사회 구성원에 대한 보장이다.

### (4) 우리나라 사회보장기본법

우리나라는 사회보장기본법 제3조 제1호에 의하여 사회보장이란 '출산, 양육, 실업, 노령, 장애, 질병, 빈곤 및 사망 등의 사회적 위험으로부터 모든 국민을 보호하고 국민 삶의 질을 향상시키는 데 필요한 소득 · 서비스를 보장하는 사회보험, 공공부조, 사회서비스를 말한다'라고 정의하고 있다. 즉, 모든 국민이 인간다운 생활을 할 수 있도록 최저생활을 보장한다고 되어 있으며, 여기서 "사회보험'이란 국민에게 발생하는 사회적 위험을 보험의 방식으로 대처함으로써 국민의 건강과 소득을 보장하는 제도를 의미한다.

## 2) 어원

사회보장(Social Security)의 어원인 Security란 단어는 se(=without, 해방) + cura(=care, 근심 또는 괴로움, 염려)에서 비롯된 것이며, 이것은 "불안(걱정)을 없게 한다."라는 뜻으로 단어를 그대로 풀이하면 Social Security는 사회적 불안을 제거한다는 의미이다.Social Security라는 용어는 미국의 루즈벨트 대통령이 1934년 6월 8일 의회에서 뉴딜(New Deal) 정책을 설명하는 가운데서 비롯되었으며, 이것이 법률용어로 처음 등장한 것은 1935년 미국의 사회보장법 Social Security Act)이 제정된 때부터이다.

'사회보장(Social Security)'이라는 용어는 유럽에서 실시하고 있던 사회보험의 '사회(Social)'와 미국의 대공황 시기에 등장한 긴급경제보장위원회(Emergency Economic Security Committee)의 '보장(security)'이란 용어가 합쳐져서 탄생한 것으로 알려져 있다.

1935년에 미국이 「사회보장법(Social Security Act)」을 제정하면서 법률명으로서 처음으로 사용되었고, 이후 사회보장이라는 용어는 전 세계적으로 통용되기 시작하였다.

제2차 세계대전 후 국제노동기구(ILO)의 「사회보장의 길(Approach to Social Security)」과 영국의 베버리지(W. H. Beveridge)가 작성한 보고서 「사회보험과 관련 서비스 (Social Insurance and Allied Services)」 및 프랑스의 라로크(Pierre Laroque)가 책정한 「사회보장계획(Le plan fran ais de s curit sociale)」의 영향으로 각국에서 구체적인 사회정책으로 제도화되기 시작하였다.

### 3) 목적

생활에 위협을 가하는 제 위험에 대하여 1차적으로 기본적 경제보장을 목적으로 하고 최저 생계를 영위할 수 있을 만큼의 소득 및 의료보장을 목적으로 하고 있다. 사회보장제도는 위험의 분산을 목적으로 하므로 보험사고를 당한 사람과 그렇지 않은 사람 사이에 일정한 소득의 재분배 효과가 나타나게 된다.

### 4) 우리나라의 사회보장제도

우리나라에서 사회보장이라는 용어는 "사회보장에 관한 법률"(1963.11. 5. 법률 제1437호)에서 처음 사용되었으며, 이후 산재보험법(1963. 11. 05. 법률 제1438호)과 의료보험법(1963. 12. 16. 법률 제1623호)이 제정되고, 1977년 7월 1일 의료보험이 실시되면서 보편적으로 사용된 것으로 볼 수 있다. 사회보장제도의 기본적 사항을 규정한 사회보장기본법(1995.12.30. 법률 제5134호)에 의하면 우리나라의 사회보장제도는 국가의 연대성 원리를 기초로 하는 공공부조제도, 특정 동종집단의 연대성을 기초로 조직 되고 운영되는 사회보험제도, 그리고 국민의 정상적인 사회생활을 위해 제공되는 사회복지서비스제도와 관련 복지제도로 구분하고 있다. 즉, 우리나라의 사회보장기본법 제2조에서 사회보장의 기본이념은 "모든 국민이 인간다운 생활을 할 수 있도록 최저생활보장과 국민 개개인이 생활의 수준을 향상 시킬 수 있는 제도와 여건조성, 사회보장의 시행에 있어서 형평과 효율의 도모 및 복지사회를 실현한다."라고 되어 있으며 우리나라의 사회보장제도의 유형은 다음과 같다.

그림1-1 우리나라 사회보장제도 체계도(유형)

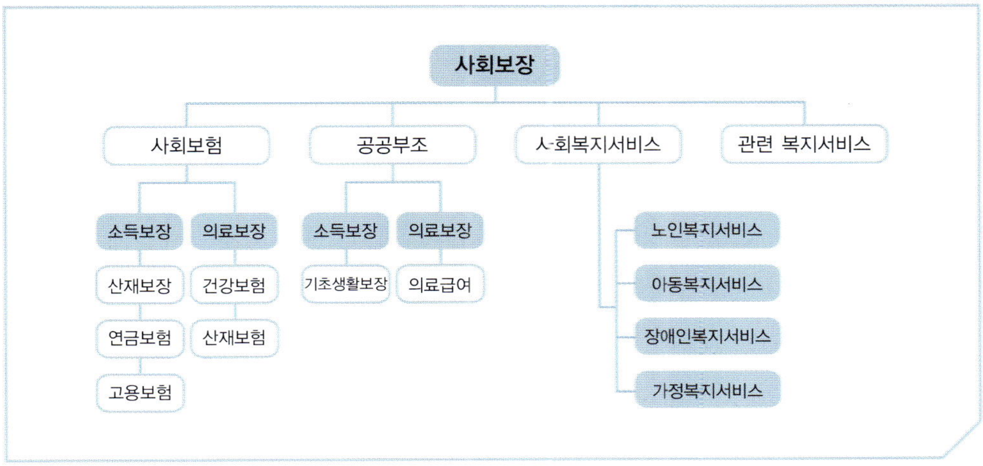


우리나라의 사회보장체계는 ①국민에게 발생하는 사회적 위험을 보험의 방식으로 대처함으로써 국민의 건강과 소득을 보장하는 '사회보험'(동조 제2호)과 ②국가와 지방자치단체의 책임 하에 생활 유지 능력이 없거나 생활이 어려운 국민의 최저생활을 보장하고 자립을 지원하는 '공공부조'(동조 제3호) 및 ③국가 · 지방자치단체 및 민간부문의 도움이 필요한 모든 국민에게 복지, 보건의료, 교육, 고용, 주거, 문화, 환경 등의 분야에서 인간다운 생활을 보장하고 상담, 재활, 돌봄, 정보의 제공, 관련 시설의 이용, 역량 개발, 사회참여 지원 등을 통하여 국민의 삶의 질이 향상되도록 지원하는 '사회서비스'(동조 제4호)로 구성되어 있다.

### 5) 사회보험과 공적보험

보험(保險, insurance)이란 우발적인 사고로 인한 손실에 대비하거나 경제적 필요를 충족시키기 위하여 다수의 경제 주체가 미리 공동기금을 구성하여 두고, 재난을 당했을 때 이를 지급함으로써 개개 피해자의 부담을 덜어주는 상호부조 성격의 경제제도를 말한다.

#### (1) 사회보험

사회보장기본법 제3조 제2호에서 "사회보험(Social Insurance)"이란 국민에게 발생하는 사회적 위험을 보험의 방식으로 대처함으로써 국민의 건강과 소득을 보장하는 제도를 말한다. 라고 정의하고 있다.

즉 사회보험'은 기본적으로 미래에 직면할 수 있는 사회적 위험에 대비하여 평소 경제활동을 통하여 소득이 있을 때 그 소득의 일부를 강제로 갹출하여 사전에 대비하는 제도를 말하며, 국가가 보험의 형식으로 국민에게 발생하는 사회적 위험을 대처하는 것으로서 운영주체가 국가가 되는 강제적용 보험이다.

따라서 사회보험(Social Insurance)은 보험의 기전을 이용하여 국민들을 질병, 상해. 폐질, 실업, 분만 등으로 인한 생활의 위협으로부터 보호하기 위하여 국가가 사회정책을 수행하기 위해서 보험의 방법과 원리를 도입하여 만든 사회경제제도로서 법에 의하여 보험가입을 의무화하며 기여금을 부과하거나 보험료를 각출하고 급여내용을 규정하여 실시하는 제도를 의미한다.

현재 우리나라의 사회보험 유형에는 건강보험, 산업재해보상보험, 국민연금, 고용보험이 있으며, 2008년 7월1일부터 노인장기요양보험이 추가되어 5대 보험방식으로 사회보험이 운용되고 있다.

**① 사회보험의 요건**

첫째, 위험이 존재하되, 그 위험은 다수의 동질적 위험일 뿐만 아니라 우연적인 사고위험이라야 한다. 둘째, 위험은 과학적이고 합리적인 대수의 법칙이 적용되는 확률적으로 측정 가능한 위험이라야 한다. 셋째, 보험료를 통해 공동의 준비 재산이나 기금을 마련해야 한다. 넷째, 보험가입자가 납입하는 보험료 총액과 지급하는 급여액이 서로 일치하는 수지상 등의 원칙을 유지해야 한다.

**② 사회보험의 특징**

㉮ 재원조달을 할 때에는 사용자나 근로자가 지불한 보험료를 근거로 하며, 국가는 일부를 부담하는 형태를 취한다.

㉯ 가입을 임의로 하지 않고 강제가입이라는 특성을 지니고 있다.

㉰ 정부개입이 필요한 사회문제의 해결을 위해 운용되므로 비영리적인 사업이다.

㉱ 사회보험은 소득재분배 기능을 한다. 그 이유는 급여수준과 소득수준은 직접적인 연관이 없고, 현재의 욕구에 따라 급여가 결정되기 때문이다.

㉲ 사회보험은 정부정책이기 때문에 입법을 통해서만 그 규정을 변경할 수 있다.

㉥ 사회적 위험에 대비하기 위한 최저소득보장제도이다.

㉦ 개인적 형평성보다는 사회적 충분성을 중시한다. 즉, 모든 가입자들에게 최저생계 수준 이상을 유지하도록 급여를 제공하는 것을 말한다.

㉧ 급여는 권리이며, 자산조사가 없다.

㉨ 재정의 완전적립이 원칙적으로 불필요하다. 사전에 규정된 욕구에 따라 급여가 제공된다.

우리나라는 현재 국가가 법으로 5대 사회보험 가입을 의무화하고 있으며, 이는 질병, 장애, 노령, 사망, 실업 등 사회적 위험에 대처하는 사회안전망으로서 소득과 의료 · 재활 · 고용기회를 보장하기 위함이다. 5대 사회보험에 대한 종류와 관리운영 방식은 다음과 같다.

**표 1-1** 사회보험의 종류 및 운영

| 구분 | 건강보험 | 국민연금 | 노인장기보험 | 산재보험 | 고용보험 |
|---|---|---|---|---|---|
| 관장부처 | 보건복지부 | | | 고용노동부 | |
| 근거법령 | 국민건강보험법 | 국민연금법 | 노인장기요양보험법 | 산재보상보험법 | 고용보험법 |
| 시행일 | 1977.7 | 1988.1 | 2008.7 | 1964.7 | 1995.7 |
| 집행기구 | 국민건강보험공단 | 국민연금공단 | 국민건강보험공단 | 근로복지공단 | 고용노동부 |
| 기본성격 | 질병치료 | 소득보장 | 장기요양 | 산재보상 | 실업급여 |
| 내용 | 의료보장/건강증진 | 소득보장 | 장기요양 | 의료보장/소득보장 | 소득보장 |
| 대상 | 전 국민 | | 65세이상 또는 노인성질환자 | 상시1인 이상 근로자 | |

### ③ 사회보험의 4요소

사회보험을 실시하는 데 가장 중요한 4요소는 기여제도, 급여제도, 적용대상, 관리운영이다.

#### ㉮ 기여제도

사회보험에 있어서 기여제도는 사회보험의 재원을 마련하는 데 매우 중요하며, 보험료를 납부할 수 있는 능력이 있는 사람들에게만 적용된다. 일반적으로 보험료는 근로자와 고용주에게 적용되고 이들의 기여율은 국가에 따라 운영방법이 상이하다.

우리나라에서 실시되고 있는 건강보험, 국민연금, 산재보험, 고용보험 및 노인장기요양보험은 모두 기여제도로서, 산재보험은 고용주가 부담하지만 나머지는 일반적으로 피용자와 고용주가 소득에 따라 각각 반분하여 부담하고 있다.

### ㉯ 급여제도

급여란 사회적 사고를 당했을 때 받는 혜택을 말한다. 보험료는 기금으로 충당되며 보험혜택은 기금으로부터 보험료 부담에 대한 반대급부로 주어진다. 사회보험은 법률에 의하여 운영되며 보험료를 부담하고 혜택을 받게 될 가입의 자격과 급여의 수급권을 법에 명기하여 자의적으로 운영되는 것을 방지한다. 급여제도에 적용할 수 있는 이론은 평등주의와 능력주의가 있다. 평등주의는 모든 피보험자들에게 동일하게 최저생활을 할 수 있는 급여만 행하고 그 이상은 각각 개인이 해결해야 한다. 능력주의는 보험료 및 급여를 각각 소득에 비례하여 징수하고 지급하는 제도이다.

### ㉰ 적용대상

사회보험의 적용대상은 모든 국민들이어야 하며, 보편성과 강제성의 원리가 적용된다. 보편성은 모든 국민이 사회보험에 가입할 수 있는 균등한 기회가 주어져야 한다는 것이며, 강제성의 원리는 보험의 역 선택을 방지하기 위하여 대상이 되는 국민은 반드시 가입하여야 한다는 것이다.

### ㉱ 관리운영

사회보험의 행정제도는 나라에 따라 매우 다양하나 적어도 세 가지의 목적을 만족할 수 있어야 한다.

첫째, 경제적 효율성을 추구해야 한다. 관리운영비를 절감하여 급여율을 높여 피보험자에게 좀 더 많은 혜택이 돌아갈 수 있도록 하여야 한다.

둘째, 공공의 관심과 참여가 필요하다. 사회보험 행정에 대한 가입자는 물론 공익단체 대표자들의 참여와 관심이 행정의 합리화를 가져 온다.

셋째, 인간적인 서비스를 제공해야 한다. 사회적 사고를 당한 사람들은 경제적 고통과 함께 심리적인 고통도 받게 된다. 따라서 신속한 급여와 더불어 인간적인 서비스의 제공이 필요하다. 이와 같이 사회보험은 경제적 효율성과 공공의 참여 및 인간적인 행정을 위해 노력하여야 한다. 우리나라 건강보험의 운영은 과거 조합주의에서 통합주의로 전환되고 국민건강보험공단으로 재정을 통합하여 일원화 함으로써 관리운영비를 절감하여 경제적 효율성을 추구하였다.

### (2) 공공부조

"공공부조"(公共扶助)란 국가와 지방자치단체의 책임 하에 생활 유지 능력이 없거나 생활이 어려운 국민의 최저생활을 보장하고 자립을 지원하는 제도를 말한다. 라고 정의하고 있다. '공공부조'는 사회보장제도 중 사회보험 다음으로 큰 비중을 차지하고 있는 비기여, 소득 · 자산조사 프로그램으로, 스스로 생활유지 능력이 없거나 생활이 어려운 사람들에게 국가가 대한민국헌법 제34조 제1항이 보장하는 인간다운 생활을 영위할 수 있도록 하는 제도이다.

'공공부조'는 기여금을 지불하지 않는다는 측면에서 가입자들이 지불한 기여금에 의한 소득 · 서비스를 보장하는 제도인 '사회보험'과는 구별되며, '공공부조'가 사후적으로 빈곤의 문제를 해결하는 '사회안전망(Social Safety Net)'인 반면, '사회보험'은 사람들이 빈곤으로 떨어지지 않도록 미리 예방하는 제도이다.

따라서 공공부조(Public Assistance)란 자력으로 생계를 영위할 수 없는 자들을 국가가 그들의 생활을 보호하여주는 일종의 구빈제도이다. 공공부조는 국민의 권리로서 최저생활을 보장받는 제도이며, 조세에 의하여 그 재원이 조달 된다. 공공부조는 노인부조, 실업부조, 연금부조, 의료급여, 생활보호와 같이 현금이나 서비스를 개인에게 제공하는 사회정책을 말한다.

우리나라의 공공부조는 소득보장과 의료보장으로 구분되어 있으며 소득보장은 기초생활보장으로, 의료보장은 의료급여의 형태로 제공되고 있다.

#### ① 국민기초생활보장제도

국민기초생활 보장제도는 가족이나 스스로의 힘으로 생계를 유지할 능력이 없는 최저생계비 이하의 절대 빈곤층 국민에게 국가가 생계 · 교육 · 의료 · 주거 등의 급여를 통해 기본적 생활을 보장해 주고, 근로능력이 있는 자에게는 체계적인 자활지원서비스를 제공하여 자활 · 자립을 지원해 주는 제도이다.

#### ② 의료급여제도

의료급여제도는 생활유지능력이 없거나 경제능력을 상실한 사람들을 대상으로 정부가 의료서비스를 제공하는 공공부조제도로서, 저소득층의 의료보장을 통한 건강증진과 복지향상을 목적으로 두고 있다. 의료급여제도에는 1종과 2종으로 구분하여 운영하고 있으며, 사회보험과 공공부조와의 특징을 비교하면 다음과 같다.

**표 1-2** 사회보험과 공공부조의 차이점

| 구분 | 사회보험 | 공공(적)부조 |
|---|---|---|
| 목적 | 사고시 경제 및 의료보장 | 저소득층의 빈곤완화 |
| 제도내용 | 사회위험에 대한 연대적 대응 | 저소득층의 최저생활 보장 |
| 자산조사 | 불필요 | 필요 |
| 자격요건 | 기여금의 납부 | 소득 및 자산 조사 |
| 지불능력 | 보험료지불능력 있는 국민 | 보험료 지불능력이 없는 계층 |
| 재원 | 보험료 및 국고 | 조세 |
| 대상 | 일정소득계층(보편주의) | 저소득층(선별주의) |
| 급여수준 | 사회적 적정성 | 최저생활 보장 |
| 의미 | 사회보장의 핵심 | 사회보장의 보완(저소득층) |
| 수급권의 성격 | 강한 권리성 | 희박한 권리성 |

### (3) 사회서비스

사회보장기본법 제3조 제4호는 '사회서비스'는, '국가 · 지방자치단체 및 민간부문의 도움이 필요한 모든 국민에게 복지, 보건의료, 교육, 고용, 주거, 문화, 환경 등의 분야에서 인간다운 생활을 보장하고 상담, 재활, 돌봄, 정보의 제공, 관련 시설의 이용, 역량 개발, 사회참여 지원 등을 통하여 국민의 삶의 질이 향상되도록 지원하는 제도를 말한다'고 정의하고 있다. 종래에는 일반적으로 '사회복지' 혹은 '사회복지서비스'라는 용어를 사용하였으나, 2012년 1월 26일 법률 제11238호로 개정된 사회보장기본법에서 '사회서비스'라는 용어로 변경되었다.

'사회서비스'는 현금급여와 더불어 현물급여의 형태로 지급되며 개별차원의 서비스를 제공한다는 점에서 공공부조와 구분된다. 즉, 기여금을 지불하지 않았으나 일정한 소득 및 자산조사를 거쳐 그 조건에 해당하는 사람들에게 급여를 제공하거나 일정한 인구학적 기준만 충족되면(아동, 장애인, 노인 등) 기여금은 물론 소득 및 자산 조사 없이도 급여를 제공하는 제도이다. '사회서비스'의 재원은 주로 국가의 일반조세에 의해 충당되나 일부는 본인부담에 의해 충당되는 경우도 있다.

### 6) 사회보험과 사보험

보험은 자본주의적 경제생활의 위험에서 오는 불안을 제거하기 위하여 인류가 창안한 사회적 형태로써 개인적인 위험상황에서 경제적 · 의료적 보상을 해주는 것을 원칙으로 하고 있다. 보험은 사회보험과 사보험(민간보험)으로 나눌 수 있다.

① 사회보험은 사회적으로 정형화된 사회적 사고에 대처하기 위하여 보험방식을 이용한 제도로서 건강보험, 연금보험, 산재보험, 고용보험 및 노인장기요양보험 등이 있다.

② 사보험은 보험관계자의 경제적 이익을 목적으로 한 영리적 보험으로서 생명보험, 화재보험, 교육보험, 자동차보험, 암보험, 실손보험 등이 이에 해당된다.

사회보험과 사보험의 가장 큰 차이점은 사보험은 개인적 적합성을, 사회보험은 사회적 공평성을 중요시한다는 점이다. 사회보험과 사보험의 특성은 다음과 같다.

#### (1) 사회보험과 사보험의 특성

사회보험은 강제가입과 균등한 급여를 제공하고 사보험은 임의가입과 차등급여를 받으며 특성은 다음과 같다.

**표 1-3** 사회보험과 사보험의 특성

| 구분 | 사회보험 | 사보험 |
|---|---|---|
| 가입방법 | 강제가입 | 임의가입 |
| 보험료 | 소득 수준에 따른 차등 부과 | 위험의 정도, 급여 수준에 따른 부과 소득 수 |
| 보험급여 | 재정 규모를 감안한 필요에 따른 균등 급여 | 보험료 부담 수준에 따른 차등 급여 재정 규모 |
| 보험료 징수 | 법률에 의한 강제 징수 | 사적 계약에 의한 징수 법률 |

#### (2) 사회보험과 사보험의 차이점

가입자의 기여금(보험료)을 재원으로 가입자에게 발생하는 위험(보험사고)을 분산하는 보험원리를 이용하고 있지만, 영리를 목적으로 하는 '민간보험'과는 다른 성격을 가지게 된다. 따라서 사회보험은 가입에 있어서 강제적인 제도이지만 사보험은 이윤추구의 자발적인 임의제도라는 것이다. 또한 사회보험은 법적관계로 성립되지만, 사보험은 보험자와 피보험자 간의 완전한 계약관계로 성립되며 차이점은 다음과 같다.

**표 1-4** 사회보험과 사보험(민간보험)의 차이점

| 구분 | 사회보험 | 사보험(민간보험) |
|---|---|---|
| 목적 | 최저생계 또는 기본적 의료보장 | 개인적 필요에 따른 보장 |
| 보험(성격) | 집단보험 | 개별보험 |
| 보험보호대상 | 사회적 사고에 국한 | 계약에 따름 |
| 부양성 | 국가 또는 사회부양설 | 없음 |
| 수급권 | 법적 수급권 | 계약적 수급권 |
| 독점/경쟁 | 정부 및 공공기관 독점 | 자유경쟁 |
| 공동부담 여부 | 공동부담의 원칙 | 본인부담 위주 |
| 재원부담 | 능력비례 부담 | 능력무관(동액 부담) |
| 보험료부담 방식 | 주로 정률제 | 주로 정액제 |
| 보험료수준 | 위험률 이하의 요율 | 위험률 비례요율(경험률) |
| 급여수준 | 균등급여 | 차등급여(기여비례 보상) |
| 보험사고 대상 | 주로 대인보험 | 주로 대인 · 대물보험 |

### (3) 국민건강보험과 실손의료보험(민간보험)의 비교

국민건강보험은 국민의 질병 · 부상에 대한 예방 · 진단 · 치료 · 재활과 출산 · 사망 및 건강증진에 대하여 보험급여 실시하는 것을 말하며, 실손의료보험(實損醫療保險)이란 사람의 질병 또는 상해로 인한 손해(의료비에 한함)를 보험회사가 보상하는 보험상품을 말한다.(참고 : 국민건강보험 요양급여 기준에 관한 규칙, 보험업감독업무시행세칙 별표 15 표준약관(제5-13조 제1항 관련)

**표 1-5** 국민건강보험과 실손의료보험(민간보험)의 비교

| 구분 | 국민건강보험 | 구분 | 실손의료보험 |
|---|---|---|---|
| 급여범위 | 국민의 질병 · 부상에 대한 예방 · 진단 · 치료 · 재활과 출산 · 사망 및 건강증진에 대하여 보험급여 실시(국민건강보험법 제1조) | 보장범위 | 보험회사가 피보험자의 질병 또는 상해로 인한 손해(의료비에 한정)을 보상하는 상품 |
| 적용대상 | 국내에 거주하는 국민(국민건강보험법 제5조)<br>제외: 의료급여 수급권자 등 | 가입대상 | 임의가입 |
| 급여대상 | 가입자와 피부양자의 질병, 부상, 출산 등에 대하여 요양급여를 실시(국민건강보험법 41조)<br>1. 진찰 · 검사 2. 약제(藥劑) · 치료재료의 지급 3. 처치 · 수술 및 그밖의 치료 4. 예방 · 재활 5. 입원6. 간호 7. 이송 | 보상사항 | '「국민건강보험법」에서 정한 요양급여 또는 「의료급여법」에서 정한 의료급여 중 본인부담금'과 '비급여*(상급병실료 차액 제외)'를 합한 금액의 80%~90%에 해당하는 금액(표준약관)<br>「국민건강보험법」 또는 「의료급여법」에 따라 보건복지부장관이 정한 비급여대상 |
| 급여일수 | 제한 없음. 질병 완치시까지 보장 | 보상일수 | 입원 : 발병일로부터 365일<br>통원 : 연간 180회<br>처방조제비 : 연간 180건 |

| 급여 금액 | 제한 없음<br>본인부담상한제(당해년도 총 의료비 본인부담금 총액이 상한액 이상인 경우 환급/소득수준에 따라 10단계 차등적용) | 보상 금액 | 국민건강보험급여를 제외한 본인부담금 중 일부와 비급여 보상('18.3월 기준) 본인부담금+비급여 금액 합계액의 80~90% 보상<br>• 입원 : 5천만원 한도<br>• 통원(외래+처방조제비) : 회당 합산하여 30만원 이내<br>기본형과 특약(도수치료 등)을 별도 구매 |
|---|---|---|---|
| 계약 갱신 | 평생 의무가입 | | 1년 단위 |

### 7) 사회보험 관련법

우리나라 사회보험관련 법제는 각 직종별로 별도의 법으로 나누어져 있는 바, 산업재해보상보험법, 국민건강보험법, 국민연금법, 공무원연금법, 군인연금법, 사립학교교원연금법, 고용보험법, 노인장기요양보험법 등이 있다.

#### ① 산업재해보상보험법

산업재해보상보험은 피재 근로자가 근로 중에 입은 신체상의 피해와 그로 인한 경제적 손실을 신속하고 공정하게 보상을 위해 사업주의 보험 가입을 국가가 책임지는 강제보험으로, 보험가입을 전제로 하여 근로기준법이 규정하고 있는 사용자가 피재 근로자에 부담해야 하는 형사 및 보상 책임을 담보하는 제도로서 1963년 산업재해보상보험법이 제정되고 1964년 7월부터 시행되었다. 또한 이 법은 산업재해보상보험 사업을 시행하여 근로자의 업무상의 재해를 신속하고 공정하게 보상하며, 재해근로자의 재활 및 사회 복귀를 촉진하기 위하여 이에 필요한 보험시설을 설치 · 운영하고, 재해 예방과 그 밖에 근로자의 복지 증진을 위한 사업을 시행하여 근로자 보호에 이바지하는 것을 목적으로 한다.

#### ② 국민건강보험법

국민의 질병 · 부상에 대한 예방 · 진단 · 치료 · 재활과 출산 · 사망 및 건강증진에 대하여 보험급여를 실시함으로써 국민보건을 향상시키고 사회보장을 증진하기 위함을 목적으로 하는 법률이다. 국민건강보험은 의료급여 대상자를 제외한 대한민국에 거주하는 모든 국민을 직장가입자와 지역가입자로 하고 그 가족 등을 피부양자로 하여 적용된다. 가입자 및 피부양자의 질병 · 부상 · 출산 등에 대하여 진찰 · 검사, 약제 · 치료 재료의 지급, 처치 · 수술 기타의 치료, 예방 · 재활, 입원, 간호, 이송을 위한 요양급여가 실시된다.

### ③ 국민연금법

1960년에 공무원연금제도, 1963년에 시작된 군인연금제도, 1975년에 시작된 사립학교교원연금제도는 특수 직종에 근무하는 자를 대상으로 하는 제도로, 전 국민을 대상으로 하여 연금제도를 마련하는 것은 상당한 시간이 경과된 후인 1973년 12월 24일 국민복지연금법이 제정됨으로써 성취되었다. 그 후 동법은 1998년 개정 시까지 총 9회에 걸쳐 개정되었는데, 1986년에는 국민연금법(법률 제3902호)으로 개정되었고, 전 국민을 가입대상으로 하여 1998년 12월 31일에 전면개정 되었다. 이 법은" 국민의 노령 · 폐질 또는 사망에 대하여 연금급여를 실시함으로써 국민의 생활 안정과 복지증진에 기여함을 목적으로 하는 법률"이다.

### ④ 고용보험법

고용보험의 시행을 통하여 실업의 예방, 고용의 촉진 및 근로자의 직업능력의 개발 · 향상을 도모하고, 국가의 직업 지도 · 직업 소개 기능을 강화하며, 근로자가 실업한 경우에 생활에 필요한 급여를 실시함으로써, 근로자의 생활의 안정과 구직 활동을 촉진하여 경제 · 사회 발전에 이바지함을 목적으로 1993년 12월 27일 법률 제4644호로 제정되었다. 이 법에서는 고용보험, 고용안정 사업, 직업능력개발사업, 실업급여 등을 규정하고 있다.

### ⑤ 노인장기요양보험법

고령이나 노인성 질병 등으로 목욕이나 집안일 등 일상생활을 혼자하기 어려운 노인들에게 신체활동, 가사활동지원 등의 서비스를 제공하여 노후생활의 안정과 그 가족의 부담을 덜어 주어 국민의 삶의 질을 높여주는 노인장기요양보험제도를 규정한 법을 말한다. 따라서 고령이나 노인성 질병으로 독립적인 일상생활의 영위가 불가능한 노인 등에게 신체활동과 가사지원 서비스를 제공하여 가족의 부담을 완화하고 노인의 삶의 질을 향상시키려는 목적으로 2007년 법률 제8403호로 제정되었다.

# 1-2 의료보장제도

{ 학습목표 } 1. 의료보장제도의 유형에 대하여 설명할 수 있다.

## 1. 의료보장제도

### 1) 의료보장제도의 개념

#### (1) 정의

국민의 건강권을 보호하기 위하여 요구되는 필요한 보건의료서비스를 국가나 사회가 제도적으로 제공하는 것을 말하며, 건강보험, 의료급여, 산재보험을 포괄하고 있으며 이 제도는 상대적으로 과다한 재정의 부담을 경감시킬 수 있으며, 국민의 주인의식과 참여의식 을 조장할 수 있다. 또한 사회계층간 의료수혜의 불평등이 심화되고, 의료이용도의 소득계층별, 지역별, 성별, 직업별, 연령별차이가 사회적 불만의 한 원인으로 대두되고 보건의료서비스가 의. 식. 주 다음 제 4의 기본적 수요로 인식됨에 따라 의료보장제도의 필요성이 나날이 높아지고 있다.

#### (2) 목적

의료보장(醫療保障)이란 국민의 건강유지와 증진을 목표로 예방, 치료 및 사회복귀 등과 같은 종합적인 보건의료서비스의 제공 기회를 균등하게 보장하기 위해 국가가 주도하는 공적 시책이라고 할 수 있다. 또한 사회계층 간의 소득 재분배 효과와 사회공동체 의식 형성, 건전한 국민생활 능력의 보전, 향상 등을 구현함으로써, 사회적 불안요소를 제거하여 사회 안정에 기여한다. 의료보장제도는 사회보장의 일종으로 1935년 미국 사회보장법에서 최초로 사용 되었다. 의료보장제도에는 의료급여, 상병급여, 실업급여, 노령급여, 업무상재해급여, 가족급여, 출산급여, 장애급여, 유족급여 등이 있다.

## 2) 의료보장의 유형

OECD는 의료보장제도를 세 가지로 분류하고 있으며, 국민보건서비스 방식(National health service: NHS)과 국민건강보험방식(National health insurance: NHI), 민간의료보험(Private Health Insurance: PHI)이 있다. 이 중 국민보건서비스 및 국민건강보험은 공공 사회보장제도로서 운영되는 사회보험이고, 민간보험은 영리 혹은 비영리 단체에서 운영하는 사보험방식이다. 국민보건서비스방식(NHS)으로 의료를 제공하고 있는 국가로는 영국, 스웨덴, 이탈리아 등이 있고 국민건강보험방식(NHI)을 취하고 있는 국가로는 독일, 프랑스, 일본, 한국, 대만 등이 있다.

### (1) 국민보건서비스(NHS)

국민보건서비스(NHS)방식은 재원(財源)의 대부분을 국세 및 지방세로 조달하고 의료체계도 국가 책임 하에 있는 제도로서 비버리지(Beveridge)형 의료제도라고 하며, 국민의 의료문제는 국가가 책임져야 한다는 관점에서 조세를 재원으로 모든 국민에게 국가가 직접 의료를 제공하는 의료보장방식이다. 의료기관은 일부를 제외하고는 국가에서 운영하고 있고, 대표적인 국가는 영국이며 스웨덴이나 이탈리아 등 28개국이 이와 같은 방식을 채택하고 있다. 국민보건서비스방식의 장점은 ① 소득수준에 관계없이 모든 국민에게 포괄적이고 균등한 의료를 보장하고 있으며, ② 조세제도를 통한 재원 조달로 비교적 소득재분배 효과가 강하고, ③ 관리주체가 정부이므로 의료비 증가에 대한 통제가 강하다는 것 등이다. 단점은 ① 상대적으로 낮은 의료의 질 ② 장기간 진료대기 ③ 정부의 과다한 복지비용 부담 등이다.

**영국의 인두제(Capitation System)**

특정의사를 주치의로 선임하기로 등록된 인원수에 따라 보수가 결정되는 제도를 인두제라고 한다. 일반주치의와 전문의를 구분하여 기능과 역할의 분업을 전제로 하므로 의료전달체계를 확립하는데 도움이 되는 제도이다.

### (2) 국민건강보험(NHI)

일명 비스마르크(Bismarck)형 의료제도라고 하는데, 개인의 기여를 기반으로 한 보험료를 주재원으로 하는 제도이며 사회보험의 낭비를 줄이기 위하여 수진 시에 본인 일부 부담금을 부과하는 것이 특징이라 할 수 있다.

국민건강보험(NHI)방식은 독일의 비스마르크가 제안하였으므로 비스마르크방식이라고도 한다. 의료문제는 국민의 자기책임의식을 견지해야 한다는 관점에서 재원을 피보험자가 낸 보험료 및 일부 정부의 지원으로 마련한다. 이는 사회보험으로서의 특성을 가지며 정부는 지원 및 감독의 기능을 한다. 의료기관은 사유화되어 있으며 독일이 대표적인 국가이고, 우리나라를 포함하여 프랑스 및 일본, 대만 등 87개국이 채택한 방식으로 공적의료보험제도가 있는 나라 중 약 70% 정도가 이와 같은 방식을 취하고 있다.

국민건강보험(NHI)의 장점은 ① 조합원의 대표가 이사회를 통하여 의사결정에 참여함으로써 민주성을 기할 수 있고 ② 양질의 의료를 제공할 수 있다는 것이다. 단점은 ① 소득의 특성이 다른 가입자들에 대한 보험료 부과의 어려움 ② 의료비 증가 억제기능 취약 등이 있다. 국민보건서비스방식(NHS)와 국민건강보험방식(NHI)특징을 비교하면 다음과 같다.

**표 1-6** 국민보건서비스방식(NHS)와 국민건강보험방식(NHI)특징

| 구 분 | NHS(국민보건서비스 방식) | NHI(국민건강보험방식) |
|---|---|---|
| 적용 대상 | 예방 및 치료 | 치료 중심 |
| 재원 | 조세 | 보험료 및 일부 정부 지원 |
| 의료기관 | 국유화 및 일부 사유화 | 사유화 |
| 급여 내용 | 예방 및 치료 | 치료 중심 |
| 의료보수 | 1차: 인두제, 2, 3차: 봉급제 | 행위별수가제 및 DRG 지불제도 |
| 관리기구 | 국가 | 보험자(국민건강보험공단) |
| 적용국가 | 영국, 스웨덴, 이탈리아 | 한국, 일본, 대만, 프랑스, 독일 |

### (3) 민간의료보험제도

민간 건강보험은 주로 본인부담금에 보험금을 지급하는 보험인데, 담보 내용은 현행 건강보험 적용대상에서 제외되는 고가장비 검사, 상급 병실 이용료, 비급여대상 진료를 보상하고, 입원 때 발생하는 입원실료, 수술비 등 입원비용을 일정 한도 안에서 지급하며, 통원치료비도 하루 일정액을 보상하는 것을 말한다. 또한 실손보험, 치과보험, CI(Critical illness, 중대질병)보험 등이 있다. 따라서 공공의료보장이 제공되지 않거나 사회보험의 취약한 부분을 충족하기 위하여 민간의료보험, 즉 사보험도 중요한 역할을 차지하고 있다. 미국의 경우는 공공의료보장의 대상이 노령자(Medicare) 및 일부

저소득층(Medicaid)에 국한되어 사회보험이 적용되고, 나머지 국민들은 사회보험의 적용대상이 아니기 때문에 영리단체 혹은 Blue Cross와 Blue Shield 및 HMO(Health maintenance organization)로 대변되는 비영리단체의 의료보험, 즉 사보험에 가입되어 있다. 그러나 일부 국민은 개인소득 및 비용문제 등으로 사보험에도 가입하지 못하고 있어 의료보험의 사각지대에 놓여 있다. 영국에서는 국민보건서비스 방식의 공공의료보장이 무료로 제공됨에도 불구하고 의료서비스의 질적 저하 및 입원 시 장기간 대기 문제 등으로 인하여 사보험이 필요한 실정이다. 이들의 보험 대상은 일부 민간병원에서 진료 받거나 NHS병원의 유료병상(Pay Bed)을 이용할 경우에 적용을 받게 된다. BUPA(British United Provident Association)로 대표되는 비영리단체에 의해 민간보험제도가 운영되고 있으며 국민의 약 10%가 가입하고 있다. 독일은 공공의료보험이 일정 소득 이상인 자 및 공무원에 대해서는 강제가입이 아닌 임의가입이기 때문에 이들은 민간의료보험에 가입하고 있으며, 그 비율은 약 10% 정도이다.

### ▣ 우리나라의 실손의료보험(민간보험)

#### ① 개념

의료실비보험은 국민건강보험법에 의해 발생한 의료비 중 환자 본인이 지출한 의료비를 보험가입금액 한도 내에서 보장하는 의료실비보험으로, 민간 보험회사가 운영하며 입원치료와 통원치료를 구분하여 치료 목적의 비용에 대하여 보장한다. 실손보험은 보험가입자가 질병이나 상해로 입원 또는 통원치료 시 의료비로 실제 부담한 금액을 보장해주는 보험을 말하며, 질병, 상해 등으로 인해 치료를 받았을 때 실제로 지출한 의료비를 약 90%까지 보상하고 있다.

따라서 보험 가입자가 실제 부담한 의료비를 보상하는 건강보험. 질병 및 상해로 인해 발생하는 의료비용 중 국민건강보험에서 보장하지 않는 국민건강보험 비급여 부분과 본인 부담금을 보장한다. 실손의료보험의 실손(實損)은 '실제 손실'이란 뜻으로 줄여서 '실손보험'이라 하며 '의료실비보험' 혹은 '실비보험'이라고도 부른다. 실손보험은 전 국민의 약 65%가 가입해 있는 것으로 알려지면서, 단일 민간 보험 사상 최고의 가입자 수을 보이는 것으로 보고되었다.

② 특징

실손의료보험은 정해진 금액이 아닌, 실제 치료에 들어간 비용을 보상받는다. 국민건강보험 비급여 부분인 입원실 비용의 80%를 보장받거나, 선택형 가입 시 90%를 보장받는 식이다. 이와 달리 보험 약관에 따라 정해진 금액을 지급하는 상품은 정액형 보험이라 한다. 국민건강보험공단이 운영하는 국민건강보험과 달리 실손의료보험은 민간 보험사가 운영한다.

③ 보장 내용

실손의료보험은 입원치료와 통원치료를 구분해 보장하며, 입원보장과 통원보장은 각각 질병과 상해의 두 가지로 구분해 총 4개의 담보로 구성한다. 기본적으로 입원 · 통원 치료비를 보장하지만, 치료 목적이 아닌 입원이나 예방접종, 건강검진 비용 등은 보상하지 않는다. 단 의사의 임상적 소견을 받아 치료 목적으로 검사한 비용은 보상이 가능한 경우도 있다. 특약형의 경우 후유장해나 사망 등의 항목을 보장하는 상품도 있다. 2016년부터는 실손의료보험 보장범위가 확대되어, 치매와 우울증, 조울증, 공황장애, 틱장애, 주의력결핍과잉행동장애, 외상 후 스트레스 장애 등 증상이 명확한 정신질환이 보장 대상에 포함되었다.

④ 보험료

실손의료보험 상품은 매년 보험료가 오르는 갱신형 보험이 일반적 특징이며, 가입 대상과 보장 금액, 지급 기준 등 세부 사항은 보험사에 따라 다르다. 가입 연령은 최대 65~70세 정도로 나이가 많을수록 가입이 제한되거나 보험료가 오른다. 65세 이상 고령층을 대상으로 하는 실손의료보험 상품은 '노후 실손의료보험'이라 한다. 노후 실손의료보험은 일반 실손의료보험보다 가입자가 내는 자기부담금이 크다.

⑤ 가입 및 의료비 청구방법

가입은 민간 보험사별로 하고 있으며, 가입 후 의료비가 발생시 청구방법은 의료기관에서 발급한 진료비영수증을 첨부하여 해당 보험사에 청구하면 된다.

### 3) 진료비지불제도

보건의료서비스에 대한 소비자 지불방법과 공급자에 대한 보상방법은 보건의료제도의 골격을 이루는 중요한 요소이다. 이는 각 나라마다 차이가 있는데, 행위별 수가제, 인두제, 봉급제, 포괄수가제, 총액계약제 등 국가에 따라 공급량의 차이가 있다. 우리나라의 경우 진료비지불제도는 행위별수가제와 포괄수가제를 채택하고 있다.

**① 행위별 수가제(free-for-service : FFS)**

의사의 진료행위마다 일정한 값을 정하여 진료비를 결정하는 지불방법으로써 치료의 종류와 기술의 난이도에 따라 의료비가 결정되는 형태이다. 의사는 제공된 서비스의 단위당 가격과 서비스의 양을 곱한 만큼 보상받는다.

장점으로는 제공하는 서비스의 종류와 양에 의해 진료비가 결정되므로 환자는 양질의 진료서비스를 제공 받을 수 있고, 의사와 환자와의  신뢰관계를 원만히 유지할 수 있다. 단점으로는 불필요한 검사, 처치 등의 과잉진료 우려와 의료비를 상승시킬 수 있으며, 진료비청구가 복잡하다.

**② 인두제(capitation)**

의료의 종류나 질에 관계없이 그 의사에게 등록된 환자 또는 사람수에 따라서 진료비가 지불되는 방법으로 영국 등이 채택하고 있다. 등록된 사람에게 사용되는 진료비용이 적을수록 의사의 순소득이 증가하므로 의사들은 진료비용을 절감하기 위한 노력을 경주하게 된다. 장점으로는 미리 사람당 일정액을 지불받으므로 가능한 적은 자원을 사용하여 치료하려고 하므로 자원의 낭비가 적으며, 예방에 주력하게 된다. 단점으로는 업무량에 비해 보수가 불공평할 경우가 생기며 고도의 전문의에게는 적용이 곤란하고 과잉 후송으로 인해 병원 대기시간이 늘어날 가능성이 커진다.

**③ 봉급제(salary)**

제공된 서비스의 양이나 사람 수에 관계없이 일정기간에 따라 보상하는 방식이다. 장점은 의사들이 자기의 수입이 일정하므로 다른 일에는 신경을 쓰지 않고 진료에 전념할 수 있는 점이다. 단점으로는 진료의 형식화와 관료화가 우려되고, 생산성이 낮으며 의료인의 자율성이 저하 될 수 있다.

**④ 포괄수가제(case payment)**

행위별 수가제는 진찰, 입원, 수술, 처치, 검사 등 진료 행위량에 따라 비용을 지불하는 방식으로 진료량이 증가할수록 의료기관의 수입이 증가하여 과잉진료의 유인이 내재되어 있다. 불필요한 진료행위 만큼 건강보험 재정 낭비가 발생할 수 있고 환자나 보호자의 부담이 증가할 우려가 있는 제도이다. 따라서 건강보험 제도의 재정 안정성과 건강보험 보장성 향상을 위해 지불제도 개편이 시급한 상황이었다. OECD 역시 2010년 한국경제보고서를 통하여 프랑스, 독일, 호주 등 대부분의 선진국에서 운영 중인 진단명기준 포괄수가제 (Diagnosis Related Groups : DRG)를 입원분야에서 적용하도록 권고하였다.

**⑤ 총액계약제(Collective payment based on negotiation/Global budget)**

총액계약제는 행위별수가제의 단점인 의료비 지출증가를 조절하기 위해 시도된 제도로 국민에게 제공되는 의료서비스에 대한 연간 진료비를 추계하여 보험자측과 의사단체간에 총액으로 계약하여 진료비를 지급하는 방식이다. 장점으로는 총진료비의 억제가 가능하며, 과잉진료에 대한 자율적 억제가 가능하여 진료비 심사. 조정과 관련된 공급자의 불만이 감소될 수 있다. 단점으로는 보험자 및 의사단체간 계약체결의 어려움은 항상 존재하고, 신기술 개발 및 도입, 의료의 질 향상이 저하 될 수 있다.

### 4) 건강보험제도

건강보험제도란 우연한 질병이나 부상으로 인한 고액의 진료비 때문에 가계가 파탄되는 것을 방지하기 위하여, 보험원리에 의거 국민들이 평소에 보험료를 부담하고 기금화하였다가 필요시 보험급여를 제공함으로써 국민상호간에 위험을 분담하고 의료서비스를 제공하는 사회보장제도이다. 질병은 발생이 불규칙하고 예측이 불가능한 특성이 있으며, 아울러 많은 비용이 소요되기도 한다. 이러한 위험에 대처하기 위한 방법으로 평소에 보험료를 납부하여 개인이 질병에 이완되었을 때의 위험을 분산시키는 역할을 한다.

#### (1) 건강보험의 필요성

**① 과중한 의료비 부담의 경감**

건강보험은 예측 불가능한 질병의 발생으로 인한 위험을 분산시키는 역할을 통하여 일시에 과중한 경제적 부담으로부터 가입자를 보호하는 데 그 목적이 있다.

**② 국민 간 균등한 의료혜택**

지역, 직업, 연령 등 계층에 따른 의료수혜의 격차가 생기면 사회적인 불만의 원인이 된다. 이러한 사회적인 불만을 예방하기 위하여 모든 국민이 골고루 의료서비스 혜택을 누릴 수 있도록 하는 건강보험이 필요하다.

**③ 국민의 건강권 실현**

보건의료서비스는 헌법에 보장된 국민이 마땅히 누려야 할 기본적 생존권의 하나인 건강권으로 인식되고 있다. 따라서 국민의 건강권을 실현하기 위해서는 건강보험 실시의 필요성이 더욱 커진다.

### (2) 사회보험으로서의 건강보험의 특성

**① 법률에 의한 강제가입**

사회보험은 법적인 가입요건이 되면 본인의 의사에 관계없이 강제가입 하여야 한다. 만약 임의가입 조건이 되면 보험의 역 선택 현상이 일어나 질병이 걸릴 위험이 큰 사람만 가입하여 보험료가 증가하고 보험재정이 파탄날 수 있다.

**② 능력에 따른 보험료의 차등부과**

사회보험인 건강보험은 소득재분배의 역할도 있으므로 보험료 부담 능력에 따라 차등부과하는 정률 기여의 원칙을 가진다. 반면 사보험은 개인과 회사 사이에 계약의 내용, 즉 약관에 따라 동일한 보험료를 부담한다.

**③ 보험급여의 균등한 혜택**

사회보험은 보험료 부담수준에 관계없이 필요에 따라 관계 법령에 의하여 균등하게 정액 급여를 한다. 반면 사보험은 계약내용에 따라 차등급여를 받는다.

**④ 보험료 납부의 의무성**

강제가입의 실효성을 확보하기 위해 피보험자는 보험료 납부의무를 가지며, 보험료 징수의 강제성이 부여된다.

**⑤ 보험료의 분담**

사회보험에 있어서는 근로자 및 공무원의 경우, 사용자 또는 정부와 각각 공동으로 부담한다.

## 5) 법적근거

의료보장과 관련된 법규는 다음과 같다.

### (1) 헌법

대한민국 헌법은 제34조 제1항 및 제2항에서 국민의 인간다운 생활을 할 권리와 이를 실현하기 위한 국가의 사회복지 증진의무를 규정함으로써 사회보장제도의 법적근간이 된다.

### (2) 사회보장기본법

사회보장에 관한 기본법인 「사회보장기본법」 제3조는 "사회보장"이란 출산, 양육, 실업, 노령, 장애, 질병, 빈곤 및 사망 등의 사회적 위험으로부터 모든 국민을 보호하고 국민 삶의 질을 향상시키는 데 필요한 소득 · 서비스를 보장하는 사회보험, 공공부조, 사회서비스를 말한다고 하여 사회보장의 법적범위를 규정하고 있다.

### (3) 국민건강보험법

국민의 질병 · 부상에 대한 예방 · 진단 · 치료 · 재활과 출산 · 사망 및 건강증진에 대하여 보험급여를 실시함으로써 국민건강을 향상시키고 사회보장을 증진함을 목적으로 하는 「국민건강보험법」이 국민건강보험제도를 구체화하고 있다. 이 법은 의료보험제도의 통합 운영에 따라 종전의 「의료보험법」과 「국민의료보험법」을 대체하여 제정되었다.

## 5) 기능과 역할

### (1) 의료보장 기능

건강보험은 피보험대상자 모두에게 필요한 기본적 의료를 적정한 수준까지 보장함으로써 그들의 의료문제를 해결하고 누구에게나 균등하게 적정수준의 급여를 제공한다.

### (2) 사회연대 기능

건강보험은 사회보험으로서 건강에 대한 사회공동의 책임을 강조하여 비용(보험료) 부담은 소득과 능력에 따라 부담하고 가입자 모두에게 균등한 급여를 제공함으로써 사회적 연대를 강화하고 사회통합을 이루는 기능을 가지고 있다.

### (3) 소득재분배 기능

질병은 개인의 경제생활에 지장을 주어 소득을 떨어뜨리고 다시 건강을 악화시키는 악순환을 초래하기 때문에 각 개인의 경제적 능력에 따른 일정한 부담으로 재원을 조성하고 개별부담과 관계없이 필요에 따라 균등한 급여를 제공하여 질병의 치료부담을 경감시키는 건강보험은 소득재분배 기능을 수행한다.

# 1-3 외국의 의료보장제도

{ 학습목표 } 1. 미국, 일본, 영국, 프랑스 등 외국의 의료보장제도에 대하여 알 수 있다.

## 1. 미국

### 1) 미국 의료보장의 개요

#### (1) 개요

미국은 1929년 말 시작된 경제 대공황을 타개하기 위한 루즈벨트 대통령의 뉴딜정책의 일환으로 1935년 사회보장법(Social Security Act)이 제정되어 1937년부터 시행되었다. 이는 노령 및 실업을 보험사고로 한 사회보험제도로서 노령부문은 연방정부가 직접 운영하는 노령 유족보험이고, 실업부문은 연방정부와 주정부가 공동 관리하는 실업보험이다. 이처럼 1935년의 사회보장법은 노령 유족보험 분야만 적용시켰으며, 의료보장부문은 1965년 사회보장법이 개정될 때까지 포함되지 않았다.

미국은 보편적 의료보험이 실시되고 있지 않는 국가로 전 국민을 대상으로 한 공적 의료보험제도는 없으며, 1965년에 65세 이상의 노인 및 장애자 등 일부 한정된 자를 대상으로 한 메디케어(Medicare)와 저소득자를 대상으로 한 의료부조제도인 메디케이드(Medicaid)가 공적의료보장제도가 사회보장법 개정으로 입법화되어 시행되었다. 일반 국민은 민간의료보험에 가입하고 있으며 전혀 의료보험에 가입하고 있지 않는 사람도 전 국민의 약 16%정도인 약 4,500만명에 이르고 있다.

따라서 미국은 국가에서 관장하는 의료보험제도가 없이 대부분의 국민은 민간의료보험회사의 보험에 가입하고 있으며, 민간의료보험 위주의 의료제도는 지구상에서 미국만이 유일하게 시행되고 있는 제도이다.

따라서 미국의 의료보험제도는 개인의료보험(Privately Purchased Health Care

Coverage) 및 사회보장보험(Social Insurance)과 시회보장프로그램(Social Welfare program) 등의 사회보장 의료보험(Public Health Care Coverage)으로 구분한다.

### (2) 미국의 의료보험체계

미국의 건강보험제도는 우리나라와 같이 전 국민이 의무적으로 가입하여 능력에 따라 보험료를 부담하고 보편적으로 의료보장을 받은 것이 아니라 연방정부에서 시행하고 있는 Medicare와 주정부에서 시행하고 있는 Medicaid라는 공적부조를 제외하고는 국가 건강보험제도가 없으며, 민간보험회사(회사별)가 주관을 하고 있다.

미국의 의료보험체계는 공적보험(Pubilc Insurance)과 사보험(Private Insurance)으로 다음과 같이 구분된다.

**그림 1-2** 미국의 의료체계

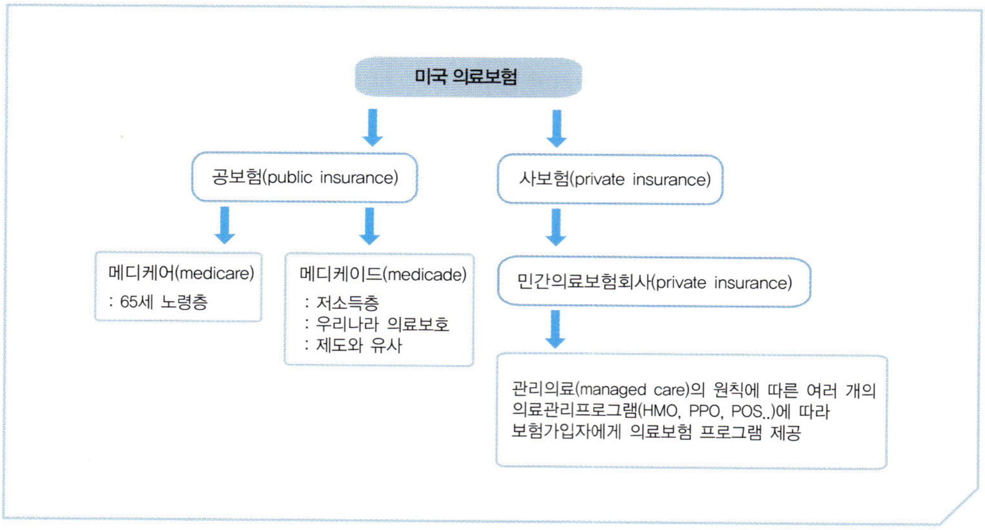


### (3) 보험가입

미국 정부에는 우리나라처럼 건강보험을 강제적으로 가입해야 하는 법률이 없어 개인 또는 회사별로 각자가 가입하고 있으며, 대개의 경우 직장의료보험을 통해 의료혜택을 받고 있다. 보험료는 사업주와 본인이 일정한 배분에 의해 공동 부담하는 경우가 일반적이며, 보통 소액의 본인 부담금(deductible)을 제외하고 그 이상의 의료비를 보험회사에서 처리한다. 미국에는 의료보험관련 회사가 아주 많으며 종류도 다양 하므로 여러 보험회사를 비교분석하여 보고 자신의 예산과 실정에 맞는 보험회사를 선택하고 있다. 그 외 HMO(Health Maintenance Organization)라고 불리는 방식이 있는데 자체적으로 의사들을 고용, 주로 예방의학적인 측면을 강조함으로 수술, 입원 등 특별한 치료를 요할 경우는 별도의 부담을 해야 한다. 이와는 달리 그럴 능력이 안 되는 사람들을 위하여 1965년에 사회보장의 일환으로 양대 의료보장제도인 메디케어(의료보장)와 메디케이드(의료급여) 두 가지 형태의 공적의료보험이 시행되었다.

① 메디케어(Medicare)란 미국 정부가 시행하고 있는 사회보장 제도이며, 이 제도는 65세 이상 혹은 소정의 자격 요건을 갖춘 사람에게 건강보험을 제공한다. 1965년 7월 30일 존슨 대통령 때 제정되었으며, 미국의 65세 이상 노인과 장애자를 대상으로 하는 공공 의료보험제도로서.연방정부가 재원을 조달한다.

② 메디케이드(Medicaid)는 미국의 국민 의료 보조 제도로써 65세 미만의 저소득층과 장애인을 대상으로 하고 있으며, 미국 연방정부와 주정부가 공동으로 재정을 보조하고 운영은 주정부에서 맡게 되어 있다.

**표 1-7** 미국의 공적 의료보장제도

| 구분 | Medicare | Medicaid |
|---|---|---|
| 운영주체 | 연방정부 | 주정부 |
| 재원 | Social Security 세금 공제분 적립 | 주정부예산 및 연방정부지원금 |
| 자격요건 | 상당기간 세금 납부실적 | 자산조사에 의한 모든 요구호자 |
| 대상자 | 65세 이상 은퇴 노인 및 장애자 | 저소득층 임산부 등 극빈계층 |
| 성격 | 의료보험, 병원보험 | 의료비 보조 프로그램 |
| 가입자수 | 약 5천 9백만명 | 약 7천 5백만명(국민의 약 15%) |
| 프로그램 | 전국동일 | 주마다 다른 기준/내용 |
| 적용범위 | 입원 및 외래 진료<br>(Part C, Part D 가입 시 추가 적용 가능) | 입원, 외래 및 장기요양치료, 치과 치료 등 |
| 예산부담 | 연방정부 | 연방정부와 주정부<br>(연방정부 50~75%, 주정부 25~50%) |
| 급여형태 | 병원 및 의료 서비스의 일부 | 모든 의료 서비스 |

## 2) 의료보장제도 종류

### (1) 공적 의료보장제도

#### ① 메디케어(Medicare)

㉮ 정의

Medicare는 65세 이상의 노인이나 나이에 상관없이 장애인의 의료비를 지원하는 의료보험제도이며 연방정부가 관할하는 프로그램이다. 노인 및 장애자 의료보험으로 강제적용의 입원보험(hospital insurance)과 임의가입의 보충의료보험(supplementary medical insurance)의 Part A와 B 두 종류가 있다.

㉯ 적용대상 및 자격요건

자격요건은 소득이나 재산조사가 없으며, 65세에 이르게 되면 누구나 병원보험의 자격을 획득하게 되며, 피보험자의 선택에 의해서 의료보험의 자격도 얻게 되어 있으며, 65세가 되어 메디케어의 혜택을 받기 위해서는 젊었을 때 꾸준히 사회보장세(Social Security Tax)를 납부하여야 한다. 메디케어의 주요 혜택자는 주로 노인층이지만, 이외에도 신체장애인과 그의 부양가족, 만성 신장환자 등이 혜택을 받을 수 있다.

- 입원보험의 적용대상자는 일반적으로 메디케어가 보장된 직장에서 10년 이상 근무한 65세 이상인 자이다. 이외에 철도종업원 퇴직자제도에 의하여 매월 연금급여의 수급자격을 가진 자, 24개월 이상 장해연금급여의 수급자격을 가진 65세 미만의 장애자, 신장투석 또는 신장이식을 필요로 하는 말기 신장병 환자, 메디케어의 적용을 받는 일정 공무원 본인과 그 배우자 등이 있다.
- 보충의료보험의 수급자격은 65세 이상의 자로서 매월 보험료를 지불하는 자, 사회보장 현금급여 또는 철도종업원 퇴직자급여의 수급을 통해 Medicare 입원보험의 수급자격을 갖는 자, 미국민으로 미국에 거주하는 자, 영주권을 합법적으로 소지한 외국인으로서 신청일 직전 5년간 미국에 거주하는 자, 영주권을 합법적으로 소지한 외국인으로서 신청일 직전 5년간 미국에 거주한 자 등이다.

㉰ 재원조달 및 방법

병원보험(hospital insurance) 가입자는 근로자 소득의 2.9%를 근로자와 고용주가 각각 반반씩 부담하는 목적세(earmarked tax)로 급여에서 공제하는 형태로 재원을 조달하며, 보충의료보험(Supplemental Medical Insurance: SMI) 가입자는 보험료에 의한 재원과 연방 일반조세로 재원을 조달한다.

### ㉣ 보험급여 및 급여의 형태

입원보험의 급여로는 입원환자에 대한 병원서비스, 응급병원서비스, 퇴원 후 전문요양원(Skilled Nursing Home)에서의 요양서비스, 퇴원 퇴소 후 가정의료서비스, 호스피스 간호서비스 등 크게 5가지로 나누어진다.

환자의 본인부담비율은 입원 60일까지는 정액으로 부담하고 61일에서 150일 까지는 일당 정액으로 부담하며, 150일 이후는 환자가 전액 부담한다. 보충 의료보험은 의사의 의료서비스, 외래서비스, 물리치료 작업치료 등과 같이 입원보험에서 급여가 되지 않는 기타 의료서비스와 가정의 서비스가 있다.

i 병원보험(Hospital Insurance: HI): Part A

규정에 따라 병원 및 퇴원 후 서비스가 제공되며, 급여지불은 서비스 제공자인 병원, 건강유지조직(health maintenance organizations), 양로원, 가정건강 제공자들에게 직접 하게 되어 있다. 입원 병원가료는 90일까지 제공되고, 그 후 60일 동안 병원 서비스를 받지 않았을 경우에는 또 다시 90일 동안 서비스를 받을 수 있다. 또한 정신과 입원비는(일생동안 190일까지) 100일까지의 재활입원비(처음 20 일간은 자기 부담이 없으며 21일부터는 하루 90달러를 부담한다), 방문간호, 재활 등 의사가 처방한 재택의료(자가부담 없음), 호스피스의 비용 등이다. 급여대상은 ① 병원에 입원환자를 위한 치료 ② 특수환자가 양로원에서의 치료 ③ 가정에서의 보건치료 ④ 특수환자를 위한 치료 등의 혜택을 주며 병원비 중 기초공제액을 제외한 나머지를 부담해준다.

ii 보충의료보험(Supplemental Medical Insurance: SMI): Part B

급여는 의사의 건강의료 서비스, 특정 공급품, 외래병원 서비스, 가정건강 서비스, 진단 검사, 보험 장치 등이 있다. 급여 지불은 본인지불금액을 제외한 후 '적정' 진료비를 초과하는 분에 대한 80%까지 수혜자나 공급자에게 직접 이루어진다.

Part B는 일반 의료보험처럼 외래환자로서의 각종 치료비를 부담해주는데 치료비에서 최소 기초공제액을 제외한 나머지 금액의 80%만 커버해 주고 나머지 20%는 본인이 지불해야 한다. 그러나 이 Part B는 과거에 납세실적이 없어도 미국 내에서 5년 이상 거주한 사실이 있으면 혜택을 받을 수 있다.

### ㉲ 제도운영 및 관리운영

미국 보건후생성(U.S. Department of Health and Human Services: DHIS) 산하의 의료재정청과 주보험국에서 담당하고 있다. 그러나 실제 급여는, 사회보장청(Social Security Administration)이 지불을 결정하고 심사청구를 관장하는 Blue Cross나 사보험회사와 같은 중개자나 다른 연방, 주정부 기관들과 협조하여 운영한다. DHHS는 메디케어와 메디케이드 전반을 관리하며 11개의 운영국의 조직이 있다.

### ㉳ 지원 내용

ⅰ. 입원비, 정신요양원, 양로원(의료치료가 요구되는 경우), 가정간호비용 등이 포함된다.

- 입원서비스 : 이를 위해서는 의사의 입원지시가 있어야 하며 메디케어의 계약 병원에서만 입원 할 수 있다. 메디케어로 혜택 받을 수 있는 최장 입원기간은 90일을 초과하지 못하며 그 중에 60일간은 전액 보험혜택을 받고 그 후에는 본인 부담이다.
- 퇴원 후 연장서비스 : 의사가 환자에게 전문적인 간호서비스 또는 재활 서비스를 계속해야 할 필요성이 있다고 인정할 경우 해당. 전문 요양시설 비용, 식대, 간호비용, 약제비용을 포함하며 급여기간은 100일이고 최초 20일은 본인부담이 전혀 없다.
- 퇴원 후 가정보건 서비스: 병원, 전문 요양원에서 치료 후 사후관리위한 전문 의료 서비스가 필요한 경우 가정 보건 서비스를 행하는 것으로 급여기간은 12개월이며 본인부담은 없다.

ⅱ. 이 보험은 상환제로 1년간 받은 의료서비스의 총비용에서 본인 부담금을 제한 비용의 80% 까지 상환 받을 수 있다.

- 입원중의 의사서비스: 진단, 수술, X-Ray, 처치, 방사선, 약제, 물리요법, 정신신경과 등
- 외래환자 서비스: 메디케어 계약 병원에서 외래 환자로 받은 상병 진단, 치료, 물

리요법 등.

- 가정보건서비스: 환자가 외출 할 수 없는 상황에서 의사가 가정에서 치료가 필요하다 고 진단할 경우 입원보험의 가정보건 서비스와 같은 내용의 서비스를 제공.
- 기타 서비스 : 구급차 이용, 교통비 등이 있다.

#### 사 진료비 지불방식

각 의료서비스의 공급자는 직접 연방정부 또는 Blue-cross와 Blue-shield, 민간보험회사 등 중간 지불기관과 병원급여의 청구절차에 관한 계약을 체결한다. 그리고 PRO(Professional Review Organzation)라는 심사전문기관에서 의료서비스의 적절성, 의학적 필요성, 이용시설의 타당성 등을 심사하여 지불여부를 결정한다.

Medicare는 적정요금의 결정에 근거하여 연방정부 및 중간지불기관에서 지불하게 되며, 적정요금의 결정은 각 의료행위 및 의료행위 및 의료기자재의 관행요금을 조사하고 전년도 청구사례의 3/4을 보장하는 요금을 조사하여 이 두 조사의 낮은 쪽을 적정요금으로 한다.

지불방식은 지정지불(현물급여)과 본인지불(상환)이 있으며, 지정지불의 경우 환자는 본인 부담분(20%)만을 의사에게 지불하고 의사는 나머지 80%를 적정요금에 따라 청구하게 된다. 본인지불의 경우, 환자는 일단 전액을 적정요금에 관계없이 의사에게 지불한 후에 적정요금으로 80%를 상환 받게 된다. 또한 Medicare 수급자의 대부분은 Medicare에서 지불해주지 않는 의료비를 보충하기 위하여 민간보험에 가입하고 있다.

### (2) 메디케이드(Medicaid)

메디케이드(Medicaid)는 "Social Security Act"(사회보장법안)로 1965년 7월 30일에 제정되었으며, 미국의 국민 의료보조 제도로써 65세 미만의 저소득층과 장애인을 위한 것으로 미국 연방정부와 주정부가 공동으로 재정을 보조하고 운영은 주에서 맡게 되어 있는데 미국에서 의료에 관련된 프로그램 중 가장 큰 규모를 자랑하고 있다.

메이케이드는 소득과 재산(other than the home they live in)이 적은 사람들에게 health care를 제공하기 위한 연방정부 프로그램으로 각 주(State) 정부는 연방정부의 메디케이드와 규칙과 범위가 조금 다른 개별 프로그램을 가지고 운영하고 있다. 또한 메디케이드는 치과 진료를 포함하고 있는데 21살이 넘는 성인에게는 선택이지만 미성년자와 메디케이드 혜택을 받을 수 있는 자격을 가진 사람들에게는 필수로 제공된다. 메디케이드의 수혜자격은 주로 저소득자를 대상으로 하며, 적용기준 중의 하나가 소유하고 있는 재산의 정도이다. 하지만 단순히 가난하다고 무조건 혜택을 받을 수 있는 것이 아니라 다른 여러 조건에 부합하여야 혜택을 받을 수 있다.

① 운영

Medicaid는 요부양아동을 가진 요구호가정, 노인, 맹인, 장애자들을 위한 공적 의료보장제도이다. 의료부조제도인 Medicaid는 일정한 요건을 갖춘 저소득자에 대해 의료부조를 하는 것으로 연방정부의 지침 하에 각 주정부가 운영하고 있다. 연방정부는 급여조건 등에 대하여 일정한 지침을 설정, 각 주의 재정 상황에 따라 보조금을 부담하고 있으며, 주정부는 수급요건을 정함과 동시에 운영을 책임지고 있다.

Medicaid에서의 연방정부의 역할은 급여자격자의 범위설정과 이에 대한 최저한의 기본서비스에 대해 재정원조를 하고 있을 뿐이며 급여의 범위, 내용, 진료보수 지불방식은 각주가 각각 설정하고 있다.

② 적용대상

Medicaid의 적용대상은 다른 사회보장 프로그램에 적용받고 있지 않은 저소득자로서 의학적으로 취약한 계층을 적용대상으로 노령자, 장애자, 소득보조 수급자 및 모자가정부조수급자 등이다. Medicaid의 혜택을 받는 인구는 저소득층과 신체장애자 약 3,700 만명(전체 인구의 14%)에 달한다. Medicaid의 제도는 특히 어린이와 임산부가 도움을 많이 받게 되어 있으며, 전체 미국 어린이의 약 20%, 임산부의 약 40%가 Medicaid의 혜택을 받고 있다.

③ 재원조달

연방정부와 주정부가 공동부담으로 재원을 마련하며, 연방정부의 부담비율은 관리비용의 50%와 각 주 거주자들의 소득을 감안하여 결정된 비율에 의한다. 연방정부의 지원규모는 50%~83%까지 다양하며, 예외적으로 연방정부가 주정부의 메디케이드 관리운영비의 50%를 보조하는 경우도 있다. 각 주는 주 평균 개인소득에 기초한 공식에 따라서 Medicaid에 소요되는 총액수의 일정비율을 부담하며, 연방정부는 전문 의료인력, 제도지원 직원을 훈련시키고, 시설검사원, 경영 체계 및 따른 행정적 필요에 소요되는 비용을 일부 지원해 준다.

④ **보험급여**

급여내용은 주마다 차이가 있지만 연방정부는 제도대상자들에 대한 필수 급여서비스, 주의 임의급여가 가능한 서비스 등을 규정하고 있으며 급여 서비스로는 입원 및 외래서비스, 약제 급여 등이 있다.

⑤ **지원하는 내용**

주에 따라 그 급여 내용이 상이하나 ①입원, 병원외래, 보건, 이화학 검사, 방사선 검사 ②초기검사, 진담 및 처지(21세 이상) ③가족계획 서비스 ④의사 서비스 내용은 공통 부분이다.

### (3) 기타 공적 의료보장제도

미국의 기타 공적 의료보장제도로는 연방공무원 공제, 군인 및 그 피부양자 서비스, 퇴역군인 의료서비스 등이 있다.

① **연방공무원 공제**

연방정부의 공무원은 보험료를 지불함에 따라 HMO를 포함한 프로그램에 가입하고 있다. 연금수급자는 연방공무원 의료급여 프로그램 내지 퇴직연방직원 의료급여 프로그램에 가입할 수 있는데, 후자는 특히 연방정부가 보험료를 부과하고 Medicare 보충의료보험에 가입할 수 있는 선택권이 있다. 연방정부의 시설에는 연방공무원을 위한 의료시설이 있고 연방정부는 사무비를 부담하여 운영하고 있다.

② **군인 및 그 피부양자서비스**

현역군인이나 퇴직군인과 그 피부양자는 국방부의 의료시설을 이용할 수 있고 Medicare 입원보험의 가입자격자가 아니면 국방부가 운영하는 의료프로그램에 가입하고 본인부담 이외의 의료비를 상환 받을 수 있다.

③ **퇴역군인 의료서비스**

국방부 퇴역군인국은 명예퇴직 군인을 위해 172개의 의료센터와 226개의 진료소를 운영하고 있다.

### 3) 민간의료보험제도

미국은 공적보험부문이 전 국민의 약 20~23%를 차지하고 있으며, 나머지 대부분의 국민들은 민간의료보험에 가입되어 있는데, 민간의료보험조직은 크게 Blue Cross와 Blue Shield, HMO, 일반보험회사 등으로 구분할 수 있다. 미국의 의료보험제도는 기본적으로 민간의료보험을 기본으로 하며, 현재 대표적인 민간의료보험으로 블루크로스나 불루쉴드가 있다.

#### (1) Blue Cross, Blue Shield

블루크로스(Blue Cross), 블루실드(Blue Shield)는 미국에서 가장 역사가 깊은 최대의 민간의료보험기구이며, 현재 인구의 73% 정도인 약 1억 8천만명이 민간의료보험에 가입되어 있는데 그 중 약 7,100만명이 이 Blue Cross, Blue Shield에 가입하고 있다. 이 가운데는 Medicare 가입자와 연방공무원의 특별요양급여제도에서 혜택을 받지 못하는 급여를 Blue Cross, Blue Shield에서 받기 위한 것이다.

블루 실드는 영리를 목적으로 하지 않는 의료보험조합의 호칭이며, 미국의 비영리적 의료보험조합으로 1917년에 설립되었다. Blue Cross, Blue Shield는 시카고에 본부를 둔 비영리 민간보험단체와 연합회를 통칭하는 말로서 현재 71개의 Blue Cross와 Blue Shield 조직이 있다.

Blue Cross, Blue Shield는 민간의료보험조직으로 오랜 경험을 가지고 있기 때문에 공적의료보험인 Medicare, 공적의료부조인 Medicaid 개설시 이들 프로그램에 상당한 영향을 미친다.

① Blue Cross는 1929년 미국에서 시작한 민간 건강보험의 일종으로 입원보험이며, 일반적으로 일정기간의 입원비용, 각종 검사비용, 수술 및 투약 등을 현물급여를 한다.

따라서 입원시 발생하는 입원실 비용이나 기타 시설물사용 등에 소요되는 비용을 보험자가 미리 선정된 의료기관이나 의사들에게 지급하는 제도이다. 보험가입자에게는 본인이 받을 서비스의 종류가 보험가입시 중요한 선택 대상이 되며, 일반적으로 입원보험에 가입된 의료기관이나 의사는 보험가입자에 대해 비가입자에게 청구하는 의료비보다 낮은 비용을 청구한다. 만약 가입자가 지정되지 않은 의료기관을 사용했을 때는 보험회사는 병원비의 일부만 지급하고 나머지는 본인부담이 된다.

② Blue Shield는 주로 외래 진료보험이고 의사의 진료 보수, 검사비용 등을 현물급여를 한다.

Blue Cross, Blue Shield는 비영리조직으로 지역의 지도자나 기업, 근로자, 소비자대표, 의사, 병원 등으로 구성된 이사회에 의하여 운영되는 자율적인 단체이며, 이 단체는 각 주의 주법에 의해 활동이 규제되며, 각 주 보험국의 감독을 받는다.

### (2) 건강유지기구(Health Maintenance Organization: HMO)

미국의 민간 의료보험제도인 HMO(Health Maintenance Organization), PPO (Preferred Provider Organization)는 의료관리 프로그램을 말하는 것이다.

HMO는 민간의료보험으로 보건(건강)유지기구라 불리며 의사와 간호사, 관련 전문 종사자들이 있으며, 대기업체와 계약을 맺어 그 업체의 직원들에게 할인된 진료를 제공하고, 개인병원이나 사립병원보다는 환자들의 부담이 적은 장점이 있다.

HMO의 최대 특징은 보험자가 제3자 지불기구 없이 의료서비스 그 자체를 피보험자에게 급여로 제공하며, 보험자와 의료공급자가 통합된 보험료 선불방식의 회원제 의료공급제도이다.

HMO는 보험회사가 관할하며 가입자에게 Medicare가 보증하는 모든 서비스를 제공하고 연방정부부터는 1인당 Medicare 평균지출액의 95%를 받는다.

HMO의 유형은 크게 2가지로 나누어지며, 선지불 집단치료(prepaid group practice)모형과 개인치료협회 혹은 의료기금(Medical care foundation/MCF)의 형태가 있다. 선지불 집단치료모형은 1929년 캘리포니아의 로스루스 의료단체에 의해 처음 실행되었다. 이 모형에서는 의사들이 집단적으로 치료를 하도록 조직되며 반드시 한 군데의 보험회사하고만 관계한다. 한편 MCF는 대부분 다수의 보험회사와 거래하는 것 보다 자유로운 조직으로서 의사들 각자가 개별적으로 치료를 하고 진료 때마다 진료비를 지불받는 원칙에 따른다.

#### ① 건강유지기구(HMO)의 특징

㉮ HMO는 단지 보험료만을 징수하는 것이 아니라 이것을 재원으로 의료제공자와의 계약에 의해 의료서비스를 제공하고 있다.

㉯ 선불방식 정액청부방식으로 가입자는 보험료를 가입시 일정액으로 선납하고 그 예산범위 내에서 모든 의료서비스를 제공한다.

㉰ 지역보험적 성격이 강하여 지정된 의료기관과 의사가 일정지역으로 한정되어 있다.

㉱ HMO는 역사적으로 의료접근이 쉽지 않은 신흥 산업도시 및 사막의 건설현장에서 직역별 단체를 통한 집단보험의 경향이 있다.

㉲ 포괄적 의료서비스 제공 및 그룹진료, 관리된 의료(Managed care)를 한다.

㉳ 보험자 단체로서의 HMO의 제정에 대한 의사의 위험분담으로 의사도 당연책임을 지고 있다.

**② 건강유지기구(HMO)의 유형**

㉮ Staff Model : HMO에 고용된 의사가 HMO병원에서 HMO규정에 따라 진료를 담당하는 형태

㉯ Group Model : HMO와 계약을 맺은 의사그룹이 HMO가 소유한 병원에서 의료를 제공하는 형태이며, 의사들은 HMO와 고용되어 있지 않다.

㉰ IPA Model : 개업의 연합회(Independent Practice Association)와 HMO가 계약에 의하여 개별진료소에서 진료를 하는 형태이며 진료보수는 인두제에 해당된다.

### (3) Kaiser Permanentes

Kaiser Permanente는 미국의 9개주(캘리포니아, 콜로라도, 조지아, 하와이, 메릴랜드, 오하이오, 오레곤, 버지니아, 워싱턴)와 the District of Columbia에 약 810만명의 회원을 보유한 미국 최대의 비영리 건강의료기관이다.

Kaiser는 주주의 이익보다 사회구성원의 혜택에 초점을 둔 비영리조직으로 회원들의 필요성과 사회적 의무에 의해 운영되며, 회원들의 건강유지와 관련된 모든 서비스를 통합적으로 제공한다. Kaiser의 가장 큰 특징은 병원 및 의사단체, 각급 의료기관이 조직내부에 속해있어서 가장 통합적이고 일관적인 수준 높은 의료서비스를 제공한다는 점이다. Kaiser는 Group Practice Model을 통해 의사들의 단체와 계약을 맺고 그 단체에 의료비용을 지급하는 형태를 취하고 있다. 또한 Healthcare handbook이라는 자가관리 개념을 도입하여 각종 응급 상황이나 질병발생시 환자가스스로 건강상태를 파

악하여 가장 효율적이고 효과적으로 치료할 수 있는 Kaiser의 의료서비스를 제공받도록 하고 있다.

## 2. 일본

### 1) 건강보험제도 개념

#### (1) 개요

모든 국민이 필요한 의료혜택을 받을 수 있는 건강보험이 1961년에 실시되었으며 보험혜택을 받으려면 어떤 종류의 건강보험에 가입하여야 한다. 개인회사의 직원과 공무원은 근로자 또는 회사건강 보험 중 하나에 가입하여야하며, 자영업자와 퇴직자들은 지방단체가 운영하는 국가건강보험에 가입하여야한다. 따라서 일본은 거주자 모두가 보험에 가입해야 한다는 강제적 성격을 갖고 있으며 내국인이든, 외국인이든 자격 및 형태에 맞는 보험에 가입해야 한다. 보건복지성의 조사에 따르면 일본에는 약 9,731개의 병원과 85,588개의 일반 건강클리닉, 그리고 57,213개의 치과병원이 있다. 병상수는 194만여개로 병상보급율이 매우 높으며, 의사 수는 약 23만 명으로 국민 10만 명 당 184.4명이다. 첨단 의료설비와 의사의 수는 제공되는 총 의료서비스의 측면에서도 북유럽의 국가들과 비슷하다. 또한 다른 특징으로는 '성과급제도'를 들 수 있으며, 각 의료기관들은 건강보험공단으로부터 진료의 종류에 따라 환자에게 제공한 의료서비스에 대한 배상금을 지급 받는다.

#### (2) 근거법

근거법의 최초법은 1922년에 직장건강보험법이 제정되고(1927년 시행), 1938년에 지역건강보험법이 제정되었다. 현행법은 2013년 직장건강보험 및 지역건강보험법을 근거로 하고 있다. 제도유형에서 사회보험은 이원화 체계로 직장건강보험, 지역건강보험이 있다. 또한 75세 이상 노인 등을 대상으로 한 후기고령자의료제도가 2008년 4월부터 시행되고 있다.

## 2) 보험의 유형

일본의 의료보험은 크게 건강보험(겐꼬호겐)과 국민건강보험(코끄민겐꼬호겐) 2가지로 구분하고 있다. 건강보험은 일반적으로 사회보험이라고 불리고 기업이나 관청에 근무하는 사람을 대상으로 하고 있으며, 국민건강보험은 일정 장소에 거주하여 납세 등의 의무를 지키고 있으면 누구라도 가입할 수 있고, 시, 구, 현 등의 건강보험과에 가입신청을 한다.

질병이나 부상으로 병원이나 진료소에서 치료를 받은 경우 치료비 본인부담은 가입자 본인이나 가족 모두 의료비 총액의 30%로 규정되어 있다. 자영업자나 유학생도 외국인 등록을 마치고 일정 기준을 충족시키면 국민건강보험에 가입할 수가 있다.

일본의 건강보험 가입비율은 건강보험이 약 66%(정부관장 건강보험 30%, 조합관장 건강보험 26%, 공제조합 10%), 국민건강보험이 34%를 차지하고 있다.

**표 1-8** 일본의 건강보험형태

<table>
<tr><th colspan="2">구분</th><th>보험자(수)</th><th>가입자수(만명)</th><th>일부부담금</th></tr>
<tr><td rowspan="4">건강보험</td><td>정부관장건강보험</td><td>국</td><td>3,700</td><td rowspan="6">30%(3세미만 20%)</td></tr>
<tr><td>조합관장 건강보험</td><td>건강보험조합1,700</td><td>3,200</td></tr>
<tr><td>선원보험</td><td>국</td><td>200</td></tr>
<tr><td>공제조함</td><td>공제조합 80</td><td>1,000</td></tr>
<tr><td rowspan="2">국민건강<br>보험</td><td rowspan="2">농업, 자업업자, 퇴직자,<br>직역</td><td>시 · 읍 · 면 3,200</td><td rowspan="2">4,300</td></tr>
<tr><td>국민건강보험조합 160</td></tr>
<tr><td colspan="2">노인보건</td><td>시 · 읍 · 면 3,200</td><td>1,400</td><td>10%(고소득자는 20%)</td></tr>
</table>

### (1) 건강보험

건강보험은 기업이나 관청에 근무하는 사람들이 대상이며, 회사와 가입자가 일정액을 부담하게 되며, 소득에 따라 금액의 차이가 있다. 본인 부담률은 2세 미만일 경우 20%, 3~69세 까지 30%, 70세 이상 10~20%로 책정 운영된다. 일본에 거주하는 외국인의 경우 기업 등에 근무하고 있는 사람은 건강보험에 가입할 수가 있다.

일본의 건강보험은 근로자와 그 부양가족은 가족단위의 건강보험(피고용자보험)에 가입하며 일본 전체의 3분의 2에 해당된다. 피고용자보험은 다음과 같이 3종으로 구분하고 있다.

**① 정부관장 건강보험**

조합건강보험을 구성할 수 없는 중소기업은 정부관장 건강보험에 가입하며, 조합원 소득은 상대적으로 낮고 연령은 젊지는 않다. 보험료 지원은 기업을 대신해 정부가 실시하고 하고 있다.

**② 조합관장 건강보험(약칭 조합건강보험)**

종업원 300명 이상 사업장의 사업주는 단독, 또는 공동으로 건강보험 조합을 설립할 수 있으며, 조합구성원의 소득은 비교적 높고 가입연령층도 젊다. 보험재원은 본인과 사업주 각각 50%씩 부담한다.

**③ 공제조합**

국가 또는 지방의 공무원, 학교교직원 등이 지격마다 보험자를 구성하며, 소득은 비교적 높고 연령층도 젊다.

**④ 선원보험 및 특례보험**

그 외 피고용자 보험에는 선원보험과 특례보험이 있다.

### (2) 국민건강보험

국민건강보험은 일정장소에 거주하여 납세 등의 의무를 지키고 있으면 누구라도 가입할 수 있으며, 치료 시 부담금액은 기본적으로 총액의 30%로 규정되어 있다. 자영업자나 유학생도 외국인 등록을 마치고 일정 기준을 충족시키면 국민건강보험에 가입할 수가 있다. 일본은 의료수준이 높은 만큼 의료비가 비싼 편이므로 자신의 조건에 맞는 보험가입은 필수 생활요소이다.

**① 시 · 읍 · 면 건강보험**

농민이나 5명 미만 영세 사업종사자는 시, 읍면마다 국민건강보험에 가입하며, 상대적으로 소득은 낮고 고령자가 많다. 정부로부터 재정지원을 받을 수 있지만 보험료 납입률 저하와 노인보건에 대한 의료비부담이 재정을 악화시키고 있다.

**② 국민건강보험조합**

시, 읍면의 지역보험과는 별도로 개업의사, 약제사, 연예인, 건축업자, 이발업 등의 직역별 조합이 존재하며, 보험자의 재량에 의해 보험급부율을 법정의 70%를 넘은 추가 급부가 가능해지고 있다.

③ **퇴직자 의료제도**

건강보험의 피보험자가 퇴직하면 국민건강보험 피부양자가 되며, 1984년부터 시행되었다(자료출처: 남상효 일본의 의료제도 소개)

## 3) 재원

### (1) 직장건강보험

피보험자: 피용자의 급여에 따라 고정비율 적용하며, 평균보험료율은 협회건강보험 10%이고 조합건강보험 8.64%(2013년 기준)이다. 보험료부담은 사용자와 피용자가 각각 절반씩 부담하고 있다. 국고는 협회건강보험은 급여비 16.4% + 사무비 전액을 지원하고 조합건강보험은 사무비 일부를 지원하고 있다.

### (2) 지역건강보험

피보험자는 지역건강보험세 또는 개인 및 세대별 수입 · 재산에 따른 정액보험료를 부담하고 있다. 국고는 시정촌국보는 급여비 등의 43%, 국보조합은 급여비 등의 52%를 지원하고 있다.

### (3) 후기고령자의료제도

피보험자는 피보험자 개인 단위로 산정 · 부과. 산정방법은 피보험자 균등부분(50%)+소득비례부분(50%)으로 이루어지고 있으며, 전체 소요재정의 10%를 보험료를 통해 충당하고 있다. 국고는 급여비 등의 50%(중앙정부 2/3, 도도부현 1/6, 시정촌 1/6), 직장 지역 건강보험의 지원금은 40%이다.

## 4) 적용대상 수급요건

### (1) 직장건강보험

사업장에 고용된 근로자를 말하며, 건강보험, 선원보험, 공제조합이 있다.

- 전국건강보험협회관장건강보험(협회건보) : 건강보험조합이 설립되지 않은 소규모 사업장 근로자를 대상으로 하고 있다.
- 2008년 9월까지는 사회보험청이 정부관장 건강보험(정관건보)으로 운영했지만, 현재는 전국건강보험협회가 운영하고 있다.

- 조합관장건강보험(조합건보) : 사업장 단독으로 설립하는 경우에 700명 이상, 공동으로 설립하는 경우에 3,000명 이상을 고용하면 건강보험조합 운영이 가능하다.(약 1,443개의 건강보험조합 존재)
- 선원조합 : 선박의 선원을 대상으로 함. 사회보험청에서 운영했지만 2010년부터 전국건강보험협회(선원보험부)가 운용하고 있다.
- 공제조합 – 국가 및 지방공무원, 사립학교 교직원 등을 대상으로 하고 있다.

#### (2) 지역건강보험

일반 지역거주자를 피보험자로 하는 시정촌(기초지자체)의 지역건강보험이 중심이 되고 있다.

#### (3) 후기고령자의료제도

75세 이상 또는 일정한 장애가 있는 65세 이상 노인을 대상으로 한다.

### 5) 보험급여 종류

#### (1) 현물급여

급여의 종류는 크게 현물급여와 현금급여로 구분되고 그 중에서도 현물급여가 주를 이루고 있으며, 현금급여의 경우 조합이나 보험자에 따라 상이하다.

① 요양급여는 진찰, 약제 및 치료재료의 지급, 처치, 수술 기타 치료, 간호, 입원 의무교육 취학전 : 80%, 의무교육취학 후~70세 미만 : 70%, 70세 이상 75세 미만 : 90%(단. 일정수준 이상의 소득이 있는 자에 한해 70%)

② 입원시 식사요양비는 1끼당 260엔. 저소득자 및 70세 이상 이용자를 위한 감면제도가 있다.

③ 입원시 생활요양비(65세 이상)는 460엔(식비)+320엔(거주비). 저소득자 및 70세 이상 이용자를 위한 감면제도 있다.

④ 방문간호요양비는 70세 미만인 : 70%, 70~74세 : 80%이다.

⑤ 고액요양비(본인부담상한액)는 70세 미만의 자를 대상으로 소득수준별로 차등 적용하고 있다.

⑥ 요양급여기간은 제한이 없이 보험급여를 받을 수 있다.

### (2) 현금급여

① 요양비는 현물급여를 제공하기 어렵다고 인정된 경우에 지급하고 있다.

② 상병수당금은 1일당 표준보수일액의 2/3에 상당하는 금액을 지급하고 있으나 지역건강보험은 실시를 하고 있지 않다.

③ 장제비는 5만엔을 지급하고 지역건강보험은 임의급여를 하고 있다.

④ 출산육아일시금은 42만엔 지급하고, 지역건강보험은 임의급여를 하고 있다.

⑤ 출산수당은 1일당 표준보수일액의 2/3에 상당하는 금액을 지급하고, 지역건강보험은 실시를 하고 있지 않다. 또한 피부양자보험급여는 피보험자와 원칙적으로 동일하다.

## 6) 관리기구 및 보험자, 심사기구

### (1) 관리기구

후생노동성 보험국(Health Insurance Bureau of the Ministry of Health, Labor and Welfare)은 의료보험제도 전반에 대한 감독과 운영의 책임을 가지며, 중앙사회보험 의료협의회는 장관 자문기구로 행위별 수가와 급여를 결정한다, 또한 가입자 및 사용자대표(7명), 의약계대표(7명), 공익대표(6명)으로 구성되어 있다. 보험료는 각 보험자가 결정하고 있다.

### (2) 보험자

보험자는 다보험자 제도이므로 보험자 유형별로 가입자격이 상이하며, 동일 보험 내에서도 복수의 보험자가 존재하고 있다. 보험자 수와 가입자 수는

- 전국건강보험협회관장건강보험 : 1개 보험자(약 3,500만명 가입자)
- 조합관장건강보험 : 1,443개 보험자(약 3,000만명 가입자)
- 국민건강보험 : 1881개 보험자(약 3,800만명 가입자)
- 공제조합 : 85개 보험자(약 900만명 가입자)
- 후기고령자의료제도 : 47개 보험자(약 1,500만명 가입자)가 있다.

### (3) 심사기구

직장건강보험은 사회보험진료보수지불기금 등이며, 지역건강보험은 47개 도도부현(

광역지자체)별국민건강보험단체연합회에서 담당하며 심사는 보험자 스스로 내지 민간 심사기관에 위탁이 가능하도록 되어 있다.

## 7) 개호보험제도

### (1) 개호보험 개요

**① 개호보험(介護保險 :care insurance)**

개호보험은 사회보험 방식에 의한 장기요양 보장제도로 고령자와 가족의 부담 경감, 쉬운 서비스 이용으로 국민의 높은 평가를 받는 일본의 공적 개호보험제도이며 65세 이상 노인들을 대상으로 한 노인장기요양보험제도로 2000년 4월 1일부터 실시되었다. 제1피보험자는 65세 이상 요개호(要介護), 요지원(要支援)의 상태에 있는 자이며, 제2피보험자는 만 40세 이상 만 64세미만의 의료보험에 가입해 있는 자를 대상으로 하고 있다.

일본은 최근 급속한 노령화로 인해 치매, 중풍, 거동불능 등의 노인성 질환자가 증가함에 따라 '요개호자'가 급증하고 있다. 반면 핵가족화와 여성의 사회진출 등 사회상황의 변화로 가족에 의한 개호(돌보미)기능은 저하되고 있다. 이러한 사회적 문제를 해결하기 위해 탄생한 것이 개호보험으로 65세 이상의 노령자와 40~64세를 분류하여 운영하며, 치매와 간병 등 질병에 대한 차이도 있다 일보의 개호보험은 우리나라의 노인장기요양보험과 유사한 개념이다.

**② 근거법**

- 1997. 12. 17 :「개호보험법(제5의 사회보험)」제정, 공포
- 2000. 4. 1 : 시행
- 2005. 6. 29 : 개호보험법 개정
- 2008. 5.28 : 개호보험법 및 노인복지법 일부 개정
- 2011. 6. 22 : 개호보험법 일부 개정
- 2012.11.26. : 개호보험법 일부 개정

**③ 재원**

재원은 국고부담과 보험료부담 + 본인부담금으로 운영되고 있다.

㉮ 국고부담(공적비용)

개호보험급여비(총비용에서 본인부담금 10% 제외)의 재원구성은 공적비용 50%와 보험료 50%로 구성된다.

공적비용은 국가가 25% 지원하고 도도부현과 시정촌이 각각 12.5% 씩 부담하며 국고부담 25% 중 5%는 시정촌(보험자)간의 보험재정 조정을 위한 『조정교부금』으로 교부된다.

개호보험제도의 재원은 개호급여에 필요한 재원의 50%를 공적부담하고, 나머지 50%를 제1호 피보험자와 제2호 피보험자가 부담하고 보험료로 조달한다.

- 보험료 제1호 피보험자의 보험료에 대해서는 소득단계에 따라 시정촌별로 설정되어 연금액이 일정액 이상인 자는 연금에서 공제하고 그 이외의 자는 시정촌에 개별적으로 지불한다. 제2호 피보험자의 경우는 가입하고 있는 건강보험의 산정방법에 근거해 설정되고 건강보험료와 함께 건강보험자가 징수한다.
- 공적부담 개호보험제도 재정은 10%분의 이용자 부담을 제외하고 50%가 "공적부담"으로 구성되어 있다. 그 내역은 국가가 25%, 도도부현(우리의 시 · 도에 해당) 12.5%, 시정촌 12.5%이다.

### (2) 보험료

보험료는 제1호 피보험자가 21%, 제2호 피보험자가 29%를 부담하고 있다.

표 1-9 보험료 산정 및 징수

| 구분 | 제1호 피보험자 | 제2호 피보험자 |
|---|---|---|
| 대상 | 65세 이상의 자 | 40세 이상 65세 미만의 건강보험가입자 |
| 보험료 산정 | 소득계층별 정액 보험료 저소득자는 부담경감 | 건강보험가입자(직장) : 표준보수월액*개호보험료율 각 의료보험자를 통해 보험료 징수<br>국민건강보험가입자 : 각 시정촌의 국민건강보험료 산정방식에 따라 소득비율, 재산비율, 균등비율, 평균비율로 부과 국고지원 있음 |
| 부과 징수 | 시정촌이 징수<br>노령연금급여 등이 연 18만엔 이상의 자는 공적연금으로부터 원천징수 | 건강보험자가 건강보험의 보험료와 일괄하여 징수 →<br>사회보험진료보수지불기금'에 납부 →<br>사회보험진료보수지불기금은 각 시정촌에 정률적으로 교부 |

### (3) 보험자 및 피보험자

**①보험자**

보험자는 고령자 케어 서비스의 지역성과 고령자에 대한 서비스 일원화를 고려하여 각 지방자치단체가 맡고 있으며, 국가, 도 · 도 · 부 · 현, 의료보험자, 연금보험자는 시 정 촌을 지원하고 있다.

**② 피보험자의 범위**

개호보험은 의료보험과는 별도의 보험으로서 피보험자는 당연적용을 받는 65세 이상의 제1호 피보험자와 특정질환의 경우에만 서비스의 적용을 받게 되는 40세 이상 65세 미만의 의료보험가입자인 제2호 피보험자의 둘르 구분되어 있다.

**표 1-10** 개호보험 대상자 및 수급권자. 보험료

| | 제1호 피보험자 | 제2호 피보험자 |
|---|---|---|
| 대상자 | 65세 이상인 자 | 40세이상 65세미만의 의료보험가입자 |
| 수급권자 | 요간병자(와상 · 치매)<br>-요지원자(허약) | 각항 가운데, 초로기치매, 뇌혈관장애 등의 노화에 기인하는 질병에 의한 것 |
| 보험료 부담 | 시 · 정 · 촌이 징수 | 의료보험자가 의료보험료로써 징수하고 납부금으로서 일괄하여 납부 |
| 부과 · 징수방법 | 소득단계별정액보험료(저소득자의 부담경감)<br>연금액 일정이상은 연금에서 징수하고 그 이상은 보통징수 | 건보: 표준보수×개호보험요율(사업주부담 있음)<br>국보: 소득할, 균등할 등으로 안분(국고부담 있음) |

### (4) 본인부담금

서비스 이용 후 총비용의 10% 부담하며 다만, 이용자의 선택에 의한 특별한 서비스의 비용은 이용자가 전액부담 한다.

**①이용자 부담 경감제도**

㉮ 고액개호 서비스비

매월 개호서비스의 10% 부담의 합계액에 대하서 소득계층별로 상한액을 설정하고, 그 비용을 초과한 금액에 대해서는 각 시정촌이 부담하며, 상한액은 소득계층별로 설정되어 있다.

#### ㉯ 거주비, 식비의 부담경감

개호보험시설의 입소나 단기보호시설 입소 시, 개호서비스 비용의 10% 부담 외에 거주비 · 식비를 전액 본인이 부담하게 되며, 소득이 낮은 자에 대해서는 부담의 상한액(한도액)이 정해져 있어서 일반가입자와 비교하면 부담이 경감됨 부담 한도액은 이용자의 소득수준에 따라 다르게 정해져 있다.

### (5) 한국과 일본의 장기요양보험제도 비교

한국과 일본의 노인장기요양보험 제도 비교는 다음과 같다.

**표 1-11** 한국과 일본의 노인장기요양보험 제도 비교

| 구분 | 한국 | 일본 |
|---|---|---|
| 보험제도명 | 노인장기요양보험 | 개호보험 |
| 시행연도 | 2008년 7월 | 2000년 4월 |
| 신청자격 | 65세 이상 노인 및 64세 미만 노인성 질환자 | 65세 이상노인(1호),<br>40~64세 노인성질환자(2호) |
| 재정 | 장기요양보험료 및 국고, 지방비, 본인부담 | 보험료45%, 국가, 지자체 45%, 본인부담 10% |
| 운영주체(보험자) | 국민건강보험공단 | 시정촌(지자체) |
| 본인부담비율(%) | 시설입소 20%, 가정방문 15% | 10% |

### (6) 적용대상 및 급여대상자

#### ① 적용대상

피보험자는 40세 이상으로 65세 이상의 제1호 피험자와 40세 이상 65세 미만의 의료보험 가입자인 제 2호 피보험자로 구분된다. 모두 시정촌에 거주하는 자가 대상자이고, 65세 이상인 고령자는 개호보험의 피보험자가 되므로 의료보험제도에 있는 피부양자라는 개념은 없으며, 개개인의 피보험자가 된다.

#### ② 급여대상자

개호서비스의 급여대상자는, 제1호 피보험자는 모든 요개호자(요개호상태에 있는 자), 요지원자(요개호상태가 될 우려가 있는 자). 제2호 피보험자에 대해서는 초로기 치매, 혈관장애 등 노화에 따른 질병에 따라 개호 등이 필요해진 자로 한정한다.

③ **수급요건**

㉮ 요개호 인정을 신청하여 시정촌 직원에 의한 조사(1차 판정)와 개호인정심사회에서 심사판정(2차 판정)을 거쳐 요지원 또는 요개호를 인정받은 자

㉯ 등급구분은 요지원 1~2등급(개호예방급여)과 요개호 1~5등급(개호급여)으로 구분한다.

㉰ 케어플랜(Care Plan)의 작성

거택개호지원(요개호자)은 재가급여 등을 적절하게 이용할 수 있도록 심신의 상황, 환경, 본인의 희망 등을 기초로 거택개호지원사업소가 케어플랜(care plan)을 작성하여, 서비스 제공사업자와의 연락 조정 등을 수행한다. 개호예방지원(요지원자)는 요지원 상황의 악화방지와 개선에 중점을 두고, 이용자의 자립에 도움을 주는 개호예방급여가 제공될 수 있도록 목표를 정해 지역포괄지원센터가 (개호예방)케어플랜을 작성한다.

**개호자와 요개호자 구분**

개호자는 정신적 · 신체적 · 사회문화적 장애가 있는 사람들로서 일상생활을 도와주며 살펴주는 가족과 같은 보호자가 존재하는 대상자다. 반대되는 대상자로 '요개호자'가 있다.
'요개호자'는 국가의 의료보장제도를 통해서만 일상생활을 유지할 수 있는 노령자와 장애자들을 말한다.

### (7) 서비스 종류 및 급여종류

① **서비스 종류**

개호보험 서비스의 종류는 시설입소 서비스와 재가 서비스 두 종류가 있다.

㉮ 재가 서비스는 홈 헬퍼에 의한 방문개호, 간호사에 의한 방문간호, 낮 시간 동안 해당시설을 방문하여 레크리에이션 및 생활지원 혹은 재활서비스를 제공받는 Day 서비스나 데이 케어, 단기입소, 복지용구의 대여 등이 있다.

㉯ 시설서비스로는 특별양호노인홈(전문요양시설), 노인보건시설(중간시설), 요양병상 입원, 재활, 의료서비스가 있다. 이러한 서비스를 제공받고 이용자가 부담하는 이용료는 전체 액수의 10%이다.

#### (나) 급여종류 및 내용

| 구분 | 개호급여 | 개호예방급여 |
|---|---|---|
| 재가서비스 | • 방문개호(홈헬퍼서비스)<br>• 방문목욕<br>• 방문간호<br>• 방문재활<br>• 통소개호<br>• 통소재활<br>• 단기입소생활개호<br>• 단기입소요양개호<br>• 재택요양관리 지도<br>• 주택개보수비 지급<br>• 특정시설 입소자 생활개호<br>• 복지용구판매<br>• 복지용구대여<br>• 주택 개,보수비 지급<br>• 재택개호지원 | • 개호예방 방문개호(홈헬퍼서비스)<br>• 개호예방 방문목욕<br>• 개호예방 방문간호<br>• 개호예방 방문재활<br>• 개호예방 통소개호<br>• 개호예방 통소재활<br>• 개호예방 단기입소생활개호<br>• 개호예방 단기입소요양개호<br>• 개호예방 재택요양관리 지도<br>• 개호예방 특정시설 입소자 생활개호<br>• 개호예방 복지용구판매<br>• 개호예방 복지용구대여 등 |
| 시설서비스 | • 개호노인 복지시설<br>• 개호노인 보건시설<br>• 개호요양형 의료시설 | |

### (8) 관리운영기구

① 중앙정부는 관련 법령, 급여비용 결정, 시설 · 인력기준 마련, 보험료율 결정, 개호보험비용 중 일부 국고부담 한다. 또한 요양시설(특별양호노인홈) 설립 비용 중 도도부현 부담비용의 1/2 지원하고 있다.

② 도도부현은 서비스제공기관을 지정하고 개호서비스 기관의 관리와 시정촌에 대한 재정 지원을 담당한다. 또한 요양시설(특별양호노인홈) : 설립 비용의 1/4 지원한다.

③ 시정촌(보험자)은 개호보험의 관리운영주체(보험자)로서 역할을 담당한다.(시정촌은 우리나라의 지방자치단체인 시.군.구에 해당하며, 동경도 특별구(이하, 시정촌)가 해당됨)

## 8) 공공부조제도

### (1) 개요

일본의 공공부조(公共扶助, public assistance)는 생활 유지 능력이 없거나 생활이 어려운 국민에게 국가 및 지방자치단체의 책임 하에 최저생활을 보장하고 자립을 지원하는 제도를 말한다. 과거에는 '공적부조'라는 용어를 사용했으나, 1995년 12월 제정된 사회보장기본법에서 '공공부조'라는 용어로 변경하였다. 일본의 공공부조제도인 생활보호제도는 스스로 최저생활을 유지할 수 없는 빈곤층에 대해 생활부조 외에 주택부조, 교육부조, 의료부조 등의 급여를 포괄적으로 지급하는 제도로서 우리나라와 의료급여와 같은 일체형의 형태를 말한다.

### (2) 목적

생활보호법 제1조는「이 법률은, 일본 헌법 제25조 - 국민은, 건강하고 문화적인 최저한도의 생활을 영위할 권리가 있다. - 에 따라 규정된 이념을 바탕으로, 국가가 생활이 곤궁한 모든 국민에 대해, 그 곤궁의 정도에 따라 필요한 보호를 행하고, 그 최저한도의 생활을 보장할 뿐 아니라 자립을 조장하는 것을 목적으로 한다.」고 명시하고 있다.

### (3) 특징

일본의 생활보호제도는 동일한 기준으로 생활보호 대상자를 선정 후 생활보호제도의 틀 안에서 각종 급여를 지급하고 있는 일체형이다.

### (4) 기본원리 및 원칙

① 국가책임에 의한 최저생활보장의 원리, 보호청구권무차별평등의 원리, 건강한 문화적 최저생활보장의 원리, 보호의 보족성의 원리 등이 있다.

② 신청보호의 원칙, 기준 및 보호의 원칙, 필요즉응(卽應)의 원칙, 세대단위의 원칙 등이 있다.

### (5) 제도현황

생활보호법은 '생활이 곤궁한 일본국민으로, 현금소득을 포함한 자산, 노동능력, 이 외 일체의 것으로 생활비를 충당하고도 후생대신이 정하는 보호의 기준으로 측정한 최저한도의 생활이 유지할 수 없는 사람'을 대상으로 하며, 이는 보족성의 원칙에 따라 현금소득을 포함한 자산, 노동능력, 이외의 일체의 것으로 생활비를 충당하고도 최저생활을 유지할 수 없어야 한다.최저생활비는 연령에 따라 급지별로 책정된 액수와 가구특성별로 책정되는 가구별 액 수, 특수한 욕구에 따르는 가산액, 주거비, 교육비, 의료비 등으로 구성되며, 각 기준액을 조합 하여 가구별 최저생활비가 산출된다.

# 3. 영국

## 1) 사회보장체계 개요

### (1) 영국의 보건의료

출생에서 사망에 이르기까지 모든 국민의 최저생활을 국가가 완벽한 사회보장제도를 통하여 보장함으로써 국민생활의 불안을 해소하겠다는 뜻으로 1946년 NHS(National Health Service) 법안이 국회를 통과하여 1948년에 NHS체제가 출범하였다. NHS(National Health Service)란 영국의 국민건강서비스로서 '누구나 무료로 의료 필요에 근거하여 의료서비스를 받을 수 있다'는 원칙을 가지고 있다.

### (2) 영국의 의료공급체계

영국의 의료공급체계에는 일차 진료를 담당하는 일반의(GP : General Practitioner)가 존재하여, 병원에서 전문의에게 의료급여를 받으려면 일반의의 의뢰가 필요한 것이 특징이며, 대부분의 병원은 국영으로 수술이나 입원대기환자 과다(waiting list)가 존재하고 있다.

### (3) 의료보장제도와 그 특징

영국의 의료보장은 예방에서 재활을 포함한 포괄적인 보건의료서비스를 조세에 의한 일반 재원을 기초로 전 국민을 대상으로 하여, 원칙적으로 무료로 제공되는 국가보건서비스방식을 취하고 있어, NHS(National Health Service) 제도로 불리고 있다.

### (4) 근거법

최초법은 1946년 국가보건서비스법(National Health Service Act 1946)이 제정되었으며, 현행법은 2012년 보건과 사회적 돌봄법(Health and Social Care Act 2012)제도유형에 근거하고 있다.

### (5) 국가보건서비스

1차의료 제공은 보건소(GP), NHS 다이렉트, NHS 상설진료소, 치과의원, 안과의원, 약국서비스가 담당하고, 2차 의료제공은 NHS 트러스트, 돌봄 트러스트(Care trusts), 정신보건 트러스트(Mental Health trusts), 응급트러스트(Ambulance trusts) 포괄과 장기요양 제공기관이 담당하고 있다.

#### (6) 재원

1. 국민보험료의 15%를 상병수당과 출산수당 재원으로 사용되며 보험료는 근로소득자가 소득의 12%, 자영업자는 초과이윤의 9% + 주당 £2.70, 고용주는 초과소득의 13.8%를 부담한다.
2. 정부 일반조세는 NHS 재정의 80% 이상 부담한다.
3. 이용자부담은 처방약과 안과, 치과서비스에 대해 본인부담을 부과하고 있다.

### 2) 적용대상 및 급여형태

#### (1) 적용대상

NHS 서비스를 받을 권리가 있으며, 국민보험토나 소득세 지불의 유무나 국적(Nationality)과는 관계없이 영국에 6개월 이상 체재 자격을 가지고 있는 모든 주민(Residents)을 대상으로 하고 있다.

#### (2) 급여형태

현물급여는 모든 거주자를 대상으로 하며, 법정상병급여(Statutory Sick Pay)는 근로계약을 맺은 피고용인으로 하고 법정분만급여(Statutory Maternity Pay)대상은 근로계약을 맺은 피고용인이다. 근로 및 지원수당은 모든 피고용인, 자영인, 실업자로서 법정상병급여 및 법정분만급여 대상이 아닌 자이다.

#### (3) 수급요건

**① 현물급여**

현물급여는 국적이나 세금 납부 여부와 무관하게 영국 내 거주 여부만으로 평가하여 제공하며, 법정상병급여와 법정분만급여가 있다

법정상병급여는 피고용인으로서 최소 연속 4일의 병적 상태에 있어야 하고 주당 소득은 최소 주당 평균 임금 £111 이상이어야 한다 법정분만급여는 주당 최소 평균 £111의 임금을 받는 피고용인으로 출산 최소 15주 전까지 고용주에게 출산시기와 출산휴가 시기를 고지해야하며 임신사실을 증명해야한다. 또한 근로 및 지원수당은 국가연금 수

혜연령(여성은 1953년 8월 이후, 남성은 1951년 6월 이후 출생) 이하로 법정질병급여 및 법정분만급여를 지급받지 않는 경우 신청가능하다. 현물급여의 내용 및 본인부담은

- 국가보건의료서비스와 직접 계약 관계에 있는 공공병원, 의사, 치과의사들이 의료급여를 제공하며,
- 의료급여에는 일차의료, 전문 의료서비스, 입원, 출산의료, 치과의료, 의학, 기기, 재가 · 간호, 가족계획 등이 포함하며 치료 내용에 따라 처방전을 발행한다.
- 본인부담금은 처방약에 대한 본인부담은 일률적으로 조제약 한 묶음(pack) 당 정액이 부과되고 특정 환자의 경우 약제비 본인부담이 면제되어 처방건의 약 85% 정도에서 본인부담이 없다. 안과검사는 요금 약 £10~12 본인부담하며.(단, 연금자, 16세 미만, 19세 이하 풀타임학생, 저소득 및 특정 안과질환이 있는 성인 면제) 치과진료의 경우는 비용의 80% 정도를 환자가 부담하고 18세 미만, 임산부, 저소득층, NHS 병원에서의 진료를 받는 경우 등에는 본인부담이 없다.

**② 현금급여**

법정상병급여는 주당 £87.55를 최대 28주의 근로불능 기간 동안 지급한다. 법정분만급여는 첫 6주 동안은 평균 주당 소득의 90%, 이후 33주까지는 주당 £138.18 혹은 평균임금의 90% 중 낮은 금액을 수급한다. 근로 및 지원수당은 처음 13주 동안 25세 미만인 경우 주당 £57.35까지, 25세 이상인 경우 주당 £72.40까지 수급하고 이후에는 근로관련활동 집단에 속한 경우 주당 £101.15까지, 지원그룹에 속한 경우 £108.15까지 수급한다.(2014년 6월 기준)

## 3) 관리기구

(1) 보건부(Department of Health)와 NHS England는 국가보건의료서비스(NHS)를 통한 의료급여에 대한 관리책임을 지며, 근로연금부(Department for Work and Pensions)는 근로자들의 복리에 대한 관리 책임을 지며, 질병 및 분만, 현금급여는 영국고용안정센터(Jobcentre Plus)에서 지불관리를 한다.

### (2) NHS 관리운영국 (NHS Executive)

NHS 관리운영부는 본부와 8개의 지방 사무국으로 구성되며 NHS 정책위원회에서 정

한 정책이나 지시를 실행할 때 실무적인 문제를 모두 다루며 다음과 같은 기능을 한다.

- NHS 정책 구조 책정 및 조정
- 의료자원 확보와 각 지방 보건당국으로의 적정한 배분
- 효과적인 헬스케어 정책을 위한 전략 개발 감시
- 교육과 수련을 포함한 인적자원에 관하여 국가적 정책의 촉진
- NHS와 그 전략에 관한 정보수집과 감시
- 웨일즈와 스코틀랜드의 NHS와의 연계 등이다.

## 4) 급여내용

### (1) 본인부담 및 본인부담 면제제

영국의 NHS는 사실상 병.의원 이용할 시에 본인부담이 없는 제도를 운영하며, 병원 이용할 시에는 전혀 본인부담금이 없는 것이 특징이다. 다만 GP(일반의)를 이용하여 약제처방을 받았을 경우에만 약간의 본인부담금이 있다. GP에서 본인부담금을 내는 것이 아니라, 처방전으로 약을 처방 받을 시 부담하는 것이다.

일차 진료 (primary care)는 본인부담을 중심이 되며, 일반의는 서비스가 무료로 제공된다.

- 등록된 주민의 건강유지에 대한 일반적 지시(특히 다이어트, 적정한 운동의 필요성을 설명하고 담배나 알코올 섭취량의 자기관리에 대해 지시)
- 환자 진찰 및 상병을 특정하기 위한 검사
- 예방접종 - 홍역, 풍진, 백일해, 소아마비 등의 예방접종
- 환자를 병원에 소개
- 만성병환자 상태의 계속적 관리

### (2) 약제 서비스

필요한 약제 및 의료에 필요한 물품은 일반의의 처방에 의해 NHS와 계약을 맺은 약사가 있는 약국에서 지급하며, 약제 처방에 대한 환자 정액부담은 처방전 1장당 5.90파운드(1999년)이다. 65세 이상의 남성 및 60세 이상의 여성, 16세 미만의 아동, 출산전후의 여성, 저소득세대의 가족은 본인부담이 면제되고 있다.

#### (3) 치과 서비스

일반치과의에 의한 서비스 내용은 포괄적이지만, 금제의치나 충전물, 복수치관, 광범위하게 장기간을 요하는 치경치료는 환자 본인부담이 있다. 환자부담은 비용의 80%이나, 348파운드를 상한으로 하고 있다. 65세 이상의 남성 및 60세 이상의 여성, 16세 미만의 아동, 출산전후의 여성, 저소득세대의 가족은 본인부담이 면제된다.

#### (4) 안경 서비스

검안, 안경에 대해서는 유료이며, 그러나 ① 16세 미만인 자 (학생은 19세 미만) ② 저소득세대인 자 ③ 난시렌즈가 필요한 자 ④ 시각장애자 ⑤ 당뇨병과 녹내장 환자 및 그 친족으로 40세 이상인 자 등에 대해서는 보건당국과 계약을 하고 있는 안과의에 의한 검안은 무료이다.

위의 ①②③에 대해서는 안경 값을 보조하기 위해 교환권이 지급되며 병원의 전문안과의 서비스는 일반의의 의뢰에 의하고 있다.

#### (5) 병원(전문의) 서비스

일반의로부터 의뢰를 받아 온 환자가 전문의에게 진료를 받고, 입원치료를 하며 약제비도 포함하여 본인부담은 없다. 전문의는 개인 자유 시간 중에 병원 침상 등의 설비를 이용하여 NHS제도에 근거한 진료이외의 자유진료가 인정되는데 이를 유료병상이라 한다. 유료병상은 전문의의 노동조건이 시간제인 것에서 비롯되었다. 전문의의 시간제는 NHS 발족 당시 의사 측과 정부 측의 타협점이었다. 또한 차액 병상에 해당하는 특별병상(Amenity-bed)제도가 있다.

## 4. 독일

### 1) 독일의 의료보장제도

#### (1) 개요

건강보험제도는 '모든 사람들에게 의료보험을'이라는 사회연대의 원칙하에 1883년부터 시작됐다. 이는 공적건강보험과 민영건강보험으로 구분되며, 모든 국민은 공적건강보험에 가입할 의무가 있다. 단, 연소득 4만 5,900유로 이상의 고소득자는 공적건강보험

가입의무가 면제돼 민영보험에 가입하거나 공적건강보험 임의가입자가 될 수 있다. 민영건강보험에서는 공적건강보험에서 제공하지 못하고 있는 고액의 입원수당, 안경, 의치, 해외건강보험, 그리고 1인 입원실 이용과 같은 고급 의료서비스를 보장하고 있다. 현재 독일 국민의 약 90%가 공적건강보험에 가입하고 있으며, 10% 정도가 민영건강보험을 선택하고 있다. 독일 건강보험은 공적건강보험이서 보장하는 보험요율과 급부수준이 매우 높다. 건강보험요율은 월 소득의 14.1%(이 중에서 사용자가 50% 부담)이며, 진료비 중 의료보험 적용비율(2003년)이 91%로 매우 높다. 즉, 대부분의 건강 관련 위험은 공적건강보험으로 충분히 해결되고 있다는 의미다. 또한 독일은 1995년부터 간병보험 가입이 의무화되었는데, 보험요율은 월 소득의 1.7%(이 중에서 사용자가 50% 부담)이다.

건강보험의 자기부담 특징은 환자들에게 지나친 경제적 부담이 가해지지 않도록 자기부담의 상한선을 비율로 혹은 금액으로 제한하고 있다는데 있다. 예를 들어, 외래진료의 경우 분기 당 10유로, 입원진료의 경우 매일 10유로씩 1년에 28일까지로 자기부담을 제한한다. 자기부담의 금액 상한선은 연간 총소득의 2%까지이며, 만성질환자의 경우는 자기부담액이 총소득의 1%를 초과할 수 없다는 점이 특징이다.

#### (2) 독일의 사회보험의 형태

독일의 사회보험의 형태는 5가지로 구분되어 관리 운영되고 있다.

① 의료보험(Gesetzliche Krankenversicherung)

② 연금보험(Gesetzliche Rentenversicherung)

③ 산업재해보상보험(Gesetzliche Unfallversicherung)

④ 실업보험(Arbeits losenver sicherung)

⑤ 간호보험(Gesetzliche Pflegeversicherung)이 있다.

### 2) 의료보험

#### (1) 근거법

최초법은 1883년 사회복지법이 제정되어 법정의료보장(Gesetzliche Kranken-versicherung, GKV) 제도가 시행되었으며, 현행법은 사회법전 제5편 법정건강보험(Sozialgesetzbuch V, SGB V)에 명시되어 있으며, 또한 1994년에는 장기요양보험법(Pflegever sicherungsgesetz)이 제정 시행되고 있다.

### (2) 의료보험의 피보험자

1883년부터 시작된 의료보험제도의 시행초기인 1885년의 경우 의료보험의 피보험자는 전체국민의 약 9%였다. 독일의 의료보험은 국민개보험주의(Volksversicherung)를 택하고 있지 않지만 오늘날은 국민의 약 90%가 의료보험에 가입하고 있다. 법정소득상한선과 하한선의 사이의 개인소득자는 의료보험의 의무가입자가 된다.

### (3) 의료보험의 종류

독일의 자국민은 의무적으로하는 법정 의료보험(Gesetzliche Krankenversicherung, GKV)과 민간 의료보험(Private Krankenversicherung, PKV) 있다.

법정 의료보험은 일정 소득 이하의 소득계층에게 의무적으로 가입하도록 법제화 하고 있다. 반면 일정 소득 이상의 소득계층은 민간 의료보험을 선택할 수 있다. 보험료는 직종별로 차이가 있으나 2011년 기준으로 평균적으로는 수입의 약 15.5%이며, 피보험자는 대략 8.2%, 고용주는 7.3%를 부담한다.

① 공보험은 법정의료보험 (GKV: Gesetzliche Krankenversicherung)으로 인구의 약 90%가 가입하고 있으며, 연령이나, 건강상태에 따라 보험료가 책정되는 것이 아니라, 연봉에 따라 보험금이 다르게 부과되는데, 2011년 기준 공보험료는 세전 연봉에서 15.5%정도 이다. 이 15.5%의 보험료는 기업주가 8.2%를 부담하고, 개인이 7.3%를 지불, 나머지 금액은 국가가 부담한다. 공보험의 경우 기업주 부담 8.2%, 개인부담 7.3%, 국가부담 84.5%가 지불되고 있다.

공보험의 종류로는 AOK(Ortskrankenkassen: 지역건강보험 35%), BKK(Betriebskrankenkassen: 회사건강보험 18%)와 IKK(Innungskrankenkassen: 기타건강보험 7%), VdEK(Verband der Ersatzkassen: 대체보험 36%) 등이 있고, 이 중에 선택해서 가입할 수 있다.

② 사보험은 민영의료보험 (PKV: Private Krankenversicherung)으로 인구의 약 10%가 가입하고 있다.

### (4) 공보험과 사보험의 차이

공보험은 수입에 따라 백분율로 적용되는데, 공보험의 경우 수입이 없는 가족구성원은 일반적으로 의료보험에 적용이 된다. 건강보험인 공보험은 1993년 1,367개에서 2011

년 148개로 점점 감소되고 있는 추세를 보이고 있다.

사보험의 경우 연령, 성별, 직업, 건강상태에 따라 보험료가 다르게 적용되는데, 공보험과 달리 가족구성원을 제외한 본인에게만 적용된다. 따라서 일인가족인 젊은 층과 고소득의 직업을 가진 경우 이로울 수 있다. 연소득이 49.500유로, 즉 월소득이 4.125유로 이상일 때(연소득:7900만원 정도, 월소득: 650만원 정도-2011년 기준) 원한다면, 공보험에서 사보험으로 전환할 수 있는데, 한번 사보험으로 바꾸면 다시 공보험으로 가입하기가 어렵다. 공보험은 가족 모두에게 적용되는 장점이 있으므로, 고소득자도 사보험으로 바꾸는 데는 신중을 기하여야 한다.

만약 공보험에서 사보험으로, 그리고 다시 사보험에서 공보험으로 전환하려면 월소득이 4,125유로(650만원 정도)이하로 줄고, 55세 이하여야 한다. 자기 사업을 하는 경우는 사보험에서 공보험으로 다시 바꿀 수가 없고, 만약 그럴 경우엔 무직으로 등록되어야 한다. 사보험에 가입한 경우, 병원에서 먼저 병원비를 지불하고, 보험회사에 병원비 영수증 제출로 같은 금액을 청구한다.

### (5) 재원

① 건강보험의 보험료는 보험료율 14.6% (사회법전 제5편 제241조(일반보험료율)이며, 고용주 7.3%, 근로자 7.3% 부담하고 있다. 부과소득은 (근로자)근로소득 (자영업자)자영업 수입 외 자본수입, 부동산소득 연금소득 포함되며, 부과상한선 : 2015년 기준 연 49,500 유로이다.

연방보조금은 부족한 건강보험 재정을 충당하기 위해 조세를 재원으로 하고 있으며 건강기금 재원의 약 5.2%를 구성하고 있다. 추가보험료는 건강보험조합별로 재정 상태에 따라 자율적으로 부과, 건강보험조합으로 직접 납부한다.

② 장기요양보험의 보험료는 모든 재원을 충당하며, 보험료율 2.05% (무자녀인 경우 2.3%)이며, 근로자와 고용주가 50:50의 비율로 부담하고 부과상한선은 건강보험과 동일하다. 또한 건강기금은 2009년부터 도입된 새로운 재정운영방식으로 건강보험조합(공적 건강보험자)은 징수한 보험료를 건강기금에 납부하고, 건강기금은 보험료와 연방보조금을 모아 위험균등화 프로그램을 통해 건강보험조합에 분배하고 있다.

### (6) 적용대상

건강보험은 전 국민 의무적 건강보험가입하며 공적건강보험 의무가입한도 이하의 소득을 가진 사람은 공적건강보험 강제 가입하여야 하며, 인구의 약 85%가 가입하고 있다.

### (7) 건강보험급여 형태

#### ① 현금급여

건강보험 상병수당은 근로소득의 70% (순임금의 90% 이내)이며, 상병금 최고 한도 94.50유로/일이다. 또한 출산근로자를 위한 모성수당과 기타 교통비 지원 등이 있다.

#### ② 현물급여

공적 건강보험에서 급여하는 의료행위로 입원진료, 외래진료 (의사 및 치과의사 의료행위), 기타 비의료인력의 서비스, 처방의약품, 건강검진 등이 있다. 피부양자 보험급여와 피보험자와 동일하다.

### (8) 관리기구

관리기구는 연방보건부와 주보건부 및 연방공동위원회, 연방보험청이 담당하며 다음과 같다.

**표 1-12** 독일의 건강보험 관리기구 및 주요업무

| 조직명 | | 주요업무 |
|---|---|---|
| 연방보건부 | Bundesministerium für Gesundheit, BMG | 건강제도, 장기요양제도에 대한 총괄 및 기획, 정책수립, 집행, 감독 기능 |
| 주(州)보건부 | State Ministries of Health | 구체적인 법령제정, 병원기획, 질병등록 관리, 예방, 전염병 관리 등 |
| 연방공동위원회 | Gemeinsamer Bundesausschuss, G-BA | 건강보험 급여(의료서비스, 의약품 등)에 관한 결정을 통해 지침 제시, 의료의 질 보장 및 관리 |
| 연방보험청 | Bundesversicherungsamt | 연방 사회보험제도(건강보험, 연금보험, 고용보험, 장기요양보험)의 관리 · 감독 기구 |

### 3) 장기요양보험

#### (1) 대상

전 국민을 대상으로 하고 있으며, 공적건강보험 가입자는 공적 장기요양보험 자동 가입하고, 민간건강보험 가입자는 민간 장기요양보험 자동 가입하고 있다. 따라서 장기요양보험 가입자 중 인정조사에 따른 장기요양 수급자를 대상으로 하고 있다.

#### (2) 수급요건(건강보험 상병수당 수급권)

①피 보험자로 질병 및 입원으로 근로능력이 상실되거나 병원, 예방 또는 재활시설에 입원해서 건강보험조합의 비용으로 진료를 받을 때

② 의사소견서에 의해 질병이 있고 보험에 가입된 12세 미만이거나 장애가 있고 도움에 의존해야 하는 자녀를 한 세대 내 다른 거주인 중 감시, 보호 및 간호할 수 있는 사람이 없어서 피보험자가 감시, 보호 및 간호를 위해 근무할 수 없을 때

③ 단, 실직수당 수급자, 독립적 자영업자, 연금을 수급하는 피보험자는 제외한다.

#### (3) 장기요양보험 형태

**① 현금급여**

재가서비스는 피보험자를 돌보는 가족, 이웃 등에 의해 서비스를 제공받은 경우 지급(현물급여의 50% 수준)하며, 대체급여는 재가서비스를 제공하는 요원이나 가족이 질병, 휴가 등의 사유로 서비스를 제공할 수 없는 경우 이를 대체하여 현금급여를 지급한다.

**② 현물급여**

장기요양보험 등급별로 급여를 지급하며 입소시설인 경우 장기요양보험조합과 계약을 맺은 시설에서 받는 장기요양서비스와 부분시설보호, 단기보호가 있다. 재가서비스는 주거공간에서 제공하는 기초 장기요양서비스 및 가사지원서비스 요양보조도구가 있다.

## 5. 프랑스

### 1) 의료보장제도

#### (1) 근거법

최초법은 1928년에 제정되었으며, 현행법은 2010년에 개정되어 적용하고 있다. 제도 유형은 사회보험(국가주도형)형이다.

#### (2) 재원

① 보험료는 사용자는 근로소득(임금총액) × 13.1%를 부담하고, 근로자는 근로소득(임금총액) × 0.75%를 부담한다. 자영업자는 사업소득(산업 및 상업 소득 기준) × 6.5%를 부담하고 있다.

② 일반사회보장분담금은 소득 종류별 세율을 적용하며, 활동소득 : 7.5%, 대체소득(실업수당, 연금 등) : 6.2~6.6%, 자본소득(재산소득, 투자 상품, 유산 등) : 8.2%, 놀이상품(도박 이익 등) : 9.5%, 연금소득 : 6.6%이다.

③ 사회보장충당특별목적세는 자동차보험세 15%, 담배소비세는 담배도매가의 10%, 의약품 광고세는 광고선전비의 5%, 전문약품 판매이익 갹출금은 매상의 2.5%, 누적채무 변제갹출금은 총수입의 0.5%, 사회연대부담금은 법인기업 연간 매출액의 1.3%이다.

#### (3) 적용대상

적용대상에는 일반제도와 기타제도가 있으며 인구의 100%가 가입하고 있으며 다음과 같다.

① 일반제도(인구의 약 88.5%)는 민간부분 피용자 및 학생을 대상으로 하고 있다.

② 기타제도(인구의 약 11.5%)는 농업제도는 농업부문 종사자이고, 자영업제도 대상은 비농업 자영업자, 전문직 등 자유업 종사자, 수공업자이다. 특수제도는 기타 직업범주별 다양한 특별제도(군인, 지하철 종사자, 국회, 재외국민 등 13개 특수제도)가 있다.

### (4) 수급요건

① 상병수당

- 6개월 이하 급여 적용은 지난 3개월간(90일간) 200시간의 취업을 한 경우이거나, 지난 6개월간 최저임금기준 1,015시간급 상당의 소득에 대한 보험료를 납부한 경우이다.
- 6개월 초과 3년 미만 급여 적용은 지난 12개월간 보험 가입자이면서, 그 기간 동안 800시간의 취업을 하고, 최초 3개월간 200시간의 취업을 한 경우(최초 3개월간 취업시간이 200시간 미만일 경우 상병수당을 받을 수 없음) 또한 지난 12개월간 보험 가입자 이면서, 그 기간 동안 최저임금기준 2,030시간급 상당의 소득에 대한 보험료를 납부하고, 최초 6개월간 1,015시간급 상당의 보험료를 납부한 경우(최초 6개월간 1,015시간급 상당의 보험료를 납부하지 않으면 상병수당을 받을 수 없음)
- 상병수당의 지급기간은 원칙적으로 3년간 360일이 상한이다(단, 장기고액질병의 경우에는 3년간 계속하여 지급)

② 분만수당은 분만예정일 10개월 전에 보험가입된 상태이면서 "상병수당" 6개월 이하 수급조건 충족하는 경우이다.

③ 현물급여는 1년간 급여자격이 부여되며, 전월 30일간 60시간 이상 취업하여 최저임금기준 60시간급에 상당하는 소득에 대한 보험료를 납부한 경우이다. 또한 지난 3개월간 120시간 이상 취업하여 최저임금기준 120시간급에 상당하는 소득에 대한 보험료를 납부한 경우이다. 2년간 급여자격부여는 최근 1년 중 1,200시간 이상 취업하여 최저임금의 2,030시간급에 상당하는 소득에 대한 보험료를 납부한 경우여야 한다.

### (5) 급여 유형 및 형태

**① 현금급여**

- 상병수당(환율 US 1$ 당 0.74 Euros, 2014년 6월 현재 )은 휴업기간 6개월 이하 상병급여를 제고하며, 1일 기준소득의 50%, 1일 급여 최고액 43.15유로로 한다.

휴업기간 6개월 이상 상병급여는 7개월 간 1일기준소득의 51.49%, 1일 급여 최소액

8.24유로, 휴업기간과 상관없이 자녀가 3명 이상인 경우 1일 급여 최고액 57.53유로 휴업 31일째부터 1일 기준 소득의 66.66%, 3일 대기기간, 3년간 360일 지급, 만성질환인 경우 급여기간은 3년, 질병기간이 연속적일 필요는 없다. 급여조정은 질병이 3개월을 초과하는 경우 소득변화에 따라 급여는 조정됨 혹은 일부 삭감한다.

- 분만수당은 순소득의 100%, 출산 예정일 전 6주 후 10주간 지급(첫째, 둘째 자녀의 경우), 셋째 이후 출산의 경우 급여기간은 늘어나며, 임신과 관련한 치료목적의 요양이 필요한 경우 2주 연장 가능하다. 출산 직후 유아를 입양한 경우에도 적용하며, 급여 일일 최고액: 8.24유로 8주간 최고급여액: 2.714유로이다.

**② 현물급여**

현물급여는 1, 의료비 일정액을 환급 2. 일반의 · 전문의 진료, 입원, 검사, 약제, 치과, 분만, 보장구, 이송 등이 있으며, 환자가 의료비를 지급하고, 지역질병금고에서 환자에게 상환하는 방식(상환제)을 택하고 있다.

본인부담금은 진료의 30%, 약제의 40%, 입원의 20%, 약제의 35% 혹은 65% (치료에 상대적으로 덜 필수적인 의약품)를 수급자가 부담한다. 또한 피보험자 입원시 병실료와 식비를 부담하며, 요양급여기간은 제한이 없다.

### (4) 피부양자 보험급여

피보험자와 동일(현물급여 제외)하며, 피보험자가 혼인 또는 사망시 그 자녀는 1년 혹은 만 3세까지 급여를 받을 수 있다. 그리고 3자녀 이상의 양육의무자는 무제한 보호를 받는다.

### (5) 관리기구

보건복지부(MTES)는 전반적인 관리감독과 조정을 담당하며, 전국건강보험공단(CNAMTS)은 일반제도 보험자 및 여타 제도의 보험자 기구들의 조정, 견인하고 지역본부(CRAM)와 지사(CPAM) 조정, 관리한다. 사회보험료징수연합(URSSAF)은 건강보험, 가족수당, 노령수당 등 사회보장 부문의 모든 보험료와 조세까지 총괄 징수하는 업무를 담당하고 있다.

(자료출처 및 정리 : 국민건강보험공단 홈페이지의 일본, 영국, 프랑스, 독일 외국의 건강보험제도 및 연구논문, 네이버 검색자료 등을 참고하였으며, 제도가 일부 변경될 수 있음)

# 6. 대만

## 1) 건강보험제도

### (1) 근거법

최초법은 1950년에 제정되고 현행법은 1958, 1988(현금급여), 1994(국민건강보험, 1995년 3월시행), 20011년에 개정되어 시행되고 있다. 제도유형은 국민건강보험형태이다.

### (2) 재원

#### ① 보험료

표준보험료는 등급별 표준소득월액 ×4.69% × 보험료 분담률 × (1 + 피부양자수)이며, 추가보험료는 월급의 4배를 초과하는 보너스 수입, 이자소득, 배당수익, 임대수익, Second Job, 전문서비스 수입에 대해 1.91%를 적용하고 있다(2016년 기준).

표준보험료의 보험료 분담률은 가입자 구분(6개 카테고리별)에 따라 가입자/사용자/정부의 분담비율이 상이하게 규정되어 있다(정부는 군인, 저소득계층, 퇴역군인의 보험료 전액 부담) 피부양자수는 최대 3인까지 인정하며, 정부는 전민건강보험법 제3조에 따라 전체 보험료 수입의 최소 36%를 부담하고 있다.

#### ② 기타 재원

대부분 복권수입과 담배부담금(기타 재원의 84.9% 점유), 그 외 보험료 연체수수료, 투자수입 등이 있다.

### (3) 적용대상

6개군(Category)으로 구분하며 다음과 같다.

① 공무원, 군인, 관공서근무자, 사립학교교직원, 공 · 사기업 및 기관 근로자, 고용주 및 자영업자

② 직업공회(노조)회원, 원양어업선원

③ 농어민, 관개업 협회 구성원

④ 군인, 대체군복무자, 교정시설 수용자

⑤ 저소득계층

⑥ 퇴역군인 및 기타

### (4) 수급요건

상병수당은 업무와 관련 없는 사고 및 질병으로 인하여 근로불능인 경우이며, 분만수당은 분만 전 280일 이상 보험료 납부, 조산인 경우 180일간 보험료 납부가 대상이다. 현물급여는 업무와 관련 없는 사고 및 질병인 경우가 수급요건 대상이다.

### (5) 보험급여 형태

**① 현금급여**

상병수당은 보수의 50%이며, 대기기간 3일, 6개월(1년 이상 보험료 납부자 12개월)까지 지급한다. 분만수당은 피보험여성 1개월분 소득이다.

**② 현물급여**

현금급여는 1. 보험자(중앙건강보험서)와 계약을 체결한 민간 또는 공공의료시설에서 의료서비스 제공, 2. 입원, 외래, 응급, 치과, 한방, 재활, 요양, 만성정신질환, 의약품 등 질병, 사고, 출산과 관련한 모든 필수의료서비스 제공, 3. 급여기간 제한 없음, 4. 본인부담이 있다.

㉮ 외래진료는 진료비용의 20%(금액으로 환산하여 정액부과), 환자이송체계를 따르지 않을 경우 의료기관 종류에 따라 10%~30% 본인부담이 추가된다.

㉯ 분만, 산간, 벽지, 저소득층 등에 대해 본인부담 면제된다.

㉰ 입원진료인 경우는

- 급성기 입원진료는 입원 기간에 따라 10%(최초 30일 까지), 20%(31~60일), 30%(61일 이후)
- 만성기 입원진료는 입원 기간에 따라 5%(최초 30일까지), 10%(31~90일), 20%(91~180일), 30%(181일 이후)
- 본인부담 상한액은 입원건당 US$933, 환자 1인당 연간 US$ 1,567(2012)
- 본인부담 면제대상은 중대 상병(정부가 정한 30개 중증질환), 분만, 도서벽지 진료, 저소득층은 본인부담을 보조받는다.

**③ 피부양자의 보험급여는 세대주와 동일하게 적용 받는다.**

### (6) 관리기구

상병 및 분만수당은 노동보험부(Labor Insurance Department)에서 전반적인 감독을 하며, 노동보험국(Taiwan Labor Insurance Bureau)은 제도 운영을 담당한다. 국민건강 위생복리부는 전반적 관리 감독을 하며, 중앙건강보험서(National Health Insurance Adminstration)는 제도운영을 담당하고 있다.

## 제 1장. 사회보장과 의료보장제도 요약정리 사항 및 예상문제

**사회보장 및 의료보장**

1. 사회보험과 공적보험
2. 사회보험과 사보험의 차이점
3. NHS와 NHI 분류
4. 건강보험의 특성
5. 미국과 일본 등 외국의 의료보장 제도

**01** 우리나라에서 사회보장에 관한 법률의 제정연도는?

① 1960년 ② 1963년 ③ 1970년 ④1975년

**02** 국가와 지방자치단체의 책임 하에 생활 유지 능력이 없거나 생활이 어려운 국민의 최저생활을 보장하고 자립을 지원하는 제도는?

① 공공사업 ② 국민복지 ③ 공공부조 ④ 사회보장

**03** 사회보험과 사보험의 특성 설명 중 관계가 먼 것은?

① 사회보험은 보험료는 소득 수준에 따른 차등 부과
② 사회보험의 가입방법 강제가입이며, 사보험은 임의 가입
③ 사회보험의 보험급여는 차등급여, 사보험은 균등급여
④ 보험료징수는 사회보험은 강제징수, 사보험은 계약에 의한 징수

**04** 우리나라에서 실시하고 있는 사회보장제도에서 사회보험이 아닌 것은?

① 건강보험 ② 고용보험 ③ 산재보험 ④ 자동차보험

**05** 우리나라의 시행하고 있는 사회보장제도 중 사회보험이 아닌 것은?

① 건강보험 ② 의료급여(공공부조)
③ 산재보험 ④ 고용보험

**06** 다음 중 우리나라의 공공부조(공적부조)에 해당되는 것은?

① 건강보험제도/연금보험제도 ② 고용보험제도/장기요양보험제도
③ 생활보호제도/의료급여제도 ④ 산재보험/자동차보험

**07** 다음에서 사회보험의 목적으로 보기 어려운 것은?

① 국민생활 연건의 악화요인을 예방 · 제거
② 사회적 불평등의 최소화
③ 균등한 생활보장
④ 형평과 안정, 그리고 능률의 증대

**08** 의료보장 형태 중 NHS(국민보건서비스방식)으로서 주로 조세를 재원으로 하여, 영국, 스웨덴, 이태리 등이 채택하고 있고, (　　)는 국민건강보험방식으로서 보험료와 국고지원으로 운영하고 있으며, 한국, 일본, 독일, 프랑스 등이 채택하고 있다.

① NHI　② HMO　③ Medicaid　④ 인두제

**09** 일본의 건강보험의 두가지 형태(유형)은?

① 건강보험과 개호보험　② 국민건강보험과 일반보험
③ 건강보험과 국민건강보험　④ 일반건강보험과 특별건강보험

**10** 우리나라는 의료보장 유형 중 어디에 속하는가?

① NHS　② NHI　③ 조합형　④ 통합형

**11** 건강보험의 사회보험적 특징은?

가. 보험료의 균등성　나. 급여의 균등성
다. 가입의 강제성　라. 가입의 자율성

① 나, 다　② 가, 다　③ 가, 라　④ 가, 나, 다

**12** 우리나라의 의료보장에 관해 맞는 것은?

가. 의료보장은 의료보험, 의료급여로 나뉘어 실시한다.
나. 의료급여는 국가의 기본예산으로 충당한다.
다. 의료수가는 행위별수가제로 실시한다.
라. 국가가 직접 서비스를 제공한다.

① 가, 나, 다　② 가, 다　③ 나, 라　④ 라

**13** 우리나라의 건강보험의 특성이 아닌 것은?

① 임의가입
② 능력에 따른 보험료의 차등부과
③ 보험급여의 균등한 혜택
④ 보험료 납부의 의무성

**14** 우리나라 건강보험에 대한 설명으로 바르지 않은 것은?

① 의료급여에 포함된 이들 이외에는 특수한 이유가 없는 한 강제로 가입된다.
② 건강보험은 직장가입자와 지역가입자로 나눈다.
③ 직장가입자는 직장가입자, 공무원, 사립학교교직원 등으로 나눈다.
④ 직장가입자와 지역가입자는 동일한 형태로 보험료가 책정된다.

**15** 사회보험을 사보험과 비교했을 때 맞는 것은?

가. 사회보험은 임의가입이다.
나. 보험료는 소득수준에 따라 차등부담 한다.
다. 지급급여는 소득수준에 따라 차등지급한다.
라. 국가가 독점한다.

① 가, 나, 다
② 가, 다
③ 나, 라
④ 라
⑤ 가 나 다 라

**16** 미국의 의료보장제도 중 65세 이상 노인과 장애자를 대상으로 의료비를 지원하는 하는 공공 의료보험제도는?

① 메디케어(Medicare)
② 메디케이드(Medicaid)
③ HMO
④ Blue Cross

**17** 미국의 의료보장제도 중 65세 미만의 저소득층과 장애인을 대상으로 하는 공공의료보험으로 우리나라의 의료급여제도와 같은형태의 보험제도는?

① 메디케어(Medicare) ② 메디케이드(Medicaid)

③ HMO ④ Blue Shield

| 정답 | 1 | 2 | 3 | 4 | 5 | 6 | 7 | 8 | 9 | 10 |
|---|---|---|---|---|---|---|---|---|---|---|
| | ② | ③ | ③ | ④ | ② | ③ | ③ | ① | ③ | ② |
| | 11 | 12 | 13 | 14 | 15 | 16 | 17 | | | |
| | ① | ① | ① | ④ | ③ | ① | ② | | | |

National

Health

Insurance

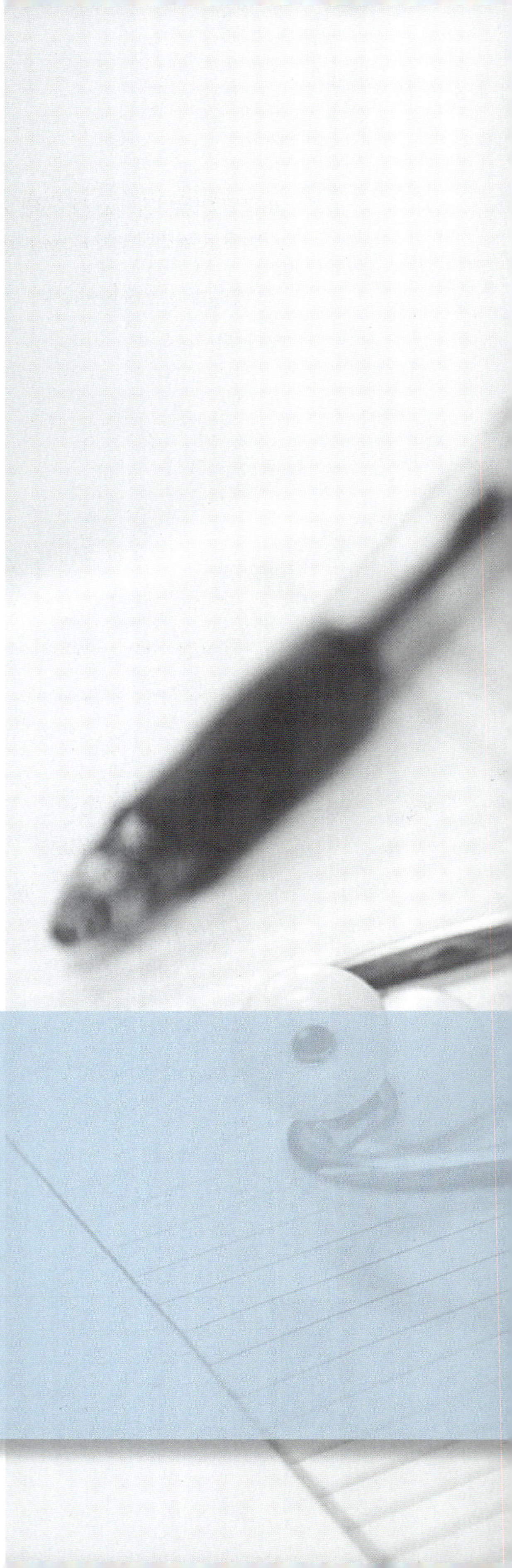

CHAPTER 02

# 의료기관 및 의약분업제도

# 2-1 의료기관 분류

**{ 학습목표 }** 1. 의료기관과 요양기관을 운영주체별로 분류할 수 있다.
2. 상급종합병원과 전문병원의 지정요건과 역할을 구별할 수 있다.

## 1. 보건의료와 의료

### (1) 보건의료와 의료

보건의료(health care)란 보건의료기본법 제3조에서 국민의 건강을 보호, 증진하기 위하여 국가, 지방자치단체, 보건기관 또는 보건의료인 등이 행하는 모든 활동이라고 규정하고 있으며, 의료(medical care)란 의료법이 규정하고 있는 의료인에 의해 행하여지는 진단, 치료, 간호 등의 임상활동이라 규정하고 있어 보건의료와는 서로 다른 의미이다. 또한 의료는 "의학을 인간에게 적용하는 실천적 기술" 이며, 의학(medicine)이란 "인간의 생명을 자연과학적으로 규명하고자 하는 학문'이라고 할 수 있다. 전통적인 의료는 신체적인 질병에 역점을 두고 개개인의 생명을 유지하며 건강을 증진시키는데 기여하여 왔으나 의학이 발달함에 따라 의료의 내용이 치료위주에서 벗어나 예방과 재활 및 건강증진으로 과학화되었다.

### (2) 보건의료법상 관련용어

보건의료기본법(제2조) 및 의료법 (제 2조 및 제3조)에 의한 정의는 다음과 같다.

**① 보건의료**

국민의 건강을 보호. 증진하기 위하여 국가. 지방자치단체. 보건의료기관 또는 보건의료인 등이 행하는 모든 활동을 말한다.

**② 보건의료서비스**

국민의 건강을 보호. 증진하기 위하여 보건의료인이 행하는 모든 활동을 말한다.

③ 보건의료인

"보건의료인"이라 함은 보건의료관계법령이 정하는 바에 의하여 자격. 면허 등을 취득하거나 보건의료서비스에 종사하는 것이 허용된 자를 말하며 의료법에 의한 의료인은 보건복지부장관의 면허를 받은 의사, 치과의사, 한의사, 간호사, 조산사가 있다.

④ 의료기관

의료인이 공중 또는 특정 다수인을 위하여 의료. 조산의 업을 하는 곳으로서 의료법상 의료기관의 종류에는 종합병원, 병원, 치과병원, 요양병원, 한방병원, 의원, 치과의원. 한의원 및 조산원이 있다.

⑤ 공공보건의료기관

국가. 지방자치단체. 기타 공공단체가 설립 운영하는 보건의료기관을 말한다.

⑥ 보건의료자원

보건의료자원이란 국민에게 보건의료서비스를 제공하기 위하여 필요한 모든 자원이라 할 수 있다. 보건의료자원에는 인적자원(보건의료인력)과 물적자원(보건의료시설 및 보건의료장비), 지적자원(보건의료정보 및 보건의료기술)이 있다.

### (3) 의료제도

의료제도(醫療制度 medical service system)는 의료에 관한 제반 제도의 총칭으로서 의료종사자, 의료기관, 의료행정, 의학교육, 의료보험 등을 내용으로 하는 것으로 의료법 등에 관련 규정이 명시되어 있다. 따라서 의료관계자는 보건복지부장관의 면허를 받은 의사 · 치과의사 · 한의사 · 조산사 · 간호사를 말하며(의료법 2조), 의료기사는 임상병리사 · 방사선사 · 물리치료사 · 작업치료사 · 치과기공사 · 치과위생사 등이 있다(의료기사 등에 관한 법률 2조). 그 밖에 약사법에 의한 약사, 간호조무사 및 의료유사업자에 관한 규칙(보건복지부령)에 의한 간호조무사와 의료유사업자인 접골사 · 침사(鍼士) · 구사(灸士) 등의 자격제 전문직이 있다. 이러한 전문직에 종사하려면 의료법 등에 규정된 교육을 받은 후 국가시험에 합격하고, 보건복지부장관이나 서울특별시장 · 광역시장 · 도지사의 면허를 받아야 한다.

## 2. 요양기관 및 의료기관 분류

### (1) 국민건강보험법상 요양기관

요양기관은 ① 의료법 제3조에 의하여 개설된 의료기관 (9종) ② 약사법에 의하여 등록된 약국 및 한국희귀 · 필수의약품센터 ③ 지역보건법에 의한 보건소, 보건의료원 및 보건지소 ④ 농어촌 등 보건의료를 위한 특별조치법에 의하여 설치된 보건진료소가 있다.

**그림 2-1** 요양기관 종류별 현황

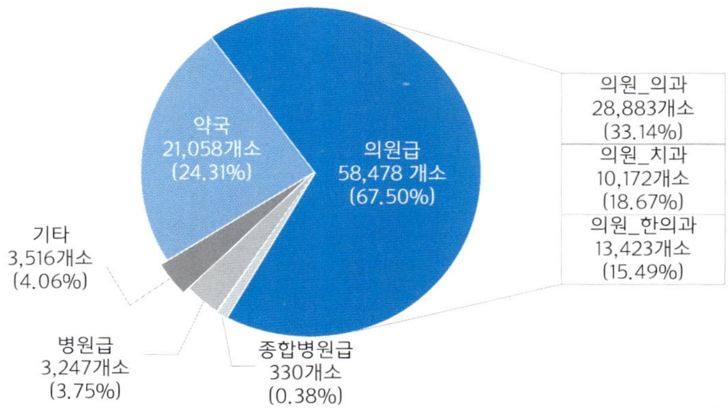


자료출처: 건강보험심사평가원

### (2) 의료법에 따른 의료기관의 구분

#### ① 의원급 의료기관

의사, 치과의사 또는 한의사가 주로 외래환자를 대상으로 각각 그 의료행위를 하는 의료기관으로서 의원, 치과의원, 한의원이 있다.

#### ② 조산원

조산원은 조산사가 조산과 임부 · 해산부 · 산욕부 및 신생아를 대상으로 보건활동과 교육 · 상담을 하는 의료기관을 말한다.

#### ③ 병원급 의료기관

의사, 치과의사 또는 한의사가 주로 입원환자를 대상으로 의료행위를 하는 의료기관으로서 그 종류는 병원 · 치과병원 · 한방병원 및 요양병원은 30개 이상의 병상(병원 ·

한방병원만 해당) 또는 요양병상(요양병원만 해당하며, 장기입원이 필요한 환자를 대상으로 의료행위를 하기 위하여 설치한 병상을 말함)을 갖추어야 한다.

**④ 종합병원**

종합병원이라 함은 의사, 치과의사 또는 한의사가 주로 입원환자를 대상으로 의료행위를 하는 의료기관으로서 그 종류는 다음과 같다.

㉮ 종합병원은 다음 각 호의 요건을 갖추어야 한다.

ⅰ. 100개 이상의 병상을 갖추고 있어야 한다.

ⅱ. 100병상 이상 300병상 이하인 경우에는 내과 · 외과 · 소아청소년과 · 산부인과 중 3개 진료과목, 영상의학과, 마취통증의학과와 진단검사의학과 또는 병리과를 포함한 7개 이상의 진료과목을 갖추고 각 진료과목마다 전속하는 전문의를 두어야 한다.

ⅲ. 300병상을 초과하는 경우에는 내과, 외과, 소아청소년과, 산부인과, 영상의학과, 마취통증의학과, 진단검사의학과 또는 병리과, 정신건강의학과 및 치과를 포함한 9개 이상의 진료과목을 갖추고 각 진료과목마다 전속하는 전문의를 두어야 한다.

㉯ 종합병원은 제1항 제2호 또는 제3호에 따른 진료과목(필수진료과목) 외에 필요하면 추가로 진료과목을 설치 · 운영할 수 있다. 이 경우 필수진료과목 외의 진료과목에 대하여는 해당 의료기관에 전속하지 아니한 전문의를 둘 수 있다.

**그림 2-2** 서울소재 상급종합병원

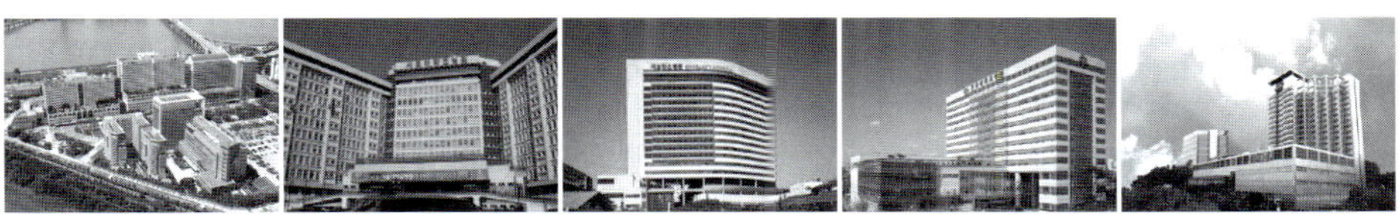

세대의료원, 고려대의료원, 경희대의료원, 한양대의료원 등이 있다.

㉯ **사단법인**

일정한 목적을 위해 회원으로 구성된 집단이 운영하는 병원을 말하며 부산해양병원, 목포노동병원 등이 있다.

㉰ **재단법인**

일정한 목적을 위하여 설립된 법인으로 재산이 실질적 주체이며 법률상의 권리로 설립 · 운영하는 병원으로 아산재단 소속 병원(서울아산병원 등) 및 종교단체병원 등이 해당된다.

㉱ **사회복지법인**

사회복지사업법에 의해 설립된 병원이며 삼성서울병원, SRC재활병원 등이 있다.

㉲ **회사법인**

의료기관 개설 특례규정에 따라 회사 소속의 직원이나 종업원 및 가족의 건강관리를 목적으로 설립된 병원이다.

㉳ **의료법인**

의료업을 시행할 목적으로 설립한 법인이 운영하는 병원으로 개인병원에 비해 각종 세제 혜택(세금경감, 재산세, 취득세, 상속세 등 비과세)이 주어지고 있으며, 2014년 기준 병원급 이상 전국에 약 983개 병원(종합병원 106개, 병원 365개, 요양병원 512개)이 운영되고 있다.

㉴ **개인병원**

의료법 제3조에 의거 의사, 치과의사, 한의사 등의 개인이 설립한 병원으로서, 2014년 현재 전국에 병원급 이상 약 1,617개 병원(종합병원 69개, 병원 959개, 요양병원 589개)이 운영되고 있다.

㉵ **의료소비자생활협동조합병원(의료생협병원)**

소비자생활협동조합법에 따라 조합원 300명, 출자금 3000만 원 등 생협 설립요건을 갖춘 생협법인이 지방자치단체의 승인을 얻어 설립하는 병원이다. 지역 주민들의 출자로 설립되는 주민참여형 의료기관이기 때문에 질병예방 · 보건활동 · 노인복지 등과 같은 주치의 서비스 제공을 주로 맡고 개설 운영 중이나 보건복지부는 설립요건을 강화할 예정이다.

### ▣ 전국의 요양기관 현황

**표 2-3** 전국 요양기관 현황 (단위: 개소)

| 계 | 상급 종합병원 | 종합 병원 | 병원 | 의원 | 치과 | 한방 | 보건기관 등 | 약국 |
|---|---|---|---|---|---|---|---|---|
| 91,545 | 42 | 301 | 2,995 | 30,938 | 17,607 | 14,423 | 3,501 | 21,738 |

### ▣ 전국의 시 · 도별 대학병원(양방)현황

**표 2-4** 전국의 시 · 도별 대학병원(양방)현황

| 지역 | 병원명 |
|---|---|
| 서울 | 서울대학교병원, 연세대학교세브란스병원(신촌, 강남), 고려대학교병원(안암, 구로), 서울아산병원, 삼성서울병원, 강북삼성병원, 경희대학교병원, 강동경희대학교병원, 한양대학교병원, 가톨릭대학교 성모병원(서울, 여의도, 은평) 중앙대학교병원, 이화여대병원(목동, 마곡), 한림대성심병원(강남, 강동, 한강), 순천향대학교병원, 건국대학교병원, 인제대 백병원(서울, 상계), 포천 중문의대 차병원, 서울대학교 시립보라매병원, 서울을지병원, 제일병원 등 |
| 인천/경기 | 서울대학교 분당병원, 아주대학교병원, 한양대구리병원, 인하대병원, 순천향대학부천병원, 가천의대 길병원(인천, 동인천) 동국대병원(일산), 일산백병원, 가톨릭대병원(성가, 성빈센트, 성바오로, 의정부성모, 성모자애), 가톨릭관동대 국제성모병원, 한림대성심병원(안양, 동탄), 고려대안산병원, 포천중문의대 분당차병원, 원광대산본병원 등 |
| 강원 | 강원대학교병원, 한림대 춘천성심병원, 연세대 원주기독병원, 강릉아산병원 등 |
| 대전/충남 | 충남대학병원, 건양대학병원, 순천향대학천안병원, 단국대병원(천안), 가톨릭대학교 대전성모병원 을지대학병원(대전) 등 |
| 충북 | 충북대학교병원, 건국대학교 충주병원 등 |
| 광주/전남 | 전남대학교병원, 전남대학교 화순병원, 조선대학교병원 등 |
| 전북 | 전북대학교병원, 원광대학병원, 전주예수병원 등 |
| 대구/경북 | 경북대학교병원, 경북대학교칠곡병원, 영남대학교병원, 계명대학교 동산병원(대구, 경주), 대구가톨릭대병원, 동국대병원(경주, 포항), 순천향대구미병원, 포천중문의대 구미차병원 등 |
| 부산/경남 | 부산대학교병원, 부산대학교양산병원, 동아대학교병원, 인제대학백병원(부산, 해운대), 고신대학교복음병원, 울산대학교병원, 경상대학교병원, 창원경상대학교병원, 삼성창원병원 등 |
| 제주 | 제주대학교병원 |

### ▣ 국(공)립병원(Public Hospital) 및 기초자치단체 설립 운영병원

국가 또는 지방자치단체, 공공단체에서 설립. 운영하는 병원을 말하며 국립대학병원, 국립중앙의료원, 경찰병원, 국립암센터, 국립정신병원(5), 지방의료원, 시 · 도립병원 등이 있다.

① **지방의료원**

각 지역별(소재지)로 현재 33개 의료원이 있다.

**표 2-5** 지방의료원 현황

| 지역 | 기관명 |
|---|---|
| 서울 | 서울의료원 |
| 인천/경기 | 인천의료원, 경기도의료원 수원병원, 안성의료원, 의정부의료원, 이천의료원, 포천의료원 |
| 강원 | 강릉의료원, 삼척의료원, 속초의료원, 원주의료원, 영월의료원 |
| 대전/충남 | 공주의료원, 천안의료원, 서산의료원, 홍성의료원 |
| 충북 | 청주의료원, 충주의료원 |
| 광주/전남 | 목포의료원, 강진의료원, 순천의료원 |
| 전북 | 군산의료원, 남원의료원 |
| 대구/경북 | 대구의료원, 김천의료원, 안동의료원, 포항의료원, 울진군의료원 |
| 부산/경남 | 부산의료원, 마산의료원 |
| 제주 | 제주의료원, 서귀포의료원 |

② **특수법인병원**

특별법에 의해 설립된 병원으로 서울대학교병원, 부산대학교병원, 전남대학교병원, 보훈병원(중앙, 부산, 대구, 대전, 광주), 원자력병원(서울, 부산 동남권), 적십자병원(서울, 인천, 상주, 통영, 거창, 영주) 등이 있다.

③ **보건복지부 외 산하 의료기관**

국립중앙의료원, 국립서울병원, 국립공주병원, 국립목포병원, 국립소독도병원, 국립부곡병원,국립나주병원, 국립마산병원, 국립춘천병원, 국립재활원, 국립결핵병원, 산재의료원(고용노동부 :10), 국립교통재활병원(국토교통부), 국립법무병원(법무부) 등이 있다.

④ **특수질환 및 특수대상 중심병원**

시립장애인치과병원, 시립서북병원, 시립어린이병원, 도립재활병원(4), 시도립정신병원(12), 시도립노인병원(33), 노인병원(기초자치단체운영: 45), 군병원(20) 등이 있다.

### (2) 의학교육 기능의 범위에 따른 구분

병원의 또 다른 기능인 교육실시 여부에 따른 분류로서 대학병원(University Hospital), 수련병원(Training Hospital), 비 교육병원(Non-Training Hospital)으로 구분한다.

### (3) 제공하는 의료서비스에 따른 구분

#### ① 일반병원(General Hospital)

다양한 질병, 다양한 인구집단의 환자에게 여러 종류의 진료서비스를 제공하는 병원을 말한다.

#### ② 특수병원(Speciality Hospital)

특수질병, 특정장기, 특정인구집단이나 장기요양 대상의 질환을 가지고 있는 환자를 진료하는 병원을 말한다.

### (4) 이윤추구(영리성)에 의한 구분

병원이 추구하는 목적에 있어 영리성 유무에 따른 분류 방법으로서 영리병원(Profit Hospital), 비영리병원(Non-for-Profit Hospital), 자선병원(Voluntary Hospital)으로 분류할 수 있다. 영리병원의 설립에 관한 사항은 의료시장의 개방 등으로 제주특별자치도는 외국인만 진료하는 조건으로 2018년 12월 국내 제1호 영리병원설립(녹지국제병원)을 허가받았으나 법정 개원 기한인 3개월 내에 진료를 개시하지 않아 개설허가가 취소되었다. 영리병원은 영리를 목적으로 하는 의료법인은 투자자로부터 자본을 투자 받아 병원을 운영하고 이를 통해 발생한 수익을 투자자에게 다시 돌려주는 주식회사 형태의 병원을 일컫는다. 이는 비영리병원에 대응되는 개념인데, 현행 의료법은 의료기관을 설립할 수 있는 자로, 의사와 비영리법인만을 인정하고 있다.

### (5) 의료전달체계에 따른 분류

의료자원의 효율적 공급과 대형병원의 집중현상방지 및 의료기관간의 균형적 발전을 도모하기 위해 의료전달체계를 시행하고 있으며, 건강보험은 1단계 및 2단계 진료체계로 , 의료급여는 1단계(1차)-2단계(2차)-3단계(3차)진료체계로 운영되고 있다.

### (6) 소재지별 병원 분류

병원의 소재지를 기준으로 ① 대도시 지역병원(Metropolitans Hospital) ② 중소도시 지역병원(Other cities Hospital), ③ 읍 · 면 지역병원(Rural Areas Hospital)으로 분류하고 있으며, 대도시지역에는 서울특별시 및 6대 광역시, 중소지역에는 대도시를 제외한 기타 시 · 읍면지역에는 군을 포함하고 있다. 한국보건산업진흥원 등에서 소재지별 병원을 분류하여 경영분석자료로 활용하고 있다.

## 4. 응급의료기관 분류

### (1) 응급의료기관

응급의료에 관한법률(제2조)에 의한 응급의료기관이란 의료법 제3조에 따른 의료기관 중에서 이 법에 따라 지정된 ①중앙응급의료센터 ②권역응급의료센터 ③권역외상센터 ④전문응급의료센터 ⑤지역응급의료센터 ⑥지역응급의료기관을 말한다.

응급의료기관은 전국에 약 428개 기관이 지정되어 있으며, 응급의료기관 지정현황 및 응급의료에 관한 정보사항은 응급의료포털 E-Gen(http:/www.e-gen.or.kr)사이트를 검색하면 자세한 정보를 알 수 있다.

**표 2-6** 응급의료기관의 구성 체계

| 종별 | 수 | 지정권자 | 주요 역할 |
|---|---|---|---|
| 중앙응급의료센터 | 1 | 보건복지부장관 | 응급의료체계 관리총괄 |
| 권역응급의료센터 | 36 | 보건복지부장관<br>(시. 도지사와 협의) | 권역 내 최종 응급진료기관, 중증응급환자 진료 |
| 권역외상센터 | 10 | 보건복지부장관 | 권역내 중증외상환자에대한 최종진료 |
| 전문응급의료센터 | 3 | 보건복지부장관<br>(시. 도지사와 협의) | 전문응급진료기관 |
| 지역응급의료센터 | 117 | 시. 도지사 | 응급환자 진료 |
| 지역응급의료기관 | 261 | 시장. 군수. 구청장 | 경증응급환자 및 야간. 휴일의 일반환자 진료 |

자료출처: 보건복지연보(2018)

### (2) 응급의료기관의 예비병상수 및 평가

① 응급의료기관이 법 제33조의 규정에 따라 확보하여야 하는 예비병상의 수는「의료법」제33조제4항에 따라 허가받은 병상 수의 100분의 1 이상(병 · 의원의 경우에는 1병상 이상)으로 한다.

② 보건복지부장관이 법 제17조제1항의 규정에 따라 실시하는 응급의료기관등에 대한 평가는 서면평가와 현지평가로 구분하여 실시한다고 명시되어 있다. 따라서 응급의료기관 종별 기능의 적정을 기하고 응급의료의 질적 수준을 향상시키기 위해 2003년 부터 응급의료기관을 상으로 매년 평가(적정 인력 · 시설 · 장비 등 인프라 구비 · 가동 현황)를 실시하고 있으며, 그 결과에 따라 응급의료 인프라 개선 비용 및 운영비를 지원하고 있다.

**그림 2-4** 응급의료센터

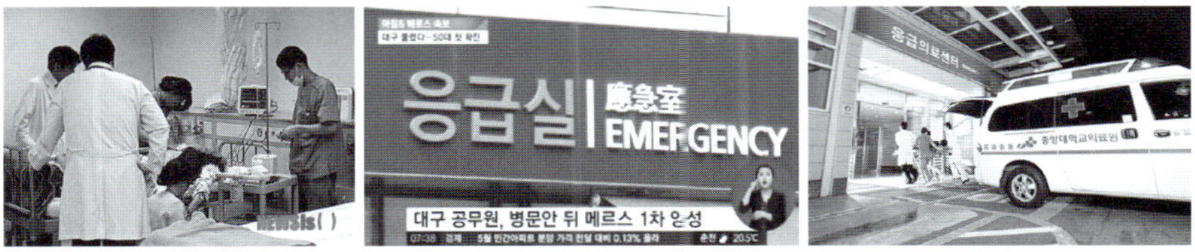


### (3) 응급의료시설의 설치기준

응급의료기관으로 지정받지 아니한 의료기관이 응급의료시설을 설치 · 운영하고자 하는 경우에는 시설 · 인력 · 장비 등의 기준을 갖추어 별지 제9호서식에 의한 응급의료시설 설치신고서를 관할 시장 · 군수 · 구청장에게 제출하여 "응급의료시설설치신고필증"을 교부받아서 운영하면 된다.

# 2-2 병원의 이해

{ 학습목표 } 1. 병원의 기능과 역할 및 특성에 대하여 알 수 있다.

## 1. 병원의 이해

### (1) 병원의 정의

병원(hospital)이란 지역사회 주민들의 질병이나 불의의 사고, 분만 또는 사망 등에 대하여 진료와 예방의 의료서비스를 제공하기 위한 인력, 시설 및 의료기기와 장비들의 집합체를 의미한다고 정의하고 있으며, 미국 병원협회에서는 병원을 조직화된 의료 및 전문요원, 병상을 포함한 연구시설, 의료서비스, 그리고 지속적인 간호서비스를 통하여 환자에 대한 진단과 치료를 하는 시설이라 정의하고 있는데 이는 의료의 기능을 위주로 한 개념이라 할 수 있다. 그리고 세계보건기구(WHO)에서는 "병원은 조직화된 의료 인력과 입원병상을 포함한 시설을 갖추고 계속적인 간호서비스를 포함한 진단과 치료 등의 의료서비스를 환자에게 제공하는 장소이다. 또한 지역사회주민들에게 치료와 예방을 종합하는 완전한 보건의료를 제공하고, 가족의 건강증진은 물론 가정환경 개선의 노력까지 포함하는 보건의료를 제공하고 보건의료관계 종사자들의 훈련과 의료에 관련된 사회적 · 의학적 연구중심기관이다" 라고 정의하고 있다. 따라서 이러한 개념을 종합해보면 병원은 지역사회 주민들을 위해 의료서비스를 제공하고 질병의 치료와 예방, 의료관련자의 교육 및 의학연구를 수행하는 기관으로 정의할 수 있다.

### (2) 병원의 기능

병원의 기능은 주로 의료서비스제공, 교육, 연구, 지역사회봉사 등이다.

#### ① 의료서비스 기능

병원의 고유 기능이자 핵심기능은 의료서비스, 즉 입원 및 외래서비스를 제공하는 것이다. 의료서비스는 진단, 치료, 예방과 재활, 재가진료, 호스피스 완화의료, 장기진료, 요양, 낮병원(낮병동), 수술 등으로 구분된다. 또한 의료서비스는 제공형태별로 외래환자서비스와 입원환자서비스로 구분된다.

**② 교육기능**

의과대학생, 수련의, 전공의 등의 교육과 병원의 전문 인력에 대하여 교육을 담당하고 있으며, 또한 병원이 보유하고 있는 인적자원의 능력을 향상시키고 계발해 나가는 과정에서 교육은 의학발달 뿐만 아니라 병원의 발전을 위해서도 필수적이다.

**③ 연구기능**

병원은 의료서비스를 기본적으로 제공하는 것 외에도 의학발전과 환자들에게 보다 나은 의료서비스를 제공하기 위하여 지속적인 연구가 이루어져야 한다. 임상진료현장에서 축적되는 지식과 동물실험과 임상실험 등을 통하여 보다 나은 의료서비스와 지식개발을 하는 것은 병원이 담당하여야 하는 주요한 임무이다.

**④ 지역사회봉사 기능**

병원은 지역사회와 유기적인 관계를 가져야 한다. 지역사회에서 보건의료서비스를 제공하는 중추적인 기능도 담당하여야 하지만, 지역사회가 가지고 있는 보건의료 문제를 해결하기 위해 적극적인 봉사활동을 수행하는 것은 매우 중요한 기능으로 인식되고 있다. 병원이 지역사회주민의 질병예방, 재활, 건강증진, 등의 기능을 수행은 물론 보건문제에 대해 관심을 가지고 지역사회 기관과 유기적인 협조를 하며, 지역사회 주민들의 보건의료와 관련된 의식을 제고하는 것은 장기적 관점에서 병원과 지역사회를 함께 발전시키는 동력이 될 것이다.

### (3) 병원조직의 특성

병원의 조직의 특성은 ① 자본집약적이면서 노동집약적인 경영체이며 ② 진료, 교육, 연구 등 다양한 사업목적을 가지고 있으며 ③ 유기적이고 복잡한 전환과정을 거쳐 서비스를 제공하는 기관이며 ④ 생산된 서비스의 품질관리나 업적평가가 용이하지 않으며 ⑤ 관리체계와 진료체계가 이원화 되어 있으며 ⑥ 직종이 다양하고 전문 인력의 구성이 높으며 ⑥ 직종 간 이질성과 직종별 집단의 높은 응집력을 가지고 있으며 ⑦ 여성인력의 비중이 높은 등이 있다.

### (4) 병원의 구성인력

병원의 직종은 일반적으로 아래와 같이 분류하지만, 병원의 조직과 기능 및 업무수행에 따라 분류를 달리하는 경우도 있다.

**표 2-7** 병원의 직종 분류

| 직종 | 내용 |
|---|---|
| 의사직 | 전문의, 전임의, 일반의, 전공의(인턴, 레지던트) 등 |
| 간호직 | 간호사, 전문간호사, 간호조무사 등 |
| 약무직 | 약사, 약무보조원 등 |
| 보건직 (의료기사직) | 의료기사(임상병리사, 방사선사, 치과위생사, 치과기공사, 물리치료사, 작업치료사), 안경사, 응급구조사 등 |
| 사무직 | 일반사무(기획, 경영관리, 홍보, 총무, 인사, 원무, 보험, 예산, 회계, 재무, 경리, 물류, 구매, 자재, 검진, 사서, 부대사업 등)에 종사하는 직원 |
| 연구직 | 연구업무에 종사하는 직원(임상의학 연구소 등) |
| 기술직 | 의료공학기사, 전기기사, 기계기사, 열관리기사, 냉동기계기사, 고압가스 화학기사, 고압가스취급 기능기사, 환경기사, 소방설비기사, 위험물 취급기능사, 정보처리기사, 산업안전기사 등은 주로 기술직으로 분류 |
| 기능직 | 조리원, 배선원, 미화원, 세탁원, 수선원, 승강원, 재봉사, 운전기사, 영선 및 수리보수원, 경비원, 보안원, 진료보조원 등은 주로 기능직으로 분류 |
| 기타 전문직 | 보건의료정보관리사, 사회복지사 등이 있지만 병원의 조직과 기능에 따라 보건직(또는 의료기사직)에 포함 또는 사무직으로 분류하고 있으며, 영양사는 보건직에 포함되거나 또는 영양직으로 별도 구분함. |

### (5) 병원의 의료정보시스템

의료정보는 환자의 진료과정에서 수집된 정보를 의미하며 이 자료들로부터 연구분석된 정보들을 의료현장에서 생성되는 모든 정보를 말한다. 의료정보란 진료정보, 건강관리정보(검진데이터), 의료지식을 정보처리기술과 네트워크를 활용하여 저장, 공유, 검색 및 전달함으로써 환자의 진료와 처방에 사용하는 모든 과정을 의미하며, 처방전달시스템(OCS), 전자의무기록시스템(EMR), 영상정보시스템(PACS), 원격의료 등과 같은 의료종합시스템 등을 모두 포괄하는 개념이다. 병원정보시스템(Hospital Information System: HIS)은 병원을 비롯한 의료기관을 경영하는데 있어 핵심적인 역할을 수행하는 것으로 보다 합리적인 병원경영을 위해서 컴퓨터를 활용하는 정보처리 및 통신시스템의 통합적인 집합이다.

그림 2-5 병원의 의료정보시스템

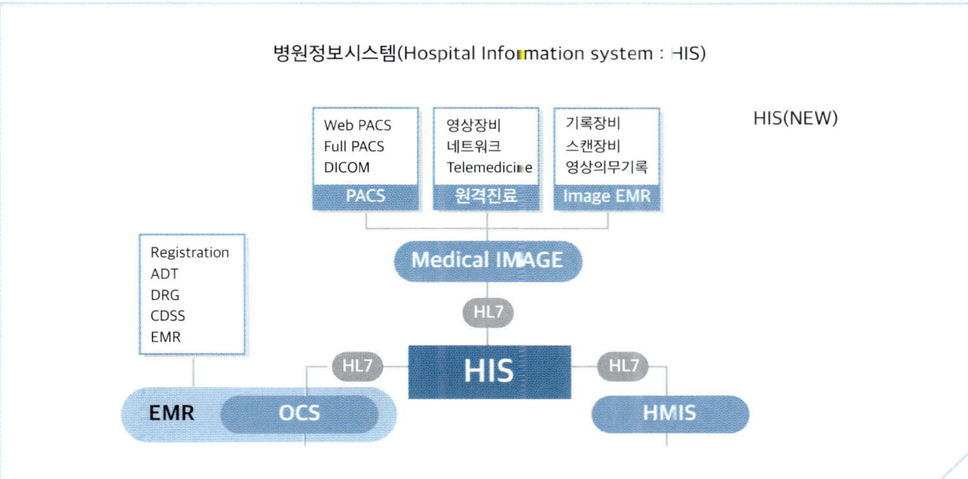


① 병원정보시스템(Hospital Information System)은 1960대부터 개발되었으며, 병원 내 의료 및 행정 업무를 관리하기 위한 시스템이다. 병원 내 진료현황부터 의약품 관리 및 재무관리를 포함하기 때문에 매우 복잡하게 구성되어 있으며 내부적으로 다음 시스템들의 결합으로 구성된다.

①임상정보시스템(CIS) ②재무정보시스템(FIS) ③연구실정보시스템(LIS) ③간호정보시스템(NIS) ④약국정보시스템(PIS) ⑤의료영상저장전송시스템(PACS) ⑥방사선정보시스템(RIS) ⑦처방전달시스템(OCS) ⑧전자의무기록(EMR) ⑨광역의료정보시스템(WAMIS) 등이 있다.

그림 2-6 서울아산병원 의료정보시스템(OCS) 새로운 시스템 구축사례

서울아산병원 의료정보시스템(OCS) 새로운 시스템 구축사례(태블릿)

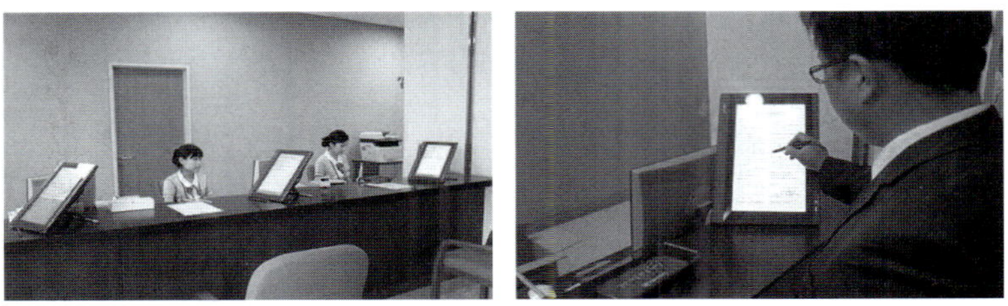

② 병원경영정보시스템(Hospital management Information system : HMIS)은 진료업무를 지원하고 병원 내 각종 경영활동에 필요한 정보를 제공하여 합리적인 의사결정을 지원하는 기능을 수행하는 정보시스템이다.

### (5) 전문센터 및 특수클리닉

병원의 전문 진료 및 특수질환의 치료를 위해 진료 각과와 협진체계를 구축하여 전문센터와 특수클리닉을 운영하고 있다. 운영의 효율성요소로는 특수질환 진료에 대한 이용편리와 신속한 진료 및 치료기간 단축, 병원의 특성화사업 및 대외 경쟁력강화 기여 등이 있다. 전문센터와 특수클리닉은 병원의 규모와 기능, 진료능력, 시설 및 의료장비 보유, 특수성에 따라 개설된 센터와 특수클리닉은 다르나 일반적으로 운영되는 센터와 클리닉은 아래와 같다.

**① 전문센터**

암, 응급의료, 건강증진, 뇌혈관 또는 뇌신경, 심혈관, 척추/관절, 뇌졸중, 국제진료(외국인진료), 소화기내시경, 대장항문, 임플란트, 스포츠건강의학, 장기이식, 재활센터 등이 있다.

**② 특수클리닉**

당뇨, 갑상선, 고혈압, 치매, 척추, 관절, 뇌신경, 호흡기, 천식, 비만, 금연, 난청, 대장항문, 인공신장, 전립선, 여성건강, 스트레스심리상담, 요실금클리닉 등이 있다.

**그림 2-7** 병원의 전문센터

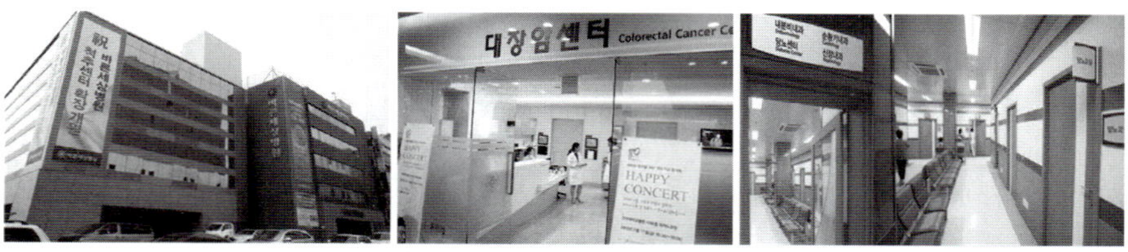

### (6) 상급종합병원 및 전문병원

**① 상급종합병원(role of tertiary hospitals)**

의료법 제3조의 4, 1항에 의해 보건복지부장관이 지정하는 병원으로서, 종합병원 중 중증질환에 대하여 난이도가 높은 의료행위를 전문적으로 하는 종합병원을 말한다. 상급종합병원은 전국 10개 권역별로 2019년 1월 기준 전국에 42개 병원이 지정되어 있다. 지정된 상급종합병원은 건강보험수가 행위료 가산율 30%를 적용받게 된다.

▣ 상급종합병원의 지정요건은 다음과 같다.

㉮ 보건복지부령으로 정하는 20개 이상의 진료과목을 갖추고 각 진료과목마다 전속하는 전문의를 둘 것

㉯ 제1항에 따라 전문의가 되려는 자를 수련시키는 기관일 것

㉰ 보건복지부령으로 정하는 인력 · 시설 · 장비 등을 갖출 것

㉱ 질병군별(疾病群別) 환자구성 비율이 보건복지부령으로 정하는 기준에 해당할 것

- 보건복지부장관은 상급종합병원으로 지정받은 종합병원에 대하여 3년마다 평가를 실시하여 재지정하거나 지정을 취소할 수 있다.

**표 2-8** 상급종합병원 지정 현황(지정기간 제3기 2018. 1. 1.~ 2020년 12. 31)

| 진료권역 | 상급종합병원 지정 기관명 |
|---|---|
| 서울권(13) | 가톨릭대학교 서울성모병원, 강북삼성병원, 건국대학교병원, 경희대학교병원, 고려대의과대학부속 구로병원, 고려대의과대학부속병원, 삼성서울병원, 서울대학교병원, 서울아산병원, 연세대의과대학 강남세브란스병원, 연세대의과대학세브란스병원, 중앙대학교병원, 한양대학교병원 |
| 경기 서북부권(4) | 가톨릭대학교인천성모병원, 가천대길병원 순천향대학교부속부천병원, 인하대학교의과대학부속병원 |
| 경기 남부권(4) | 고려대의과대학부속 안산병원, 분당서울대학교병원, 아주대학교병원, 한림대학교성심병원 |
| 강원권(1) | 연세대학교 원주세브란스기독병원 |
| 충북권(1) | 충북대학교병원 |
| 충남권(3) | 단국대의과대학부속병원, 충남대학교병원 순천향대학교부속 천안병원 |
| 전북권(2) | 원광대학교의과대학병원, 전북대학교병원 |
| 전남권(3) | 전남대학교병원, 조선대학교병원, 화순전남대학교병원 |
| 경북권(5) | 경북대학교병원(대구), 계명대학교동산병원, 대구가톨릭대학병원, 영남대학교병원,경북대학교병원(칠곡) |
| 경남권(6) | 경상대학교병원, 고신대학교복음병원, 동아대학교병원, 부산대학교병원, 양산부산대학교병원, 인제대학교부속 부산백병원 |
| 10개 진료권역 | 42개 기관 |

㈜ 지정기간 만료 후 재 지정시는 변경될 수 있음.

② **전문병원**(special hospital)

의료법 제3조의 5항에 의해 보건복지부장관이 지정하는 병원으로서 병원급 의료기관 중 특정 진료과목이나 특정 질환 등에 대하여 난이도가 높은 의료행위를 하는 병원을 말한다. 전문병원은 2019년 1월 기준 전국에 109병원이 지정되어 있다.

▣ 전문병원의 지정요건은 다음과 같다.

㉮ 특정 질환별 · 진료과목별 환자의 구성비율 등이 보건복지부령으로 정하는 기준에 해당할 것

㉯ 보건복지부령으로 정하는 수 이상의 진료과목을 갖추고 각 진료과목마다 전속하는 전문의를 둘 것

- 보건복지부장관은 전문병원으로 지정받은 병원에 대하여 3년마다 평가를 실시하여 재지정하거나 지정을 취소할 수 있다.

**그림 2-8** 전문병원 지정 지역분포도

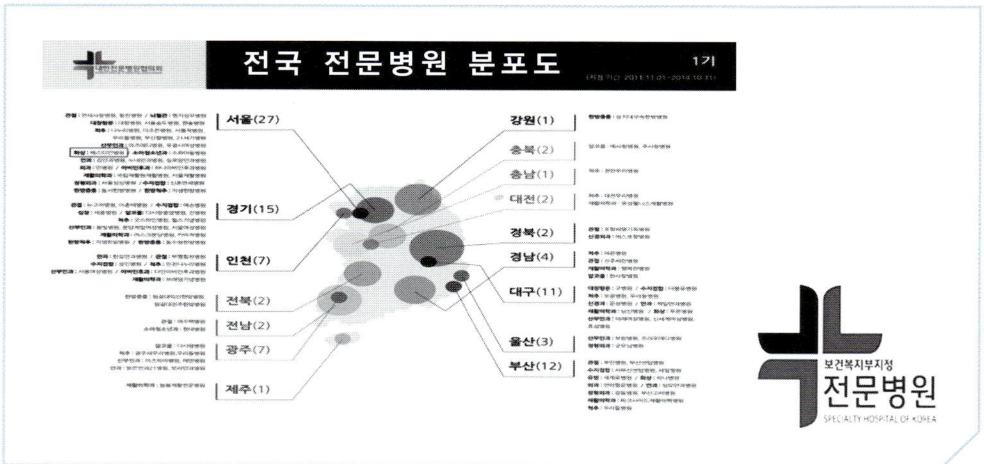


자료출처 : 대한전문병원협의회

▣ 전문병원의 지정분야 및 절차는 다음과 같다.

**표 2-9** 전문병원 지정분야

| 지정분야 | 양 방(18) | 한 방(3) |
|---|---|---|
| 질 환 | 관절, 뇌혈관, 대장항문, 수지접합, 심장, 알코올, 유방, 척추 및 화상 | 한방중풍<br>한방척추 |
| 진료과목 | 산부인과, 소아청소년과, 신경과, 정형외과, 안과, 외과, 이비인후과, 재활의학과 및 정형외과 | 한방부인과 |

**그림 2-9** 전문병원의 지정절차

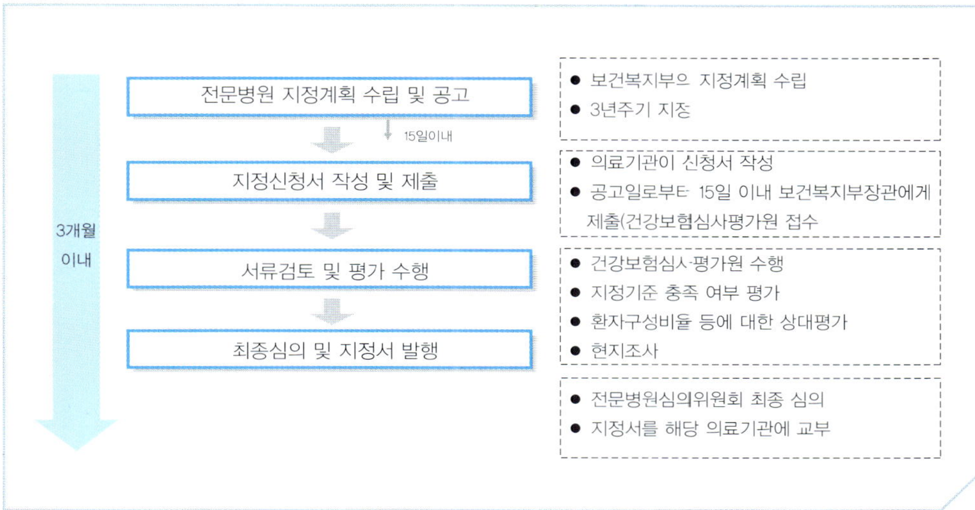

# 2-3 의료기관 개설 및 신고

{ 학습목표 }
1. 의료기관의 개설 및 변경현황을 관련기관에 신고할 수 있다.
2. 의료기관의 관리에 관한 제반 벌률에 대하여 알 수 있다.

## 1. 의료기관 개설 및 변경 신고

### (1) 의료기관 개설

**① 의원 · 치과의원 · 한의원 또는 조산원을 개설하려는 자**

보건복지부령으로 정하는 바에 따라 시장 · 군수 · 구청장에게 신고하여야 한다.

**② 종합병원 · 병원 · 치과병원 · 한방병원 또는 요양병원을 개설**

보건복지부령으로 정하는 바에 따라 시 · 도지사의 허가를 받아야 한다.

**③ 의료기관을 개설할 수 있는 자**

의사는 종합병원 · 병원 · 요양병원 · 의원을, 치과의사는 치과병원 · 치과의원을, 한의사는 한방병원 · 요양병원 · 한의원을, 조산사는 조산원을 개설할 수 있다.

**④ 부속 의료기관 개설**

부속의료기관은 개설이 가능한 의료인, 국가나 지방자치단체, 비영리법인, 기타 법률에 정해진 기관이외의 자가 그 소속 지원, 종업원, 그 밖의 구성원(수용자 포함)이나 그 가족의 건강관리를 위하여 부속 의료기관을 개설할 수 있는 개설특례 조항이다.

**⑤ 비영리 의료법인 설립과 전환**

의사, 한의사, 치과의사, 조산사가 아닌 일반인이 의료기관을 개설하여 운영하기 위해서는 의료법인이나 비영리법인을 설립하여 병원을 개설하는 것이 가능하다.

법인은 법률의 규정에 의함이 아니면 성립하지 못하며 법인은 그 주된 사무소의 소재

지에서 설립 등기를 함으로써 성립할 수 있다. 다라서 법인은 영리법인과 비영리법인으로 나누고 비영리

법인은 민법규정에 의하여 성립된다. 의료업을 영위하는 비영리법인은 민법상의 재단 및 사단법인, 종교법인, 사회복지법인 등과 같은 전형적으로 유사한 경영목적을 가지고 있는 공익목적 및 비영리목적을 수행하는 기업체라 볼 수 있다.

▣ 의원 및 병원개설시 신고(허가)서류

① **의원개설시 신고 서류**

의원 · 치과의원 · 한의원 또는 조산원을 개설하려는 자는 의료기관 개설신고서를 시장. 군수. 구청장에게 신고하여야 한다.

② **병원개설시 허가 서류**

종합병원 · 병원 · 치과병원 · 한방병원 또는 요양병원의 개설 허가를 받으려는 자는 의료기관개설 허가 신청서를 첨부하여 시 · 도지사에게 제출하여야 한다.

**표 2-10** 병원개설시 허가 서류

| 네트워크병,의원 현황 |
|---|
| 힘찬, 우리들, 연세사랑, 튼튼, 21세기, 척병원, 세바른, 좋은병원(부산) 등 |
| 모아, 고운미소, 예, 유디, 사과나무, 로덴, 롱플란트, 아름다운치과 등 |
| 자생, 함소아, 편강, 맑은 숲 청담아이누리 등 |
| 서울의과학연구소(SCL), 한국의학연구소(KMI), 한국건강관리협회 등 |

## (2) 의료기관 현황 및 변경신고

의료기관을 처음 개설할 경우에는 관할 시, 근, 구청에 먼저 신고를 한 후 건강보험심사평가원에 신고를 하여야 한다.

병원의 현황 및 변경 신고 담당부서에서는 건강보험심사평가원에 신고하기 전 업무관련 부서(총무팀, 인사팀, 구매팀, 물류팀, 간호부, 교육연구부 등)를 방문하여 변경사항이 있는지 신고 전 병원 내부 현황을 조사한 후 자료를 수집한다. 신고요령은 다음과 같다.

① 요양기관은 건강보험법제43조에 따라 요양급여비용을 최초로 청구하는 때에 요양기관의 시설 · 장비 및 인력 등에 대한 현황을 시행규칙 제12조1항에 따른 건강보

험심사평가원의 보건의료자원통합신고포털(http://www.hurb.or.kr)에 신고한다.(현황 및 변경신고는 보건복지부에서 고시한 별지 제14호, 제17호 서식 사용)

② 요양기관은 제1항에 따라 신고한 내용이 변경된 경우에는 그 변경된 날부터 15일 이내에 보건복지부령으로 정하는 바에 따라 건강보험심사평가원에 EDI서비스를 활용 신고하여야 한다.

**EDI서비스(전자문서교환(Electronic Data Interchange)**

인편/우편 등 기존의 서식전달 체계를 대신해서 인터넷으로 시간과 장소에 구애 받지 않고 편리하게 업무를 처리할 수 있는 건강보험분야 전자 민원서비스를 말한다.

## 요양기관 현황신고서

[별지 제14호서식]

※ 바탕색이 어두운 난은 신고인이 적지 않습니다. (앞 쪽)

| 지역코드 | | 접수번호 | | 접수일 | | 처 리 기 간 | 즉시 |
|---|---|---|---|---|---|---|---|

[ 일 반 현 황 ]

|  | | | | |
|---|---|---|---|---|
| ①요양기관 | 요양기관 기호 | ※ 표 시 과 목 | (사업자등록번호 또는 고유번호 ) | |
| | 명칭 | 개설 신고(허가)일 | 개설신고(허가)번호 | 종류 |
| | 주소 | | 연락처 (전화) | (팩스) |
| ②개설자(대표자) | 성명 | 주민등록번호 | 면허번호 | |
| | 전문의 자격 종류 | 전문의 자격번호 | 연락처 (집) | (휴대전화) |
| | 주소 | | 전자우편주소 | |
| ③요양급여비용 수령 금융기관 | 금융기관명 | 계좌번호 | 예금주 | ④청구S/W업체명 |

| ⑤설립 구분 | 01국립 | 03공립 | 04학교법인 | 05특수법인 | 06종교법인 | 07사회복지법인 | 08사단법인 | 09재단법인 | 10회사법인 | 11의료법인 | 12개인 | 13군병원 | 14기타 |
|---|---|---|---|---|---|---|---|---|---|---|---|---|---|

■ 요양기관 종류란에는 요양기관의 해당 종류기호를 적습니다. [종류기호] 01 종합병원 02 병원 03 의원 04 치과병원 05 치과의원 06 조산원 07 보건기관 28 요양병원 92 한방병원 93 한의원

■ 입원환자 간호관리료 등급, 입원환자 식대 및 중환자실 관련 현홍통보서 등은 보건복지부장관이 고시하는 바에 따라 별도로 제출합니다.

[ 시 설 현 황 ]

| 구분 | 계 (a+b+c+d+e) | 일반입원실(a) 상급 1인 | 2인 | 3인 | 일반 1인 | 2인 | 3인 | 4인 | 5인 | 6인 이상 | 외국인 전용 | 정신과폐쇄(b) 상급 1인 | 2인 | 3인 | 일반 1인 | 2인 | 3인 | 4인 | 5인 | 6인 이상 |
|---|---|---|---|---|---|---|---|---|---|---|---|---|---|---|---|---|---|---|---|---|
| 입원병실 실제기준 병실 | | | | | | | | | | | | | | | | | | | | |
| 입원병실 실제기준 병상 | | | | | | | | | | | | | | | | | | | | |
| 입원병실 입원료기준 병실 | | | | | | | | | | | | | | | | | | | | |
| 입원병실 입원료기준 병상 | | | | | | | | | | | | | | | | | | | | |

| 구분 | 중환자실(c) 성인소아 | 신생아 | 격리병실(d) 음압공조 1인 | 다인 | 음압기계 1인 | 다인 | 비음압 1인 | 다인 | 무균치료실(e) 1인 | 다인 | 의료법 신고(허가)총병상 | |
|---|---|---|---|---|---|---|---|---|---|---|---|---|
| 실제(입원료)기준 병실 | | | | | | | | | | | 병실 | |
| 실제(입원료)기준 병상 | | | | | | | | | | | 병상 | |

| 구분 | 특수진료실등 계 | 분만실 | 신생아실 | 수술실 | 회복실 | 응급실 | 인공신장실 | 물리치료실 | 강내치료실 | 방사선옥소 | 낮병동 | 구분 | 기타 조혈모시포처치실 | 혈액은행 | 임상검사실 | 모자동실 | |
|---|---|---|---|---|---|---|---|---|---|---|---|---|---|---|---|---|---|
| 병실 | | | | | | | | | | | | 유 | | | | | |
| 병상 | | | | | | | | | | | | 무 | | | | | |

■ 「의료법 시행규칙」 별표 3 또는 보건복지부장관이 별도로 정하는 시설규격에 적합하여야 합니다.

■ 격리실은 전염성 환자, 면역이 억제된 환자, 화상환자 등을 수용할 수 있는 시설을 말합니다.

■ 입원병실의 병실, 병상 수에는 특수진료실의 병실, 병상 수가 포함되지 않도록 구분하여 기록합니다.

■ 실제기준 상급병실 병상수는 입원료 기준 상급병실 병상수와 동일하게 기록하고, 실제기준 일반병실 병상수는 입원료 기준 일반병실 병상수를 물리적인 인실로 구분하여 기록합니다.

■ 입원료기준 병실 병상의 인실 구분은 요양급여비용 청구 시 산정하는 입원료를 기준으로 구분합니다.

[운영현황]

1. 의약분업 예외지역기관 ( ) 2. 응급의료기관 ( ) 3. 공동이용기관 ( ) 4. 개방병원 ( ) 5. 가정간호 실시기관 ( )
6. 인공와우기관 ( )
7. 사회복지시설 촉탁의 및 협약기관(장기요양기관 제외) ( ) 8. DRG기관 ( ) 9. 장기이식 의료기관 ( ) 10. 외국인근로자 등 소외계층 의료서비스 지원사업기관 ( )

■ 신청대상 번호란 ( )에 ∨ 표시로 구분함. 첨부서류는 아래의 1~10번에 해당하는 서류를 첨부하여야 합니다

1.의약분업 예외지역 개설 확인증 사본 2.응급의료기관 지정서 사본 3.공동이용계약서 사본 4.개방병원이용계약서 사본 5.가정간호 전담부서 운영 관련 사본 6.인공와우기관 인력(시술경험자), 시설 및 장비 현황 사본 7.촉탁의 및 협약사회복지시설 계약 관련 서류 사본 8.질병군 진료 요양기관 지정신청서 9.장기이식 의료기관 지정서 사본 10.외국인근로자등 소외계층 의료서비스 지원사업기관 인증서 사본

## 2. 외국인환자 유치사업 및 경영지원회사

### (1) 외국인환자 유치사업

국제적인 경쟁력을 지닌 우리나라의 우수한 의료기술로 글로벌 헬스케어 시장을 선도하고, 이를 차세대 국가 발전의 원동력으로 삼기 위해 정부가 선정한 17대 신성장 동력 산업의 하나이다. 외국인환자 유치사업에 대한 정보는 "외국인환자유치 정보시스템 홈페이지(medical korea. khidi.or.kr)를 활용하면 된다. 외국인환자 의료기관 유치 등록 신청을 할 경우에는 등록신청서(별지 제9호서식)에 다음의 서류를 첨부하여 「한국보건산업진흥원법」에 따른 한국보건산업진흥원에 제출하여야 한다.

① 별지 제15호서식의 의료기관 개설신고증명서 사본 또는 별지 제17호서식의 의료기관 개설허가증 사본

② 사업계획서

③ 진료과목별 전문의의 명단 및 자격증 사본

2017년 한 해 동안 한국을 방문해 진료를 받은 외국인환자는 32만 1,574명이었으며, 진료수익은 6,399억원으로 나타났으며, 이 가운데 외국인환자 수 기준 상위 5개국 환자(중국, 미국, 일본, 러시아, 몽골 순)는 24만 3469명으로 전체 65.4%를 차지하였다.

외국인 진료 의료기관은 국가별 환자안내에 대한 기본 대화 요령(영어, 중국어, 일어, 러시아어, 월남어, 몽골어, 아랍어 등)을 제작하여 환자 접수시 활용하는 것이 필요하다.

**그림 2-10** 해외환자 진료

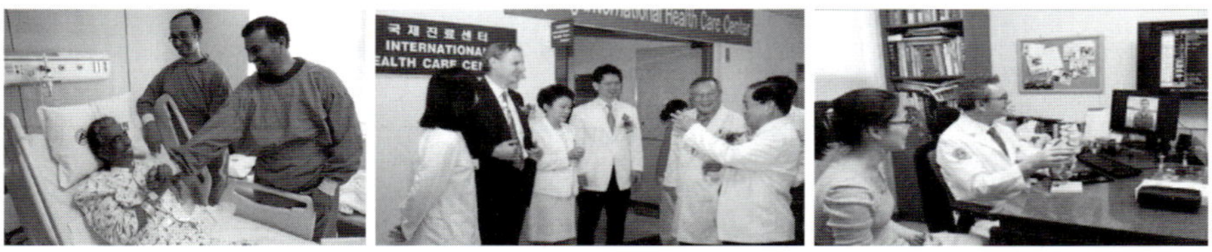

**외국인환자 유치 의료기관 등록신청서 및 등록증**

[별지 제9호의4서식]

<table>
<tr><td colspan="4" rowspan="2">외국인환자 유치 의료기관 등록신청서</td><td>처리기간</td></tr>
<tr><td>20 일</td></tr>
<tr><td rowspan="3">신청인</td><td>대표자성명</td><td></td><td>생년월일<br>(외국인등록번호)</td><td></td></tr>
<tr><td>상호</td><td></td><td>전화번호</td><td></td></tr>
<tr><td>소재지</td><td colspan="3"></td></tr>
<tr><td colspan="5">「의료법」 제27조의2제1항, 같은 법 시행령 제42조제2항제1호 및 같은 법 시행규칙 제19조의6제1항에 따라 외국인환자 유치 의료기관 등록을 신청합니다.<br>년 월 일<br>신청인 (인)<br>한국보건산업진흥원 귀하</td></tr>
<tr><td colspan="5">※ 구비서류<br>1. 별지 제15호서식의 의료기관 개설신고증명서 사본 또는 별지 제17호서식의 의료기관 개설허가증 사본 1부<br>2. 사업계획서 1부<br>3. 「의료법 시행규칙」 제19조의3에 따른 전문과목별 전문의의 명단 및 자격증 사본 각 1부</td></tr>
</table>

210mm×297mm[일반용지 60g/m² (재활용품)]

[별지 제9호의6서식]

<table>
<tr><td>제 호<br><br>외국인환자 유치 의료기관 등록증<br><br>○ 상 호 :<br>○ 소 재 지 :<br>○ 대 표 자 :<br>○ 등록 연월일 :<br>○ 등록번호 :<br><br>「의료법」제27조의2제1항 및 같은 법 시행규칙 제19조의6제4항에 따라 위와 같이 등록하였음을 증명합니다.<br>년 월 일<br><br>보건복지부장관 직인</td></tr>
</table>

210mm×297mm[보존용지(1종) 120g/m²]

### (2) 보건산업

보건산업은 건강 유지, 질병의 예방 · 경감 · 치료를 위해 활용되는 제품, 기술 및 보건의료 서비스를 제공하는 부가가치 창출 효과가 높은 차세대 신 성장 동력산업으로 분야별로는 의약품, 의료기기, 화장품, 의료서비스 등으로 구분할 수 있으며, 앞으로 높은 성장률을 보일 것으로 예상된다.

### (3) 병원경영지원회사 및 네트워크병원

**① 병원경영지원회사(Management Service Organization: MSO)**

병. 의원들의 지분투자로 설립되는 주식회사형태로서 의료행위와 관계없는 병원경영 전반(구매, 인력관리, 진료비청구, 마케팅, 홍보 등)에 대한 서비스를 제공하는 회사를 지칭한다. 대부분 단순 프랜차이즈 수준에 머무르고 있는 국내와 달리 미국 등에서는 MSO가 외부자본을 유치해 병원시설임대, 경영위탁 등의 서비스를 제공하고 그 대가로 수수료를 받아 투자자에게 배분한다. 대표적인 MSO 모델로는 미국의 HMO(health Maintenance Organization: 건강관리 의료단체)를 들 수 있는데, HMO는 의료기관의 다양화와 전문화에 따른 의료관리의 필요성에 따라 가격협상, 정보화구축, 경영효율화를 목적으로 의료기관 간 네트워크 구축을 목적으로 만들어졌다.

**② 네트워크병원**

네트워크라고 용어를 사용하는 병원들은 다양한 결합 형태를 보이고 있으며, 크게 세 가지 유형으로 구분할 수 있다.

첫째는 의료인이 지점을 개설한 후 발생한 매출을 본점에 보낸 후 이 중 적절한 금액을 돌려주는 형태이다.

둘째는 브랜드명을 같이 사용하는 프랜차이점 형태다. 이 의료기관은 개설자가 병원의 모든 운영을 책임지게 된다. 예치과나 하나이비인후과 그룹이 대표적인 사례이다.

셋째는 여러 명의 의사가 여러 개의 의료기관을 동업 운영하는 조합형태이다. 예를 들어 5명의 의사가 10개의 의료기관에 조금씩 지분을 갖고 같은 명칭을 사용하고 공동마케팅을 하는 형태이다.

또한 네트워크 병, 의원의 강점은 광고홍보 • 정보공유 • 경영성과 • 비용절감(공동구매) • 협력진료 • 고객만족 등이다. 그리고 규모가 큰 네트워크병원들은 병원경영지원회사(MSO)를 설립하여 운영하기도 하며, 네트워크병원들은 MSO의 역할이 지금보다 더 커지고 설립이 활성화될 것으로 기대하고 있다.

**표 2-11** 네트워크 병. 의원 현황(예시)

| 구분 | 네트워크병,의원 현황 |
|---|---|
| 병원 | 힘찬, 우리들, 연세사랑, 튼튼, 21세기, 척병원, 세바른, 좋은병원(부산) 등 |

| 피부과 | 오라클, 이지함, 고운, 리더스, 리뉴미, 차앤박, 미소가인, 하얀나라 등 |
|---|---|
| 내과 | 속편한, 속시원, 류마 등 |
| 비뇨기과 | 서울비뇨, 골드만, 맨파워, 메디포맨, 맨남성 라임, 길맨 등 |
| 안과 | 예본, 밝은성모, 성모 등 |
| 이비인후과 | 하나, 두리, 열린성모 등 |
| 산부인과 | 리즈, 로앤, 미애로, 쉬즈엘, 애플 등 |
| 통증의학과 | 화인, 지인, 참벗, 채움 등 |
| 성형외과 | 노블레스, 드림, 아이미, 메트로 등 |
| 치과 | 모아, 고운미소, 예, 유디, 사과나무, 로덴, 톱플란트, 아름다운치과 등 |
| 한의과 | 자생, 함소아, 편강, 맑은 숲, 청담아이누리 등 |
| 건강진단 | 서울의과학연구소(SCL), 한국의학연구소(KMI), 한국건강관리협회 등 |

## 3. 보건의료 관련 법규

### (1) 사회보장 및 보건의료 관련 법규

#### ① 사회보장기본법

사회보장에 관한 국민의 권리와 국가 및 지방자치단체의 책임을 정하고 사회보장정책의 수립 · 추진과 관련 제도에 관한 기본적인 사항을 규정함으로써 국민의 복지증진에 이바지하는 것을 목적으로 한다.

#### ② 의료법

모든 국민이 수준 높은 의료 혜택을 받을 수 있도록 국민의료에 필요한 사항을 규정함으로써 국민의 건강을 보호하고 증진하는 데에 목적이 있다. 이 법에서 "의료인"이란 보건복지부장관의 면허를 받은 의사 · 치과의사 · 한의사 · 조산사 및 간호사를 말한다. 따라서 의료인은 종별에 따라 맡은 임무를 수행하여 국민보건 향상을 이루고 국민의 건강한 생활 확보에 이바지할 사명을 가진다.

#### ③ 보건의료기본법

보건의료기본법은 보건의료에 관한 국민의 권리 · 의무와 국가 및 지방자치단체의 책임을 정하고 보건의료의 수요와 공급에 관한 기본적인 사항을 규정함으로써 보건의료의 발전과 국민의 보건 및 복지의 증진에 이바지하는 것을 목적으로 한다.

④ **국민건강보험법**

국민의 질병 · 부상에 대한 예방 · 진단 · 치료 · 재활과 출산 · 사망 및 건강증진에 대하여 보험급여를 실시함으로써 국민보건 향상과 사회보장 증진에 이바지함을 목적으로 한다.

건강보험은 국민의 건강증진을 기하기 위한 사회보장제도의 일환으로 국민의 질병 부상에 대한예방 진단 치료 재활과 출산 사망 및 건강증진에 대하여 현물 또는 현금으로 급여를 제공하는 보험제도로서 법률에 의한 가입의 강제, 소득에 비례한 보험료의 차등부담, 부담보험료에 관계없이 균등한 보험급여 등을 그 특성으로 한다.

⑤ **의료급여법**

생활이 어려운 사람에게 의료급여를 함으로써 국민보건의 향상과 사회복지의 증진에 이바지함을 목적으로 한다. 병원은 의료급여법 제2조에서 정한 의료급여수급권자에 대한 진료. 조제 또는 투약 등을 담당하는 의료급여기관이 된다.

⑥ **산업재해보상보험법**

근로자의 업무상 재해를 신속하고 공정하게 보상하며, 재해근로자의 재활 및 사회 복귀를 촉진하기 위하여 이에 필요한 보험시설을 설치 · 운영하고, 재해 예방과 그 밖에 근로자의 복지 증을 위한 사업을 시행하여 근로자 보호에 이바지하는 것을 목적으로 한다. 이 법에 의한 보험사업은 고용노동부장관이 관장한다.

⑦ **자동차손해배상보장법**

자동차의 운행으로 사람이 사망 또는 부상하거나 재물이 멸실 또는 훼손된 경우에 손해배상을 보장하는 제도를 확립하여 피해자를 보호하고, 자동차사고로 인한 사회적 손실을 방지함으로써 자동차운송의 건전한 발전을 촉진함을 목적으로 한다. 병원은 국토교통부장관이 고시로 정한 자동차보험 진료수가기준에 의하여 요양급여를 제공하고 진료수가를 청구한다.

⑧ **노인장기요양보험법**

고령이나 노인성 질병 등의 사유로 일상생활을 혼자서 수행하기 어려운 노인 등에게 제공하는 신체활동 또는 가사활동 지원 등의 장기요양급여에 관한 사항을 규정하여 노후의 건강증진 및 생활안정을 도모하고 그 가족의 부담을 덜어줌으로써 국민의 삶의 질을 향상하도록 함을 목적으로 한다.

⑨ **건강검진기본법**

국가건강검진에 관한 국민의 권리 · 의무와 국가 및 지방자치단체의 책임을 정하고 국가건강검진의 계획과 시행에 관한 기본적인 사항을 규정함으로써 국민의 보건 및 복지의 증진에 이바지함을 목적으로 한다.

⑩ **지역보건법**

지역보건법은 보건소 등 지역보건의료기관의 설치 · 운영 및 지역보건의료사업의 연계성 확보에 필요한 사항을 규정함으로써 보건행정을 합리적으로 조직 · 운영하고, 보건시책을 효율적으로 추진하여 국민보건의 향상에 이바지함을 목적으로 한다.

⑪ **모자보건법**

모자보건법은 모성(母性) 및 영유아( 幼兒)의 생명과 건강을 보호하고 건전한 자녀의 출산과 양육을 도모함으로써 국민보건 향상에 이바지함을 목적으로 한다.

⑫ **국민건강증진법**

국민건강증진법은 국민들이 건강에 대한 가치와 책임의식을 함양하도록 건강에 관한 바른 지식을 보급하고 스스로 건강생활을 실천할 수 있는 여건을 조성함으로써 국민의 건강을 증진함을 목적으로 한다.

⑬ **의료기사 등에 관한 법률**

이 법은 의료기사, 의무기록사 및 안경사의 자격 · 면허 등에 관하여 필요한 사항을 정함으로써 국민의 보건 및 의료 향상에 이바지함을 목적으로 한다. 이 법에서 "의료기사"란 의사 또는 치과의사의 지도 아래 진료나 의화학적(醫化學的) 검사에 종사하는 사람을 말하며(임상병리사. 방사선사, 물리치료사. 작업치료사, 치위생사, 치기공사) "보건의료정보관리사"란 의료 및 보건지도 등에 관한 기록 및 정보의 분류 · 확인 · 유지 · 관리를 주된 업무로 하는 사람을 말하며, "안경사"란 안경(시력보정용에 한정)의 조제 및 판매와 콘택트렌즈의 판매를 주된 업무로 하는 사람을 말한다.

⑭ **약사법**

이 법은 약사(藥事)에 관한 일들이 원활하게 이루어질 수 있도록 필요한 사항을 규정하여 국민보건 향상에 기여하는 것을 목적으로 한다.

### (2) 의료관리와 관계된 법규

#### ① 응급의료에 관한 법률

이 법은 국민들이 응급상황에서 신속하고 적절한 응급의료를 받을 수 있도록 응급의료에 관한 국민의 권리와 의무, 국가 · 지방자치단체의 책임, 응급의료제공자의 책임과 권리를 정하고 응급의료자원의 효율적 관리에 필요한 사항을 규정함으로써 응급환자의 생명과 건강을 보호하고 국민의료를 적정하게 함을 목적으로 한다.

#### ② 감염병의 예방 및 관리에 관한 법률

이 법은 국민 건강에 위해(危害)가 되는 감염병의 발생과 유행을 방지하고, 그 예방 및 관리를 위하여 필요한 사항을 규정함으로써 국민 건강의 증진 및 유지에 이바지함을 목적으로 한다.

감염관리위원회 및 감염관리실의 설치는 종합병원 및 병원(150개 병상 이상)을 운영하는 의료기관의 장은 병원감염 예방을 위하여 설치 · 운영하여야 한다.

#### ③ 혈액관리법

이 법은 혈액관리업무에 관하여 필요한 사항을 규정함으로써 수혈자와 헌혈자(獻血者)를 보호하고 혈액관리를 적절하게 하여 국민보건의 향상에 이바지함을 목적으로 한다.

#### ④ 전문의 수련 및 자격인정 등에 관한규정

이 영은 「의료법」 제77조제1항 및 제3항에 따라 전문의의 수련, 자격 인정 및 전문과목에 관하여 필요한 사항을 규정함을 목적으로 한다.

#### ⑤ 마약류관리에 관한 법률

이 법은 마약 · 향정신성의약품(向精神性醫藥品) · 대마(大麻) 및 원료물질의 취급 · 관리를 적정하게 함으로써 그 오용 또는 남용으로 인한 보건상의 위해(危害)를 방지하여 국민보건 향상에 이바지함을 목적으로 한다.

#### ⑥ 의료기관 회계기준 규칙

이 규칙은 의료법 제62조 제②항의 규정에 따라 의료기관의 개설자가 준수하여야 하는 의료기을 정함으로써 의료기관회계의 투명성을 확보함을 목적으로 한다. 의료기관 회계기준의 준수대상은 법 제49조의2 제2항의 규정에 따라 의료기관 회계기준을 준수하여야 하는 의료기관의 개설자는 100병상 이상의 종합병원(이하 "병원")의 개설자를 말한다.

⑦ **장기 등 이식에 관한 법률**

이 법은 장기 등의 기증에 관한 사항과 사람의 장기 등을 다른 사람의 장기등의 기능회복을 위하여 적출(摘出)하고 이식(移植)하는 데에 필요한 사항을 규정하여 장기 등의 적출 및 이식을 적정하게 하고 국민보건을 향상시키는 데에 이바지하는 것을 목적으로 한다.

⑧ **의료사고 피해 구제 및 의료분쟁 조정 등에 관한 법률**

이 법은 의료분쟁의 조정 및 중재 등에 관한 사항을 규정함으로써 의료사고로 인한 피해를 신속 · 공정하게 구제하고 보건의료인의 안정적인 진료환경을 조성함을 목적으로 한다.

⑨ **개인정보 보호법**

이 법은 개인정보의 처리 및 보호에 관한 사항을 정함으로써 개인의 자유와 권리를 보호하고, 나아가 개인의 존엄과 가치를 구현함을 목적으로 하며, "개인정보"란 살아 있는 개인에 관한 정보로서 성명, 주민등록번호 및 영상 등을 통하여 개인을 알아볼 수 있는 정보(해당 정보만으로는 특정 개인을 알아볼 수 없더라도 다른 정보와 쉽게 결합하여 알아볼 수 있는 것을 포함)를 말한다.

# 2-4 의약분업제도

{ 학습목표 } 1. 의약분업제도를 이해하고 관리와 관련 업무를 수행할 수 있다.

## 1. 의약분업

### (1) 정의

의약분업이란 의사 또는 치과의사가 진단, 처방하고 약사가 의사의 처방에 따라 의약품을 조제하는 제도이다. 즉 환자의 치료에 사용되는 의약품을 전문 의료인인 의사가 환자의 증상을 진단해 가장적합하게 처방한 후 약사 역시 처방전에 따라 전문적으로 의약품을 조제. 판매하는 것으로 질 높은 의료서비스를 제공하기 위해 2000년 7월 1일부터 도입된 제도이다.

### (2) 의약분업의 기본원칙

① 의사는 전문의약품과 일반의약품을 처방할 수 있으며, 약사는 의사의 처방전에 의하여 전문의약품과 일반의약품을 조제하여야한다.

② 의사는 외래환자에 대하여 원외처방전을 발행하여야하며, 약국의 약사만이 원외처방전을 조제할 수 있다.

③ 약국개설자는 의사의 처방전에 의하여 조제하는 경우를 제외하고는 전문의약품을 판매할 수 없으나, 일반의약품은 의사의 처방전에 의하지 아니하고 판매할 수 있다.

### (3) 일반의약품과 전문의약품

① 일반의약품(영어로는 OTC 약품)은 의사, 치과의사의 처방에 의하지 않고 환자가 직접 선택할 수 있는 의약품으로서(약사법 제2조).보건복지부장관이 정하여 고시하는 기준에 해당하는 의약품을 말한다.

㉮ 오용 · 남용될 우려가 적고, 의사나 치과의사의 처방 없이 사용하더라도 안전성

및 유효성을 기대할 수 있는 의약품

㉯ 질병 치료를 위하여 의사나 치과의사의 전문지식이 없어도 사용할 수 있는 의약품

㉰ 의약품의 제형과 약리작용상 인체에 미치는 부작용이 비교적 적은 의약품

② 전문의약품(POM, prescription only medicine, 처방약)은 일반의약품이 아닌 의사의 처방전에 따라서만 조제하여 판매할 수 의약품을 말한다.

㉮ 약리작용 또는 적응증으로 볼 때 의사 또는 치과의사의 전문적인 진단과 지시 · 감독에 따라 사용되어야 하는 의약품

㉯ 투여경로의 특성상 의사 또는 치과의사의 지시 · 감독에 따라 사용되어야 하는 의약품

㉰ 용법 · 용량을 준수하는데 전문성이 필요하거나 혹은 환자에 따라 적절한 용법 · 용량의 설정이 필요하여 의사 또는 치과의사의 전문적인 지시 · 감독에 따라 사용되어야 하는 의약품

㉱ 부작용이 심하여 의사 또는 치과의사의 지시 · 감독에 따라 사용되어야 하는 의약품으로서 심각한 부작용의 발현 빈도가 높거나 정상 상용량 범위 안에서 사용하더라도 부작용 발현의 빈도가 높은 의약품

㉲ 습관성 및 의존성이 있는 의약품

㉳ 내성(내성, resistance)이 문제가 되는 의약품

㉴ 약물의 상호작용이 상당한 정도로 존재하여 심각한 부작용이 발생할 수 있거나 약효의 현저한 감소를 가져올 수 있는 의약품

㉵ 마약, 한외마약, 향정신성의약품, 독약, 극약에 해당하는 의약품

㉶ 오남용의 우려가 있어 사회적 문제를 야기하는 의약품

식품의약품안전청장이 신약으로 지정하는 의약품(다만, 외국에서 유효성 · 안전성이 충분히 입증된 경우를 제외한다)

### (4) 의약분업대상

의약분업은 외래환자를 대상으로 의사의 전문적인 진단이 필요한 전문의약품에 대해서만 실시한다. 두통약, 종합감기약 등 일반의약품은 의약분업에서 제외되며 입원환자,

응급환자 및 의료기관 또는 약국이 없는 지역과 재해지역에서 진료하는 환자, 병역의무 중인자, 교정시설, 소년보호시설 등에 수용된 자, 감염병예방법에 의하여 격리수용이 필요한 1종 감염병 격리수용자, 파킨슨병, 한센병, AIDS환자 등은 의약분업대상에서 제외하였다

### (5) 의약분업의 실시대상기관 및 대상환자

**① 대상기관 및 지역**

㉮ 대상기관은 보건소와 보건지소를 포함한 모든 의료기관이다. 모든 의료기관의 의사는 외래환자에게 원외처방전을 발행하여야하며, 의료기관의 조제실에서 조제업무에 종사하는 약사는 원외처방전이 교부된 환자에게 의약품을 조제할 수 없으나 다음의 경우에는 의료기관에서 직접조제가 허용된다.

㉯ 대상지역은 일부예외지역을 제외한 전국의 모든 지역이다.

**② 대상 예외기관 및 지역**

㉮ 예외기관

• 의약분업 예외지역의 의료기관 및 보건소 • 한방의료기관(단, 한방의료기관에서 양방(洋方)진료를 받을 경우는 의약분업적용) • 동물병원 • 의약분업 예외지역의 약국 • 재해지역의 약국

㉯ 의약분업 예외 지역

- 의료기관 또는 약국이 개설되어 있지 않은 읍 면 지역 및 도서지역
- 의료기관과 약국이 개설되어 있으나, 의료기관과 약국이 실 거리(도보 또는 교통편을 이용한 실제거리)로 1.5km이상 떨어져 있는 등 해당 지역 주민이 의료기관과 약국을 함께 이용하기 어렵다고 인정되는 지역은 시 도지사가 예외지역의 범위에 포함시킬 수 있음
- 공단지역 내에 개설된 부속의료기관과 인근 약국간 거리가 실 거리로 1km이상 떨어져 있어 해당 공단의 종사자가 부속의료기관과 약국을 함께 이용하기 어렵다고 시 도지사가 인정하는 공단지역
- 재해 발생 지역 등이 있다.

③ **대상환자**

① 모든 외래환자(건강보험. 의료급여. 산재보험. 자동차보험. 일반환자) ② 외국인 경우에도 국내거주 및 체류하는 환자 ③ 외국보험사에 소속된 한국선원 등이다.

### (7) 의약분업실시대상 예외(제외)환자

① 입원환자 및 응급환자

의료기관에 입원 중인 환자, 응급의료에 관한 법률 제2조1항에 관련된 응급증상 및 응급증상에 준하는 증상환자

② 정신분열증, 조울증, 등으로 자신 또는 타인을 해할 우려가 있는 정신질환자

③ 의료기관 또는 약국이 없는 지역 및 재해지역에서 진료하는 환자

④ 병역의무 중인 자와 교정시설, 소년보호 시설 등에 수용중인 자

⑤ 장애인 복지 법에 의한 1, 2급 장애인

⑥ 1군 감염병, 파킨슨병, 나병, AIDS, 장기이식 후 치료를 받는 환자

⑦ 사회복지시설(노인, 아동, 장애시설 등)에 입소한 자. 단, 사회복지시설 수용자가 인근 의료기관을 내원하여 진료를 받을 경우에는 의약분업이 적용된다.

⑧ 결핵치료환자(보건소 및 결핵협회 부속의원에 한함)

⑨ 노숙자, 부랑아, 행려환자 및 농촌활동 등 사회봉사활동에서의 투약

⑩ 산업재해에 의한 진폐증환자

⑪ 한국보훈복지의료공단법, 국가유공자 등 예우 및 지원에 관한 법령에 의한 상이등급 1급 내지 3급 해당자 및 고엽제 후유증환자 지원 등에 관한 법령에 의하여 진료비 전액을 국가가 부담하는 환자 등이다.

### (8) 의약분업 대상의약품 및 예외품목

① **대상의약품**

일부예외를 제외한 국내에서 제조, 수입하는 모든 전문의약품을 의약분업대상 의약품으로한다. 건강보험대상이 아닌 의약품을 투약 받아야 하는 외래환자도 의약분업대상이다.

② 대상예외품목

대상예외 품목으로는 모든 주사용제제, 진단(검사용)의약품, 감염병예방접종약, 희귀

의약품, 의료기관 조제실 제제약품, 마약, 방사선의약품, 신장투석액 및 이식정, 투약시에 기계.장치를 이용하거나 시술이 필요한 의약품, 검사를 위하여 필요하거나 수술 및 처치에 사용되는 의약품, 예외의약품과 함께 사용하는 의약품 등이 있다.

### (9) 원외처방 및 조제

의사의 처방전발행 의사는 의약분업 대상환자에 대하여 원외처방전을 발행하여야하며, 처방전에는 대한약전에서 정한 명칭, 일반명, 또는 제품명으로 처방할 수 있으며 알아보기 쉽도록 정자로 기재하여야한다. 의사의 처방기간은 원칙적으로 제한이 없으므로 처방전 사용기간은 의사가 기재하며, 원외처방전 발행 시 의사는 처방전을 환자보관용 1부와 약국보관용 1부 등 2부를 환자에게 교부한다.

<table>
<tr><td colspan="6">처 방 전 의료법 시행규칙 [별지 제9호서식]<br>[ ] 건강보험 [ ] 의료급여 [ ] 산업재해보험 [ ] 자동차보험 [ ] 기타( )</td></tr>
<tr><td colspan="5">※ [ ]에는 해당되는 곳에 "V"표시를 합니다.</td><td></td></tr>
<tr><td colspan="6">요양기관기호 :</td></tr>
<tr><td colspan="2">발급 연월일 및 번호</td><td>년 월 일 - 제 호</td><td rowspan="3">의료기관</td><td>명 칭</td><td></td></tr>
<tr><td rowspan="2">환자</td><td>성 명</td><td></td><td>전화번호</td><td>( ) -</td></tr>
<tr><td>주민등록번호</td><td>-</td><td>팩스번호</td><td></td></tr>
<tr><td rowspan="2">질병<br>분류<br>기호</td><td rowspan="2" colspan="2"></td><td rowspan="2">처방<br>의료인의<br>성명</td><td>( 서명 또는 날인)</td><td>면허종류 |</td></tr>
<tr><td></td><td>면허번호 | 제 호</td></tr>
<tr><td colspan="6">※ 환자가 요구하면 질병분류기호를 적지 않습니다.</td></tr>
<tr><td colspan="2">처방 의약품의 명칭</td><td>1회 투약량</td><td>1일 투여횟수</td><td>총 투약일수</td><td>용 법</td></tr>
<tr><td colspan="2"></td><td></td><td></td><td></td><td rowspan="3">매 식(전, 간, 후)<br>시 분 복용</td></tr>
<tr><td colspan="2"></td><td></td><td></td><td></td></tr>
<tr><td colspan="2"></td><td></td><td></td><td></td></tr>
<tr><td colspan="5">주사제 처방명세([ ]원 내 조제, [ ]원 외 처방 )</td><td rowspan="2">조제 시 참고 사항</td></tr>
<tr><td colspan="2"></td><td></td><td></td><td></td></tr>
<tr><td>사용기간</td><td colspan="2">발급일부터 ( )일간</td><td colspan="3">사용기간 내에 약국에 제출하여야 합니다.</td></tr>
<tr><td colspan="6">의약품 조제 명세</td></tr>
<tr><td rowspan="4">조제<br>명세</td><td>조제기관의 명칭</td><td colspan="2"></td><td colspan="2" rowspan="2">처방의 변경 · 수정 · 확인 · 대체 시 그 내용 등</td></tr>
<tr><td>조제약사</td><td colspan="2">성명 (서명 또는 인)</td></tr>
<tr><td>조제량<br>(조제일수)</td><td colspan="2"></td><td colspan="2"></td></tr>
<tr><td>조제연월일</td><td colspan="2"></td><td colspan="2"></td></tr>
</table>

# 2-5 의료기관 관리 업무(원무, 보험, 검진)

{ 학습목표 } 1. 원무, 보험, 검진에 대한 제반 행정관리 업무를 수행할 수 있다.

## 1. 원무관리

### (1) 원무관리

원무관리는 병원의 사무활동 중 진료를 위한 환자들의 제반 수속절차와 진료수익 관리 및 진료지원업무를 의미한다. 따라서 내원환자에게 편리한 이용절차와 서비스를 제공하고, 진료비관리를 효율적으로 수행하여 병원의 경영목적을 달성할 수 있어야 한다. 또한 진료활동을 하고 있는 의사들이 내원환자에게 양질의 진료제공으로 의료의 질을 향상 할 수 있도록 진료지원을 원활하게하고, 병상관리를 능률적으로 수행할 수 있도록 하여야 한다.

오늘날 병원의 원무관리는 의료정책의 변화, 수가산정의 복잡화, 의료환경의 급격한 변화, 고객의 기대수준 향상, 병원간 환자유치 및 서비스 경정의 심화 등으로 최신 경영기법에 의한 원무관리가 필요하며, 또한 특성화와 차별화된 전략수립과 홍보마케팅으로 대외경쟁력 강화가 요구된다. 그리고 병원에 내원하는 환자는 건강보험을 비롯하여 의료급여, 산재보험, 자동차보험 등 유형이 다양하므로 보험급여기준에 의한 체계적인 수급절차와 자격관리가 필요하다.

<table>
<tr><th colspan="4">원무관리업무</th></tr>
<tr><td>1</td><td>초 · 재진 접수 및 수납</td><td>9</td><td>원무행정관리업무</td></tr>
<tr><td>2</td><td>진료예약 및 일정관리</td><td>10</td><td>진료실적 및 원무통계</td></tr>
<tr><td>3</td><td>진료비 환불업무</td><td rowspan="2">11</td><td rowspan="2">산재, 자보 자격관리 및 진료비 지급 보증업무</td></tr>
<tr><td>4</td><td>입 · 퇴원 및 재원환자관리</td></tr>
<tr><td>5</td><td>제증명서 발급 및 관리</td><td>12</td><td>응급실 접수 · 수납 및 대지급금 신청</td></tr>
<tr><td>6</td><td>병상배정 및 운영업무</td><td>13</td><td>계약기관관리(진료협약, 위탁검사)</td></tr>
</table>

| 7 | 환자민원 및 의료분쟁관리 | 14 | DRG 및 신포괄제 관리 |
|---|---|---|---|
| 8 | 진료수익 및 미수금관리 | 15 | 보건의료정보관리 및 보건의료정보통계 |

**① 기본요건**

원무관리업무는 병원의 진료지원활동을 수행하고 있어 의료 및 보건에 대한 제반 전문지식은 물론, 특히 병원 이용자인 고객과 개설자 및 의료진의 3자 관계를 원활하게 상호 조정할 수 있는 기본적인 요건을 갖추어야 효율적인 업무를 수행할 수가 있으며 요건은 (1) 의료 및 보건에 대한 기본적인 지식 (2) 진료와 간호 등 병원업무에 대한 기본적인 지식 (3) 진료과, 상병명, 의학용어, 약품명 및 수술명 등에 대한 기본적인 의학적 지식 (4) 각종 의료보장제도에 대한 이론 및 정보처리능력 (5) 보건의료관련법규에 대한 지식 (6) 보건의료정책을 포함한 병원 내 · 외부의 환경분석과 전략의 개발 (7) 원무기획 및 마케팅 능력 (8) 환자관리 및 민원처리능력 등을 겸비하여야 한다.

**② 요구되는 지식 · 기술 · 태도**

원무관리에 필요한 전문지식의 습득과 업무의 효율성제고를 위한 지식 · 기술 · 태도는 다음과 같다.

| 지식 | 기술 | 태도 |
|---|---|---|
| • 관련 법령에 의한 자격관리<br>• 응대 서비스 및 보험급여관리<br>• 기초의학지식 및 의료정보<br>• 의료수가 및 진료과목 특성 | • 컴퓨터 활용능력<br>• 처방전달시스템(OCS)<br>• 사무관리 능력<br>• 고객관리 능력 | • 밝은 표정과 상냥한 태도<br>• 의료진과 원활한 의사소통<br>• 문제해결능력과 인내심<br>• 문제해결 및 성실한태도 |

### (2) 건강보험관리

건강보험관리는 요양급여기준의 관리와 진료행위에 대한 산정지침을 숙지하여 신속 · 정확한 수가를 산정하고 청구함으로써 병원경영의 효율성을 제고하는데 있다. 따라서 합리적인 업무수행을 위해서는 건강보험 요양급여비용 산정지침에 따른 최신 전문지식을 습득하여 내원환자의 자격관리와 제공한 진료행위에 대한 누락이 없도록 심사청구업무를 원활하게 수행하여야 한다. 특히 우리나라의 의료수가 산정방식은 상대가치점수에 의한 행위별수가제를 채택하고 있어 수가산출과 진료비심사청구 방법이 복잡하기 때문에 체계적인 학습과 관리가 필요하다.

| 보험관리업무 | | | |
|---|---|---|---|
| 1 | 의료수가 및 코드관리 | 8 | 위탁검사청구확인업무 |
| 2 | 건강보험심사평가원 신고업무 | 9 | 수진내역조회 및 회신 |
| 3 | 진료비 청구 및 심사 | 10 | 진료과별 수가항목개발 |
| 4 | 입원(재원)환자 사전심사 | 11 | 보험인정기준 홍보(진료/간호부서등) |
| 5 | 직원 보험교육 | 12 | 전산 장애시 대처방안 수립 |
| 6 | 진료비심사(삭감) 내역분석 및 이의신청 | 13 | 빈도 높은 질환별 진료비 비교분석 |
| 7 | 보험청구 미수금관리업무<br>(월별 통계분석) | 14 | 보험행정관리업무 |

① **기본요건**

건강보험관리는 요양급여기준에 의한 수급절차 관리와 진료행위의 산정지침에 의한 의료수가를 산정하여 진료비를 심사 청구함으로써 효율성을 제고하는데 있다. 따라서 합리적인 업무수행을 위해서는 건강보험 요양급여비용 산정지침에 따른 최신 전문지식을 습득하여 내원환자의 자격관리와 제공한 진료행위에 대한 누락이 없도록 진료비 심사청구업무를 원활하게 수행하여야 한다.. 또한 오늘날 병원관리는 의료정책의 변화, 수가산정의 복잡화, 의료환경의 급격한 변화, 고객의 기대수준 향상 등으로 최신경영기법에 의한 수익창출과 의료수가의 개발 및 지속적인 서비스 향상이 요구되고 있다. 특히 우리나라의 의료수가 산정방식은 상대가치점수에 의한 행위별수가제를 채택하고 있어 수가산출과 청구방법이 복잡하기 때문에 체계적인 관리가 필요하다.

② **요구되는 지식 · 기술 · 태도**

진료비심사청구관리에 필요한 전문지식의 습득과 업무의 효율성제고를 위한 지식 · 기술 · 태도는 다음과 같다.

| 지식 | 기술 | 태도 |
|---|---|---|
| • 관련 법령 및 요양급여기준<br>• 진료행위료산정기준 및 지침<br>• 기초의학지식 및 보건의료정보<br>• 유형별 의료수가관리 | • 컴퓨터 활용능력<br>• 진료비명세서 작성능력<br>• 진료비심사청구 능력<br>• 진료비심사지급 분석 | • 문제해결능력과 인내심<br>• 의료진과 원활한 의사소통<br>• 전문지식을 습득하는 자세<br>• 상호토의와 협동하는 자세 |

### (3) 건강검진관리

건강검진관리는 개인의 건강상태 및 질병이상 유무에 대하여 의사의 진찰과 검사 등을 통하여 건강을 진단하는 것을 의미하며 또한 체계적인 선별검사를 통하여 각종 질병을 조기예방과 조기발견 및 조기치료를 할 수 있게 하고, 생활습관을 개선하여 건강을 증진시키는 예방적 활동이라고 할 수 있다. 따라서 질병의 조기예방과 조기진단을 통한 효율적인 건강관리로 평균수명을 연장하고 삶의 질을 향상시킬 수 있는 전문 인력 양성이 필요하다. 최근에 들어 국민들의 건강수준의 향상으로 평균수명은 증가하고 있는 반면, 매년 암으로 인한 사망자수는 급격히 증가하고 있으며, 또한 생활습관의 변화와 식생활의 서구화에 따른 질병발생의 형태도 많은 변화로 인하여 국민들의 건강에 관한 인식이 더욱 높아지고 국가에서는 질병예방과 향후 의료비절감을 위해 건강검진사업을 확대 시행하고 있고, 또한 보건행정을 전공한 학생들이 졸업 후 병원의 건강검진센터에 취업이 갈수록 증가하고 있을 뿐만 아니라 산업체의 건강진단관리에 대한 학습의 요구도가 높아지고 있다.

① **기본요건**

건강검진관리는 질병의 조기예방과 조기발견으로 삶의 질을 향상하여 인간의 수명을 연장시키며, 효율적 관리운영에 따른 병원의 수익증대를 제고하는데 있다. 따라서 합리적인 업무수행을 위해서는 특성화 전략을 수립하여 내원한 수진자에게 최선의 서비스 제공과 검사진행 및 결과관리, 검진마케팅 및 홍보, 사후관리, 검진 실적분석을 능률적으로 수행하여야 한다.

의료기관에서 현재 시행하고 있는 건강검진사업은 국가건강검진, 일반신체검사, 종합건강진단, 특수건강진단 등 운영프로그램이 매우 다양하므로 보다 체계적인 관리 운영이 필요하다. 또한 의료기관 간 검진 서비스경쟁이 날로 심화되어 가고 있기 때문에 마케팅전략과 지속적인 서비스 개선으로 건강검진의 질적인 향상이 요구된다.

건강진단의 목적은 체계적인 선별검사를 통하여 각종 질병을 조기예방과 조기발견 및 조기치료를 할 수 있게 하고, 생활습관을 개선하여 건강을 증진시키는 예방적 활동이라고 할 수 있다. 또한 조기예방과 조기진단을 통한 건강관리로 평균수명을 연장하고 삶의 질을 향상시킬 수 있다. 따라서 의료기관에서 건강검진의 행정관리를 위해서는 검진에 관한 의학적 기초 전문지식과 관리능력을 갖추어야 한다.

② **요구되는 지식 · 기술 · 태도**

건강검진관리에 필요한 전문지식을 습득하고 업무의 효율성제고를 위한 지식 · 기술 · 태도는 다음과 같다.

| 지식 | 기술 | 태도 |
|---|---|---|
| • 기초의학 및 질환정보<br>• 검사 및 영상진단, 특수검사<br>• 건강진단종류(유형) 및 관리 | • 컴퓨터 활용능력<br>• 처방전달시스템(OCS)<br>• 사무능력 및 실적분석 | • 밝은 표정과 상냥한 태도<br>• 수진자 응대 및 자세<br>• 신속 · 정확한 설명 |

## 2. 업무기능과 이해관계

의료서비스를 환자(고객)에게 제공하는 과정이 원활하게 진행될 수 있도록 그 과정에 관련되는 주요 이해당사자인 병원(설립자), 의료진, 환자가 원하는 바를 충족시키는 과정에서 발생될 수도 있는 상반된 이해관계를 원만하게 조정함으로써 합리적인 운영을 하기 위한 활동이라고 할 수 있다.

그림 2-11 업무 기능과 이해관계

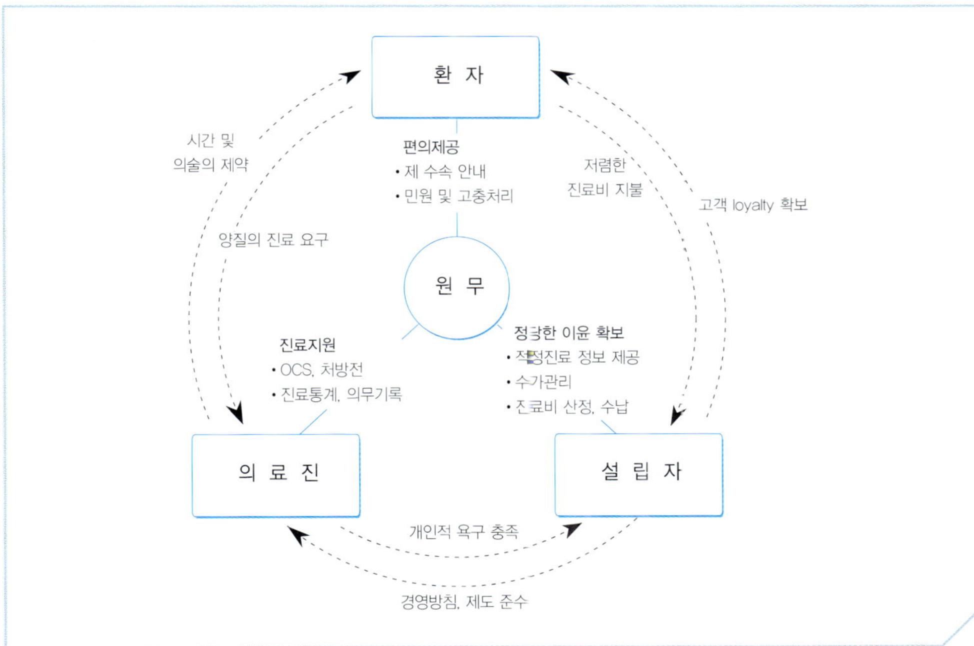

## 3. 보건의료 행정관리의 발전 필요성

### (1) 규모의 대형화

의료기관 외래위주의 진료기능에 입원진료기능의 추가로 환자수용시설이 확대되고, 환자수의 증가에 따라 업무량 및 직원수가 증가로 업무의 분업화 및 전문화로 조직화와 통제가 필요하게 되었다. 따라서 의료기관의 규모가 커질수록 접수, 수납, 진료비관리, 입원수속, 퇴원수속, 환자관리, 응급실 관리 등의 업무가 분업화, 전문화 되고 있다. 이에 따라 환자진료와 진료비에 관한 업무가 일반관리업무에서 분리되어 별도의 진료비 관리 및 청구가 이루어지면서 원무부서의 필요성과 효율적 관리가 요구되고 있다.

### (2) 의료의 발전과 조직의 복잡화 · 전문화

의료의 종적분화로 진료능력 수준이 고도화되었고, 진료과목이 다양화와 업무의 전문화로 간호 및 진료지원 부문에서 병원사무가 분리되었다. 오늘날의 의료산업은 나날이 눈부신 발전을 거듭하고 있으며, 그 발전은 의료기술의 첨단화 뿐만 아니라 분야별 전문성이 강조되는 세분화가 급속하게 진행되고 있다는 것을 의미한다. 즉 의료의 분화 및 발전은 진료 능력의 수준을 구별하는 종적(수직) 분화와 인체 조직의 부위나 대상에 따라 진료를 담당하는 임상과의 분과 또는 전문가가 세분되는 횡적(수평) 분화의 두 가지 방향으로 추진된다고 할 수 있다. 또한 병원의 조직도 전 국민 보험실시 이후 전문화되고 병원의 업무기능이 매우 복잡한 순환과정을 거치게 되었다.

### (3) 사회보장제도의 확대

사회보장제도의 적용확대와 다양한 의료보장제도가 도입되면서 자격관리로부터 진료비 계산, 수가의 적용이나 본인부담금 산정 및 심사청구업무가 보장 유형 별로 구분될 뿐만 아니라 작성하고 제출, 보관해야 할 관련 서류의 종류가 다양하고 확대된 요양제도의 내용을 고객이 만족하도록 적용하기 위해서는 담당자는 의료관련 법규나 의료정보에 관한 전문적 지식을 지녀야만 하게 된 것이다. 이와 같이 다양한 의료보장제도가 도입되고 수혜 범위가 확대되면서 업무절차와 내용을 개선하는 동시에 경영효율성 향상을 달성하기 위한 신속하고 탄력적인 대응 노력이 요구되는 의료환경의 변화가 병원경영에 있어 원무관리의 중요성을 더욱 증대시킨 요인이 되었다.

### (4) 의료수요의 증가

우리나라의 의료수요가 급격하게 늘어난 것은 크게 경제발전에 의한 의료접근성 확대와 평균수명 연장 및 노인인구 증가 등 세 가지를 그 이유로 들 수 있다. 또한 1960년대부터 경제발전이 거듭되어 국민의 소득수준이 향상되고 1989년에 전 국민 보험이 확대 실시되면서 의료기관의 이용자가 급격히 증가되기 시작하고, 의료기관을 방문하는 진료 횟수도 증가하였다. 국민건강보험통계(2017년)에 따르면 지난 2016년 우리 국민 1인당 의사에게 외래진료를 받은 횟수는 연간 17.0회토 OECD 국가(7.4회)대비 매우 높은 것으로 나타났다.

### (5) 병원간 서비스 경쟁심화

의료기술의 발전과 확대된 의료보장 제도 및 의료수요의 폭발적 증가는 서로서로 영향을 미치는 요인으로 작용되어 결과적으로 대구모 병원이 출현하게 된 배경이 되었다. 1980년대 말까지 대형병원은 대부분 서울에 소재한 대학부속병원으로 그 규모도 400병상에서 800병상 정도였으나, 1989년 서울아산병원과 1994년 삼성서울병원이 개원한 이래 2000년대에 들면서 기존의 대학병원뿐만 아니라 전국 각지에 걸쳐 많은 병원이 초대형 규모로 증축하고 시설환경이 쾌적해지면서 병원 간 서비스 경쟁이 더욱 심화되기 시작하였다.

### (6) 병원정보통신기술의 발전

병원과 관련된 정보통신기술의 발달도 원무의 발전에 크게 기여하였으며, 병원정보시스템이 OCS, PACS, EMR 등으로 구축되면서 업무의 표준화를 촉진시켰다.

### (7) 의료의 질 관리 및 의료기관평가

의료환경의 변화와 국민의 건강관리에 대한 인식과 의료서비스 수준의 향상으로 의료의 질 관리 및 의료기관평가 업무가 시행되어 병원간 경쟁이 날로 심화되고 있어 특성화 및 차별화된 신경영기법 도입의 필요성이 제기되었다.

## 제2장. 의료기관 및 의약분업제도 요약정리 사항 및 예상문제

### 의료기관과 의약분업

1. 국민건강보험법상 요양기관 및 의료법상 의료기관의 분류
2. 응급의료기관의 분류와 지정권자 및 지정요건. 평가
3. 상급종합병원과 전문병원의 지정요건 및 역할. 평가
4. 의료기관의 개설 및 변경시 현황 신고사항
5. 의약분업의 정의와 대상 및 예외(제외)환자
6. 원무 및 보험관리의 주요업무와 내용과 기능

**01** 다음 중 의료법상 의료기관이 아닌 것은?

① 의원 ② 병원 ③ 조산원 ④ 보건소

**02** 다음 중 건강보험 요양기관이 아닌 것은?

① 한국희귀필수의약품센터 ② 조산원
③ 침술원 ④ 보건진료소

**03** 다음 중 응급의료기관 분류체계에서 응급의료기관이 아닌 것은?

① 권역응급의료센터 ② 응급의료정보센터
③ 지역응급의료기관 ④ 지역응급의료센터

**04** 상급종합병원 지정기준 및 평가에 대한 설명 중 옳지 않은 것은?

① 교육기능은 전문의의 수련 및 자격인정 등에 관한 규정에 의거 레지던트의 수련병원으로 지정을 받아야 한다.

② 진료기능은 필수진료과목 7과목을 포함하여 15개 이상의 진료과목을 갖추어야 한다.

③ 의료서비스수준은 법 제58조의3 제4항에 따른 의료기관인증 또는 조건부 인증을 받아야 한다.

④ 상급종합병원으로 지정받은 종합병원은 3년마다 평가를 실시하여 재지정하거나 지정을 취소할 수 있다.

**05** 전문병원의 지정기준 및 평가에 대한 설명 중 옳지 않은 것은?

① 병원급 의료기관중에서 특정진료과목이나 특정질환 등에 대하여 난이도가 높은 의료행위를 하는 병원을 전문병원으로 지정할 수 있다.

② 특정질환별 · 진료과목별 환자의 구성비율 등이 기준에 해당하여야 한다.

③ 보건복지부령으로 정하는 수 이상의 진료과목을 갖추고 각 진료과목마다 전속하는 전문의가 있어야 한다.

④ 전문병원으로 지정받은 의료기관에 대하여 2년마다 평가를 실시하여 재지정할 수 있다.

**06** 요양기관은 시설 · 장비 및 인력 등에 대한 현황의 변경이 있을 때는 그 변경된 날부터 ( )이내에 보건복지부령으로 정하는 바에 따라 ( )으로 신고하여야 한다.

① 10일/ 보건복지부 ② 15일/ 건강보험심사평가원

③ 20일/ 국민건강보험공단 ④ 30일/ 관할 보건소(시, 군, 구청)

**07** 다음 중 종합병원이 의료법에 규정된 시설. 인력기준에 미달하여 시정기간 내에 시정을 하지 않은 경우에 해당하는 것은?

① 입원료 종별 가산율 등을 '병원'의 기준에 의해 적용 받는다.

② 입원료만 '병원'으로 적용받는다.

③ '병원'으로 종별 가산율을 적용받는다.

④ 일정기간 더 유예를 준다.

**08** 다음 중 「의료법」 제3조에 따른 종합병원(상급종합병원 포함)은 일반병상을 총 병상의 ( ) 이상 확보해야하는가?

① 50%　② 70%　③ 80%　④ 90%

**09** "보건의료인" 이라 함은 보건의료관계법령이 정하는 바에 의하여 자격. 면허 등을 취득하거나 보건의료서비스에 종사하는 것이 허용된 자를 말하며 의료법에 의한 의료인은 보건복지부장관의 면허를 받은자를 말하는데 보건의료인이 아닌 것은?

① 의사, 치과의사, 한의사　② 간호사

③ 조산사　④ 약사

**10** 다음 중 요양병원의 입원대상이 아닌 것은?

① 노인성질환　② 외과적 수술 후 또는 상해 후의 회복기간에 있는 자

③ 전염성질환자　④ 만성질환자

| 정답 | 1 | 2 | 3 | 4 | 5 | 6 | 7 | 8 | 9 | 10 |
|---|---|---|---|---|---|---|---|---|---|---|
| | ④ | ③ | ② | ② | ④ | ② | ③ | ③ | ④ | ③ |

CHAPTER 03

# 국민건강보험제도

# 3-1 국민건강보험 개요

{ 학습목표 }
1. 우리나라의 건강보험제도의 목적과 특성에 대하여 설명할 수 있다.
2. 건강보험의 관리운영체계와 적용체계를 알 수 있다.
3. 보험료 징수와 보험급여체계 및 진료비지불체계에 대하여 알 수 있다.

## 1. 국민건강보험

### 1) 개념

#### (1) 국민건강보험

국민건강보험제도는 생활상의 질병 · 부상에 대한 예방 · 진단 · 치료 · 재활과 출산 · 사망 및 건강증진에 대하여 보험급여를 실시함으로써 국민보건 향상과 사회보장을 증진하는 보험의 원리를 이용하여 의료비의 지출부담을 국민건강보험 가입자 모두에게 분산시켜 국민생활의 안정을 도모하기 위한 사회보험으로서 사보험과는 다른 특성이 있다.

#### (2) 적용현황 및 가입현황

1989년 7월 1일부터 전 국민의료보험이 실시되어 모든 국민이 건강보험과 의료급여에 의하여 의료보장을 받고 있다. 적용인구는 2017년 말 현재 전 국민의 97%인 5,094만 명이 국민건강보험제도의 적용을 받고 있으며, 나머지 3%인 149만 명이 기초생활보장 대상자 등으로 의료급여제도에 편입되어 있다. 건강보험의 가입자는 직장가입자 및 지역가입자로 구분되며 모든 사업장의 근로자 및 사용자와 공무원 및 교직원은 직장가입자(적용인구의 72.4%)가 되며, 직장가입자 및 그 피부양자를 제외한 농어촌 주민, 도시 자영업자 등은 지역가입자(적용인구의 27.6%)가 된다. 사업장수는 1,660천 개소로 전년 대비 5.5%가 증가하였다.

**표 3-1** 의료보장 적용 및 가입현황 (단위: 천 명, 천 개소, %)

| 구 분 | | 2014년 | 2015년 | 2016년 | 2017년 | 증감률 |
|---|---|---|---|---|---|---|
| | | | | | | 전년대비 |
| 의료보장 | | 51,757 | 52,034 | 52,273 | 52,427 | 0.3 |
| 건강보험 | | 50,316 | 50,490 | 50,763 | 50,941 | 0.4 |
| 직장 | 소계 | 35,602 | 36,225 | 36,675 | 36,899 | 0.6 |
| | 가입자 | 15,141 | 15,760 | 16,338 | 16,830 | 3.0 |
| | 피부양자 | 20,461 | 20,465 | 20,337 | 20,069 | –1.3 |
| | 부양률(명) | 1.35 | 1.30 | 1.24 | 1.19 | –4.0 |
| 지역 | 가입자 | 14,715 | 14,265 | 14,099 | 14,042 | –0.4 |
| | 세대수 | 7,749 | 7,653 | 7,665 | 7,786 | 1.6 |
| | 부양률(명) | 1.04 | 1.01 | 0.99 | 0.96 | –3.0 |
| 의료급여 | | 1,441 | 1,544 | 1,509 | 1,486 | –1.5 |
| 사업장수 | | 1,325 | 1,465 | 1,573 | 1,660 | 5.5 |

자료출처: 국민건강보험공단

### (3) 건강보험의 역사

우리나라의 건강보험의 발전과정을 살펴보면 1959년 보건사회부 의정국 주관 아래 "건강보험제도 도입을 위한 연구회" 발족을 그 효시로 보고 있다. 1963년 헌법이 개정되면서 국민의 인간다운 생활을 할 권리, 국가의 사회보장 증진 노력, 생활능력이 없는 국민의 국가 보호 및 보건에 관한 국가의 보호가 포함되었다. 같은 해에 "사회보장에 관한 법률", "산업재해보상보험법", "의료보험법" 등이 제정되었다. 그리고 1977년부터 새로 개정된 의료보험법이 적용되면서 500인 이상의 사업장에 강제적용하기 시작하였으며, 또한 공 · 교 의료보험법이 제정되면서 사회보험으로서의 기본적인 요건을 갖추기 시작하였다. 1989년 7월부터는 도시지역까지 확대되면서 「전 국민 의료보험시대」가 열리게 되었다.

초기에 의료보험은 직장의료보험조합, 지역의료보험조합, 공무원 및 사립학교 교직원 의료보험조합으로 분리 운영되었으나 1998년 공 · 교 의료보험과 지역의료보험으로 통합되었다. 2000년에는 국민건강보험법이 시행되면서 직장의료보험까지 완전 통합되었으며 의료보험이 건강보험으로 변천되었다. 2003년도에는 직장건강보험재정과 지역건강보험의 재정이 통합되어 실질적인 조직과 재정의 완전통합시대가 열리게 되었다. 또한 2008년 7월부터 노인장기요양보험이 실시되고 2011년부터는 사회보험의 보험료징수가 통합이 되어 국민건강보험공단에서 업무를 담당하고 있다. 우리나라의 건강보험의 주요연혁은 다음과 같다.

**표 3-2** 우리나라 건강보험의 발전과정 및 주요연혁

| 년 월 | 내 용 | 비 고 |
|---|---|---|
| 1963.12 | 의료보험법 제정(300인 이상 사업장 임의적용) | 산재보험법 제정 |
| 1977.7 | 500인이상 사업장 근로자 의료보험실시 | |
| 1979.1 | 공무원 및 사립학교 교직원 의료보험 실시 | |
| 1987.2 | 한방 의료보험 실시 | 전국 |
| 1988.1 | 농어촌지역 의료보험 확대실시 | 지역보험 |
| 1989.7 | 약국의료보험실시, 도시지역의료보험 실시 | 전국민 의료보험 |
| 1997.12 | 국민의료보험법제정 | |
| 1998.10 | 지역의료보험과 공, 교의료보험 통합 | 의료보험관리공단 출범 |
| 1999.2 | 국민건강보험법 제정 | |
| 2000.7 | 국민보험관리공단과 직장의료보험조합 통합, 의약분업실시 | 국민건강보험공단 출범 |
| 2003.7 | 직장의료보험재정과 지역의료보험재정 통합 | 건강보험재정 통합 |
| 2008.7 | 노인장기요양보험 실시 | |
| 2011.1 | 사회보험 보험료 징수통합(건보, 국민연금, 고용, 산재) | 국민건강보험공단 |
| 2012.7 | 포괄수가제 병 · 의원급 의료기관 당연적용 | 종합병원 2013년 실시 |
| 2015.01 | 간호 · 간병통합서비스 보험급여 적용 | |

### (1) 목적

이 법은 국민의 질병 · 부상에 대한 예방 · 진단 · 치료 · 재활과 출산 · 사망 및 건강증진에 대하여 보험급여를 실시함으로써 국민보건 향상과 사회보장 증진에 이바지함을 목적으로 한다.

### (2) 용어정의

① "근로자"란 직업의 종류와 관계없이 근로의 대가로 보수를 받아 생활하는 사람으로서 공무원 및 교직원을 제외한 사람을 말한다.

② "사용자"란

㉮ 근로자가 소속되어 있는 사업장의 사업주

㉯ 공무원이 소속되어 있는 기관의 장

㉰ 교직원이 소속되어 있는 사립학교를 설립 · 운영하는 자를 말한다.

③ "사업장"이란 사업소나 사무소를 말한다.

④ “공무원”이란 국가나 지방자치단체에서 상시 공무에 종사하는 사람을 말한다.

⑤ “교직원”이란 사립학교나 사립학교의 경영기관에서 근무하는 교원과 직원을 말한다.

⑥ 보험자는 건강보험사업의 주체로서 국민건강보험공단을 말한다.

⑦ 가입자는 직장가입자 및 지역가입자로 구분하며, 사업장의 근로자와 공무원 및 교직원은 직장가입자가 되고 지역가입자는 직장가입자 및 그 피부양자를 제외한 자는 모두 지역가입자이다.

⑧ 피부양자는 직장가입자에 의하여 생계를 유지하는 자로서 보수 또는 소득이 없는 자를 말한다.

## 2) 건강보험의 운영체계 및 적용체계

### (1) 관리운영 체계

국민건강보험은 보건복지부, 국민건강보험공단, 건강보험심사평가원에 의하여 관리운영 되고 있다. 보건복지부는 건강보험사업의 관장자로서 건강보험관련 정책을 결정하고 건강보험 업무 전반을 총괄하고 있다. 국민건강보험공단은 건강보험의 보험자로서 가입자 자격관리, 보험료의 부과 · 징수 및 보험급여비용 지급 등의 업무를 수행하고 있다. 그리고 건강보험심사평가원은 요양기관으로부터 청구된 요양급여 비용을 심사하고 요양급여의 적정성을 평가하고 있다. 건강보험의 관리운영체계는 다음과 같다.

**그림 3-1** 보건복지정책 및 건강보험관리 기관

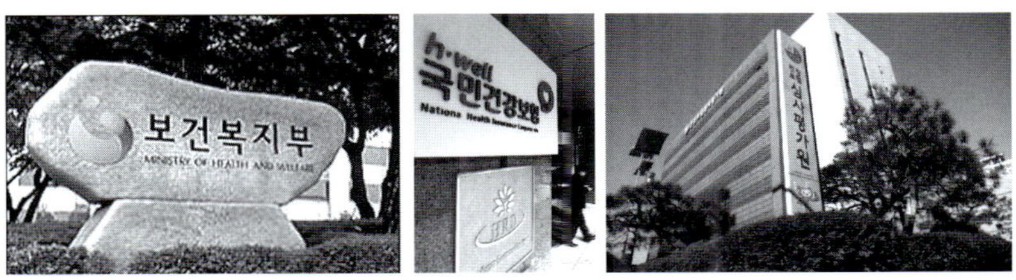


① **보건복지부**

건강보험 제도관련 운영정책과 보험료율 및 보험료 부과기준, 요양급여의 범위 등을 결정하며 관리운영주체인 건강보험공단의 예산 및 규정 등을 승인한다. 또한 급여결정영역에 있어 신의료기술평가, 급여의 기준(방법, 절차, 범위, 상한 등)과 약제, 치료재료의 상한금액 결정 및 급여의 상대가치를 결정하고 고시를 담당하고 있다.

**그림 3-2** 국민건강보험 관리 운영체계

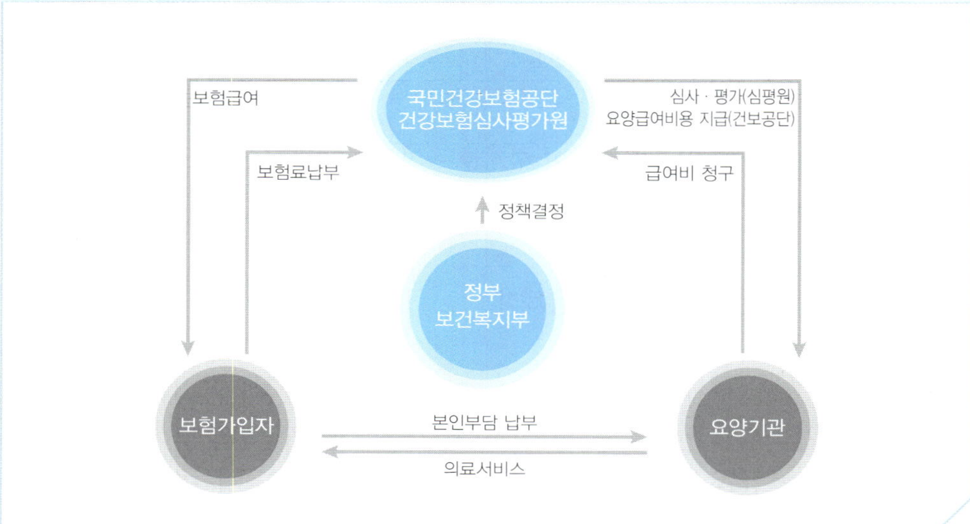


② **국민건강보험공단**

국민건강보험공단은「국민건강보험법」제14조의 규정에서 정한 보험가압자의 자격관리 및 보험료징수, 보험급여 비용지급 등을 담당하고 있으며 세부업무는 다음과 같다.

① 가입자 및 피부양자의 자격 관리 ② 보험료와 그 밖에 이 법에 따른 징수금의 부과 · 징수 ③ 보험급여의 관리 ④ 가입자 및 피부양자의 건강 유지와 증진을 위하여 필요한 예방사업 ⑤ 보험급여 비용의 지급 ⑥ 자산의 관리 · 운영 및 증식사업 ⑦ 의료시설의 운영 ⑧ 건강보험에 관한 교육훈련 및 홍보 ⑨ 건강보험에 관한 조사연구 및 국제협력 ⑩ 이 법에서 공단의 업무로 정하고 있는 사항 ⑪「국민연금법」,「고용보험 및 산업재해보상보험의 보험료징수 등에 관한 법률」,「임금채권보장법」및「석면피해구제법」에 따라 위탁받은 업무 ⑫그 밖에 이 법 또는 다른 법령에 따라 위탁받은 업무 ⑬ 그 밖에 건강보험과 관련하여 보건복지부장관이 필요하다고 인정한 업무 등을 담당하고 있다.

③ **건강보험심사평가원**

건강보험심사평가원은 국민건강보험법 제63조의 규정에서 정한 요양급여비용을 심사하고 요양급여의 적정성을 평가하며 세부업무와 관장기준은 다음과 같다.

① 요양급여비용의 심사 ②요양급여의 적정성 평가 ③ 심사기준 및 평가기준의 개발 ④제1호부터 제3호까지의 규정에 따른 업무와 관련된 조사연구 및 국제협력 ⑤다른 법률에 따라 지급되는 급여비용의 심사 또는 의료의 적정성 평가에 관하여 위탁받은 업무 ⑥건강보험과 관련하여 보건복지부장관이 필요하다고 인정한 업무 ⑦그 밖에 보험급여 비용의 심사와 보험급여의 적정성 평가 등을 담당하고 있다. 건강보험심사평가원의 업무흐름도는 다음과 같다.

**그림 3-3** 건강보험심사평가원의 업무흐름

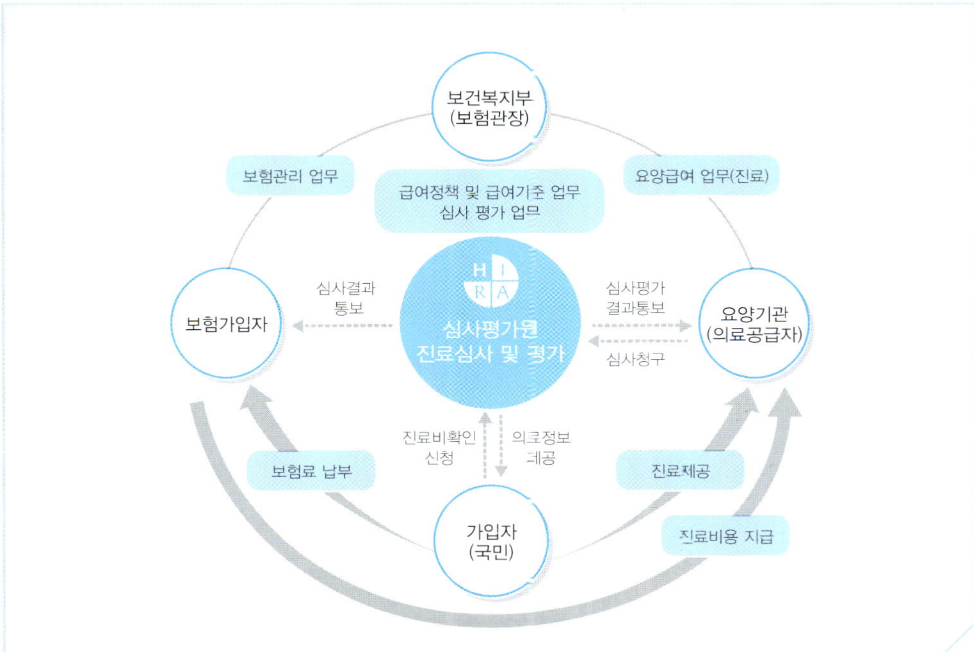


④ **건강보험정책심의위원회**

보건복지부 장관 소속 위원회이며, 국민건강보험종합계획 및 연도별 시행계획, 요양급여의 기준, 요양급여비용, 가입자의 보험료 수준 등 건강보험에 관한 주요사항을 심의 · 의결한다.

### (2) 적용체계

건강보험의 적용체계는 다음과 같다.

**그림 3-4** 건강보험의 적용체계

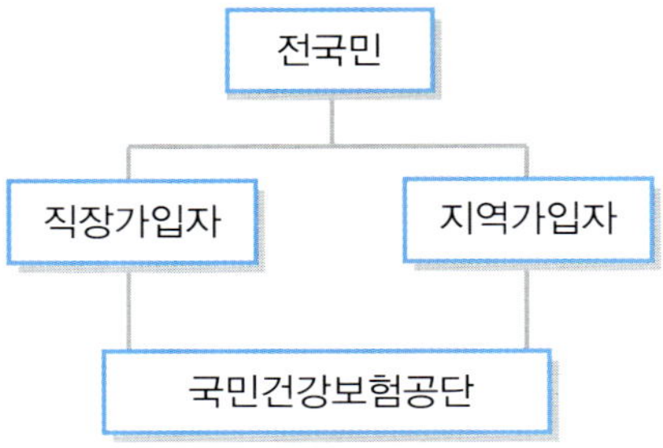


## 2. 재원조달 및 보험료

### (1) 재원조달 체계

사회보험방식에 의하여 운영되고 있는 우리나라 건강보험은 가입자 및 사용자로부터 징수한 보험료와 국고 및 건강증진기금 등 정부지원금을 그 재원으로 하고 있다. 보험료는 임금근로자가 대상인 직장가입자의 경우에는 소득비례 정률제가 적용되고 있으며, 농·어민과 도시자영자 등 지역가입자의 경우에는 대상범위가 광범위할 뿐만 아니라, 소득의 형태가 다양하고 정확한 소득파악에 어려움이 있어 소득비례 정률제 대신 보험료 부과 점수(소득, 재산, 생활수준 등의 등급별 점수의 합)에 점수당 단가를 곱하여 산정한 금액을 적용하고 있다.

### (2) 보험료

국민건강보험제도 운영에 소요되는 재원은 보험료와 정부지원금(국고,기금) 및 기타 수입으로 구성되며 「국민건강보험법」에서 다음과 같이 규정하고 있다.

**① 보험료(국민건강보험법 제69조)**

- 국민건강보험공단은 건강보험사업에 드는 비용에 충당하기 위하여 제 77조에 따른

보험료의 납부의무자로부터 보험료를 징수한다.

- 직장가입자 : 보수월액 × 보험료율 … 사용자와 근로자 50%씩 부담 지역가입자 : 소득, 재산, 자동차 등을 점수화하고 점수당 금액을 곱하여 산정
- 제1항에 따른 보험료는 가입자의 자격을 취득한 날이 속하는 달의 다음 달부터 가입자의 자격을 잃은 날의 전날이 속하는 달까지 징수한다. 다만, 가입자의 자격을 매월 1일에 취득한 경우에는 그 달부터 징수한다.
- 제1항 및 제2항에 따라 보험료를 징수할 때 가입자의 자격이 변동된 경우에는 변동된 날이 속하는 달의 보험료는 변동되기 전의 자격을 기준으로 징수한다. 다만, 가입자의 자격이 매월 1일에 변동된 경우에는 변동된 자격을 기준으로 징수한다.

1인당 보험료 산정의 산식은 다음과 같다.

1인당 보험료 = 보험료(급여비)/연평균적용인구 × 100

② **정부지원(국민건강보험법 제108조 보험재정에 대한 정부지원)**

- 정부지원금은 보험료 수입의 20%에 상당하는 금액 지원(국고지원 14% + 증진기금 (6%)
- (국고지원) 국가는 매년 예산의 범위 안에서 당해연도 보험료 예상수입액의 100분의 14에 상당하는 금액을 국고에서 공단에 지원한다.
- (기금지원) 공단은 「국민건강증진법」에서 정하는 바에 따라 같은 법에 따른 국민건강기금에서 자금을 지원받을 수 있다.

**표 3-3** 건강보험적용대상상자 1인당 연간보험료 및 급여비 현황 (단위: 원, %)

| 구분 | 2010년 | 2011년 | 2012년 | 2013년 | 2014년 | 2015년 | 2016년 | 2017년 |
|---|---|---|---|---|---|---|---|---|
| 1인당 연간 보험료(A) | 583,635 | 670,072 | 735,220 | 783,306 | 829,302 | 878,963 | 939,996 | 991,349 |
| 1인당 연간 급여비(B) | 692,159 | 729,262 | 759,290 | 796,199 | 853,900 | 907,324 | 1,007,578 | 1,079,340 |
| 급여비율 (B/A) | 118.6 | 108.8 | 103.3 | 101.6 | 103.0 | 103.2 | 107.2 | 108.9 |

자료출처: 국민건강보험통계연보(2018)

③ **보험료의 경감**

다음의 어느 하나에 해당하는 가입자 중 보건복지부령으로 정하는 가입자에 대하여는

그 가입자 또는 그 가입자가 속한 세대의 보험료의 일부를 경감할 수 있다.

㉮ 섬 · 벽지(僻地) · 농어촌 등 대통령령으로 정하는. 지역에 거주하는 사람

㉯ 65세 이상인 사람

㉰ 「장애인복지법」에 따라 등록한 장애인

㉱ 「국가유공자 등 예우 및 지원에 관한 법률」 제4조제1항 제4호, 제6호, 제12호, 제15호 및 제17호에 따른 국가유공자

㉲ 휴직자

㉳ 그 밖에 생활이 어렵거나 천재지변 등의 사유로 보험료를 경감할 필요가 있다고 보건복지부장관이 정하여 고시하는 사람

**④ 보험료의 부담**

㉮ 직장가입자의 보수월액보험료는 직장가입자와 다음 각 호의 구분에 따른 자가 각각 보험료액의 100분의 50씩 부담한다. 다만, 직장가입자가 교직원으로서 사립학교에 근무하는 교원이면 보험료액은 그 직장가입자가 100분의 50을, 제3조 제2호 다목에 해당하는 사용자가 100분의 30을, 국가가 100분의 20을 각각 부담한다.

ⅰ. 직장가입자가 근로자인 경우에는 제3조 제2호 가목에 해당하는 사업주

ⅱ. 직장가입자가 공무원인 경우에는 그 공무원이 소속되어 있는 국가 또는 지방자치단체

ⅲ. 직장가입자가 교직원(사립학교에 근무하는 교원은 제외)인 경우에는 제3조 제 2호 다목에 해당하는 사용자

㉯ 직장가입자의 소득월액보험료는 직장가입자가 부담한다.

㉰ 지역가입자의 보험료는 그 가입자가 속한 세대의 지역가입자 전원이 연대하여 부담한다.

㉱ 직장가입자가 교직원인 경우 제3조 제2호 다목에 해당하는 사용자가 부담액 전부를 부담할 수 없으면 그 부족액을 학교에 속하는 회계에서 부담하게 할 수 있다.

**표 3-4** 건강보험료의 산정과 부담주체(2019년 기준)

| 구분 | 직장근로자 | 공무원, 교직원 | 지역(농 · 어민, 도시자영업자) |
|---|---|---|---|
| 보험료<br>(법 69조) | 보수월액×보험료율(6.46%) | | 보험료부과점수<br>× 부과점수당 금액(189.7원) |
| 부담주체<br>(법 76조) | • 근로자와 사용자 각각 1/2씩 부담 | • 공무원은 본인과 국가지방자치단체가 각각 50%씩 부담<br>• 사립학교교직원은 본인 50%, 학교경영자 30%, 국가 20% 부담 | • 세대구성원이 연대하여 100% 부담<br>• 세대주가 자진납부 또는 보험자가 방문접수 |

**⑤ 4대 사회보험 징수통합 시행**

2011년 1월부터 4대 사회보험(건강보험, 국민연금, 고용보험, 산재보험)의 보험료를 통합징수함으로써 개별 사회보험공단(국민건강보험공단, 국민연금공단, 근로복지공단)에서 수행하던 보험료 징수업무(고지 · 수납 · 체납 업무)를 국민건강보험공단에서 일괄 처리하고 있다.

## 3. 보험급여체계 및 진료비지불체계

### (1) 보험급여 체계

건강보험의 급여형태는 의료 그 자체를 보장하는 현물급여와 의료비의 상환제도인 현금급여 두 가지 형태가 있으며, 우리나라는 현물급여를 원칙으로 하되 현금급여를 병행하고 있다. 현물급여에는 가입자 및 피부양자의 질병 · 부상 · 출산 등에 대한 요양급여 및 건강검진이 있고, 현금급여에는 요양비, 장애인보장구 급여비 등이 있다. 가입자 또는 피부양자가 요양급여를 받는 때에는 그 진료비용의 일부를 본인이 부담하여야 하며, 그 내용은 입원의 경우 진료비 총액의 20%를 외래의 경우에는 요양기관 종별에 따라 30~60%를 차등 적용하고 있다.

### (2) 건강보험 진료비 지불체계

제3자 지불형(직접서비스형)으로 피보험자가 평소에 보험료를 납부하고 필요시 요양기관에서 요양급여를 받는 방식이다. 이 형태는 보험자와 피보험자 외의 의료기관이 참여하는 제3자 지불방식을 취하게 된다. 즉, 수진자는 본인일부부담액만 진료기관에 납부하고 그 이외의 금액은 보험자가 부담하는 유형이다. 이 제도는 우리나라를 비롯하여 일본, 독일 등 사회보험 방식을 적용하는 나라에서 주로 사용한다.

그림 3-5 제3자 지불제형

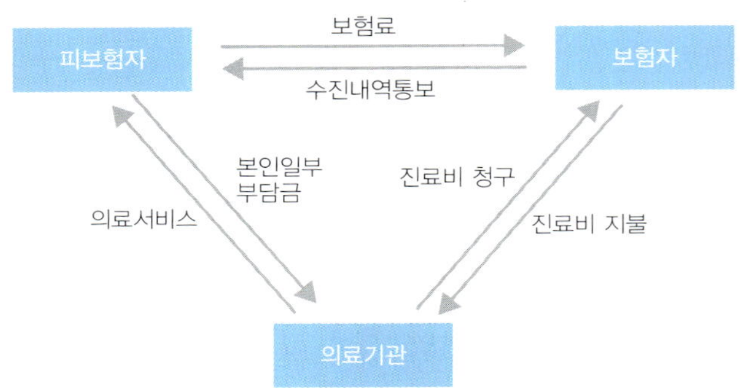


## 4. 건강보험급여의 형태

### (1) 현금급여형(환불제 또는 상환제)

건강보험은 피보험자가 자유의사에 따라 의료기관을 이용하게 되고 진료비를 지불한 후 그 영수증을 보험자에게 제출하면, 약정한 비율의 보험급여액을 보험자로부터 상환받는 제도로서 피보험자와 보험자간의 쌍방계약관계로서 맺어지는 형태의 보험이다. 대표적인 나라는 프랑스이다.

### (2) 제3자 지불형(직접서비스형)

피보험자가 평소에 보험료를 납부하고 필요시 요양기관에서 요양급여를 받는 방식이다. 이 형태는 보험자와 피보험자 외의 의료기관이 참여하는 제3자 지불방식을 취하게 된다. 즉, 수진자는 본인일부부담액만 진료기관에 납부하고 그 이외의 금액은 보험자가 부담하는 유형이다. 이 제도는 우리나라를 비롯하여 일본, 독일 등 사회보험 방식을 적용하는 나라에서 주로 사용한다.

### (3) 변이형(직접형)

보험자가 의료기관을 직접소유하거나 계약하여 가입자들에게 포괄적인 의료서비스를 제공함으로써 의료비를 절감하고자 하는 유형이다. 우리나라의 경우 국민건강보험공단 일산병원이 해당되며, 미국의 건강유지기구(HMO)가 여기에 속한다.

## 5. 건강보험 적용대상 및 자격취득

### (1) 가입자적용 대상

① 국내에 거주하는 국민은 이 법에 따른 건강보험의 가입자 또는 피부양자가 된다. 다만, 다음 각 호의 어느 하나에 해당하는 사람은 제외한다.

㉮ 「의료급여법」에 따라 의료급여를 받는 사람

㉯ 「독립유공자예우에 관한 법률」 및 「국가유공자 등 예우 및 지원에 관한 법률」에 따라 의료보호를 받는 사람. 다만, 다음 각 목의 어느 하나에 해당하는 사람은 가입자 또는 피부양자가 된다.

ⅰ 유공자등 의료보호대상자 중 건강보험의 적용을 보험자에게 신청한 사람

ⅱ 건강보험을 적용받고 있던 사람이 유공자등 의료급여대상자로 되었으나 건강보험의 적용배제신청을 보험자에게 하지 아니한 사람

② 제1항의 피부양자는 다음의 어느 하나에 해당하는 사람 중 직장가입자에게 주로 생계를 의존하는 사람으로서 보수나 소득이 없는 사람을 말한다.

㉮ 직장가입자의 배우자

㉯ 직장가입자의 직계존속(배우자의 직계존속을 포함)

㉰ 직장가입자의 직계비속(배우자의 직계비속을 포함)과 그 배우자

㉱ 직장가입자의 형제 · 자매

③ 제2항에 따른 피부양자 자격의 인정 기준, 취득 · 상실시기 및 그 밖에 필요한 사항은보건복부령으로 정한다.

### (2) 가입자의 종류

① 가입자는 직장가입자와 지역가입자로 구분한다.

② 모든 사업장의 근로자 및 사용자와 공무원 및 교직원은 직장가입자가 된다. 다만, 다음의 어느 하나에 해당하는 사람은 제외한다.

- 고용 기간이 1개월 미만인 일용근로자
- 「병역법」에 따른 현역병 전환 복무된 사람 및 무관후보생
- 선거에 당선되어 취임하는 공무원으로서 매월 보수 또는 보수에 준하는 급료를 받지 아니 하는 사람

- 그 밖에 사업장의 특성, 고용 형태 및 사업의 종류 등을 고려하여 사업장의 근로자 및 사용자와 공무원 및 교직원

③ 지역가입자는 직장가입자와 그 피부양자를 제외한 가입자를 말한다.

④ 제2항 제4호에 따른 근로자 및 사용자는 대통령령으로 정하는 절차에 따라 직장가입자가 되거나 탈퇴할 수 있다.

### (3) 사업장의 신고

사업장의 사용자는 다음 각 호의 어느 하나에 해당하게 되면 그 때부터 14일 이내에 보건복지부령으로 정하는 바에 따라 보험자에게 신고하여야 한다. 제 ①호에 해당되어 보험자에게 신고한 내용이 변경된 경우에도 또한 같다.

① 제6조 제2항에 따라 직장가입자가 되는 근로자 · 공무원 및 교직원을 사용하는 사업장(적용대상사업장)이 된 경우

② 휴업 · 폐업 등 보건복지부령으로 정하는 사유가 발생한 경우

### (4) 자격의 취득(시기)

① 가입자는 국내에 거주하게 된 날에 직장가입자 또는 지역가입자의 자격을 얻는다. 다만, 다음 각 호의 어느 하나에 해당하는 사람은 그 해당되는 날에 각각 자격을 얻는다.

- 수급권자이었던 사람은 그 대상자에서 제외된 날
- 직장가입자의 피부양자이었던 사람은 그 자격을 잃은 날
- 유공자등 의료보호대상자이었던 사람은 그 대상자에서 제외된 날
- 제5조 제1항 제2호 "가"목에 따라 보험자에게 건강보험의 적용을 신청한 유공자등 의료보호대상자는 그 신청한 날

② 제1항에 따라 자격을 얻은 경우 그 직장가입자의 사용자 및 지역가입자의 세대주는 그 명세를 보건복지부령으로 정하는 바에 따라 자격을 취득한 날부터 14일 이내에 보험자에게 신고하여야 한다.

### (5) 자격의 변동 시기

① 가입자는 다음의 어느 하나에 해당하게 된 날에 그 자격이 변동된다.

- 지역가입자가 적용대상사업장의 사용자이거나, 근로자 · 공무원 또는 교직원으로 사용된 날
- 직장가입자가 다른 적용대상사업장의 사용자로 되거나 근로자 등으로 사용된 날
- 직장가입자인 근로자 등이 그 사용관계가 끝난 날의 다음 날
- 적용대상사업장에 제7조 제2호에 따른 사유가 발생한 날의 다음 날
- 지역가입자가 다른 세대로 전입한 날

### (6) 자격의 상실(시기)

① 가입자는 다음의 어느 하나에 해당하게 된 날에 그 자격을 잃는다.

**자격상실 시기**

1. 사망한 날의 다음 날 2. 국적을 잃은 날의 다음 날 3. 국내에 거주하지 아니하게 된 날의 다음 날 4. 직장가입자의 피부양자가 된 날 5. 수급권자가 된 날 6. 건강보험을 적용받고 있던 사람이 유공자 등 의료급여 대상자가 되어 건강보험의 적용 배제신청을 한 날

② 제1항에 따라 자격을 잃은 경우 직장가입자의 사용자와 지역가입자의 세대주는 그 명세를 보건복지부령으로 정하는 바에 따라 자격을 잃은 날부터 14일 이내에 보험자에게 신고하여야 한다.

### (7) 건강보험증

① 국민건강보험공단은 가입자에게 건강보험증을 발급하여야 한다.

② 가입자 또는 피부양자가 요양급여를 받을 때에는 제1항의 건강보험증을 제42조제1항에 따른 요양기관에 제출하여야 한다.

③ 가입자 또는 피부양자는 제2항 본문에도 불구하고 주민등록증, 운전면허증, 여권, 그 밖에 보건복지부령으로 정하는 본인 여부를 확인할 수 있는 신분증명서로 요양기관이 그 자격을 확인할 수 있으면 건강보험증을 제출하지 아니할 수 있다.

# 3-2 보험급여 종류 및 형태

{ 학습목표 } 1. 보험급여의 종류와 급여제한사항을 알 수 있다.

## 1. 보험급여

### (1) 보험급여

보험급여란 가입자 및 피부양자의 질병 · 부상에 대한 예방 · 진단 · 치료 · 재활과 출산 · 사망 및 건강증진에 대하여 법령이 정하는 바에 따라 공단이 현물 또는 현금 형태로 제공하는 서비스를 말한다. 현물급여는 가입자 및 피부양자에게 요양기관을 통하여 직접 의료서비스를 제공하는 것으로 요양급여와 건강검진이며, 현금급여에는 요양비, 본인부담금보상금, 장애인 보장구 급여비 등이 있다.

### (2) 보험급여의 형태

우리나라에서 현재 시행하고 있는 건강보험급여 형태는 현물급여와 현금급여, 법정급여와 부가급여가 있다.

### (3) 보험급여의 종류

보험급여는 현물급여와 현금급여로 구분된다.

① 현물급여 : 요양기관(병 · 의원)등으로부터 직접 제공받는 의료서비스 일체로 가입자 및 피부양자의 질병 · 부상 · 출산 등에 대한 요양급여와 건강검진이 있다.

② 현금급여 : 질병이나 출산으로 인해 일을 중단함으로써 봉급을 받지 못하는 경우 이를 보전해 주는 것으로 가입자 및 피부양자의 신청에 의하여 공단에서 현금으로 지급되며 요양비, 본인부담보상금, 장애인보장구 급여비 등이 있다.

**표 3-5** 보험급여의 종류

| 구분 | | 수급권자 | 비고 |
|---|---|---|---|
| 현물급여 | 요양급여 | 가입자 및 피부양자 | |
| | 건강검진 | 가입자 및 피부양자 | |
| 현금급여 | 요양비 | 가입자 및 피부양자 | |
| | 장애인보장구 | 가입자 및 피부양자 중 장애인복지법에 의해 등록한 장애인 | |
| | 본인부담액 상한제 | 가입자 및 피부양자 | |
| | 임신 · 출산 진료비 | 가입자 및 피부양자 중 임산부 | |

### (4) 법정급여와 부가급여

우리나라에서 현재 시행하고 있는 건강보험급여는 국민건강보험법에서 정하고 있는 법정급여와 대통령령에 의한 부가급여로 구분되며 다음과 같다.

- 법정급여 : 법에 의해서 당연히 해 주어야 하는 급여(요양급여, 건강검진, 요양비, 장애인보장구 급여비, 본인부담상한액)
- 부가급여 : 법에 규정한 요양급여 외에 대통령이 정하는 바에 의하여 지급되는 급여(2019년 기준 임신 및 출산진료비는 하나의 태아를 임신한 경우: 60만원, 둘 이상의 다태아를 임신한 경우: 100만원이 지급되고 있음)

**표 3-6** 보험급여 형태별 분류

| 구분 | 급여종류 | 종별 | 지급대상 |
|---|---|---|---|
| 요양급여 | 법정급여 | 현물급여 | 가입자, 피부양자 |
| 건강검진 | 법정급여 | 현물급여 | 가입자, 피부양자 |
| 요양비 | 법정급여 | 현금급여 | 가입자, 피부양자 |
| 장애인보장구 급여비 | 법정급여 | 현금급여 | 등록된 가입자, 피부양자 |
| 본인부담상한액 | 법정급여 | 현금급여 | 가입자, 피부양자 |
| 임신, 출산진료비 | 부가급여 | 현물급여 | 가입자, 피부양자 |

#### ① 요양급여

㉮ 가입자와 피부양자의 질병, 부상, 출산 등에 대하여 다음 사항의 요양급여를 실시한다.

① 진찰 · 검사 ② 약제(藥劑) · 치료재료의 지급 ③ 처치 · 수술 및 그 밖의 치료 ④ 예방 · 재활 ⑤ 입원 ⑥ 간호 ⑦ 이송(移送)

㉯ 제1항에 따른 요양급여)의 방법 · 절차 · 범위 · 상한 등의 기준은 복지부령으로 정한다.

㉰ 보건복지부장관은 제2항에 따라 요양급여의 기준을 정할 때 업무나 일상생활에 지장이 없는 질환, 그 밖에 복지부령으로 정하는 사항은 요양급여의 대상에서 제외할 수 있다.

### ② 건강검진

건강검진은 질병의 예방과 조기발견 및  조기치료를 위해 실시하고 있으며 국가에서 현재 시행하고 있는 건강검진은 일반건강검진, 암검진(6대암), 의료급여생애전환기검진, 영유아건강검진 있다.

㉮ 국민건강보험공단은 가입자와 피부양자에 대하여 질병의 조기 발견과 그에 따른 요양급여를 하기 위하여 건강검진을 실시하고 있으며 건강검진의 대상 · 횟수 · 절차와 그 밖에 필요한 사항은 대통령령으로 정한다.

㉯ 건강검진은 일반건강검진, 암검진 및 영유아건강검진으로 구분하여 실시한다.

㉰ 건강검진을 받을 수 있는 자는 다음과 같다.

**표 3-7** 건강검진 종류

| 구분 | 내용 |
|---|---|
| 1. 일반건강검진 | 직장가입자, 세대주인 지역가입자, 20세 이상인 지역가입자 및 20세 이상인 피부양자 |
| 2. 암검진 | 암종별 특성을 고려하여 검진이 필요한 자로서 보건복지부장관이 정하여 고시 하는 자(암검진의 종류는 위암, 대장암, 간암, 유방암, 폐암, 자궁경부암검진이 있음) |
| 3. 의료급여생애전환기 검진 | 만 66세 연령에 실시하는 건강검진 |
| 4. 영유아건강검진 | 6세 미만의 가입자 및 피부양자 |

㉱ 건강검진은 2년마다 1회 이상 실시하되, 사무직에 종사하지 아니하는 직장가입자에 대하여는 1년에 1회 실시한다. 다만, 암검진은 「암관리법 시행령」에서 정한 바에 따르며, 영유아건강검진은 영유아의 나이 등을 고려하여 보건복지부장관이 정하여 고시하는 바에 따라 검진주기와 검진횟수를 다르게 할 수 있다.

㉲ 국민건강보험공단은 건강검진을 실시하려면 건강검진의 실시에 관한 사항을 구분에 따라 통보하여야 한다.

ⅰ. 일반건강검진 및 암검진: 직장가입자에게 실시하는 건강검진의 경우에는 해당 사용자에게, 직장가입자의 피부양자 및 지역가입자에게 실시하는 건강검진의 경우에는 검진을 받는 사람에게 통보하여야 한다.

ⅱ. 영유아건강검진: 직장가입자의 피부양자인 영유아에게 실시하는 건강검진의 경우에는 그 직장가입자에게, 지역가입자인 영유아에게 실시하는 건강검진의 경우에는 해당 세대주에게 통보하여야한다.

㉳ 건강검진을 실시한 검진기관은 공단에 건강검진의 결과를 통보하여야 하며, 공단은 이를 건강검진을 받은 사람에게 통보하여야 한다. 다만, 검진기관이 건강검진을 받은 사람에게 직접 통보한 경우에는 공단은 그 통보를 생략할 수 있다.

㉴ 건강검진을 실시 후 검진기관은 검진결과 통보를 건강검진을 완료한 후에 결과통보서를 작성하여 수검자에게 15일 이내에 우편, 이메일, 모바일 등으로 통보하여야 한다.

㉵ 검진기관은 건강검진을 완료한 날로부터 30일 이내에 검진비용을 국민건강보험공단에 청구하여야 한다.

㉶ 건강검진을 검진기관이 토요일 및 「관공서의 공휴일에 관한 규정」에 따른 공휴일에 검진을 실시한 경우 건강검진 상담료 및 행정비용의 30%를 가산하여 지급할 수 있다(건강검진실시기준 제14조)

③ **요양비**

㉮ 국민건강보험공단은 가입자나 피부양자가 보건복지부령으로 정하는 긴급하거나 그 밖의 부득이한 사유로 요양기관과 비슷한 기능을 하는 기관으로서 보건복지부령으로 정하는 기관에서 질병 · 부상 · 출산 등에 대하여 요양을 받거나 요양기관이 아닌 장소에서 출산한 경우에는 그 요양급여에 상당하는 금액을 보건복지부령으로 정하는 바에 따라 가입자나 피부양자에게 요양비로 지급한다.

㉯ 제 ㉮항에 따라 요양을 실시한 기관은 보건복지부장관이 정하는 요양비 명세서나 요양 명세를 적은 영수증을 요양을 받은 사람에게 내주어야 하며, 요양을 받은 사람은 그 명세서나 영수증을 공단에 제출하여야 한다.

요양비 지급사항은 법 제49조 제1항에서 "보건복지부령으로 정하는 긴급하거나 그 밖의 부득이한 사유"란 다음 각 호의 어느 하나에 해당하는 경우를 말한다.

ⅰ. 요양기관을 이용할 수 없거나 요양기관이 없는 경우

ⅱ. 만성신부전증 환자가 의사의 처방전에 따라 복막관류액 또는 자동복막투석에

사용되는 소모성 재료를 요양기관 외의 의약품 판매업소에서 구입 · 사용한 경우

iii. 산소치료를 필요로 하는 환자가 의사의 산소치료 처방전에 따라 보건복지부장관이 정하여 고시하는 방법으로 가정에서 산소치료를 받는 경우

iv. 제1형 당뇨병 환자가 의사의 처방전에 따라 혈당검사에 사용되는 소모성 재료를 요양기관 외의 의료기기 판매 업소에서 구입 · 사용한 경우

**④ 장애인보장구 급여**

장애인복지법에 의하여 등록된 장애인인 가입자 및 피부양자가 장애인보장구를 구입할 경우 구입금액 일부를 국민건강보험공단에서 보험급여비로 지급하는 제도이다. 보장구 유형은 팔의지(21종), 다리의지(18종), 팔보조기(5종), 척추보조기(7종), 골반보조기(1종) 다리보조기(11종) 교정용신발(1종), 보청기 등 기타 보장구(14종) 및 전동휠체어와 전동스쿠터용 소모품(1종) 등 총 85종이 있다. 보장구에 대한 보험급여를 받고자 하는 경우에는 전문의에게 보장구 처방전을 받아 구입하고 처방전 발행한 전문의에게 검수를 받은 다음 국민건강보험공단에 보장구급여비 지급청구서, 처방전, 검수확인서 및 세금계산서(신용카드 전표 등)를 방문 또는 우편으로 제출해야 한다. 보장구의 보험급여는 기준 금액 범위 내 구입 금액의 90%(차상위 본인부담 경감 대상자는 100%)까지 실시하고 있다.

### (5) 비용의 일부부담 및 요양급여비용 산정 및 요양급여 대상 여부의 확인

**① 비용의 일부부담 및 요양급여비용 산정**

㉮ 비용의 일부부담은 요양급여를 받는 자는 대통령령으로 정하는 바에 따라 본인이 부담한다.

㉯ 요양급여비용은 공단의 이사장과 대통령령으로 정하는 의약계를 대표하는 사람들의 계약으로 정한다. 이 경우 계약기간은 1년으로 한다.

㉰ 약제 · 치료재료에 대한 요양급여비용은 요양기관의 약제 · 치료재료 구입금액 등을 고려하여 대통령령으로 정하 바에 따라 달리 산정할 수 있다.

**② 요양급여 대상 여부의 확인**

㉮ 가입자나 피부양자는 본인일부부담금 외에 자신이 부담한 비용이 제41조 제3항에 따라 요양급여 대상에서 제외되는 비용인지 여부에 대하여 심사평가원에 확

인을 요청할 수 있다.

㉯ 제1항에 따른 확인 요청을 받은 심사평가원은 그 결과를 요청한 사람에게 알려야 한다. 이 경우 확인을 요청한 비용이 요양급여 대상에 해당되는 비용으로 확인되면 그 내용을 공단 및 관련 요양기관에 알려야 한다.

㉰ 제2항 후단에 따라 통보받은 요양기관은 받아야 할 금액보다 더 많이 징수한 금액을 지체 없이 확인을 요청한 사람에게 지급하여야 한다. 다만, 국민건강보험공단은 해당 요양기관이 과다본인부담금을 지급하지 아니하면 해당 요양기관에 지급할 요양급여비용에서 과다본인부담금을 공제하여 확인을 요청한 사람에게 지급할 수 있다.

### (6) 현역병 등에 대한 요양급여비용의 지급

국민건강보험공단은 제54조 제3호 및 제4호에 해당하는 사람이 요양기관에서 대통령령으로 정하는 치료 등을 받은 경우 그에 따라 공단이 부담하는 비용을 법무부장관 · 국방부장관 · 국민안전처장관 또는 경찰청장으로부터 예탁 받아 지급할 수 있다.

### (7) 요양급여비용의 정산

국민건강보험공단은 「산업재해보상보험법」 제10조에 따른 근로복지공단이 이 법에 따라 요양급여를 받을 수 있는 사람에게 「산업재해보상보험법」 제40조에 따른 요양급여를 지급한 후 그 지급결정이 취소되어 해당 요양급여의 비용을 청구하는 경우에는 그 요양급여가 이 법에 따라 실시할 수 있는 요양급여에 상당한 것으로 인정되면 그 요양급여에 해당하는 금액을 지급할 수 있다.

## 2. 급여의 제한 및 급여 제한여부 조회

### (1) 건강보험 급여의 제한

국민건강보험공단은 보험급여를 받을 수 있는 사람이 다음의 경우에 어느 하나에 해당하면 보험급여를 하지 아니한다.

① 고의 또는 중대한 과실로 인한 범죄행위에 그 원인이 있거나 고의로 사고를 일으킨 경우

> 건강보험은 보험의 원리에 의거 보호하고자 하는 보험사고의 발생에 우연성을 요구하므로 우연히 발생한 사고가 아닌 고의 또는 중대한 과실로 인한 범죄행위에 기인한 사고에 대하여도 보험급여를 인정한다면 다수의 보험가입자들이 공동으로 각출하여 일정한 보험사고에 대비하여 경제적인 위험으로부터 보험급여를 받을 자를 보호하고자 하는 사회정의에 맞지 않고 건강보험의 이념에도 부합되지 않기 때문에 보험급여를 제한하고 있다.

② 고의 또는 중대한 과실로 국민건강보험공단이나 요양기관의 요양에 관한 지시에 따르지 아니한 경우

> 요양에 관한 지시는 건강보험 가입자 및 피부양자로 하여금 적당한 진료를 받게 함으로써 상병치유의 목적을 신속히 달성할 수 있도록 하는 것이며, 이와 같은 요양에 관한 지시를 따르지 아니한 때에는 질병, 부상 등에 대한 치료를 지연, 확대시킴은 물론 급여비용을 증액시키고 나아가 다른 가입자들의 부담을 증가 시키는 것으로 상부상조를 정신으로 하는 건강보험제도의 본질에 반하기 때문에 보험급여를 제한하는 것이다.

③ 고의 또는 중대한 과실로 국민건강보험법 제55조에 따른 문서와 그 밖의 물건의 제출을 거부하거나 질문 또는 진단을 기피한 경우

> 보험급여의 적정성이 확보되도록 보험자에게 보험사고에 대하여 조사할 수 있는 권한을 부여하고, 동 제도의 실효성을 거두기 위해 보험자의 문서나 기타 물건의 제출명령 등에 대하여 보험급여를 받을 자가 그 이행을 거부하거나 기피할 경우에는 보험급여를 제한할 수 있도록 하였으며, 동 규정은 보험급여를 받을 자가 이를 위반하더라도 법령상 벌칙규정이 없으므로 보험자가 보험급여제한을 함으로써 제도의 실효성을 보장하기 위함이다.

④ 업무 또는 공무로 생긴 질병·부상·재해로 다른 법령에 따른 보험급여나 보상 또는 보상(補償)을 받게 되는 경우

> 업무(공무)상 재해에 관한 사용자의 의무를 건강보험급여의무에 우선시킴으로써 이중급여를 배제하고 사회보장의 형평성을 도모하기 위한 것으로 가입자가 업무상 또는 공무수행 중 업무 또는 공무에 기인하여 질병, 부상, 재해가 발생하여 다른 법령에 의한 보험급여나 보상을 받거나 또는 보상을 받게 되는 경우에는 이중급여 배제차원에서 보험급여를 제한하고 있습니다. 이는 업무상 또는 공무상 보험사고가 발생한 경우 근로기준법, 산업재해보상보험법, 공무원연금법 등 관련 법령 등에 의하여 요양급여 또는 요양보상을 받게 되기 때문이다.

⑤ 다른 법령에 의하여 국가 또는 지방자치단체로부터 보험급여에 상당하는 비용을 지급받게 되는 경우

> 보험급여를 받을 수 있는 자가 다른 법령에 따라 국가 또는 지방자치단체로부터 보험급여에 상당하는 비용을 지급받게 되는 경우에는 그 한도 내에서 보험급여를 하지 아니한다. 건강보험제도는 질병, 부상 등에 대한 요양급여를 통한 사회보장증진과 국민보건향상을 목적으로 하고 있는데, 이와 같은 목적은 사회보험 · 공공부조방식 이외에 각종의 특별법에 의해서도 실현되고 있고 동일한 보험사고에 대하여 국민건강보험법에 의한 보험급여와 다른 특별법령에 의한 요양급여 또는 요양비가 이중적으로 지급되는 경우 그 일방의 적용을 배제함이 제도의 목적 및 사회정의에 적합하기 때문에 급여를 제한하는 것이다.

⑥ 건강보험료 체납에 따른 급여제한

> 보험법 제53조 제3항 및 제4항에 따르면 건강보험료를 6회 이상 납부 하지 않은 경우에는 체납보험료를 전액 납부할 때까지 건강보험의 혜택을 받을 수 없도록 규정하고 있다. 체납기간 중 보험급여를 받은 사실이 있음을 공단이 통지한 날부터 2개월이 경과한 날이 속한 달의 보험료 납부기한 이내에 체납된 보험료를 완납한 경우에는 보험급여를 인정한다.

자료참고: 국민건강보험공단 홈페이지

### (2) 급여의 제한여부의 조회

급여제한여부 조회제도란, 건강보험 가입자 등이 국민건강보험법상 급여제한 사유에 해당하거나, 제3자의 행위로 인한 보험사고 행의에 대해 제3자로부터 손해배상을 받은 경우 건강보험 적용여부에 대해 공단의 결정에 따르도록 하는 제도를 말한다.

① 요양기관은 가입자 등이 법 제53조 제1항 제2항 또는 법 제58조 제2항에 해당되는 것으로 판단되는 경우에도 요양급여를 실시하되, 지체 없이 급여제한여부조회서(별지 제2호 서식)에 의하여 국민건강보험공단에 급여제한 여부를 조회하여야 한다.

② 제1항에 따라 조회 요청을 받은 국민건강보험공단은 7일(공휴일 제외) 이내에 급여제한 여부를 결정한 후 요양기관에 급여제한 여부 결정통보서(별지 제2호서식)로 회신하여야 하며, 회신을 받은 요양기관은 공단의 결정내용을 요양급여를 개시한 날부터 소급하여 적용하여야 한다.

③ 2항의 규정에 불구하고 회신이 있기 전에 요양급여가 종료되거나 회신 없이 7일이 경과된 때에는 공단이 당해 요양기관에 대하여 요양급여를 인정한 것으로 본다. 다만, 공단이 7일이 경과된 후에 급여제한을 결정하여 회신한 때에는 요양기관은 회

신을 받은 날부터 공단의 결정에 따라야 한다.

④ 국민건강보험공단은 법 제53조제1항 · 제2항 또는 법 제58조제2항에 따라 요양급여를 제한하여야 함에도 불구하고 제3항의 규정에 의하여 요양급여를 받은 가입자 등에 대하여는 법 제57조에 따라 부당이득에 해당되는 금액을 징수한다.

⑤ 요양기관은 법 제53조 제2항의 한도를 초과하여 요양급여를 행한 경우에는 그날부터 7일 이내에 요양급여적용통보서(별지 제3호 서식) 의하여 그 사실을 공단에 알려야 한다.

### 급여제한여부 조회대상

- 교통사고
  자피사고 및 쌍방과실에 의한 사고의 운전자(피해자)가 건강보험으로 진료 받을 경우
  사고 차량에 동승하여 부상을 입고 진료 받을 경우 등
- 폭행사고
  폭력행위 행사로 인하여 부상한 당사자(피해자)가 건강보험으로 진료 받을 경우
- 고의행위로 인한 사고
  음독사고, 자해 등 고의로 자신의 신체를 손상시킨 당사자가 건강보험으로 진료 받을 경우
  주먹으로 벽 또는 유리를 가격하여 부상하거나 고의로 독극물을 음독한 당사자가 진료 받을 경우
- 업무상 또는 공무상 재해
  공무원, 교직원 및 일반 근로자가 공무 · 업무로인한 질병 또는 부상을 건강보험으로 진료 받을 경우
- 다른 법령에 의하여 보험급여를 받은 경우
  건강보험 가입자가 다른 법령에 따라 국가나 지방자치단체로부터 보험급여에 상당하는 급여를 받거나 보험급여에 상당하는 비용을 지급받게 되는 경우
- 제3자로부터 손해배상을 받은 경우
  제3자의 고의 또는 과실에 의하여 부상한 피해자가 진료를 받던 중 제3자로부터 이미 손해배상을 받은 경우
- 제3자의 고의 또는 과실행위에 따른 부상으로 진료 받을 경우
  주인이 있는 동물에 의한 피해자, 실화 또는 고의 방화로 발생한 사고 피해자가 진료 받을 경우 등

**그림 3-6** 급여제한여부 조회절차

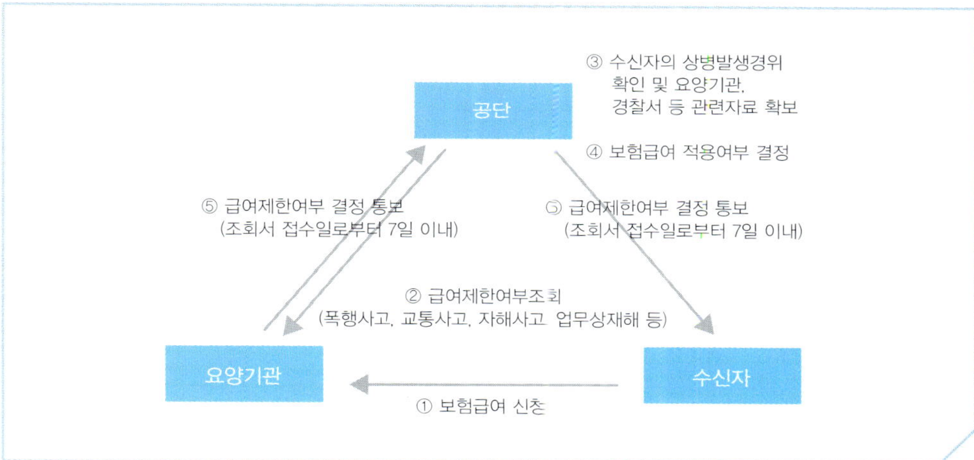


자료출처: 국민건강보험공단

| 요양급여적용통보서 [별지 제3호 서식] | | | | | | | |
|---|---|---|---|---|---|---|---|
| 수신기관명 | 국민건강보험공단<br>○○○지사장 | | 건강보험증번호<br>(사업자기호) | | | | |
| 가입자 또는 세대주 | 성명 | | 주민등록(관리)번호 | | | | |
| 환자 | 성명 | | 주민등록(관리)번호 | | | | |
| | 주소 | (전화 : ) | | | | | |
| 진료구분 | 1. 입원 2. 외래 | 진료(조제투약)기간 | . . .~ . . . | | | | |
| 상병명 | | 상병분류기호 | | 상병외인<br>분류기호 | | 사고<br>일시 | |
| 요양급여개시일 | | 요양급여적용전<br>비용청구근거 | | | | | |
| 사고내용<br>(구체적으로 기술) | | | | | | | |

국민건강보험 요양급여기준에 관한규칙 제4조제5항의 규정에 의하여 위와 같이 요양급여가 적용되고 있음을 통보합니다.

년 월 일

요양기관 기호 :
소재지 :
대표자 : [인]

국민건강보험공단이사장 귀하

주 : 요양급여를 적용한 날부터 7일(공휴일 제외) 이내에 공단에 통보하여야 합니다.

## 급여제한여부 조회서 [별지 제2호서식]

| 수신기관명 | 국민건강보험공단이사장 | | 건강보험증번호<br>(사업자기호) | |
|---|---|---|---|---|
| 가입자 또는 세대주 | 성명 | | 주민등록(관리)번호 | |
| 환자 | 성명 | | 주민등록(관리)번호 | |
| | 주소 | (전화 : ) | | |

| 진료구분 | 1. 입원 2. 외래 | 진료(조제투약)기간 | . . .~ . . . |
|---|---|---|---|

| 상병명 | | 상병분류기호 | | | | | | 상병외인 분류기호 | | | | | |
|---|---|---|---|---|---|---|---|---|---|---|---|---|---|

| 조회사유<br>(난이 부족한 경우<br>뒷면 활용) | |
|---|---|

국민건강보험 요양급여의 기준에 관한규칙 제4조제1항의 규정에 의하여 위 환자에 대한 요양급여제한 여부를 조회하오니 회신하여 주시기 바랍니다.

년 월 일

요양기관 기호 :
소재지 :
대표자 : [인]

국민건강보험공단이사장 귀하

## 급여제한여부 결정통보서

국민건강보험 요양급여기준에 관한규칙 제4조제2항의 규정에 의하여 아래와 같이 결정통보하오니 조치하여 주시기 바랍니다.

년 월 일

국민건강보험공단이사장 [인]

요양기관대표자 귀하

| 결정사항 | 1. 급여적용 2. 조건부 급여적용(선요양급여 사후관리) 3. 급여제한 |
|---|---|
| 제한근거('○'표) | 국민건강보험법 제48조제1항 · 제2항, 제53조제2항 |
| 요양급여제한 개시일 또는 기간 | 년 월 일부터 ( 년 월 일까지) |

주 : 1. 이 조회서는 요양기관이 3부를 작성하여 1부는 보관하고, 2부는 공단에 송부하면, 공단은 급여제한여부결정통보서를 작성하여 1부는 보관하고, 1부는 요양기관에 송부합니다.
2. 요양기관은 우선 요양급여를 하고 이 조회서를 지체 없이 공단에 조회하여야 하며, 공단은 7일(공휴일 제외) 이내에 이를 회신하여야 합니다.
3. 결정사항 중 "2"는 공단이 7일(공휴일 제외) 이내에 급여제한 여부를 확정할 수 없는 경우에 해당되며, 만일 요양급여 후 급여제한 사유가 확정되는 때에는 사후관리로 정산하게 됩니다.
4. 결정사항에 이의가 있는 경우 90일 이내에 공단에 이의신청을 할 수 있습니다.

### (3) 제3자의 행위로 인한 급여통보

법 제58조 및 국민건강보험법시행규칙 제28조의 규정에 따라 가입자(지역가입자의 경우에는 세대주를 포함한다)는 자신이나 피부양자에 대한 보험급여 사유가 제3자의 행위로 인한 것인 경우에는 제3자의 행위로 인한 급여 통보서(별지 제25호 서식)를 지체 없이 국민건강보험공단에 제출하도록 되어 있다.

**제3자의 행위로 인한 급여 통보서** ( 국민건강보험법 시행규칙 [별지 제25호서식] )

※ 유의사항 및 작성방법은 뒤쪽을 참고하시기 바라며, 바탕색이 어두운 난은 통보인이 적지 않습니다.

(앞쪽)

| 접수번호 | 접수일 | | 처리기간 7일 | |
|---|---|---|---|---|
| ① 건강보험증 번호 | | | | |
| ② 가입자 (세대주) | 성명 | 주민등록번호(외국인등록번호) | | |
| ③ 진료받은 사람(수진자) | 성명 | 주민등록번호(외국인등록번호) | | |
| | 주소 | | | |
| ④ 진료 구분 | 1. 입원 2. 외래 | ⑤ 진료기간 | | |
| ⑥ 상병명 | | ⑦ 상병분류기호 | ⑧ 상해외인코드 | |
| ⑨ 가해자 | 성명 | 주민등록번호(외국인등록번호) | | |
| ⑩ 사고일시 | | | | |
| ⑪ 요양기관 | 명칭 | 소재지 | | |
| ⑫ 사고내용 (구체적으로 적습니다) | | | | |

「국민건강보험법 시행규칙」 제28조에 따라 위와 같이 건강보험급여가 적용되고 있음을 통보합니다.

년 월 일

통보인 (서명 또는 인)

전화번호( )

수진자와의 관계 수진자의( )

국민건강보험공단 이사장 귀하

210㎜×297㎜[백상지 80g/㎡]

### (4) 구상권(건강보험법 제58조)

① 국민건강보험공단은 제3자의 행위로 보험급여사유가 생겨 가입자 또는 피부양자에게 보험급여를 한 경우에는 그 급여에 들어간 비용 한도에서 그 제3자에게 손해배상을 청구할 권리를 얻는다.

② 보험급여를 받은 사람이 제3자로부터 이미 손해배상을 받은 경우에는 국민건강보험공단은 그 배상액 한도에서 보험급여를 하지 아니한다.

따라서 제3자의 행위로 보험급여사유가 생겨 가입자 또는 피부양자에게 보험급여를 한 경우에는 그 급여에 들어간 비용 한도에서 그 제3자에게 손해배상을 청구할 권리를 얻는 것을 의미하며, 국민건강보험공단이 구상권을 갖는다.

### (5) 부당이득의 징수

① 국민건강보험공단은 속임수나 그 밖의 부당한 방법으로 보험급여를 받은 사람이나 보험급여 비용을 받은 요양기관에 대하여 그 보험급여나 보험급여 비용에 상당하는 금액의 전부 또는 일부를 징수한다.

② 사용자나 가입자의 거짓 보고나 거짓 증명 또는 요양기관의 거짓 진단에 따라 보험급여가 실시된 경우 공단은 이들에게 보험급여를 받은 사람과 연대하여 제1항에 따른 징수금을 내게 할 수 있다.

# 3-3 건강보험 요양급여기준 및 행위급여기준

{ 학습목표 } 1. 요양급여기준의 적용기준 및 행위급여의 일반원칙에 대하여 알 수 있다.
2. 진료행위에 대한 요양기관 종별 가산율을 적용할 수 있다.

## 1. 건강보험 요양급여

### 1) 요양급여의 적용기준 및 방법

요양급여의 적용기준 및 방법(제5조 제1항 관련)은 보건복지부고시에 의거 다음과 같다.

#### (1) 요양급여의 일반원칙

① 요양급여는 가입자 등의 연령 · 성별 · 직업 및 심신상태 등의 특성을 고려하여 진료의 필요가 있다고 인정되는 경우에 정확한 진단을 토대로 하여 환자의 건강증진을 위하여 의학적으로 인정되는 범위 안에서 최적의 방법으로 실시하여야 한다.

② 요양급여를 담당하는 의료인은 의학적 윤리를 견지하여 환자에게 심리적 건강효과를 주도록 노력하여야 하며, 요양상 필요한 사항이나 예방의학 및 공중보건에 관한 지식을 환자 또는 보호자에게 이해하기 쉽드록 적절하게 설명하고 지도하여야 한다.

③ 요양급여는 경제적으로 비용효과적인 방법으로 행하여야 한다.

④ 요양기관은 가입자 등의 요양급여에 필요한 적정한 인력 · 시설 및 장비를 유지하여야 한다. 이 경우 보건복지부장관은 인력 · 시설 및 장비의 적정기준을 정하여 고시할 수 있다.

⑤ ④의 규정에 불구하고 가입자 등에 대한 최적의 요양급여를 실시하기 위하여 필요한 경우, 보건복지부장관이 정하여 고시하는 바에 따라 다른 기관에 검사를 위탁하거나, 당해 요양기관에 소속되지 아니한 전문성이 뛰어난 의료인을 초빙하거나, 다

른 요양기관에서 보유하고 있는 양질의 시설 · 인력 및 장비를 공동 활용할 수 있다.

⑥ 요양기관은 요양급여에 필요한 약제 · 치료재료를 직접 구입하여 가입자 등에게 지급하여야 한다. 다만, 다음의 1에 해당하는 경우에는 그러하지 아니하다.

㉮ 「약사법」 제23조제1항 본문에 따라 의사 또는 치과의사가 직접 약제를 조제할 수 없는 경우

㉯ 「약사법」 제23조제4항에 따라 의사 또는 치과의사가 직접 약제를 조제할 수 있는 경우 중 보건복지부장관이 정하는 경우

⑦ 개설자가 동일한 요양기관은 동일가입자 등의 동일상병에 대하여 같은 날 외래로 요양급여를 중복하여 실시하여서는 아니 된다. 이 경우 요양급여 중복의 범위는 보건복지부장관이 정하여 고시한다.

⑧ 「의료급여법」에 따라 의료급여를 받는 자가 건강보험의 가입자 또는 피부양자로 자격이 변동된 경우 제5조 제2항에 따라 요양급여의 기간 또는 인정개수 등을 정하고 있는 행위 · 약제 및 치료재료에 대하여는 건강보험의 요양급여 내용과 의료급여의 수급 내용을 연계하여 적용한다.

### (2) 진찰 · 검사, 처치 · 수술 기타의 치료

① 각종 검사를 포함한 진단 및 치료행위는 진료상 필요하다고 인정되는 경우에 한하여야 하며 연구의 목적으로 하여서는 아니 된다.

② 영 제21조 제3항 제2호에 따라 보건복지부장관이 정하여 고시하는 질병군에 대한 입원진료의 경우 그 입원진료 기간 동안 행하는 것이 의학적으로 타당한 검사 · 처치 등의 진료행위는 당해 입원진료에 포함하여 행하여야 한다.

### (3) 약제의 지급

**① 처방 · 조제**

㉮ 영양공급 · 안정 · 운동 그 밖에 요양상 주의를 함으로써 치료효과를 얻을 수 있다고 인정되는 경우에는 의약품을 처방 · 투여하여서는 아니 되며, 이에 관하여 적절하게 설명하고 지도하여야 한다.

㉯ 의약품은 약사법령에 의하여 허가 또는 신고된 사항(효능 · 효과 및 용법 · 용량 등)의 범위 안에서 환자의 증상 등에 따라 필요 · 적절하게 처방 · 투여하여야 한

다. 다만, 안전성 · 유효성 등에 관한 사항이 정하여져 있는 의약품 중 진료상 반드시 필요하다고 보건복지부장관이 정하여 고시하는 의약품의 경우에는 허가 또는 신고된 사항의 범위를 초과하여 처방 · 투여할 수 있으며, 중증환자에게 처방 · 투여하는 약제로서 보건복지부장관이 정하여 고시하는 약제의 경우에는 건강보험심사평가원장이 공고한 범위 안에서 처방 · 투여할 수 있다.

㉰ 요양기관은 중증환자에 대한 약제의 처방 · 투여시 해당약제 및 처방 · 투여의 범위가 (2)의 허용범위에는 해당하지 아니하나 해당환자의 치료를 위하여 특히 필요한 경우에는 건강보험심사평가원장에게 해당약제의 품목명 및 처방 · 투여의 범위 등에 관한 자료를 제출한 후 건강보험심사평가원장이 중증질환심의위원회의 심의를 거쳐 인정하는 범위 안에서 처방 · 투여할 수 있다.

㉱ 제10조의2제3항의 규정에 의하여 식품의약품안전처장이 긴급한 도입이 필요하다고 인정한 품목의 경우에는 식품의약품안전청장이 인정한 범위 안에서 처방 · 투여하여야 한다.

㉲ 항생제 · 스테로이드제제 등 오남용의 폐해가 우려되는 의약품은 환자의 병력 · 투약력 등을 고려하여 신중하게 처방 · 투여하여야 한다.

㉳ 진료상 2품목 이상의 의약품을 병용하여 처방 · 투여하는 경우에는 1품목의 처방 · 투여로는 치료효과를 기대하기 어렵다고 의학적으로 인정되는 경우에 한한다.

**약제 요양급여의 결정신청**

약제의 제조업자 · 위탁제조판매업자 · 수입자는 제8조 제2항에 따라 급여목록표로 고시되지 아니한 새로운 약제에 대하여 보건복지부장관에게 요양급여대상여부의 결정을 신청할 수 있다.

① **주사**

㉮ 주사는 경구투약을 할 수 없는 경우, 경구투약시 위장장애 등의 부작용을 일으킬 염려가 있는 경우, 경구투약으로 치료효과를 기대할 수 없는 경우 또는 응급환자에게 신속한 치료효과를 기대할 필요가 있는 경우에 한한다.

㉯ 동일 효능의 내복약과 주사제는 병용하여 처방 · 투여하여서는 아니 된다. 다만, 경구투약만으로는 치료효과를 기대할 수 없는 불가피한 경우에 한하여 병용하

여 처방 · 투여할 수 있다.

㉰ 혼합주사는 치료효과를 높일 수 있다고 의학적으로 인정되는 경우에 한한다.

㉱ 당류제제 · 전해질제제 · 복합아미노산제제 · 혈액대용제 · 혈액 및 혈액성분제제의 주사는 의학적으로 특히 필요하다고 인정되는 경우에 한한다.

**건강보험 약제 및 주사료. 치료재료 산정(기준)**

(1) 약제 및 주사대는 상한가 이내 범위에서 요양기관의 실구입가에 의해서 산정한다.

(2) 치료재료대의 보험급여는 보건복지부고시 및 심사기준에 의하여 보험급여가 되는 재료는 상한금액 내 실구입가로 산정하는 방법과 급여기준고시로 정액수가로 산정하는 방법이 있다.

### (4) 치료재료의 지급

치료재료는 약사법 기타 다른 관계법령에 의하여 허가 · 신고 또는 인정된 사항(효능 · 효과 및 사용방법)의 범위 안에서 환자의 증상에 따라 의학적 판단에 의하여 필요 · 적절하게 사용한다. 다만, 안전성 · 유효성 등에 관한 사항이 정하여져 있는 치료재료 중 진료에 반드시 필요하다고 보건복지부장관이 정하여 고시하는 치료재료의 경우에는 허가 · 신고 또는 인정된 사항(효능 · 효과 및 사용방법)의 범위를 초과하여 사용할 수 있다.

**① 치료재료의 개념**

건강보험 적용대상자의 진료에 사용되는 재료로서 관련규정과 절차에 따라 보건복지부장관이 인정. 고시한 품목으로 식품안전처장 또는 관계법령에 의하여 허가 및 신고를 피한 소모성재료를 의미한다.

**② 치료재료의 종류**

㉮ 의료기기법에 의한 의료기기(인공관절,인공수정체,인공심장판막,인공심장박동기. CT, MRI, PET, 체외충격파쇄석기(ESWL) 등

㉯ 약사법에 의한 의약 외품(거즈, 붕대, 탄력붕대, 봉합사 등)

㉰ 인체조직안전 및 관리 등에 관한 법률에 의한 인체조직(뼈, 건, 피부, 연골, 인조혈관 등)

㉱ 배터리, 디스켓 등 공산품

그림 3-7 치료재료

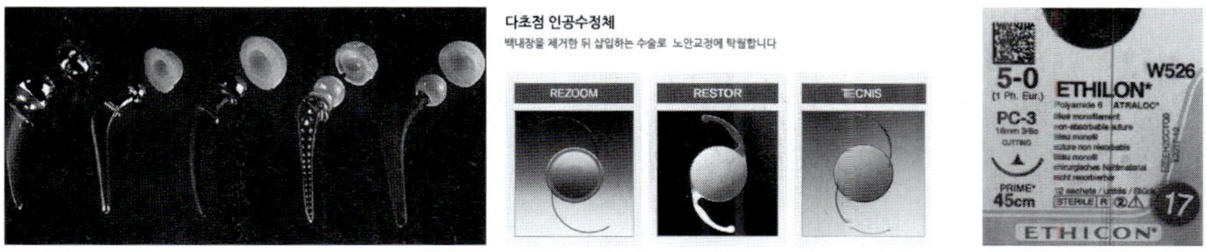


③ **치료재료비용 산정**

상한금액 내 실구입가로 산정하는 방법과 급여기준고시로 정액수가로 산정하는 방법(관절경,복강경수술시 치료재료비용 등),행위수가로 산정하는 방법(혈액투석 재료대, 체외충격파쇄석술 재료대 등)이 있다.

④ **비급여 대상 진료에 사용되는 치료재료는 보험급여가 되지 않는다.**

### (5) 예방 · 재활

재활 및 물리치료(이학요법)는 약물투여 또는 처치 및 수술 등에 의하여 치료효과를 얻기 곤란한 경우로서 재활 및 물리치료(이학요법)가 보다 효과가 있다고 인정되는 경우에 행한다.

### (6) 입원

① 입원은 진료상 필요하다고 인정되는 경우에 한하며 단순한 피로회복 · 통원불편 등을 이유로 입원지시를 하여서는 아니 된다.

② 퇴원은 의학적 타당성과 퇴원계획의 충분성 등을 신중하게 고려하여 적절한 시기에 행하여져야 한다.

③ 입원환자에 대한 식사는 환자의 치료에 적합한 수준에서 의료법령 및 식품위생법령에서 정하는 기준에 맞게 위생적인 방법으로 제공하여야 한다.

### (7) 가정간호

가정간호는 진료상 퇴원 후 계속적인 치료와 관리가 필요한 경우에 의사 또는 한의사의 진단과 처방에 의하여 가정전문간호사가 실시하여야 한다.

### (8) 의료장비

① 요양기관은 「의료기기법」 제2조 제1항에 따른 의료기기를 사용할 경우 같은 법 제6조와 제14조에 따라 식품의약품안전청장의 제조 또는 수입 허가를 받거나 신고한 것에 한하여 그 허가 또는 신고 된 범위에서 사용하여야 한다.

② 요양기관은 진단용 방사선 발생장치를 사용할 경우 「의료법」 제37조 제1항과 「진단용 방사선 발생장치의 안전관리에 관한 규칙」 제3조에 따라 시장 · 군수 · 구청장(자치구의 구청장을 말한다)에게 신고한 것에 한하여 사용하여야 하며, 「의료법」 제37조제2항과 「진단용 방사선 발생장치의 안전관리에 관한 규칙」 제4조 및 제8조에 따라 검사를 받지 아니하거나 검사결과 부적합 판정을 받은 진단용 방사선 발생장치를 사용하여서는 아니 된다.

③ 요양기관은 치료용 방사선 발생장치를 사용할 경우 「원자력법」 제65조에 따라 교육과학기술부장관의 사용허가를 받거나 신고 후 사용하여야 하며, 같은 법 제67조 및 제73조에 따른 검사를 받지 아니하거나 검사결과 부적합 판정을 받은 치료용 방사선 발생장치를 사용하여서는 아니 된다.

④ 요양기관은 특수의료장비를 사용할 경우 「의료법」 제38조제1항과 「특수의료장비의 설치 및 운영에 관한 규칙」 제2조에 따라 특별시장、광역시장、도지사 또는 특별자치도지사에게 등록한 것만을 사용하여야 하며, 「의료법」 제38조제2항、제3항과 「특수의료장비의 설치 및 운영에 관한 규칙」 제5조 및 제7조에 따라 검사를 받지 아니하거나 검사결과 부적합 판정을 받은 특수의료장비를 사용하여서는 아니 된다.

⑤ 요양기관은 그 밖에 다른 법령에서 정하고 있는 의료장비를 사용할 경우 해당 법령에서 정하고 있는 의료장비의 사용기준에 맞게 사용하여야 한다.

⑥ "①"목부터 "④"목까지의 규정에도 불구하고 안전성 · 유효성 등에 관한 사항이 정하여져 있는 의료장비 중 진료에 반드시 필요하다고 보건복지부장관이 정하여 고시하는 의료장비의 경우에는 관계 법령상의 허가 또는 신고된 범위를 초과하여 사용할 수 있다.

⑦ 「국민건강보험법 시행규칙」 제12조제1항 및 제2항에 따라 의료장비의 현황을 신고받은 건강보험심사평가원장은 해당 의료장비의 제조、수입업체, 품목, 제조연월

등 의료장비의 품질 관리 및 이력 관리에 필요한 사항을 식별 부호화하여 관리할 수 있다. 이 경우 식별부호화의 방법 및 절차에 필요한 사항은 보건복지부장관이 정하여 고시한다.

## 2. 건강보험 행위급여기준

### 1) 행위급여의 일반원칙 및 기준

(1) 요양기관이 국민건강보험법령의 규정에 의한 요양급여를 실시하고 행위에 대한 비용을 산정할 때에는 제2부 각 장에 분류된 분류항목의 상대가치점수에 국민건강보험법에 따라 정하여진 점수당 단가를 곱하여 10원미만은 4사5입한 금액으로 산정한다. 다만, 요양기관종별 가산율에 의하여 산출된 금액에 대하여는 원 미만을 4사5입 한다.

(2) 각종 가감률에 의하여 산출된 금액에 대하여는 1호와 동일한 방법으로 산정하되 상대가치점수에 가감률을 곱하여 총 점수(소수점 이하 셋째 자리에서 4사5입)를 산출하고, 각종 가감률이 복합 적용될 경우에는 가감률을 모두 합한 총 가감률을 상대가치점수에 곱하여 총 점수(소수점 이하 셋째자리에서 4사5입)를 산출한다. 이 경우 가감률이 중복 적용될 경우에는 중복 가산하지 아니한다.

(3) 행위급여 목록 · 상대가치점수 및 산정지침의 각 장에 분류되지 아니한 진찰 · 처치 · 수술 및 기타의 치료에 대한 요양급여를 실시한 경우에 우선적으로 행위의 내용 · 성격과 상대가치 점수가 가장 유사한 분류 항목에 준용하여 산정하여야 한다.

(4) 상급종합병원, 종합병원, 병원, 요양병원(의과), 의원, 보건의료원(의과),의과 진료과목이 있는 한방병원 · 치과병원인 요양기관은 기본진료료 내지 제9장 및 처치 및 수술료, 입원환자식대에 분류된 분류항목과 치과처치 및 수술료에 분류된 분류항목 중 고정장치의 제거, 악간고정술, 치간고정술, 순열수술 후 보호장치, 상고정장치술, 구강내소염수술, 구강외소염수술, 구강내열상봉합술, 구강외열상봉합술, 협순소대성형술, 악골수염수술, 악골내고정용 금속제거술에 한하여 산정한다.

(5) 치과병원, 치과의원, 보건의료원(치과), 치과 진료과목이 있는 상급종합병원 · 종합병원 · 병원 · 요양병원 · 한방병원인 요양기관은 제2부 제1장 내지 제10장과 제

16장 및 제17장에 분류된 분류항목에 한하여 산정한다.

(6) 국립병원 한방진료부, 한방병원, 한의원, 보건의료원(한방과), 한방 진료과목이 있는 상급종합병원 · 종합병원 · 병원 · 요양병원 · 치과병원인 요양기관은 제2부 제1장, 제4장, 제13장, 제14장 및 제17장에 분류된 분류항목에 한하여 산정한다.

(7) 약국 및 한국희귀의약품센터인 요양기관은 제2부 제15장에 분류된 분류항목에 한하여 산정한다.

(8) 조산원인 요양기관은 다음 분류항목에 한하여 산정한다.

① 행위급여 목록 · 상대가치점수 및 산정지침의 조산료 및 입원환자 식대에 분류된 분류항목

② 처치 및 수술료에 분류된 분류항목 중 자궁내장치삽입술 및 자궁내장치 제거료

③ 기타 보건복지부장관이 불가피하다고 인정하는 경우

(9) 보건소, 보건지소, 보건진료소인 요양기관은 다음 분류항목에 한하여 산정한다.

① 행위급여 목록 · 상대가치점수 및 산정지침의 보건기관 진료수가에 분류된 분류항목

② 처치 및 수술료에 분류된 정관절제술 또는 결찰술, 난관결찰술, 자궁내장치삽입술, 자궁내 장치제거료

③ 기타 장관이 불가피하다고 인정하는 경우

(10) 의료법 제35조에 의한 사업장부속 요양기관은 다음 분류항목에 한하여 산정한다.

① 행위급여 목록 · 상대가치점수 및 산정지침에서 진찰료 중 재진진찰료, 의약품 관리료

② 투약 및 조제료 산정지침 중 퇴장방지의약품 사용장려비

③ 주사료, 처치 및 수술료, 치과처치 및 수술료, 한방검사료, 한방시술 및 처치료, 전혈 및 혈액성분제제료에 분류된 분류항목

**퇴장방지의약품**

퇴장방지의약품이란 꼭 필요한 환자군이 있는데도 경제성이 없어 생산이나 수입이 어려운 약제들이 시장에서 없어지지 않도록 원가를 보전해주는 제도를 말한다. 따라서 '사용장려비용 지급의약품'과 '사용장려비용 및 생산원가보존의약품'으로 지정된 품목을 의사가 처방할 경우 약값의 10%를 추가로 제공(약제비 청구를 할 때 약품가격의 10%를 더 가산하여 청구)된다.

## 2) 요양기관 종별 가산율

### (1) 종별가산율이란?

종별가산율이란 요양기관 종별에 따라 투자비용 및 인력 운용에 대한 보상 차원에서 행위료에 대해 차별적으로 계산할 수 있도록 운영하는 제도이다. 종별가산율은 행위요양급여비용에만 적용되는 것으로 약가 및 재료대에는 적용되지 않는다.

### (2) 종별가산율 계산방법

종별 가산율을 이용한 진료비 계산은 모든 행위 분류항목에 대한 소정점수에 점수당 단가를 곱한 금액을 모두 합산한 금액에 요양기관의 종별에 따라 다음 비율을 가산한다. 단, 약국, 조산원, 보건소, 보건지소, 보건진료소, 정신요양병원, 사업장부속 요양기관 등은 종별 가산율을 적용하지 않는다.

### (3) 종별가산율 적용

1. 행위급여 목록 · 상대가치점수 및 산정지침 중 검사료 내지 처치 및 수술료, 한방검사료, 한방시술 및 처치료, 응급의료수가에 분류된 분류항목에 대하여는 소정점수에 점수당 단가를 곱한 금액을 모두 합산한 금액에 요양기관의 종별에 따라 다음 각 호의 비율을 가산한다.

① **다음 각 항의 요양기관은 30%**

㉮ 상급종합병원으로 인정받은 종합병원

㉯ 상급종합병원에 설치된 치과대학 부속 치과병원

㉰ 상급종합병원에 설치된 한의과대학 부속 한방병원

㉱ 상급종합병원에 설치된 특수전문병원

② **다음 각 항의 요양기관은 25%**

㉮ 상급종합병원을 제외한 종합병원

㉯ 상급종합병원에 설치된 경우를 제외한 치과대학 부속 치과병원

㉰ 상급종합병원에 설치된 경우를 제외한 한의과대학 부속 한방병원

㉱ 국립병원 한방진료부

**③ 다음 각 항의 요양기관은 20%**

① 병원 ② 위"(1)-②"또는"(2)-②"에 해당되지 아니하는 치과병원

③ 위"(2)~③"에 해당되지 아니하는 한방병원 ④ 요양병원

**④ 다음 각 항의 요양기관은 15%**

① 의원 ② 치과의원 ③ 한의원 ④ 보건의료원

**⑤ 다음 각 항의 요양기관은 종별가산율을 적용하지 아니한다.**

① 약국 및 한국희귀필수의약품센터 ② 조산원, 보건소, 보건지소, 보건진료소

③ 의료법 제 35조에 의한 부속 의료기관

2. 위 1의 규정에도 불구하고 아래 항목에 대해서는 요양기관 종별가산율을 적용하지 아니한다.

① 바이러스 혈청검사 (나-476, C4760)

② 각 장의 산정지침 또는 분류 항목의 "주"에서 별도로 산정할 수 있도록 규정한 약제비, 치료재료대 등

③ 영상저장 및 전송시스템(Full PACS)을 이용한 처리비용, C-Arm형 영상증폭장치 이용료(다-101, G0400)

④ 생혈(마-103, X3010), 교환(마-104, X4000), 조혈모세포의 이식 준비-냉동 처리 및 보관(마-105-다-(1), X5020), 기증제대혈제제 비용(마-105-라-(3)-가, X513 7), 자가수혈채혈료(마-106-가, X6001 내지 X6008), 연성신요관경하요관협착확장술 "주"(자-319-3 "주", R3196),연성신요관경하결석제거술 "주3" (자-321-3 "주3", R3429)

⑤ 퇴장방지의약품 사용장려비

⑥ 검체검사위탁에 관한 기준에서 정한 수탁기관으로 위탁하는 경우의 검사료 및 위탁검사관리료

⑦ Infusion Pump 사용료(KK057, KK058, KK158, Q2662)

⑧ 마취통증의학과 전문의 초빙료(L7990, L7991)

⑨ 응급의료수가 중 응급 기본진료료

⑩ 린넨팩 관리료(자-10)

그림 3-8 Infusion Pump 및 C-Arm형 영상증폭장치

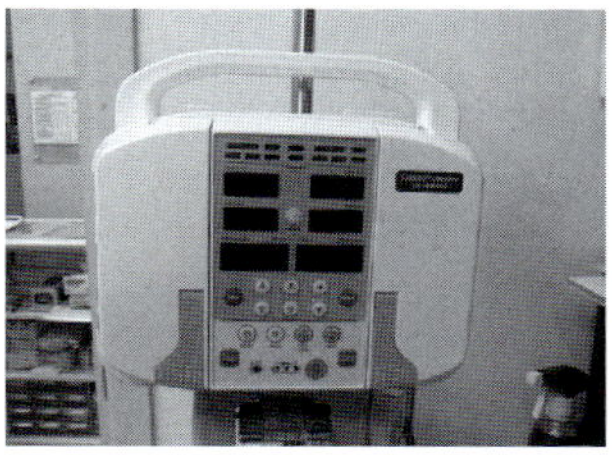

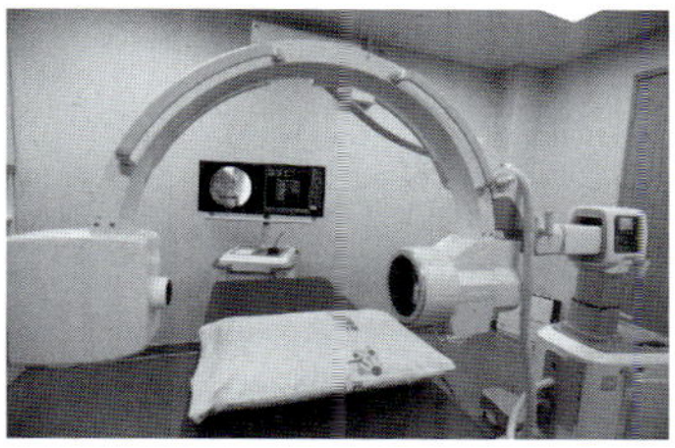

3. 위 "1-(2)"항의 종별 가산율을 적용받은 종합병원이 의료법 제3조의3 기준에 부적합한 경우에는 3월 이내의 범위 내에서 기간을 정하여 시정하도록 하고 동 시정기간 내에 시정하지 아니한 때에는 시정기간 종료 익일부터는 위 "1-다"항의 종별 가산율을 적용한다.

### 3) 차등수가

차등수가란 의사 1명당 환자를 치료하는 데는 한계가 있다고 보고 1일당 환자수를 제한하여 일정수를 초과하는 진료에 대해서는 차등수가를 적용하는 것을 말한다. 현재 적용되는 것은 치과의원, 한의원, 보건의료원, 약국 및 한국희귀의약품센터의 경우에는 의사, 치과의사, 한의사, 약사 1인당 1일 진찰횟수, 약국 및 한국희귀의약품센터의 경우에는 조제건수에 따라서 요양기관에 진찰료와 조제료 등(조제료, 약국관리료, 조제기본료, 복약지도료)을 아래와 같이 차등지급한다. 다만, 의료급여 환자 또는 기타 보건복지부장관이 별도로 정하는 경우에는 차등수가 적용대상에서 제외할 수 있다.

① 치과의원, 한의원, 보건의료원 의사, 치과의사, 한의사 1인당 1일 진찰횟수를 기준으로 진찰료에 대하여 다음과 같이 차등지급한다(단, 공휴일은 전일 제외되며, 의료급여 환자는 차등수가 적용을 받지 않는다).

**치과의원 및 한의원·약국의 차등수가 적용(진찰료 및 조제료)**

㉮ 75건 이하: 100% ㉯ 75건을 초과하여 100건까지: 90%
㉰ 100건을 초과하여 150건까지: 75% ㉱ 150건을 초과한 건: 50%를 적용한다.

그림 3-9 진료 및 약국조제

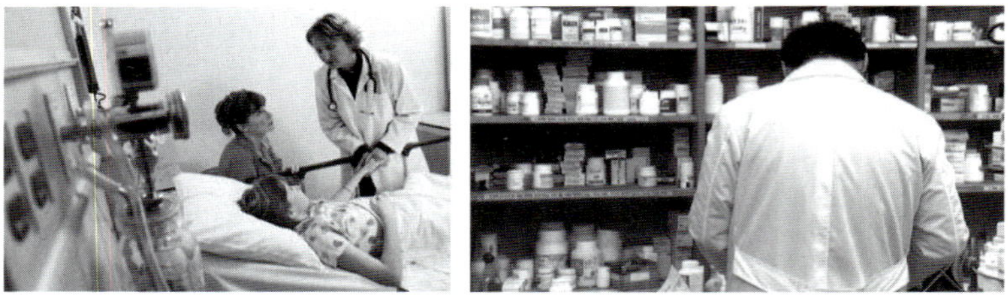

② 약국 및 한국희귀필수의약품센터의 약사 1인당 1일 조제건수(의약분업 예외지역에서는 직접조제건수 포함)를 기준으로 조제료 등에 대하여 다음과 같이 차등지급한다.

㉮ 75건 이하: 100% ㉯ 75건을 초과하여 100건까지: 90%

㉰ 100건을 초과하여 150건까지: 75% ㉱ 150건을 초과한 건: 50%

### 4) 예외규정

① 의료법 제35조에 의한 사업장부속 요양기관은 해당 산정항목에 대하여 공휴 · 야간 가산 등 각종 가산을 산정하지 아니한다.

② 공무원 및 교직원의 공무상 질병 또는 부상에 대한 요양급여에 소요된 비용의 산정은 산업재해보상보험법 제40조제5항의 규정에 의한 기준에 의한다.

## 제3장. 국민건강보험제도 요약정리 사항 및 예상문제

### 건강보험제도

1. 의료보장(건강보험, 의료급여) 적용인구 및 구성비
2. 건강보험 급여의 종류 및 자격취득 및 상실
3. 건강보험의 관리운영체계 및 주요업무(국민건강브험공단, 건강보험심사평가원)
4. 건강보험 급여제한 사항 및 구상권
5. 약제 및 치료재료 산정기준
6. 요양기관 종별 가산율 및 요양기관 종별가산율을 적용하지하지 않는 기관

**01** 다음 중 건강보험 사업을 관장하는 자는?

① 대통령　② 보건복지부장관
③ 건강보험심사 평가원장　④ 국무총리

**02** 다음 중 건강보험법에 명시한 요양급여의 주체는 누구인가?

① 보험자　② 가입자　③ 보건복지부　④ 요양기관

**03** 다음 중 건강보험에서 요양급여를 행하는 곳은?

① 보험자　② 가입자　③ 보건복지부　④ 요양기관

**04** 건강보험 급여의 종류 중 현물급여에 해당되는 것은?

① 요양급여　② 요양비
③ 장애인보장구급여비　④ 임신 · 출산 진료비

**05** 다음 중 국민건강보험법의 급여대상이 되는 것으로 올바르게 조합된 것은?

가. 질병 나. 부상에 대한 예방
다. 재활과 출산 라. 입원환자 식대

① 가, 나, 다 ② 가, 다 ③ 가, 라 ④ 가, 나, 다, 라

**06** 다음 중 요양급여에 해당하는 것은?

가. 진찰, 약제지급 나. 처치, 수술
다. 간호, 이송 라. 입원

① 가 ② 나, 다 ③ 나, 다, 라 ④ 가, 나, 다, 라

**07** 다음 중 요양급여에 대하여 잘못 설명된 것은?

① 요양 급여란 Medical Care를 뜻하며, 이는 의료서비스를 칭한다.
② 요양급여기준의 범위 절차 방법은 보험자가 정한다.
③ 가입자 등이 상병 발생 시 요양기관에서 진찰, 처치, 수술 등을 받는 것을 뜻한다.
④ 요양급여는 직접의료서비스를 제공받는 현물급여로 이루어진다.

**08** 다음 중 건강보험 가입자의 자격상실 일자가 잘못 되어진 사항은?

① 자동차보험회사가 지불 보증한 날 ② 사망한 날의 다음날
③ 의료급여 대상자가 된 날 ④ 국적을 잃은 날의 다음날

**09** 다음중 가입자의 자격상실 사유가 되지 않는 것은?

① 사망한 때

② 의료급여대상자로 된 때

③ 1년 이내 기간을 정해 사용되는 근로자

④ 국적을 상실한 때

**10** 다음 중 건강보험급여 정지대상자는?

① 국외에서 업무에 종사하고 있는 때 ② 교도소에 수용중인 자

③ 무관후보생 ④ 공익근무요원중인 자

**11** 다음 중 국민건강보험법상 직장가입자 보험료 산정은?

① 보험료율을 곱하여 얻은 금액 ② 부과표준소득액

③ 등급구분액 ④ 표준보수월액

**12** 다음 중 요양급여 신청 당시 건강보험증을 제출하지 못하는 경우 요양급여 신청일로 부터 며칠이내에 보험증을 제시해야 하는가?

① 3일 ② 5일 ③ 14일 ④ 20일

**13** 건강보험 본인부담 상한액은 소득분위를 현재 몇 분위까지로 구분(분류)하여 차등 적용하고 있는가?

① 1~3분위 ② 1~5분위 ③ 1~7분위 ④ 1~10분위

**14** 고액 · 중증질환자의 과다한 진료비 지출로 인한 가계의 경제적 부담을 덜기 위하여 건강보험 본인부담금이 일정액을 초과하였을 경우 그 초과한 금액을 공단이 부담하여 가계의 안정을 도모하기 위한 제도는?

① 진료비 본인부담 환급금　　② 본인부담 상한제
③ 본인일부부담금 산정특례제도　　④ 초과진료비 지불제

**15** 다음 중 국민건강보험공단의 업무와 관련이 적은 것은?

① 가입자 및 피부양자 자격관리　　② 요양급여의 적정성평가
③ 보험급여비용의 지급　　④ 보험료징수 및 부과

**16** 건강보험심사평가원의 업무가 아닌 것은?

① 요양급여의 적정성 평가　　② 심사기준 및 평가기준의 개발
③ 요양급여비용의 심사　　④ 보험급여 비용의 지급

**17** 다음 중 국민건강보험법상 구상권을 행사할 수 있는 것은?

① 고의의 사고를 발생시킬 때
② 고의 또는 중대한 과실로 요양기관의 요양에 관한 지시에 따르지 아니한 때
③ 대통령이 정하는 기간 이상 보험료를 체납한 지역 가입자
④ 제3자 가해로 인해 요양급여 사유가 발생한 때

**18** 제3자행위로 건강보험급여사유가 생겨 가입자 또는 피부양자에게 보험급여를 한 경우 손해배상을 청구 권리(구상권)를 할 수 있는 기관은?

① 건강보험심사평가원　　② 국민건강보험공단
③ 관할 경찰서　　④ 관할 보건소

**19** 다음 중 제3자 행위로 인해 가입자에게 요양급여를 한 경우 그 요양급여비용의 한도 내에서 제3자에 대한 손해배상청구의 권리를 가진 자는?

① 가해자 ② 요양급여 수급자
③ 보험자 ④ 요양기관

**20** 다음 중 건강보험 가입자 등에게 징수할 수 없는 것은?

① 상급병실료차액 ② 선택요양급여비용
③ 입원보증금 ④ 본인부담요양급여비용

**21** 다음 중 요양급여 관계 서류의 보존기간이 잘못된 것은?

① 요양급여비용 심사청구 및 명세서 - 5년
② 요양급여비용 계산서 부본 - 2년
③ 본인부담금 수납대장 - 5년
④ 약제 및 치료재료 구입 증빙서류 - 5년

**22** 다음 중 전 국민 건강보험의 시행 일자는?

① 1977년 7월1일 ② 1989년 7월 1일 ③ 2000년 7월 1일 ④ 2008년 7월 1일

**23** 요양기관 종별 가산율 적용에 대한 설명 중 옳지 않은 것은?

① 상급종합병원에 설치된 특수전문병원 30% 가산
② 상급종합병원에 설치된 경우를 제외한 치과대학부속 치과병원 30% 가산
③ 병원, 요양병원, 치과병원, 한방병원 20% 가산
④ 의원, 치과의원, 한의원, 보건의료원은 15% 가산하지만, 약국 및 보건소는 가산율 적용 안됨

**24** 다음 중 종별 가산율이 적용되지 않는 요양기관은?

① 국립병원 한방진료부
② 한의원
③ 보건소
④ 상급종합병원에 설치된 특수전문병원

**25** 다음은 종합병원에 적응되는 수가유형별 행위료 가산율이다. 옳지 않은 것은?

① 의료급여 - 18%
② 건강보험 - 25%
③ 산재보험 - 37%
④ 자동차보험 - 35%

**26** 다음 중 요양기관 종별 가산율이 적용되지 않는 항목 중 틀린 것은?

① 자궁소파수술
② 바이러스 혈청검사
③ 마취과 전문의 초빙료
④ 혈액성분제제

**27** 3차 의료급여기관의 종별 가산율은?

① 45% ② 37% ③ 22% ④ 20%

**28** 다음 중 상급종합병원을 제외한 종합병원의 건강보험 종별 가산율은?

① 15% ② 25% ③ 20% ④ 30%

**29** 종합병원(상급종합병원 제외)의 보험유형별 적용되는 행위료가산율 중 옳지 않은 것은?

① 건강보험: 25%
② 의료급여: 21%
③ 산재보험: 37%
④ 자동차보험: 37%

**30** 요양기관 종별가산율 25%를 가산할 수 있는 요양기관은?

① 상급종합병원에 설치된 치과대학 부속병원
② 상급종합병원에 설치된 특수전문병원
③ 상급종합병원에 설치된 경우를 제외한 치과대학부속 치과병원
④ 보건복지부 지정 전문병원

**31** 다음 중 요양기관 종별 가산율을 적용하지 않는 곳은?

① 상급종합병원으로 인정받은 종합병원
② 상급종합병원에 설치된 특수 전문 병원
③ 조산원, 보건소, 보건지소, 보건진료소
④ 상급종합병원을 제외한 종합병원

**32** 건강보험에서 요양기관 종별가산율을 적용하지 아니한 경우 중 틀린 것은?

① 약국 및 한국희귀필수의약품센터
② 조산원, 보건소, 보건지소, 보건진료소
③ 사업장부속요양기관
④ 요양병원

**33** 다음 중 요양기관 종별 가산율이 적용되지 않는 요양기관은?

① 요양병원 ② 한의원 ③ 조산원 ④ 치과의원

**34** 다음 중 요양기관 종별 가산율이 30%에 해당하지 않는 것은?

① 상급종합병원
② 상급종합병원에 설치된 치과대학부속 치과병원
③ 한방병원
④ 상급종합병원에 설치된 특수전문병원

**35** 다음 중 요양기관 종별 가산율을 적용할 수 있는 항목은?

① 바이러스 혈청검사
② C-Arm형 영상증폭장치이용료
③ 충수절제술
④ 전혈 및 혈액성분제제

**36** 건강보험에 있어서 종별가산율 적용이 틀린 것은?

① 종합병원-25%
② 요양병원-20%
③ 상급종합병원에 설치된 치과대학부속 치과병원-25%
④ 치과의원- 15%

**37** 다음 중 요양기관 종별 가산율을 산정할 수 있는 항목은?

① 주사 수기료
② 정밀 지속적 점적주입 시 사용한 Infusion pump
③ 진찰료
④ 적출물 처리비용

**38** 건강보험에 있어서 종별가산율 적용이 틀린 것은?

① 종합병원25%
② 한방병원20%
③ 상급종합병원 30%
④ 한의원 10%

**39** 건강보험의 요양기관 종별 가산율을 적용 할 수 없는 항목 중 틀린 것은?

① 가정간호 기본방문료
②Infusion Pump 사용료
③ 영상저장 및 전송시스템(Full PACS)을 이용한 처리비용
④심전도검사(EKG)

**40** 다음 중 차등수가를 적용하는 요양기관이 아닌 곳은?

① 한의원 ② 보건의료원 ③ 약국 ④ 치과병원

**41** 다음 중 치과의원과 약국에서 의사 및 약사 1인당 1일 진찰 및 조제건수에 따라 차등수가가 적용되는데 틀린 것은?

① 75건 이하 - 100%
② 75건 초과 100건까지 - 90%
③ 100건 초과 150건까지 - 80%
④ 150건 초과 - 50%

**42** 국민건강보험법에 명시된 건강보험급여 제한사항이 아닌 것은?

① 고의 또는 중대한 과실로 인한 범죄행위에 그 원인이 있거나 고의로 사고를 일으킨 경우
② 고의 또는 중대한 과실로 국민건강보험공단이나 요양기관의 요양에 관한 지시에 따르지 아니한 경우
③ 고의 또는 중대한 과실로 국민건강보험법 제55조에 따른 문서와 그 밖의 물건의 제출을 거부하거나 질문 또는 진단을 기피한 경우
④ 업무 또는 공무로 생긴 질병 · 부상 · 재해로 다른 법령에 따른 보험급여나 보상 또는 보상(補償)을 받지 아니한 경우
⑤ 다른 법령에 의하여 국가 또는 지방자치단체로부터 보험급여에 상당하는 비용을 지급받게 되는 경우

**43** 우리나라의 건강보험에서 채택하고 있는 요양급여비용 진료비 지불방식은?

① 상한지급제 ② 제3자 지불제 ③ 전액지불제 ④ 선불지급제

| 정답 | | | | | | | | | | |
|---|---|---|---|---|---|---|---|---|---|---|
| | 1 | 2 | 3 | 4 | 5 | 6 | 7 | 8 | 9 | 10 |
| | ② | ① | ④ | ① | ④ | ④ | ② | ① | ① | ① |
| | 11 | 12 | 13 | 14 | 15 | 16 | 17 | 18 | 19 | 20 |
| | ④ | ③ | ② | ② | ④ | ④ | ② | ③ | ③ | ② |
| | 21 | 22 | 23 | 24 | 25 | 26 | 27 | 28 | 29 | 30 |
| | ② | ② | ③ | ④ | ② | ③ | ② | ② | ③ | ③ |
| | 31 | 32 | 33 | 34 | 35 | 36 | 37 | 38 | 39 | 40 |
| | ④ | ③ | ③ | ③ | ③ | ① | ④ | ④ | ④ | ③ |
| | 41 | 42 | 43 | | | | | | | |
| | ④ | ② | | | | | | | | |

CHAPTER 04

# 의료전달체계 및 요양급여 신청

# 4-1 의료전달체계

{ 학습목표 } 1. 건강보험의 요양급여 관리기준에 의한 수급자의 자격을 관리할 수 있다.

## 1. 의료전달체계

### 1) 의료전달체계의 개념

#### (1) 의료전달체계

의료전달체계(health care delivery system)란 용어를 우리나라에서 처음으로 쓰기 시작한 것은 1970년 초반으로 이즈음에 우리나라는 4차 경제개발 5개년 계획을 세우고 있었으며 이 계획을 수립하는 과정에서 우리정부는 국민의 건강과 보건부문에 관하여 주목하기 시작하였다. 그 후 보건의료전달체계에 관한 모형을 개발하는 등 본격적인 연구. 검토가 활발해져, 1989년 7월 1일부터 전 국민보험을 계기로 전국적으로 의료전달체계가 시행되고 있으며, 국민건강보험 요양급여의 기준에 관한 규칙 제2조(요양급여절차)에 명시되어 있다.

- 의료전달체계란 사회적 자원인 의료자원에 대한 국민들의 보편적 접근성을 보장하고, 의료자원의 효율적 이용을 도모하여 궁극적으로 국민의 총 의료비를 절감하기 위해 도입된 제도이다.
- 의료전달체계는 "국민 모두에게 동등한 수준의 의료를 동등한 접근도(接近度)를 유지하면서 제공하고, 제한된 의료자원을 효율적으로 활용하여 국민의 건강증진을 도모하는 데에 중요한 의미를 갖는다."고 하였다.
- Modeste, Naomi N.(2004)은 "Dictionary of Public Health Promotion and Education: terms and concepts"에서 의료전달체계(health care delivery system)를 "개인, 가족, 혹은 지역사회가 건강을 증진, 유지 혹은 회복

할 목적으로 진단, 치료와 예방적 조치, 그리고 환자교육을 포함하는 건강 돌봄(health care)을 받는 서비스, 장비, 인력, 시설 등을 조직화한 체계이다.(Health Care Delivery System is an organized system of services, equipment, personnel, and facilities through which individuals, families, or communities receive health care, including diagnosis, treatment and preventive measures, and patient education for the purpose of promoting, maintaining, and restoring health)"라고 정의한다.

- 우리나라의 의료전달체계는 자유방임형으로 국민 대다수가 각자 개인의 책임 아래 보건의료를 받고 있으며, 또한 개개인의 능력과 자유를 최대한으로 존중하고 정부의 통제나 간섭은 극소화한 제도이다.
  ① 의료전달체계는 의료를 필요로 하는 사람들에게 질적, 양적으로 적정한 의료를 효과적, 효율적으로 제공하는 것과 관련된 체계 또는 제도를 말한다.
  ② 즉, 제한된 가용 보건의료자원을 최대한으로 활용하여 효율적으로 보건의료를 전달하려는 절차를 의미한다.
  ② 유한한 의료자원을 필요로 하는 모든 사람에게 이를 제공하도록 조직적이고 체계적으로 접근하여 최소의 투자로 최대의 효과를 기대할 수 있는 방향으로 접근하는 것이 중요하다.

### (2) 의료전달체계 도입 목적

의료전달체계 도입 목적으로는 ① 의료기관의 기능구분 ② 단계적 진료체계의 확립 ③ 환자의뢰체계 도입 등을 통한 의료의 지속성 확보 및 적정 진료 보장 ④ 의료자원의 지역 간 균형 분포 유지 ⑤ 지역 내 의료충족도 개선 ⑥ 의료이용의 편의도와 형평성 도모 ⑦ 지역 간 의료기관의 종별 배치와 균형발전을 통한 의료공급효율의 향상 ⑧ 대형병원 이용의 집중화 현상 방지 ⑨ 의료비 절감과 의료재정의 안정화 등에 있다.

### (3) 의료전달체계의 필요성

#### ① 의료기술의 향상

기술 진전에 따른 개발비 증가는 의료비 부담을 가중시키는 원인이 되고 있으며, 국민에게 최신의 의료 서비스, 최고의 의료 서비스를 받게 하려는 욕구를 증대시키고, 의료

제공자로 하여금 무절제한 의료기술 적용을 유도하고 있기 때문이다.

② 의료인력의 전문화

의사의 전문의 비율과 전문간호사 비율이 계속 증가하고 있고, 세부 전공 분화양상은 가속되고 있으며, 또한 전문화된 인력일수록 그에 맞는 시설과 장비를 갖춘 곳에서 전문영역에 맞는 적합한 의료 활동을 해야 한다.

③ 의료시설과 인력의 불균형적 분포

우리나라의 대도시는 선진국 못지않은 시설 규모와 기술을 자랑할 수 있지만, 농촌지역의 양적. 질적 면모는 크게 뒤떨어져 있어, 국민이 쉽게 의료이용을 할 수 있도록 의료인력과 시설의 활용을 극대화할 수 있는 전달체계가 필요하다.

④ 제 3자 지불제도의 도입 확산

건강보험이나 민간보험제도의 도입으로 환자들이 일시에 직접 지불하는 의료비가 감소함에 따라 급 · 만성질환자의 의료이용이 많아지고 있으며, 또한 동일 질병으로 여러 의료기관을 이용하는 의료현상도 가중되고 있어 제 3자 지불제도의 도입은 의료수요체계 뿐만 아니라, 의료공급체계에도 지대한 영향을 미쳐 이에 대한 관리방안이 필요하기 때문이다.

⑤ 제한된 의료자원의 효율적인 제고

우리가 사용할 수 있는 자원은 한정적이고, 의료수요는 급증하며, 의료인력은 고급화. 전문화되어 투자비용이 점점 커지는 현실 속에서 의료비가 증가하는 문제를 완화하기 위해 효율적인 자원관리 방안이 모색되어야 한다.

⑥ 의료비의 급증

의료 인력의 고급화. 전문화, 의료시설 및 인력의 불균형 분포, 새로운 의료기기 개발 및 의학기술 발달, 제 3자 지불제도의 도입 등과 밀접한 연관이 있으며, 또한 교육수준이 높아지고 생활수준이 향상될수록 의료수요는 증가하고, 인구의 노령화는 질병 양상의 변화로 생활습관병 질환이 차지하는 비율이 늘어나, 건강보험의 재정 압박 요인에 영향을 주고 있다.

### (4) 건강보험 및 의료급여 의료전달체계

의료전달체계는 의료자원의 효율적 공급과 대형병원의 집중현상방지 및 의료기관간의 균형적 발전을 도모하기 위해 시행하고 있으며, 건강보험은 1단계 및 2단계 진료체계로 의료급여는 1단계(1차)-2단계(2차)-3단계(3차) 진료체계로 운영되고 있다. 따라서 건강보험은 상급종합병원에서 2단계 진료시(요양급여신청시) "요양급여의뢰서(별지4호서식) 또는 건강진단결과서"를 제출하여야 하며, 의료급여는 진료체계(단계)에 따라 "의료급여의뢰서(별지 3호 서식)"를 제출하여야 한다.

# 4-2 보험 유형별 요양급여 신청 및 관리

{ 학습목표 } 1. 보험의 유형별 요양급여신청과 자격을 관리할 수 있다.

## 1. 건강보험 요양급여 절차 및 신청

### (1) 건강보험 요양급여 절차

① 요양급여는 1단계 요양급여와 2단계 요양급여로 구분하며, 가입자 또는 피부양자(가입자)는 1단계 요양급여를 받은 후 2단계 요양급여를 받아야 한다.

② 제 ①항의 규정에 의한 1단계 요양급여는 「의료법」 제3조의4에 따른 상급종합병원을 제외한 요양기관에서 받는 요양급여(건강진단 또는 건강검진을 포함)를 말하며, 2단계 요양급여는 상급종합병원에서 받는 요양급여를 말한다.

③ 제1항 및 제2항의 규정에 불구하고 가입자 등이 다음 각 호의 1에 해당하는 경우에는 상급종합병원에서 1단계 요양급여를 받을 수 있다.

**상급종합병원에서 1단계 요양급여를 받을 수 있는 경우**

1. 응급의료에 관한 법률 제1호에 해당하는 응급환자인 경우
2. 분만의 경우
3. 치과에서 요양급여를 받는 경우
4. 장애복지법 제32조에 따른 등록 장애인 또는 단순 물리치료가 아닌 작업치료 · 운동 치료 등의 재활치료가 필요하다고 인정되는 자가 재활의학과에서 요양급여를 받는 경우
5. 가정의학과에서 요양급여를 받는 경우
6. 당해 요양기관에서 근무하는 가입자가 요양급여를 받는 경우
7. 혈우병환자가 요양급여를 받는 경우

④ 가입자 등이 상급종합병원에서 2단계 요양급여를 받고자 하는 때에는 상급종합병원에서의 요양급여가 필요하다는 의사소견이 기재된 요양급여의뢰서(별지 제4호 서식) 또는 건강진단. 건강검진결과서를 건강보험증 또는 신분증명서(주민등록증, 운전면허증 및 여권)와 함께 제출하여야 한다.

**그림 4-1** 건강보험환자 요양급여절차

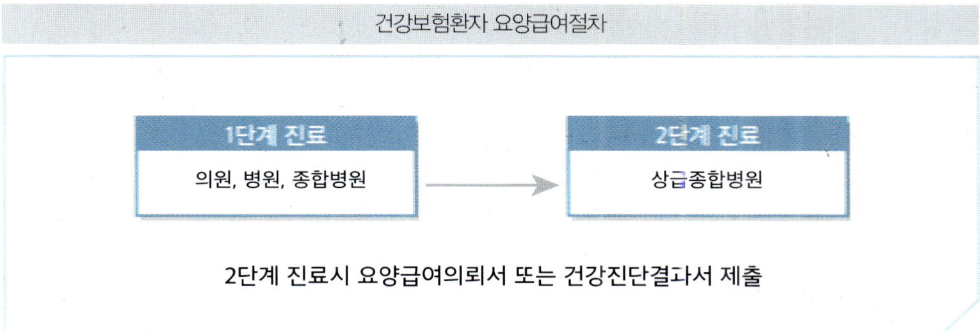

## ㉮ 건강보험 요양급여의뢰서

<table>
<tr><td colspan="2">[별지 제4호서식]</td><td colspan="2">요양급여의뢰서</td><td colspan="2">(건강보험용)</td></tr>
<tr><td colspan="3">건 강 보 험 증 번 호(사 업 장 기 호)</td><td colspan="3"></td></tr>
<tr><td>가입자 또는<br>세 대 주</td><td>성 명</td><td></td><td>주민등록(관리)번호</td><td colspan="2"></td></tr>
<tr><td>환 자</td><td>성 명</td><td></td><td>주민등록(관리)번호</td><td colspan="2"></td></tr>
<tr><td>주 소</td><td colspan="5">(전화 : )</td></tr>
<tr><td>상 병 명</td><td colspan="3"></td><td>상병분류기호</td><td></td></tr>
<tr><td>진 료 기 간</td><td colspan="3">. . . ~. . .</td><td>진료구분</td><td>1. 입원 2. 외래</td></tr>
<tr><td>환 자 상 태<br>및<br>진 료 소 견<br>(구체적으로 기술)</td><td colspan="5">(뒷면 계속)</td></tr>
<tr><td colspan="6">국민건강보험요양급여의기준에관한규칙 제6조제3항의 규정에 의하여 위와 같이 요양급여를 의뢰합니다.<br><br>년 월 일<br><br>요양기관 기 호 :<br>소재지 :<br>대표자 : [인]<br>담당의사 성명 : (서명 또는 인)<br>요양기관대표자 귀하</td></tr>
<tr><td colspan="6">주 : 1. 이 요양급여의뢰서는 요양급여를 행함에 있어 적절한 요양급여를 위하여 다른 요양기관으로 의뢰하는 경우에 담당의사로부터 무상으로 교부됩니다.<br>2. 환자상태 및 진료소견란에는 현증상, 검사, 투약 등 주요진료내용을 구체적으로 기재하기 바라며, 해당란이 부족한 때에는 뒷면을 활용하기 바랍니다.</td></tr>
</table>

210mm×297mm
(일반용지 60g/㎡(재활용품))

㉯ 의료전달체계 미 이행시 처리요령

건강보험 및 의료급여의 경우 상급종합병원 요양급여 신청시 의료전달체계 미 이행시는 진료비 부담은 전액 수진자가 부담(100 : 100)한다. → 원무접수직원은 접수/수납시 환자에게 설명하고 전액본인부담 코드를 입력한다.

### (2) 건강보험 요양급여 신청 및 의뢰

**① 요양급여 신청**

㉮ 가입자 등이 요양기관에 요양급여를 신청하는 때에는 건강보험증 또는 신분증명서를 제출하여야 한다. 이 경우 가입자 등이 요양급여를 신청한날(가입자 등이 의식불명 등 자신의 귀책사유 없이 건강보험증 또는 신분증명서를 제시하지 못한 경우에는 가입자 등임이 확인된 날로 한다)부터 14일 이내에 건강보험증 또는 신분증명서를 제출하는 경우에는 요양급여를 신청한 때에 건강보험증 또는 신분증명서를 제출한 것으로 본다.

㉯ 제1항에도 불구하고 가입자등이 건강보험증 또는 신분증명서를 제출하지 못하는 경우에는 가입자등 또는 요양기관은 「국민건강보험법」 제13조에 따른 국민건강보험공단에 자격확인을 요청할 수 있으며, 요청을 받은 공단은 자격이 있는지의 여부를 확인하여 건강보험자격확인통보서(별지 제1호서식)에 의하거나 전화, 팩스 또는 정보통신망을 이용하여 지체없이 해당 가입자등 또는 요양기관에 통보하여야 한다.

㉰ 제2항에 따라 자격확인을 통보받은 경우에는 자격확인을 요청한 때에 건강보험증 또는 신분증명서를 제출한 것으로 본다.

㉱ 요양기관은 건강보험증 또는 신분증명서를 제출하지 못하는 가입자등이 손쉽게 공단에 자격확인을 요청할 수 있도록 공단의 전화번호 등을 안내하거나 요양기관의 진료접수창구에 이를 게시하여야 한다.

[별지 제1호서식] **건강보험자격확인통보서**

| 수신기관(자)명 | | 자격확인요청일 | |
|---|---|---|---|
| 건강보험증번호<br>(사업장기호) | | 사업장명칭 | |
| 가입자<br>(세대주) | 성명 | 주민등록(관리)번호 | |
| | | | |

| 자격확인내역 | | | | |
|---|---|---|---|---|
| 성명 | 주민등록번호 | 자격취득일 | 자격상실일 | 급여정지사유 및 기간 |
| | | | | |

국민건강보험요양급여의 기준에 관한규칙 제3조제2항의 규정에 의하여 위와 같이 건강보험자격이 (있음, 없음)을 통보합니다.

년 월 일

국민건강보험공단이사장 [인]

② **요양급여의 의뢰**

㉮ 요양기관은 가입자 등에게 적절한 요양급여를 행하기 위하여 필요한 경우에는 다른 요양기관에게 요양급여를 의뢰할 수 있다.

㉯ 제1항의 규정에 의하여 요양급여를 의뢰받은 요양기관은 가입자 등의 상태가 호전되었을 때에는 요양급여를 의뢰한 요양기관이나 1단계 요양급여를 담당하는 요양기관으로 가입자 등을 회송할 수 있다.

㉰ 요양기관이 제1항의 규정에 의하여 요양급여를 의뢰하는 경우에는 "요양급여의뢰서(별지 제4호서식)"를, 제2항의 규정에 의하여 가입자등을 회송하는 경우에는 요양급여회송서(별지 제5호서식)"를 가입자 등에게 발급하여야 한다. 이 경우 요양기관은 의뢰 또는 회송받은 요양기관의 요청이 있는 때에는 진료기록의 사본 등 요양급여에 관한 자료를 제공하여야 한다.

### (3) 요양기관의 의무(국민건강보험 요양급여의 기준에 관한 규칙(제6조, 제7조)

① **요양급여의 의뢰**

㉮ 요양기관은 가입자에게 적절한 요양급여를 행하기 위해서는 다른 요양기관으로 요양 급여를 의뢰할 수 있으며, 이때에는"요양급여의뢰서"를 가입자에게 발급하

여야 한다.

㉯ 요양급여를 의뢰받은 요양기관은 환자의 상태가 호전되었을 때에는 적절한 다른 요양기관으로 회송할 수 있으며, 이때에는 회송소견서를 발급하여야 한다.

㉰ 또한 요양기관은 의뢰 또는 회송 받은 요양기관의 요청이 있는 때에는 진료기록의 사본 등 요양급여에 관한 자료를 제공하여야 한다.

**② 요양급여비용 계산서의 발급**

㉮ 요양기관은 국민건강보험법 요양급여기준에 관한 규칙 제7조에 따라 요양급여를 받은 가입자 또는 피부양자에게 요양급여비용계산서를 발급하여야 한다.

㉯ 요양기관은 위 "㉮항"의 규정에 의한 요양급여비계산서 이외에 가입자가 요양급여비 세부 내역서를 요구하는 경우에는 이를 제공하여야 한다.

## 2. 의료급여 요양급여 절차(체계)

### (1) 의료급여 요양급여 절차

의료자원의 효율적 활용과 대형병원으로의 환자 집중현상 방지, 의료급여 기금의 재정안정화를 기하기 위하여 1단계-2단계-3단계체계로 운영하고 있다. 따라서 의료급여 수급권자가 의료급여를 받고자 하는 경우에는 먼저 제1차 의료급여기관, 제2차 의료급여기관, 제3차 의료급여기관의 순서로 단계적으로 이용하여야 하며, 반드시 "의료급여의뢰서"(별지 제3호 서식)를 발급받아 단계별로 제출해야 한다. 의료급여의뢰서는 그 발행일로부터 7일 이내(공휴일 제외)에 의료급여기관에 제출하여야 한다.

또한 의료급여 수급권자는 「의료급여법 시행규칙」제3조의 규정에 따라, 제1차 의료급여기관 → 제2차 의료급여기관 → 제3차 의료급여기관에서 단계적으로 진료를 받을 수 있다. 제1차 의료급여기관은 「의료법」에 따라 시장 · 군수 · 구청장에게 개설 신고한 의료기관, 보건소 · 보건의료원 및 보건지소, 약국이 포함되며, 제2차 의료급여기관은 「의료법」에 따라 시 · 도지사가 개설 허가한 의료기관을 말하며, 제3차 의료급여기관은 보건복지부장관이 지정하는 상급종합병원이다.

- 의료급여기관의 이용절차는 아래 다음과 같다.

그림 4-2 의료급여기관 이용절차

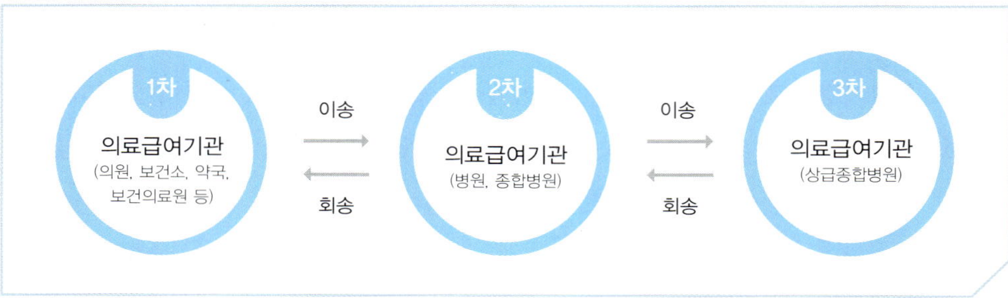
1차
의료급여기관
(의원, 보건소, 약국, 보건의료원 등)
이송
회송
2차
의료급여기관
(병원, 종합병원)
이송
회송
3차
의료급여기관
(상급종합병원)

### (2) 의료급여 요양급여신청

① **의료급여의 절차**

수급권자가 의료급여를 받고자 하는 경우에는「의료급여법」제9조 제2항 제1호의 규정에 의한 제1차 의료급여기관에 의료급여를 신청하여야 한다. 다만, 다음 각 호 중 제1호부터 제5호까지의 어느 하나에 해당하는 경우에는 동항 제2호 또는 제3호의 규정에 의한 제2차 의료급여기관 또는 제3차 의료급여기관에 의료급여를 신청(의료급여의뢰서 제출)할 수 있고, 제7호부터 제11호까지의 어느 하나에 해당하는 경우에는 제2차 의료급여기관에 의료급여를 신청할 수 있다.

㉮「응급의료에 관한 법률」제2조 제1호에 해당하는 응급환자인 경우

㉯ 분만의 경우

㉰ 영 제3조 제2항 제1호 라목에 따라 보건복지부장관이 정하여 고시하는 희귀난치성 질환을 가진 자가 의료급여를 받고자 하는 경우

㉱ 제2차 의료급여기관 또는 제3차 의료급여기관에서 근무하는 수급권자가 그 근무하는 의료급여기관에서 의료급여를 받고자 하는 경우

㉲「장애인복지법」제32조에 따라 등록한 장애인이 장애인 보장구를 지급받고자 하는 경우

㉳ 감염병의 확산 등 긴급한 사유가 있어 보건복지부장관이 정하여 고시하는 기준에 따라 의료급여를 받고자 하는 경우

㉴ 단순물리치료가 아닌 작업치료 · 운동치료 등의 재활치료가 필요하다고 인정되는 자가 재활의학과에서 의료급여를 받고자 하는 경우

㉮ 한센병환자가 의료급여를 받고자 하는 경우

㉯ 「장애인복지법」제32조에 따라 등록한 장애인이 의료급여를 받고자 하는 경우

㉰ 「국민건강보험법 시행령」 제43조의 3제1호에 해당하는 지역의 의료급여수급권자가 의료급여를 받고자 하는 경우

㉱ 「국가유공자 등 예우 및 지원에 관한 법률 시행령」 제14조에 의한 상이등급을 받은 자가 의료급여를 받고자 하는 경우

## 3. 산재보험 요양급여 신청

산재보험환자가 요양급여를 받으려는 자는 소속 사업장, 재해발생 경위, 그 재해에 대한 의학적 소견, 그 밖에 고용노동부령으로 정하는 사항을 적은 서류(별지 호 산재요양급여 신청서)를 첨부하여 근로복지공단에 요양급여 신청을 하여야 한다. 이 경우 요양급여 신청의 절차와 방법은 고용노동부령으로 정한다. 산재병원은 근로복지공단 직영병원(10개 기관)과 지정병원(약 5,450개)이 있다.

### (1) 요양급여의 신청(산업재해보상보험법 제41조)

제40조제1항에 따른 요양급여를 받으려는 자는 소속 사업장, 재해발생 경위, 그 재해에 대한 의학적 소견, 그 밖에 고용노동부령으로 정하는 사항을 적은 서류를 첨부하여 공단에 요양급여의 신청(별지 제2호 서식)을 하여야 한다. 이 경우 요양급여 신청의 절차와 방법은 고용노동부령으로 정한다.

### (2) 요양급여의 신청요령

① 요양급여를 받으려는 자는 소속 사업장, 재해발생 경위, 그 재해에 대한 의학적 소견, 그 밖에 고용노동부령으로 정하는 사항을 적은 서류를 첨부하여 공단에 요양급여의 신청을 하여야 한다. 이 경우 요양급여 신청의 절차와 방법은 고용노동부령으로 정한다.

② 근로자를 진료한 산재보험 의료기관은 그 근로자의 재해가 업무상의 재해로 판단되면 그 근로자의 동의를 받아 요양급여의 신청을 대행할 수 있다.

그림 4-3 산재 요양급여신청절차

01 응급조치 후 병원후송 (산재 지정의료기관 여부 확인) → 02 요양급여신청서 작성후 공단, 병원, 회사에 각각 제출 → 03 업무상 재해여부 확인 후 7일 이내 요양 승인여부 통지

## 4. 자동차보험 진료체계

보험가입자가 자동차사고를 당하였을 경우는 별도의 진료체계(1,2차) 없이 각 보험사의 지급보증에 의한 의료기관이 진료 후 진료비 심사위탁기관인 건강보험심사평가원으로 청구한다(자동차보험 지정병원 별도 없음)

그림 4-4 자동차보험 진료비청구 흐름도

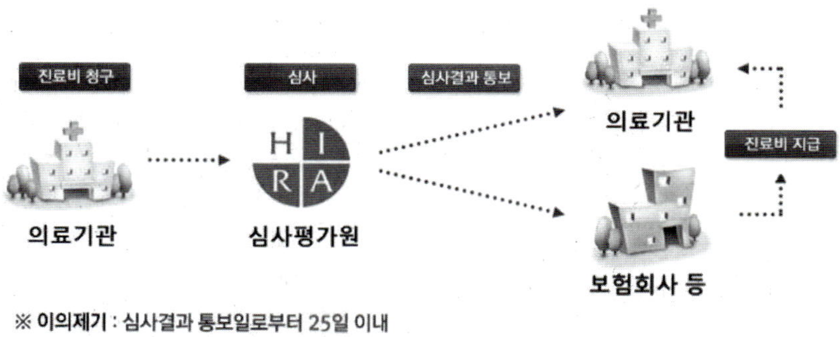

**교통사고 환자에 대한 진료비 지급보증서** [별지 제9호서식]

수신 : 00병(의)원장 귀하
제목 : 교통사고 환자에 대한 진료비 지급보증서

1. 귀 의료기관의 발전을 기원합니다.
2. 귀 의료기관에 진료한 다음 교통사고 환자는 우리 회사(조합)가 보상책임을 지고 있는 피해자로서 우리 회사(조합)는 「자동차손해배상보장법」제12조 제1항에 의거하여 귀 의료기관에 자동차보험 진료수가 기준에 의해 진료비를 지급할 것을 보증합니다.

- 다 음 -

| 환자성명 | | 주민등록번호 | |
|---|---|---|---|
| 접수번호 | | 피보험차량번호 | |
| 사고일자 | | 담보종목 | |
| 상해급수 | | 보상한도 | |
| 보상담당자 | | 연락처 | |
| 특이사항 | | | |

201x년 월 일
00보험주식회사 00센터장 (인)

주소 :

## 5. 국가보훈환자 의료지원의 신청 및 확인

국가보훈대상자가 국가보훈관계 법령(국가보훈대상자 의료지원에 관한 규칙 제3조) 중 의료지원과 관련된 규정에 따른 의료지원을 받으려는 경우에는 「한국보훈복지의료공단법」 제7조에 따른 보훈병원 또는 관련 규정에 따라 국가가 진료를 위탁한 의료시설(위탁병원)에 의료지원을 신청하여야 한다. 보훈병원에는 한국보훈복지의료공단에서 운영하는 직영병원 5개(중앙(서울), 부산, 광주, 대구, 대전보훈병원)와 보훈요양병원 및 위탁지정병원(보훈병원이 없거나 보훈병원과 원거리 지역에 거주하는 국가유공자 등의 진료를 위해 지정 · 운영)이 있다.

## 6. 수급자격관리

요양기관에 고객이 내원시 원무 접수직원은 보험유형별 요양급여기준에 의한 수급절차 사항을 확인 및 점검(의료전달체계 이행여부, 요양급여의뢰서, 기타 제출서류 등)을 하여야 하며, 관련 제출서류 미지참시는 제반사항을 안내하여야 한다. 수급자격 관리사항은 의료기관 종별에 따라 일부 상이하므로 보험유형별 요양급여기준 및 신청절차 사항을 숙지하여야 한다.

## 제4장. 의료전달체계 및 요양급여신청 요약정리 사항 및 예상문제

### 의료전달체계 및 요양급여신청

1. 의료전달체계의 정의와 목적 및 건강보험 및 의료급여 의료전달체계
2. 건강보험 요양급여의 절차 및 신청
3. 요양기관에 환자 내원시 수급자격관리 사항

**01** 다음 중 의료전달체계를 실시하는 목적으로 거리가 먼 것은?

① 환자후송체계를 확립하여 의료의 효율성을 도모한다.
② 대형병원(상급종합병원)의 환자 이용 집중현상을 방지한다.
③ 환자의 질병상태에 따라 적절한 서비스를 제공하는 데 있다.
④ 보건의료분야의 제한된 자원을 최대로 이용하는 데 있다.

**02** 다음 중 의료전달체계를 실시하는 보험유형의 수급자는?

① 건강보험/자동차보험수급자 ② 의료급여/산재보험수급자
③ 산재보험/자동차보험수급자 ④ 건강보험/의료급여 수급자

**03** 다음 중 건강보험환자가 상급종합병원에서 보험급여로 1단계 진료를 받을 수 없는 경우는?

① 안과, 이비인후과, 피부과의 진료

② 분만, 응급 진료

③ 상급종합병원 근무자가 당해 기관에서 받는 진료

④ 치과, 가정의학과진료

**04** 상급종합병원에서 1단계요양급여를 받을 수 있는 경우가 아닌 것은?

① 분만, 응급환자진료 ② 가정의학과 및 치과진료

③ 안과 및 피부과진료 ④ 혈우병환자 진료

**05** 요양급여절차에서 1단계 진료 후 2단계 요양급여를 받고자 하는 때에 제출하여야 할 서류가 아닌 것은?

① 요양급여의뢰서 ② 건강진단결과서

③ 건강검진결과서 ④ 진단서

**06** 의료전달체계와 관련 상급종합병원에서 1단계 요양급여를 받을 수 있는 경우가 아닌 것은?

① 치과, 가정의학과

② 상급종합병원 근무자가 당해 기관에서 받는 진료, 혈우병환자

③ 응급환자, 분만

④ 외과, 비뇨의학과 진료

**07** 우리나라에서 의료전달체계(요양급여절차)는 건강보험은 (　　)체계이며, 의료급여는 (　　)체계이다.

① 1단계/2단계 ② 2단계/1단계 ③ 2단계/3단계 ④ 1단계/3단계

**08** 의료전달체계의 도입 목적과 관계가 먼 것은?

① 의료기관의 기능구분 및 단계적 진료체계 확립
② 의료자원의 지역 간 균형 분포 유지
③ 지역 간 의료기관의 종별 배치와 균형발전을 통한 의료공급효율의 향상
④ 중소병원 이용의 집중화 현상 방지
⑤ 의료비 절감과 의료재정의 안정화

**09** 건강보험 가입자 등이 요양기관에 요양급여를 신청하는 때에는 건강보험증 또는 신분증명서를 제출하여야 하는데 이 경우 가입자 등이 요양급여를 신청한날로 부터 며칠 이내에 건강보험증 또는 신분증명서를 제출하지 아니하면 보험급여를 받을 수 없는가?

① 3일 이내 ② 15일 이내 ③ 14일 이내 ④ 30일 이내

**10** 의료급여 수급권자가 의료급여를 받고자 하는 경우에는 제1차 의료급여기관, 제2차 의료급여기관, 제3차 의료급여기관의 순서로 단계적으로 이용하여야 하며, "의료급여의뢰서"를 발급받아 단계별로 제출하여야 하는데 의료급여의뢰서는 그 발행일로부터 ( )에 의료급여기관에 제출하여야 하는가?

① 3일 이내(공휴일 제외) ② 5일 이내(공휴일 제외)
③ 7일 이내(공휴일 제외) ④ 10일 이내(공휴일 제외)

| 정답 | 1 | 2 | 3 | 4 | 5 | 6 | 7 | 8 | 9 | 10 |
|---|---|---|---|---|---|---|---|---|---|---|
| | ③ | ④ | ① | ③ | ① | ④ | ① | ④ | ③ | ③ |

CHAPTER 05

# 의료수가 및 진료비 본인부담

# 5-1 의료수가제도 및 종류

{ 학습목표 } 1. 우리나라의 의료수가 제도 및 종류에 대하여 알 수 있다.
2. 상대가치점수 및 환산지수와 종별가산율을 적용하여 수가를 산정할 수 있다.

## 1. 의료수가제도

### 1) 의료수가의 개념

#### (1) 의료수가

의료수가(醫療酬價)는 환자가 의료기관에 내는 본인부담금과 건강보험공단에서 의료기관에 지급하는 급여비의 합계를 의미한다. 즉 의료수가란 요양급여비용으로 의료행위에 대한 대가로 지불하는 비용으로서 건강보험공단과 환자가 의사나 약사 등의 의료서비스 제공자에게 의료행위에 대해 제공하는 비용을 말한다. 일반적으로 치료원가와 의사 · 간호사 등 보건의료인의 인건비와 전기료 등 의료기관 운영에 따른 부대비용을 합친 금액을 기준으로 결정된다. **의료수가는 = 상대가치점수 × 환산지수**로 산출된다.

의료수가 결정과 인상은 환자에게 제공되는 서비스의 정도, 서비스 제공자의 소득, 물가상승률 같은 경제지표 등을 토대로 건강보험정책심의위원회(건정심)에서 진행한다. 이처럼 수가 인상은 건정심에서 심의해 최종 결정되지만, 수가인상률은 각 가입자단체와 건강보험공단이 협상을 통해 결정한다. 의료수가는 병원경영에 지대한 영향을 미치는 반면, 사용자들에게는 건강보험료 인상으로 연결되고, 건강보험공단은 건강보험재정부담으로 연결되는 만큼 각 단체 간 치열한 협상이 진행되며 이 때문에 매년 수가 결정과정은 순탄치 않다.

#### (2) 의료수가의 종류 및 고시기관

우리나라의 의료수가를 적용하는 방법은 크게 건강보험수가와 산업재해보상보험수가, 자동차보험수가 및 일반수로 분류할 수 있다. 이들 수가는 기본적으로 보건복지부장관이 고시하는 건강보험수가에 근간을 두고 행위료 가산율 및 대상을 조정하여 적용하는 형태를 취하고 있다.

의료수가의 종류 및 고시기관은 다음과 같다.

**표 5-1** 의료수가의 종류 및 고시기관

| 수가종류 | 고시기관 | 비고 |
|---|---|---|
| 건강보험수가 | 보건복지부 | 행위별수가, 포괄수가제 |
| 의료급여수가 | 보건복지부 | |
| 산재보험수가 | 고용노동부 | |
| 자동차보험수가 | 국토교통부 | |
| 일반수가 | 병원(홈페이지 게시) | 상급병실료 등 비급여수가 |
| 외국인 진료수가 | 병원 | 외국인 별도 적용(병원별 상이) |

## 2) 우리나라의 의료수가 제도

### (1) 의료수가제도

#### ① 행위별 수가제(Fee-For-Service : FFS)

건강보험의 행위별수가제(fee-for-service)는 의료기관에서 의료인이 제공한 의료서비스(행위, 약제, 치료재료 등)에 대해 서비스별로 가격(수가)을 정하여 사용량과 가격에 대해진료비를 지불하는 제도로 우리나라는 1977년 의료보험 도입 당시부터 채택하고 있다. 따라서 진료에 소요되는 약제 또는 재료비를 별도로 산정하고 의료인이 제공한 진료의 개별행위마다 일정한 값을 정하여 의료비를 지급하는 성과불제도이다. 즉, 의사들이 환자에게 제공한 각각의 진료서비스나 진료재료, 약제에 대하여 진료비를 지불하는 방식이다. 이 수가제도는 의학기술의 발달, 첨단 과학을 응용한 고급의료서비스 개발에 기여한바가 크지만 총 의료비 증가 현상을 초래하고 있으며 장 · 단점은 아래와 같다.

##### ㉮ 장점

의료공급자가 진료행위 및 서비스항목, 소요재료, 의약품별로 가격을 정하는 제도이기 때문에 의료를 이용하는 환자 측이나 의료서비스를 공급하는 의사 측에서 절대적으로 요구하는 다음사항들을 실현할 수 있다. ① 환자에게 양질의 의료서비스 제공이 가능하며, ② 신의료기술 및 신약개발에 기여하고 ③ 의료의 연구개발에 동기가 부여되고 ④ 환자와 의료인 간에 신뢰가 조성된다.

㉯ 단점

진료비가 진료의 양에 비례하기 때문에 환자에게 많은 진료를 제공할수록 의사 또는 의료기관의 수입이 증가하게 되어 ① 과잉진료와 과잉검사를 초래할 수 있으며 ② 의료서비스의 양을 필요 이상으로 증가시켜 진료비용을 상승시킬 수 있으며 ③ 지나친 신 의료기술 등의 개발로 국민의료비 증가가 우려되고 ④ 환자에게는 의료기관을 상대로 의료서비스 가격의 적정성을 확인하기가 어렵기 때문에 진료비 부당 청구의 가능성이 내재하고 있으며 ⑤ 의료기관의 시설과 장비에 과잉투자를 야기 시킬 수 있으며 ⑥ 진료수가 및 약가 등의 세분화에 따른 진료비 청구업무가 매우 복잡하다.

② DRG (Diagnosis Related Groups : K-DRG): 진단명기준포괄수가제

진단명기준 환자군이라 번역되는 DRG는 입원환자의 특성 및 진료의 특성에 의해 임상적인 진료내용과 자원의 소모량이 유사하도록 분류한 질병군으로서, 분류체계는 주진단명 및 기타진단명, 수술처치명, 연령, 성별, 진료결과 등에 따라 진료내용이 유사한 질병군으로 분류되는데 이때 하나의 입원환자 분류군을 DRG라고 부른다. 즉 DRG는 입원환자에게 미리 정해진 일정액을 지불하는 제도(진단명 기준 포괄수가제)로서 제공된 의료서비스의 단위당 가격과 서비스의 양에 따라 진료비를 보상해주는 제도이다.

행위별수가제가 개별 진료행위의 수가를 모두 합해 총진료비를 산출하는 반면, 포괄수가제는 진료비총액이 미리 책정되어 있는 점이 다르다. 우리나라는 1997년 시범사업을 거처 2003년 9월부터 4개 진료과(외과, 이비인후과, 안과, 산부인과) 7개 질병군의 입원환자에 대해 요양기관이 행위별수가제 또는 포괄수가제 중에서 선택하는 방식으로 시행되어오다가 2012년 7월 1일부터 의원 및 병원, 2013년 7월 1일부터는 종합병원 및 상급종합병원으로 확대 시행되고 있다. 즉, DRG는 질병 단위별로 진료비를 결정하는 방식으로서, 실제 입원기간에 사용된 의료서비스의 양과 질에 관계없이 해당 진단명 기준별로 지불하기로 결정된 액수만큼 진료비가 지불되는 제도로서, 장, 단점은 아래와 같다.

㉮ 장점

ⅰ. 행위별수가제에서 발생할 수 있는 과잉진료와 의료서비스의 오 · 남용 등에 따른 진료량 증대 유인 억제 및 이에 따른 의료비절감효과가 있다(과잉진료방지와 의료서비스 오. 남용 억제).

ⅱ. 행위별수가제의 문제로 지적되어 왔던 의료기관의 진료비 청구방법이 매우 간편해지고 진료비 청구심사가 불필요하거나 간소화되므로 의료기관 및 보험자의 행정비용이 절감되는 효과가 있다(진료비 청구 및 심사의 간소화)

ⅲ. 진료비 계산방식이 간단명료하여 환자들의 퇴원시 진료비를 둘러싼 마찰을 감소시킬수 있으며, 투명성을 제고할 수 있다(진료비 계산서의 투명)

ⅳ. 미리 정해진 수가에 의해서 진료비가 책정되기 때문에 의료인과 보험자 간에 마찰을 해소할 수 있다(의료인과 보험자간 마찰 해소)

ⅴ. 진료 및 관리의 생산성 향상만이 이익증대를 보장하므로 의료공급자 수준에서 경영과 진료 제공의 효율화를 위한 의식전환(예 : Critical Pathway)과 재원일수 단축과 생산성의 증가를 가져올 수 있다(경영과 진료의 효율화)

㉯ 단점

ⅰ. 의료서비스 제공을 최소화하려는 경향이 있어 환자와의 마찰이 예상되고 의료의 질적인 저하가 우려될 수 있다.

ⅱ. DRG코드는 질병의 중증도 조작에 따라 의료기관이 허위 및 부당청구 할 우려가 있다.

ⅲ. 진료효과 면에서는 우수하나 비용이 많이 드는 신기술이나 진료방식의 채택이 억제되어 새로운 의료기술의 개발이나 임상연구 분야의 발전에 장애(저해)가 될 수 있다.

### ③ DRG 대상 질병군

DRG 대상 질병군은 아래와 같이 4개진료과 7개 질병군이다.

**표 5-2** DRG 진료과 및 대상 질병군

| 진료과(목) | 대상질병군 | 비고 |
|---|---|---|
| 안과 | 수정체 수술(소절개, 대절개, 양안, 단안) | |
| 이비인후과 | 편도 및 아데노이드 절제술(연령) | |
| 외과 | 충수절제술(복잡한 주진단, 복강경) | |
| | 서혜 및 대퇴부 탈장수술(연령, 복강경, 편측, 양측) | |
| | 항문수술(원형자동문합기 이용, 복수, 주요, 기타) | |
| 산부인과 | 자궁적출 및 기타 자궁 및 자궁부속기 수술(복강경) | 악성종양제외 |
| | 제왕절개분만(단태아, 다태아) | 질식분만 제외 |

### ▣ 신포괄지불제도

신포괄수가제는 행위별수가제와 포괄수가제가 합쳐진 한국형 포괄수가제를 의미하며, 정액방식의 포괄수가제에 현행 행위별 수가방식을 접목한 지불제도를 말한다. 신포괄수가제는 행위별수가제와 일부 질병군(7개 질병군)에만 적용하는 기존 포괄수가제도를 개선하기 위해 개발된 대안적 모델인 '신포괄수가제'는, 포괄적 보상(기준 수가+일당수가)과 행위별 보상방식이 혼합 · 적용된 지불제도이다. 즉, 행위별수가제와 기존 7개 질병군 포괄수가제 방식(DRG)을 개선하기 위해 개발된 모델이다.

#### ① 실시근거

보건의료기본법 제44조 제1항에 따라 정부의 새로운 진료비지불제도의 시범적용을 위하여 신포괄 모형에 대한 시범사업을 2012년 7월 1일부터 실시하고 있다.

#### ② 대상기관 및 질병군

- 시범사업은 2009년 4월 국민건강보험공단 일산병원에서 처음 시작된 이후 2012년 7월 1일부터 서울특별시 서울의료원 등 지역거점 공공병원 44개 기관(시범요양기관)을 대상으로 실시하고 있다.
- 또한 건강보험심사평가원은 급성기병원 및 종합병원 중 일정요건을 갖춘 요양기관에 대하여 공모를 거쳐 2018년 8월부터 12개 민간병원을 대상으로 시범사업을 확대 실시하고 있으며, 2019년 1월부터 69개 기관으로 확대할 방침이다.
- 시범사업에 적용되는 질병군은 559개이며, 연령에 따라 세분하면 665개(665개 연령 세분질병군을 합병증 및 동반상병에 따라 다시 세분하면 1,752개) 질병군이다.

#### ③ DRG 제도에서 환자가 전액 부담하는 항목

- 단순피로 등 일상생활에 지장이 없는 질환, 미용목적, 본인희망의 건강검진 등 예방진료, 상급병실료 차액, 초음파검사(보험급여기준 외) 등이 있다.
- 응급진료를 위하여 앰블런스를 이용하면서 받는 응급의료 이송처치료, 각종 수술 후 통증관리를 위한 자가통증조절법(PCA, 무통주사)에 소요된 비용 등이 있다.

**표 5-3** 행위별수가제와 DRG, 신포괄수가제 비교

| 구분 | 행위별수가제(FFS) | 포괄수가제(DRG) | |
|---|---|---|---|
| | | 포괄수가제 | 신포괄수가제 |
| 정의 | 제공된 의료서비스의 단위당 가격과 서비스의 양에 따라 진료비를 보상해주는 제도 | 입원환자에게 미리 정해진 일정액을 지불하는 제도(진단명 기준 포괄수가제) | |
| 내용 | 실제로 제공된 의료서비스 항목 단가 및 제공횟수만큼 진료비 계산<br>• 총진료비 = 점수당 단가 × Σ 행위별 상대가치점수 | 질병군별로 사전에 정해진 진료건당 진료비 지불 | 질병군별 사전에 정해진 건당 기준수가+사전에 정해진 진료일당 수가+행위별 수가(의사행위료, 고가의 약제, 치료재료)의 합 |
| 지불단위 | 개개 서비스 | 진료건당 | 진료건당+개개 서비스 합 |
| 지불액 결정 | 치료 후 | 진단 후 | 치료 후 |
| 시행년도 | 1979년부터 | 2002년 현재 | 2009년 시범사업 |

### (2) 의료수가 구성 및 보험수가적용 용어

#### ① 진료수가 구성

진료수가란 크게 진료행위료와 재료대로 구분되어 있으며, 진료행위료는 검사료, 영상의학진단 및 방사선치료료, 처치 및 수술료, 마취료, 이학요법료 등과 같이 일정한 자격과 기술을 갖춘 의료진이 진료한 대가로 요양기관 종별 가산율을 산정할 수 있는 항목을 말한다. 재료대는 진료행위에 대한 가산율을 적용할 수 없는 항목으로 약제 및 치료재료가 포함되며, 의료기관의 실구입가 또는 상한가에 따라 산정하고 청구하도록 되어 있다. 다만 진찰료, 입원료, 수혈료는 병원에 따라 수익을 인식하는 기준에 따라 다소 차이가 있다.

#### ② 보험수가적용에 대한 용어

**㉮ 보험수가적용에 대한 용어는 보험급여와 비급여 및 전액본인부담(100:100)이 있다.**

**표 5-4** 보험수가적용에 대한 용어

| 구분 | 보험급여(보험수가) | 비급여 | 전액본인부담 |
|---|---|---|---|
| 기준 | 보험인정 항목 | 보험급여가 되지 않아 전액 본인부담항목 | |
| 수가적용 | 건강보험 | 일반 | 건강보험수가 또는 실구입가 |
| 본인부담 | 요양기관종별 부담률 | 일반수가로 전액부담 | 건강보험수가 100% 또는 실구입가 전액부담 |

비급여란 요양급여에서 제외되는 범위는 질병, 부상의 치료목적이 아니거나, 업무 또는 일상생활에 지장이 없는 질환, 기타 보험급여의 원리에 부합하지 않는 것으로서 보험

급여가 되지 않고 전액 환자가 부담하는 것을 의미한다. 비급여 대상의 항목에는 행위·약제 및 치료재료 등이 있다.

㉯ **전액본인부담(100:100항목)**

국민건강보험 시행규칙 제16조(요양급여비용의 본인부담)에 의거 보험급여가 되는 요양급여비용의 일부가 아닌 전체금액을 환자본인이 부담하는 것으로 별도 고시된 항목이다. 해당항목의 금액이 결정되어 있으므로 관행수가를 적용하는 비급여와는 상이하며, 진료수가기준에 의해 진료비 전액(100:100)을 환자본인이 부담하는 항목을 말한다. 전액본인부담 항목으로는 요양급여기준에 의한 수급절차 미 이행 진료비, 응급의료관리료(응급증상 비해당 경우)등이 있다.

㉰ **요양병원형 일당정액수가제**

고령화 및 생활수준 향상에 따라 노인성 및 만성질환 위주의 장기요양 의료서비스 수요가 증대됨에 따라, 장기요양 입원환자의 특성을 고려한 요양병원형 일당정액수가제를 2008년 1월부터 도입하여 시행하고 있다.

## 2. 의료수가의 종류

### (1) 건강보험수가

국민건강보험법 및 보건복지부고시(요양급여비용)에 의해 의료기관에서 의료인이 제공한 의료 서비스 (행위, 약제, 치료재료 등)에 대해 서비스 별로 가격(수가)을 정하여 사용량과 가격에 의해 진료비를 지불하는 제도로 우리나라는 건강보험 도입 당시부터 적용하고 있다. 따라서 상대가치점수 × 환산지수와 의료기관 종별가산율로 산출된다.

### (2) 의료급여수가

의료급여법 및 보건복지부고시(요양급여비용)에 의해 의료기관에서 의료인이 제공한 의료 서비스 (행위, 약제, 치료재료 등)에 대해 서비스 별로 가격(수가)을 정하여 사용량과 가격에 의해 적용되는 수가를 말한다.

### (3) 산재보험수가

고용노동부장관이 고시하는 수가로서 일반사업장 근로자의 업무와 관련된 질병이나 부상으로 인하여 진료 받는 경우에 산정하는 수가이다. 산재수가는 건강보험수가를 기반으로 하되 행위료가산율을 별도로 산정하며, 건강보험에서 비급여 인정되는 보조기, 치과보철료, 제증명발급료 등에 대하여는 별도의 급여수가를 고시하고 있으며 또한 초음파, MRI 등 특수촬영은 급여범위가 건강보험보다 확대되어 있다.

### (4) 자동차보험수가

국토교통부장관의 고시에 의하여 자동차사고 피해자에게 적용하는 수가이며, 의료기관에서는 가해자가 가입한 손해보험회사나 자동차공제조합으로부터 진료비를 수령한다. 자보수가는 산재수가와 마찬가지로 건강보험수가를 기반으로 하되 행위료가산율을 별도로 산정하며, 건강보험에서 비급여 인정되는 보조기, 치과보철료, 제증명발급료 등에 대하여는 별도의 급여수가를 고시하고 있으며 또한 초음파, MRI 등 특수촬영은 급여범위가 건강보험보다 확대되어 있다.

### (5) 일반수가

병원이 자체적으로 임의로 결정한 수가로서 보험급여가 적용되지 아니하는 비급여 등의 수가를 의미하며, 상급종합병원 1인실료, 종합병원의 상급병실차액, 종합건강진단료, 미용목적 성형수술료, 제증명료 등이 있다.

### (6) 외국인 진료수가

국내 보험이 없는 외국인에 대하여 진찰료, 입원료, 행위, 약제, 치료재료 등에 대하여 의료수가를 책정하여 적용하고 있는 수가를 말하며, 의료기관 종별로 수가는 상이하다.

## 3. 상대가치점수 및 환산지수

### (1) 상대가치점수

요양급여에 소요되는 시간 노력 등 업무량, 인력 시설 · 장비 등 자원의 양과 요양급여의 위험도를 고려하여 산정한 요양급여의 가치를 각 항목 간에 상대적 점수로 나타낸 것이다(국민건강보험법시행령 제24조) 상대가치점수는 의료행위 간 가치를 상대적으로 비교하여 화폐단위가 아닌 점수로 표현한 것으로 약 5,450개의 표준의료행위가 있다. 그리고 건강보험수가는 매년 보건복지부 장관이 정하여 고시하는 건강보험 요양급여비용인 점수당 단가(환산지수)를 곱한 비용이다.

그림 5-1 상대가치의 구성요소

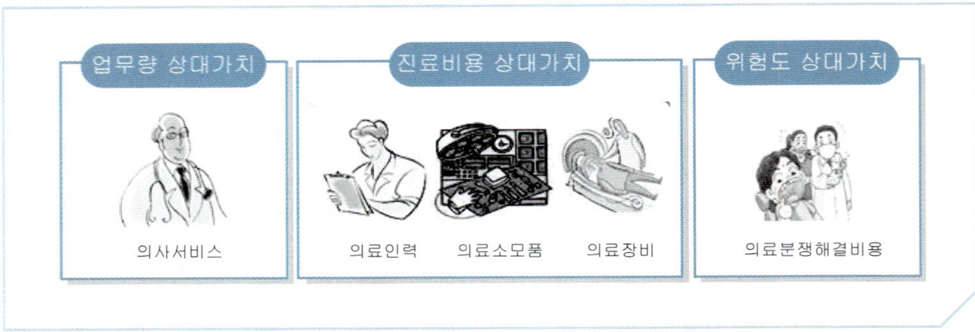


### (2) 환산지수

환산지수(換算指數)란 어떤 단위나 척도로 된 것을 다른 단위나 척도로 고쳐서 헤아릴 때에 변환의 기준이 되는 수치로서 요양기관이 가입자인 환자에게 제공하는 의료행위에 대한 보상 방법으로 상대가치 단위 점수 당 비용(원가)을 나타내는 개념을 의미한다. 따라서 환산지수는 상대가치점수 1점당 단가로서 국민건강보험공단의 이사장과 대통령령이 정하는 의약계를 대표하는 자와의 계약으로 정하고 있으며, 계약 미체결시는 건강보험정책심의위원회(건정심)에서 결정하고 있다.

### (3) 건강보험 요양급여비용의 내역(환산지수) 및 건강보험 수가산정요령

요양급여비용의 내역은 국민건강보험법 제45조 제4항과 동법 시행령 제21조 제2항에 의거 보건복지부장관이 정하여 고시하는 "요양급여의 상대가치점수"의 아래 유형별 분류에 따른 점수당 단가로 산정하며 내역은 다음과 같다.

건강보험수가는 상대가치점수에 유형별 점수당 단가(환산지수)를 곱하여 산출한다. 점수당 단가(환산지수)는 국민건강보험공단의 이사장과 요양급여비용 협의회의 위원장 간의 계약으로 정하고, 계약기간은 1년으로 한다.

**표 5-5** 건강보험 요양급여비용의 내역(유형별 분류에 따른 점수당 단가: 환산지수)

| 유형별 분류 | 점수당 단가 |
|---|---|
| 「의료법」 제3조제2항제3호에 따른 의료기관 중 병원, 요양병원 및 종합병원 | 74.9원 |
| 「의료법」 제3조제2항제1호에 따른 의료기관 중 의원 | 83.4원 |
| 「의료법」 제3조제2항제1호 및 같은 항 제3호에 따른 의료기관 중 치과의원 및 치과병원 | 83.4원 |
| 「의료법」 제3조제2항제1호 및 같은 항 제3호에 따른 의료기관 중 한의원 및 한방병원 | 84.8원 |
| 「의료법」 제3조제2항제2호에 따른 조산원 | 130.1원 |
| 「약사법」 제2조제3호에 따른 약국 및 같은 법 제 91조에 따른 한국희귀의약품센터 | 85.0원 |
| 「지역보건법」에 따른 보건소 · 보건의료원 및 보건지소와 「농어촌 등 보건의료를 위한 특별조치법」에 따라 설치된 보건진료소 | 81.5원 |

(주) 2019년 1월 1일 시행 기준이며, 보건복지부 고시에 의하여 점수당 단가는 매년 변동 될 수 있음.

**표 5-6** 수가산정 실례(일반처치 또는 수술 후 처치 /단순처치 자 -2-Ⅰ-가-(1))

| 종별 | 산정방법 | 금액 | 종별가산율 | 종별가산율 적용 후 금액(원) |
|---|---|---|---|---|
| 병원 | (58.04점×74.9원) | 4,347 | 20% | 5,216 |
| 종합병원 | (58.04점×74.9원) | 4,347 | 25% | 5,434 |
| 상급종합병원 | (58.04점×74.9원) | 4,347 | 30% | 5,651 |

**표 5-7** 인공관절치환술/고관절 자-71-(1)

| 종별 | 산정방법 | 단가 | 종별가산율 | 수가 |
|---|---|---|---|---|
| 병원 | (7,688.29점×72.3원) | 555,860 | 20% | 667,032 |
| 종합병원 | (7,688.29점×72.3원) | 555,860 | 25% | 694,825 |
| 상급종합병원 | (7,688.29점×72.3원) | 555,860 | 30% | 722,618 |

(주) 수가 산출공식: (상대가치점수 × 점수당 단가 환산지수)에서 종별가산율 적용

### (4) 진료행위별 분류항목 및 번호

진료행위별 보험수가의 분류항목 및 번호는 다음과 같다.

**표 5-8** 진료행위별 분류항목 및 번호

| 분류번호(항목) | 구분 | 세부 행위료 |
|---|---|---|
| (가)항목 | 기본진료료 | 진찰료, 입원료 가정간호방문료 |
| (누/나)항목 | 검사료 | 검체검사료,병리검사료,기능검사료,내시경,천자 |
| (다)항목 | 영상진단 및 방사선치료료 | 단순영상진단료,특수영상진단료,핵의학진단료, 방사선치료료 |
| (라)항목 | 투약 및 조제료 | 투약 및 조제료 |
| (마)항목 | 주사료 | 주사료, 채혈 및 수혈료 |
| (바)항목 | 마취료 | 마취료,치과마취료,신경차단술료,신경파괴술료 |
| (사)항목 | 이학요법료 | 기본물리치료료, 단순 및 전문재활치료료, 이학요법료 |

| | | |
|---|---|---|
| (아)항목 | 정신요법료 | 정신요법료 |
| (자)항목 | 처치 및 수술료 | 처치 및 수술료,캐스트료 |
| (차)항목 | 치과 | 치아질환처치,수술후 처치,구강외과,치주질환,보철물 |
| (카)항목 | 조산료 | 조산료 |
| (타)항목 | 보건기관 진료수가 | 보건기관(보건진료소,보건지소,보건소) 진료비 |
| (한)항목 | 한방검사 | 한방검사료 |
| (하)항목 | 한방시술 및 처치료 | 한방시술료, 처치료,정신요법료 |
| (약)항목 | 약국약제비 | 약국약제비(관리료, 조제기본료, 복약지도료, 조제료) |
| (파)항목 | 혈액, 식대 | 전혈 및 혈액성분제제료, 입원환자식대 |
| (찬)항목 | 치과보철 | 레진상 완전틀니, 임시 레진상 완전틀니 |
| (고)(노)(도)(모)<br>(보)(소)(오)(조)<br>(초)(헌)(허)항목 | 행위 비급여 목록 | 검사료(검체,병리,기능,내시경,천자 및 생검),영상진단 및 방사선치료,<br>주사료,마취료,이학요법료,처치 및 수술료,치과. 수술료,한방 |

## 4. 의료수가계약 및 산정기준

### (1) 의료수가계약

국민건강보험법 제42조에 의거 요양급여비용의 산정은 계약으로 정하도록 하고 있으며, 요양급여의 범위 · 방법 · 절차 · 상한 등 요양급여의 기준은 보건복지부령으로 정하도록 하고 있다. 국민건강보험법시행령 제24조에 따라 계약체결에 의한 상대가치점수, 약제 · 치료재료(협상대상 의약품 및 상대가치점수가 적용되는 약제 · 치료재료는 제외)에 대한 비용은 보건복지부장관이 고시하도록 규정하고 있다. 따라서 요양급여기준(보건복지부령)에 고시된 진찰, 처치 · 수술 등의 '진료행위별 분류 항목 및 상대가치점수'는 전문적이고 객관적인 분석이 요구되는 사항이며, 약제비나 치료재료 비용은 생산자(또는 판매자)와 수요자 사이에 시장에서 결정된 가격인 실거래가로 보상하고 있어 현행 법령상 건강보험정책심의위원회의 심의 · 의결을 거쳐 보건복지부 장관이 고시하는 것으로 운영하고 있다. 국민건강보험법 제45조에 따라 계약기간은 1년이다.

**그림 5-2** 수가계약의 절차와 이해당사자

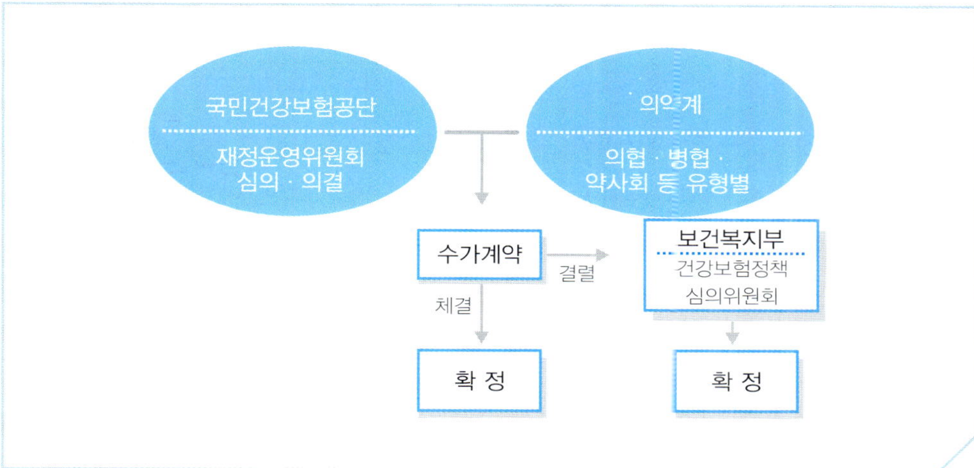


### (2) 의료수가 산정방식 및 산정기준

#### ① 의료수가 산정방식

의료수가산정기준은 각 진료행위의 난이도, 시술소요시간 및 사용빈도 등이며, 각 진료행위에 진료금액이 정해져 있고 총진료비는 제공된 진료행위의 각 금액을 합산하여 산정한다. 우리나라에서는 건강보험수가에 적정이윤을 인정해 주고 있으나 약가와 재료대에 대해서는 이윤을 최대한 억제하고 있다. 특히 재료대는 특정재료대의 실구입가로 산정되는 것을 제외하고 기본진료비에 포함되고 있으며 수가산정방식은 다음과 같다.

**표 5-9** 의료수가 산정방식

| 구분 | 수가 | 약가 /재료 | 비고 |
|---|---|---|---|
| 산정대상 | 진료기술행위 | 약품 및 진료재료 | |
| 산정기준 | 난이도, 소요시간, 사용빈도 | 소요량 | |
| 산정가격 | 원가 + 적정이윤 | 원가 | |

#### ② 건강보험수가 산정기준

건강보험의 수가산정 기준(내역)에는 ① 국민건강보험법 ② 요양급여 규칙 ③ 진료수가기준 및 행위(상대가치점수) ④ 약가기준액표 ⑤ 진료재료대 ⑥ 수입약품 ⑦ 유권해석 ⑧ 진료 분과위원회지침, ⑨ 진료비심사지침 ⑩ 운영위원회 지침 ⑪심사사례 등이 있다.

③ 수가계약 및 절차

2000년 7월 1일부터 시행된 국민건강보험법 제42조에 의거 요양급여비용의 산정은 계약으로 정하도록 하고, 요양급여의 범위 · 방법 · 절차 · 상한 등 요양급여의 기준은 보건 복지부령으로 정하도록 하고 있다. 또한, 동 법시행령 제21조에 따라 계약 체결은 각 요양급여의 상대가치 점수의 점수당 단가로 하되, 요양급여의 상대가치점수, 약제 · 치료재료(협상대상 의약품 및 상대가치점수가 적용되는 약제 · 치료재료는 제외)에 대한 비용은 보건복지부장관이 고시하도록 규정하고 있으며, 국민건강보험법 제45조에 따라 계약기간은 1년이다.

## 5. 신규 행위 · 치료재료의 요양급여 결정신청 및 결정

### (1) 신청

보험급여가 되지 않는 새로운 치료행위 시술 및 치료재료(약품 및 치료재료)가 있을 경우에는 국민건강보험요양급여 기준에 관한 규칙 제10조에 의한 신청은 요양기관, 의약관련 단체 또는 치료재료의 제조업자 · 수입업자는 국민건강보험법 제41조의3 제1항에 따른 행위 · 치료재료에 대한 요양급여대상 여부의 결정신청을 하려는 경우에는 별도 고시한 구분에 따른 날부터 30일 이내에 보건복지부장관에게 신청(별지 제14호서식의 요양급여행위평가신청서,별지 제16호서식의 치료재료평가신청서)하여 요양급여여부를 확인받도록 한다.

또한 약제 요양급여의 결정신청은 「약사법」에 따른 제조업자 · 수입업자 등 보건복지부령으로 정하는 자는 법 제41조의3 제2항에 따라 요양급여대상 여부의 결정신청을 하려면 약제평가신청서(별지 제17호서식)에 해당 서류를 첨부하여 건강보험심사평가원장에게 해당 약제의 경제성, 요양급여의 적정성 및 기준 등에 관한 평가신청을 한다.

### (2) 신청에 대한 결정

① 행위 · 치료재료에 대한 요양급여의 결정은 제10조에 따라 요양급여대상 여부의 결정신청을 받은 보건복지부장관은 정당한 사유가 없는 한 결정신청일부터 100일 이내에 법 제4조에 따른 건강보험정책심의위원회의 심의를 거쳐 요양급여대상 또는

비급여대상의 해당여부를 결정하여 고시해야 한다. 이 경우 요양급여대상으로 결정한 행위 · 치료재료에 대해서는 영 제21조 제1항부터 제3항까지의 규정에 따른 요양급여의 상대가치 점수 또는 영 제22조 제1항에 따른 치료재료의 상한금액을 함께 정하여 고시하도록 되어 있다.

② 약제에 대한 요양급여의 결정) 제10조의2 제3항에 따라 약제에 대한 평가를 신청받은 건강보험심사평가원장은 150일 이내에 제14항에 따른 약제급여평가위원회의 심의를 거쳐 평가하고 평가가 끝난 날부터 15일 이내에 신청인에게 서면 또는 전자문서로 통보하여야 한다.(세부적인 사항은 신의료기술 평가에 관한 규칙 참조)

## 6. 의료보장 유형별 행위료 종별가산율

### (1) 건강보험 요양기관 종별 가산율

건강보험행위의 분류된 분류항목에 대하여는 소정점수에 점수당 단가를 곱한 금액을 모두 합산한 금액에 요양기관의 종별에 따라 종별가산율을 적용하는데 보건복지부 고시에 의거 ① 상급종합병원은 30% ② 종합병원은 25% ③ 병원(치과병원, 한방병원, 요양병원 포함) 20%, ③ 의원 15%를 가산한다. 그러나 ① 약국 및 한국희귀 · 필수의약품센터 ② 조산원, 보건소, 보건지소, 보건진료소 ③ 의료법 제 35조에 의한 부속 의료기관은 가산하지 않는다.

**요양기관 종별가산율 적용 및 미적용 기준 이해**

(1) 건강보험의 경우에는 진료행위에 대한 종별가산율은 상급종합병원 30%, 종합병원 25%, 병원 20%, 의원 15%를 적용한다.(검사료, 영상진단료, 조제료, 주사료, 이학요법료, 정신요법료, 마취료, 처치 및 수술료, 캐스트료, 치과처치료 등)

(2) 진찰료, 입원료, 가정간호방문료, 응급의료관리료, 혈액, 식대 등은 요양기관 종별가산율을 적용하지 아니하고 보건복지부에서 의료기관 종별 고시한 수가를 적용한다.

(3) 약품(투약, 주사) 및 치료재료비용(보험급여가 되는 치료재료대)은 종별 가산율을 적용하지 아니하고 실구입가 또는 상한가이내, 급여기준고시 정액수가 등으로 산정기준에 의거 적용한다.

### (2) 의료급여 요양기관 종별 가산율

건강보험행위의 분류된 분류항목에 대하여는 소정점수에 점수당 단가를 곱한 금액을 모두 합산한 금액에 요양기관의 종별에 따라 종별가산율을 적용하는데 보건복지부 고시에 의거 ① 3차의료급여기관(상급종합병원)은 22% ② 종합병원은 18% ③병원(치과병원, 한방병원, 요양병원 포함) 15%, ③ 의원 11%를 가산한다. 그러나 ① 약국 및 한국희귀필수의약품센터 ② 조산원, 보건소, 보건지소, 보건진료소 ③ 의료법 제 35조에 의한 부속 의료기관은 가산하지 않는다.

### (3) 산재보험 및 자동차보험 요양기관 종별 가산율

건강보험행위의 분류된 분류항목에 대하여는 소정점수에 점수당 단가를 곱한 금액을 모두 합산한 금액에 요양기관의 종별에 따라 종별가산율을 적용하는데 산재보험은 고용노동부 고시 및 자동차보험은 국토교통부고시에 의거 ① 상급종합병원은 45% ② 종합병원은 37% ③병원(치과병원, 한방병원, 요양병원 포함) 21%, ③ 의원 15%를 가산한다.

그러나 약품 및 재료대는 보험적용이 되는 경우에는 실구입가 또는 상한가 이내로 수가를 산정한다.

의료보장별 진료비 산정근거와 종별가산율 적용은 다음과 같다.

**표 5-10** 의료보장별 진료비 산정근거

| 구분 | 건강보험 | 의료급여 | 산재보험 | 자동차보험 |
|---|---|---|---|---|
| 산정 근거 | 보건복지부고시 | 보건복지부고시 | 고용노동부고시 | 국토교통부고시 |
| 행위료종별가산율(기술료) | 상급종합병원:30%, 종합병원:25%, 병원:20%, 의원:15% | 3차의료급여기관:22%, 종합병원:18%, 병원:15%, 의원:11% | 상급종합병원:45%, 종합병원:37%, 병원:21%, 의원:15% | 산재와 동일 |
| 약가 | 실구입가 또는 상한가 | 좌동 | 좌동 | 좌동 |
| 특정 재료대 | 실구입가 | 좌동 | 좌동 | 좌동 |

### (4) 진료수가의 의료기관 종별 가산율 적용 및 미적용 항목

진료수가의 의료기관 종별 가산율이 적용되는 항목과 미 적용되는 항목은 다음과 같다.

**표 5-11** 의료기관 종별 가산율 적용과 미적용 항목

| 구분 | 종별가산율 | 항목명 |
|---|---|---|
| 행위수가 | 종별 가산율 적용 | • 검사료, 방사선료, 마취료, 처치 및 수술료<br>• 캐스트료, 이학요법료, 정신요법료<br>• 조제료, 주사행위료, 치과처치 및 수술료 |

| 행위수가 | 종별가산율 미적용 | • 진찰료, 입원료, 응급의료관리료, 가정간호방문료<br>• 혈액료 • 약제비, 치료재료비<br>• 바이러스 혈청검사, Infusion Pump 사용료<br>• C-Arm형 영상증폭장치 이용료 |
|---|---|---|
| 약품 및 재료수가 | 종별가산율 미적용 | 약제비(실구입가 및 상한가), 치료재료비는 실구입가로 인정 |

▣ 건강보험심사평가원 심사결정기준 건강보험 진료수가 유형별 구성비

진료수가유형별 및 행위별수가 4대분류별 구성비

**그림 5-3** 건강보험 진료수가 유형별 구성비

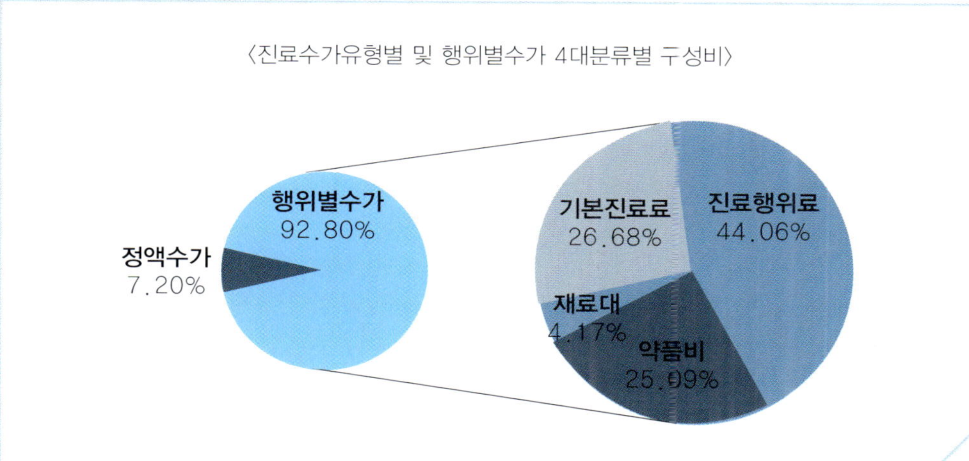


## 7. 보험급여와 비급여 진료비

(1) 보험급여 진료비는 전문평가위원회에서 해당 의료서비스 또는 약제, 치료재료 등이 얼마나 효과적인지, 비용 대비 경제적인지, 소요되는 비용은 어느 정도인지 등을 평가하고, 보건복지부장관이 최종 결정하여 고시하고 있다.

(2) 비급여 진료비는 각 병원에서 자율적으로 결정하고 있기 때문에 동일한 의료서비스라도 병원별 가격 차이가 상이하다.

**표 5-12 보험급여와 비급여 분류**

<table>
<tr><td>급여</td><td>• 급여는 진료내역 중 건강보험이 적용되는 항목으로 일부본인부담과 전액본인부담으로 구분됨<br>▶ 일부본인부담 : 비용의 일부만 본인이 부담하는 경우
<table>
<tr><th>본인부담금(①)</th><th>공단부담금(②)</th></tr>
<tr><td>총진료비 중 법이 정한 환자본인이 부담하는 금액으로 본인일부부담금이라고도 함</td><td>총진료비 중 본인부담금을 제외하고 공단이 요양기관에 지급하는 금액으로 급여비라고도 함</td></tr>
</table>
▶ 전액본인부담(③) : 비용의 전액을 본인이 부담하는 경우</td></tr>
<tr><td>비급여</td><td>• 비급여는 건강보험이 적용되지 않는 항목으로, - 상급병실료 등 그 외 항목(⑤)이 있음</td></tr>
</table>

**표 5-13 보험급여와 비급여 진료비의 차이점**

| 구 분 | 보험급여 진료비 | 비급여 진료비 |
|---|---|---|
| 보험적용 | 건강보험 적용 | 건강보험 미적용 |
| 가격결정 | 보건복지부장관이 가격을 결정하여 고시(告示) | 병원에서 자체적으로 결정하여 홈페이지 등을 통해 고지(告知) |
| 비용지불 | 건강보험공단 + 본인부담 | 본인부담 100% |

## 8. 우리나라의 진료비 지불 방식

우리나라의 진료비 지불 방식은 다음과 같으며, 건강보험 진료비 지불방식은 피보험자가 평소에 보험료를 납부하고 필요시 요양기관에서 요양급여를 받는 방식이다. 이 형태는 보험자와 피보험자 이외에 의료기관이 참여하는 제3자 지불방식(직접서비스형)을 취하게 된다. 즉, 수진자는 본인 일부부담액만 진료기관에 납부하고 그 이외의 금액은 보험자가 부담하는 유형이다. 이 제도는 우리나라를 비롯하여 일본, 독일 등 사회보험 방식을 적용하는 나라에서 주로 사용한다.

**표 5-14 진료비 지불 방식**

<table>
<tr><th colspan="2">유형</th><th>적용 범위</th></tr>
<tr><td colspan="2">행위별수가제</td><td>입원과 외래진료<br>(행위, 치료재료, 약제별 산정)</td></tr>
<tr><td rowspan="2">포괄수가제<br>(DRG)</td><td>질병군정액제</td><td>4개 진료과 7개 질병군 입원진료</td></tr>
<tr><td>일당정액제</td><td>요양병원 입원환자</td></tr>
<tr><td colspan="2">일당 진료비</td><td>의료급여환자의 정신건강의학과 입원진료</td></tr>
<tr><td colspan="2">방문당 진료비</td><td>• 수진자가 보건기관을 방문하여 진료를 받는 경우<br>• 진료 요청에 의해서 의료인력이 환자 가정을 방문하여 진료를 행하는 경우</td></tr>
</table>

## 9. 수가관리

### (1) 신규수가 개설 및 수가변경

① 신규수가를 개설할 경우는 내부결재(품의)를 득한 후 해당부서에 수가코드 및 수가, 보험사항(인정기준) 등을 통보해야한다.

② 특정재료 및 약품의 경우에도 해당위원회(구매 및 약사)를 심의를 거쳐 내부결재(품의)를 득한 후 해당부서로 수가코드 및 수가, 보험사항(인정기준) 등을 통보해야 한다.

### (2) 수가 신설과 병원의 운영실태 조사

① 병원의 의료수가관리는 병원의 경영에 매우 중요하다. 수가관리는 주로 병원의 보험심사과 또는 원무과에서 담당을 하지만, 새로운 신규사업, 진료과 개설, 전문센터 및 클리닉개설, 고가 특수 장비구입 등이 있을 경우에는 기획실에서 사전 투자에 대한 분석을 하여야 한다.

② 신규 보험수가를 신설할 경우에는 수가코드와 해당 수가명을 관련부서로 통보한다.

③ 비급여수가를 신설할 경우에는 소요내역(인력, 장비, 난이도, 시간, 재료 등) 및 타 병원운영수가, 환자부담 등을 면밀하게 분석하여 수가를 산정 결재를 득한 후 신설 운영한다.

④ 수가담당부서에서는 매년 최소 1회 이상 일반수가(병원의 관행수가)에 대해서는 검토분석 후 조정하는 것이 효율적이다(가급적 보험수가가 조정되는 1월 또는 2월부터 적용하는 것이 병원관리에 효율적임)

**매년 정기적 일반수가(비급여) 조정검토가 필요한 수가**

상급병실료, 각종 진단서발급료, 예방접종비, 종합건강진단수가(프로그램 운영별), 미용목적 성형수술료, 보조기, 초음파 검사비(보험인정기준 외), 진정내시경료(보험인정기준 외), 산재 및 자동차보험 비급여 운영수가 항목, 치과 비급여, 기타 비급여 항목 등

⑤ 병원에서 시행중인 포괄수가제(신포괄제 포함)에 대한 질병군별 관련부서에서 원가분석을 실시하고 문제점을 개선 및 보완해 나가도록 한다.

⑥ 건강진단의 수가관리는 관리운영상 매우 중요하므로 정부에서 고시하여 시행중인

건강진단수가(종류 및 검사항목)를 제외하고 기초의학지식을 갖춘 담당직원이 관리하고 지역 및 병원여건, 특수성을 고려하여 가능한 건강보험수가 조정 시기(연초 1~3월)에 수가를 조정하는 것이 효율적이다. 또한 정부에서 고시한 건강검진 및 특정암검진 등의 건강진단수가 외 종합검진 및 정밀검진 등의 운영수가를 산정 할 때는 산출 근거에 의거하여 수가를 산정하는 것이 바람직하다.

### (3) 수가관리

① 병원의 의료수가관리는 병원의 경영과 진료수익관리에 매우 중요한 역할을 하고 있다. 따라서 의료수가위원회, 수가관리 전담부서 및 전담자. 수가 신설 및 변경, 비급여수가 운영 등 수가관리에 신중을 기하여야 한다.

② 매년 정기적으로 1~2회 수가발생 해당부서를 방문하여 수가를 점검, 확인하고, 신설 및 변경사항이 있는지 협의하며, 수가코드집을 정리(관리)하여야 한다.

# 5-2 비급여대상 및 관리

{ 학습목표 } 1. 비급여 대상과 비급여 수가를 분류하고 관리할 수 있다.

## 1. 비급여 진료수가

### 1) 비급여의 개념 및 분류

#### (1) 비급여

비급여(非給與)란 요양급여에서 제외되는 범위는 질병, 부상의 치료목적이 아니거나, 업무 또는 일상생활에 지장이 없는 질환, 기타 보험급여의 원리에 부합하지 않는 것으로서 보험급여가 되지 않고 전액 환자가 부담하는 것을 의미한다. 비급여 대상의 항목에는 행위 · 약제 및 치료재료 등이 있다.

따라서 비급여는 건강보험이 적용되지 않아 요양기관에서 정하는 진료수가에 따라 환자 본인이 비용의 전액을 부담하는 항목으로서, 비급여대상은 「국민건강보험 요양급여의 기준에 관한 규칙」에서 정하고 있다.

#### (2) 비급여 진료비용 등의 고지 및 표시

의료법 및 의료법시행규칙에 의한 비급여 진료비용의 고시 및 표시사항은 다음과 같다.

① 의료기관 개설자는 "국민건강보험법 제41조 제3항"에 따라 요양급여의 대상에서 제외되는 사항 또는 "의료급여법 제7조 제3항"에 따라 의료급여의 대상에서 제외되는 사항의 비용(비급여 진료비용)을 환자 또는 환자의 보호자가 쉽게 알 수 있도록 보건복지부령으로 정하는 바에 따라 고지하여야 한다.

② 의료기관 개설자는 보건복지부령으로 정하는 바에 따라 의료기관이 환자로부터 징수하는 진료기록부 사본 · 진단서 등 제증명수수료의 비용을 접수창구 등 환자 및

환자의 보호자가 쉽게 볼 수 있는 장소에 게시하여야 한다.

③ 의료기관 개설자는 제1항 및 제2항에서 고지 · 게시한 금액을 초과하여 징수할 수 없다.

④ 인터넷 홈페이지를 운영하는 병원급 의료기관은 제1항 및 제2항의 사항을 제1항 및 제2항의 방법 외에 이용자가 알아보기 쉽도록 인터넷 홈페이지에 따로 표시하여야 한다.

### (3) 비급여의 분류

**① 법적 비급여**

「국민건강보험법」 제41조제3항, 「의료급여법」 제7조제3항 및 「국민건강보험 요양급여의 기준에 관한규칙」 별표2(제9조제1항 관련)에서 규정된 비급여대상을 의미한다.

**② 한시적 비급여**

보험재정의 부담을 초래하는 경우와 대체 가능한 경우 및 비용 효과적 측면에서 고가인 경우, 건강보험제도의 여건상 요양급여로 인정하기 어려운 경우 등이 있다.

**표 5-15** 법적 비급여 및 한시적 비급여

| 구분 | | 내용 | 예 |
|---|---|---|---|
| 비급여 | 법적 비급여 | •「국민건강보험법」 제41조제3항, 「의료급여법」 제7조제3항 및 「국민건강보험 요양급여의 기준에 관한규칙」 별표2(제9조제1항 관련)에서 규정된 "비급여대상"을 의미<br>•「국민건강보험 시행규칙」 제10조(요양급여비용의 본인부담)에 의거 별도로 고시된 항목 | • 상급병실차액<br>• 예방접종<br>• 종합검진<br>• 미용목적성형술, 진단서료 등 |
| | 한시적 비급여 | • 보험재정의 부담을 초래하는 경우<br>• 대체 가능 및 비용효과적 측면에서 고가인 경우<br>• 건강보험제도의 여건상 요양급여로 인정하기 어려운 경우 | • 광중합형 복합레진<br>• 한방물리요법 등 |

### (4) 비급여의 유형

비급여의 유형에는 치료적 비급여와 제도 비급여 및 선택 비급여로 크게 3종류로 분류할 수 있다.

① 치료적 비급여는 질병의 진단 · 치료 등을 목적으로 하지만, 보건복지부에서 비급여로 정하여 고시한 항목(등재 비급여)으로 다빈치로봇수술, 체외충격파치료[근골격계질환] 등이 있으며, 건강보험 급여항목이지만 급여기준(적응증, 개수 등)에 따

라 비급여로 적용되고 있는 항목(기준비급여)으로는 초음파검사료, MRI 진단료, 진정내시경검사 환자관리료 등이 해당된다.

② 제도 비급여는 제도적 규정에 따라 비급여로 정한 경우르 상급병실료 차액과 진단서발급료(제증명수수료)가 해당된다.

③ 선택 비급여는 일상생활에 지장이 없는 질환의 치료나 신체적 필수 기능개선을 직접 목적으로 하지 않는 진료로서 미용목적 성형수술, 라식 · 라섹수술, 골드크라운[금니]가 해당된다.

### (5) 전액본인부담(100 : 100 항목)

환자의 보험 진료내역 중 100분의 100 항목이 발생하여 수진자가 전액부담 하는 급여항목을 말한다. 따라서 비급여와 전액본인부담은 다른 항목이며, 전액본인부담은 급여항목으로 건강보험이 정한 수가를 보험자단체 청구하지않고 전액 본인이 부담하는 것을 말하며, 비급여는 건강보험이 적용되지 않는 항목으로 해당 비용을 요양기관 자체적으로 결정할 수 있어, 요양기관별로 금액이 상이하다.

표 5-16 전액본인부담

| 구분 | 내용 | 예 |
|---|---|---|
| 100:100<br>(전액본인부담) | 보건복지부고시에 의하여 환자가 건강보험수가의 전액을 본인이 부담해야 하는 진료비 | ○건강보험 및 의료급여환자 수급절차 미 이행진료비<br>○응급증상진료대상이 아닌 응급의료관리료<br>○보건복지부장관이 고시한 (보험인정기준 초과 등의 사유) 약제, 재료 등 |

## 2. 비급여 대상

국민건강보험요양급여기준에 관한 규칙 제9조제1항 관련 비급여 대상은 아래와 같다.

(1) 다음 각목의 질환으로서 업무 또는 일상생활에 지장이 없는 경우에 실시 또는 사용되는 행위 · 약제 및 치료재료

① 단순한 피로 또는 권태

② 주근깨 · 다모(多毛) · 무모(無毛) · 백모증(白毛症) · 딸기코(주사비) · 점(모반) · 사마귀 · 여드름 · 노화현상으로 인한 탈모 등 피부질환

③ 발기부전(impotence) · 불감증 또는 생식기 선천성기형 등의 비뇨생식기 질환

④ 단순 코골음

⑤ 질병을 동반하지 아니한 단순포경(phimosis)

⑥ 검열반 등 안과질환

⑦ 기타 ①목 내지 ⑥목에 상당하는 질환으로서 보건복지부장관이 정하여 고시하는 질환

(2) 다음 각목의 진료로서 신체의 필수 기능개선 목적이 아닌 경우에 실시 또는 사용되는 행위 · 약제 및 치료재료

① 쌍꺼풀수술(이중검수술), 코성형수술(융비술), 유방확대 · 축소술, 지방흡인술, 주름살제거술 등 미용목적의 성형수술과 그로 인한 후유증치료

② 사시교정, 안와격리증의 교정 등 시각계 수술로서 시력개선의 목적이 아닌 외모개선 목적의 수술

③ 저작 또는 발음기능개선의 목적이 아닌 외모개선 목적의 악안면 교정술 및 교정치료

④ 관절운동 제한이 없는 반흔구축성형술 등 외모개선 목적의 반흔제거술

⑤ 안경, 콘텍트렌즈 등을 대체하기 위한 시력교정술

⑥ 기타 ①목 내지 바목에 상당하는 외모개선 목적의 진료로서 보건복지부장관이 정하여 고시하는 진료

(3) 다음 각목의 예방진료로서 질병 · 부상의 진료를 직접목적으로 하지 아니하는 경우에 실시 또는 사용되는 행위 · 약제 및 치료재료

① 본인의 희망에 의한 건강검진(법 제47조의 규정에 의하여 공단이 가입자 등에게 실시하는 건강검진 제외)

② 예방접종(파상풍 혈청주사 등 치료목적으로 사용하는 예방주사 제외)

③ 구취제거, 치아 착색물질 제거, 치아 교정 및 보철을 위한 치석제거 및 구강보건증진 차원에서 정기적으로 실시하는 치석제거, 다만, 치석제거만으로 치료가 종료되는 전악(全顎) 치석제거로서 보건복지부장관이 정하여 고시(치석제거(스켈링)는 만 19세 이상 후속처치 없이 치석제거만으로 치료가 종료되는 환자는 연 1회 보험급여 대상임)하는 경우는 제외한다.

④ 불소국소도포, 치면열구전색 등 치아우식증 예방을 위한 진료(치아우식증에 이

환되지 않은 순수 건전치아를 가진 만 14세 이하 소아의 제1 큰 어금니 및 제2 큰 어금니에 대한 치면열구전색 제외)

⑤ 멀미 예방, 금연 등을 위한 진료

⑥ 유전성질환 등 태아의 이상 유무를 진단하기 위한 세포유전학적검사

⑦ 장애인 진단서 등 각종 증명서 발급을 목적으로 하는 진료

⑧ 기타 ①목 내지 ⑤목에 상당하는 예방진료로서 보건복지부장관이 정하여 고시하는 예방진료

(4) 보험급여시책상 요양급여로 인정하기 어려운 경우 및 그밖에 건강보험급여원리에 부합하지 아니하는 경우로서 다음 각목에서 정하는 비용 · 행위 · 약제 및 치료재료

① 가입자 등이 다음 각 항목 중 어느 하나의 요건을 갖춘 요양기관에서 1개의 입원실에 3인(상급종합병, 종합병원의 경우 1인)이하가 입원할 수 있는 병상(상급병상)을 이용함에 따라 제8조에 따라 고시한 요양급여대상인 입원료(이하 "입원료"라 한다) 외에 추가로 부담하는 입원실 이용 비용. 다만, 상급종합병원의 상급병상을 이용하는 경우에는 입원료를 포함한 입원실 이용비용 전액(다만, 격리치료 대상인 환자가 1인실에 입원하는 경우 등 보건복지부장관이 정하여 고시하는 불가피한 경우는 제외한다)

### 상급종합병원 및 종합병원 2,3인실 입원료 보험적용 및 본인부담률

*2018년 7월 1일부터 2인실, 3인실에 입원한 경우 보험급여 적용(병실별 고시수가)을 받게 되며, 상급종합병원의 1인실(특실포함) 이용자는 상급병실료 전액을 본인이 부담(비급여대상)부담한다. 입원료의 본인부담은 상급종합병원의 경우 2인실은 50%, 3인실은 40%, 4인실은 30%, 5인실은 20%를 본인이 부담하며, 종합병원 및 병원의 2인실은 40%, 3인실은 30%, 4인실 이상은 20%를 본인이 부담한다.

㉮ 의료법령에 따라 허가를 받거나 신고한 병상 중 입원실 이용비용을 입원료만으로 산정하는 일반병상을 다음의 구분에 따라 운영하는 경우. 다만, 규칙 제12조제1항 또는 제2항에 따라 제출한 요양기관 현황신고서 또는 요양기관 현황 변경신고서 상의 격리병실, 무균치료실, 특수진료실 및 중환자실과 「의료법」 제27조제3항제2호에 따른 외국인환자를 위한 전용 병실 및 병동의 병

상은 일반병상 및 상급병상의 계산에서 제외한다.

i 의료법령에 따라 신고한 병상이 10병상을 초과하는「의료법」제3조제2항제1호에 따른 의원급 의료기관과 같은 항 제3호에 따른 병원급 의료기관(종합병원 및 상급종합병원은 제외하되,「의료법」제3조의5에 따라 지정된 산부인과 전문병원은 포함한다): 일반병상을 총 병상의 50퍼센트 이상 확보할 것

ii 의료법」제3조제2항제3호마목에 따른 종합병원(상급종합병원을 포함하되,「의료법」제3조의5에 따라 지정된 산부인과 전문병원은 제외한다): 일반병상을 총 병상의 80퍼센트 이상 확보할 것

㉯ 의료법령에 의하여 신고한 병상이 10병상 이하인 경우

② ①의 목에도 불구하고 다음 각 항목에 해당하는 경우에는 다음의 구분에 따른 비용

㉮ 가입자등이「의료법」제3조제2항제3호라목에 따른 요양병원(「정신보건법」제3조제3호에 따른 정신의료기관 중 정신병원,「장애인복지법」제58조제1항제4호에 따른 장애인 의료재활시설로서「의료법」제3조의2의 요건을 갖춘 의료기관은 제외) 중 입원실 이용비용을 입원료만으로 산정하는 일반병상(규칙 제12조제1항 또는 제2항에 따라 제출한 요양기관 현황신고서 또는 요양기관 현황 변경신고서 상의 격리병실, 무균치료실, 특수진료실 및 중환자실과「의료법」제27조제3항제2호에 따른 외국인환자를 위한 전용 병실 및 병동의 병상은 제외한다)을 50퍼센트 이상 확보하여 운영하는 요양병원에서 1개의 입원실에 5인 이하가 입원할 수 있는 병상을 이용하는 경우: 제8조제4항 전단에 따라 고시한 입원료 외에 추가로 부담하는 입원실 이용 비용

㉯ 가입자등이 ①의목㉮에서 정한 요건을 갖춘 상급종합병원, 종합병원, 병원 중「호스피스 · 완화의료 및 임종과정에 있는 환자의 연명의료결정에 관한 법률」제25조에 따라 호스피스전문기관으로 지정된 요양기관에서 1인실 병상을 이용하여 같은 법 제28조에 따른 호스피스、완화의료를 받는 경우(격리치료 대상인 환자가 1인실에 입원하는 경우, 임종실을 이용하는 경우 등 보건복지부장관이 정하여 고시하는 불가피한 경우는 제외한다): 제8조제4항 전

단에 따라 고시한 호스피스 · 완화의료 입원실의 입원료 중 4인실 입원료 외에 추가로 부담하는 입원실 이용 비용

③ 법 제51조에 따라 장애인에게 보험급여를 실시하는 보장구를 제외한 보조기 · 보청기 · 안경 또는 콘택트렌즈 등 보장구. 다만, 보청기 중 보험급여의 적용을 받게 될 수술과 관련된 치료재료인 보건복지부장관이 정하여 고시하는 보청기는 제외한다.

④ 보조생식술(체내 · 체외인공수정 포함)시 소요된 비용

⑤ 친자확인을 위한 진단

⑥ 치과의 보철(보철재료 및 기공료 등을 포함한다) 및 치과임플란트를 목적으로 실시한 부가수술(골이식수술 등을 포함한다). 다만, 보건복지부장관이 정하여 고시하는 65세 이상인 사람의 틀니 및 치과임플란트는 제외한다.

⑦ 이 규칙 제8조의 규정에 의하여 보건복지부장관이 고시한 약제에 관한 급여목록표에서 정한 일반의약품으로서 「약사법」 제23조에 따른 조제에 의하지 아니하고 지급하는 약제

⑧ 「장기등 이식에 관한 법률」에 따른 장기이식을 위하여 다른 의료기관에서 채취한 골수 등 장기의 운반에 소요되는 비용

⑨ 「마약류 관리에 관한 법률」 제40조에 따른 마약류중독자의 치료보호에 소요되는 비용

⑩ 이 규칙 제11조제1항 또는 제13조제1항의 규정에 따라 요양급여대상 또는 비급여대상으로 결정 · 고시되기 전까지의 행위 · 치료재료(「신의료기술평가에 관한 규칙」 제2조제2항에 따른 평가 유예 신의료기술을 포함하되, 같은 규칙 제3조의4에 따른 신의료기술평가 결과 안전성 · 유효성을 인정받지 못한 경우에는 제외한다). 다만, 제11조제9항 또는 제13조제1항 후단의 규정에 따라 소급하여 요양급여대상으로 적용되는 행위 · 치료재료(「신의료기술평가에 관한 규칙」 제2조제2항에 따른 평가 유예 신의료기술을 포함한다)는 제외한다.

⑪ 「신의료기술평가에 관한 규칙」 제3조제8항제2호에 따른 제한적 의료기술

⑫ 「의료기기법 시행규칙」 제32조제1항제6호에 따른 의료기기를 장기이식 또는 조직이식에 사용하는 의료행위

⑬ 그 밖에 요양급여를 함에 있어서 비용효과성 등 진료상의 경제성이 불분명하여 보건복지부장관이 정하여 고시하는 검사 · 처치 · 수술 기타의 치료 또는 치료재료

(5) 보건복지부장관이 정하여 고시하는 질병군에 대한 입원진료의 경우에는 제(1)호 내지 제(4)호(제4호 하목을 제외한다), 제(7)호에 해당되는 행위 · 약제 및 치료재료. 다만, 제(2)호 ⑦목, 제(3)호 ⑦목, 제4호 ⑫목은 다음 각목에서 정하는 경우에 한한다.

① 보건복지부장관이 정하여 고시하는 행위 및 치료재료

② 질병군 진료 외의 목적으로 투여된 약제

5의2. 영 제21조 제3항 제3호에 따른 완화의료 입원진료의 경우에는 제(1)호부터 제(3)호까지, 제(4)호 (나)목(2) · ⑫목에 해당되는 행위 · 약제 및 치료재료. 다만, 제2호사목, 제(3)호 ⑧목 및 제4호 ⑫목은 보건복지부장관이 정하여 고시하는 행위 및 치료재료에 한정한다.

(6) 건강보험제도의 여건상 요양급여로 인정하기 어려운 경우

① 보건복지부장관이 정하여 고시하는 한방물리요법

② 한약첩약 및 기상한의서의 처방 등을 근거로 한 한방생약제제

(7) 약사법령에 따라 허가를 받거나 신고한 범위를 벗어나 약제를 처방 · 투여하려는 자가 보건복지부장관이 정하여 고시하는 절차에 따라 의학적 근거 등을 입증하여 비급여로 사용할 수 있는 경우. 다만, 제5조 제3항에 따라 중증환자에게 처방 · 투여하는 약제 중 보건복지부장관이 정하여 고시하는 약제는 건강보험심사평가원장의 공고에 따른다.

# 3. 기타 비급여 종류 및 질의회신. 관리방법 사례

## (1) 약제 보험인정기준 및 전액본인부담 사례

표 5-17 약제 보험인정기준 및 전액본인부담 사례

| 구분 | 보험인정기준 | 비고 |
|---|---|---|
| 인사돌 | 치주염, 치은염 환자 중 당뇨, 임산부, 전신질환자와 치은박리소파술 경우(1일 6정 4주간만 인정) | 기준 외 투여시 전액본인부담 |
| 단백아미노산제 | 경구로 영양공급이 불충분하여 대수술, 중증전신화상 등 비경구적으로 영양공급이 필요한경우만 인정 | 인정기준 외 투여시 전액본인부담 |
| 알부민 주사 | 만성 저단백증으로 급성합병증을 치료시 혈중 알부민 검사치가 3.0 이하인경우만 인정(Shock, 화상, 만성간질환 및 신질환, 복수 등) | 인정기준 외 저알부민혈증 진료상 필요경우는 전액본인부담 |

## (2) 건강보험 기타 비급여 및 전액본인부담(사례)

표 5-18 건강보험 기타 비급여 및 전액본인부담(사례)

| (1) 기타 비급여 및 전액본인부담 항목 |
|---|
| (1) 진정(수면)내시경료: 보험기준 외 (2) 캡슐내시경검사(Capsule Endoscopy)*: 보험인정기준 외 (3) MRI 및 PET 보험인정기준 외 검사료 (4) 교육상담료(보험인정기준 외) (5) 인공치은 (6) 양수검사 (7) 유전자 돌연변이검사 (8) 후각기능검사 (9)중성자선 치료 (10) 알레르겐 면역요법 및 약물탈감작요법 (10) 언어치료 (11) 지방흡입기 이용 액취증 수술 (12) 다빈치 로봇 수술 (13) 코골이 장치 (14) 이갈이 장치 (15) 한방 향기요법 (16) 출생후 폴라로이드 촬영 (17) 기억력검사 (18)언어능력검사 (19) 미각검사 (20) 초음파검사(보험기준 외) (21) 인 치료 (22) Cast Walker (23)보조기 (24)입원환자용 소모품 세트(물병, 체온계, 타월, 수저, 슬리퍼), (25) 의무기록복사(실비부담) 등 |

㈜ 진정(수면)내시경은 4대중증질환(암,심장질환,뇌혈관질환,희귀난치성질환)의 검사와 치료 시술시는 건강보험급여대상임.

## (3) 비급여수가의 관리방법

① 병원의 비급여수가 현황을 파악하고 접수창구 등 환자 및 환자의 보호자가 쉽게 볼 수 있는 장소에 게시하여야 한다.

② 인터넷 홈페이지를 운영하는 병원급 의료기관은 이용자가 알아보기 쉽도록 인터넷 홈페이지에 따로 표시하여야 한다.

## (4) 건강보험심사평가원 홈페이지 및 모바일 앱 상급종합병원, 종합병원, 치과병원, 한방병원, 전문병원의 비급여 진료비를 공개내역

의료법(제45조, 제63조, 시행규칙 제42조의 2)에 의하여 비급여 진료비 공개내역 대상항목은 다음과 같이 총 337항목이다.

표 5-19 비급여 진료비를 공개내역(항목)

| 대항목(항목수) | 항 목 |
|---|---|
| 상급병실료(차액)(1) | 1인실 |
| 초음파검사료(12) | 갑상선, 유방, 두경부, 부비동,흉부– 유방 · 액와부 제외한 흉부 초음파, 복부–생식기(남성,여성) 초음파, 복부–비뇨기계 초음파, 근골격, 연부–관절 초음파, 복부–복부 초음파, 혈관–사지혈관도플러 초음파, 임산부 초음파 외 |
| 제증명수수료(31) | 일반진단서, 사망진단서, 출생증명서, 병사용진단서, 장애진단서(일반장애, 정신지체 및 발달장애),상해진단서(3주 미만, 3주 이상), 휴유장애진단서, 근로능력평가용진단서, 영문진단서, 입원확인서, 입퇴원확인서, 진료확인서, 통원확인서, 외래진료확인서, 장애증명소견서(보험회사제출용), 향후진료비추정서(천만원이상, 미만) 외 |
| 교육상담료(7) | 당뇨병교육, 고혈압교육, 치태조절, 고지혈증, 재생불량성빈혈,유전대사장애, 난치성뇌전증교육 |
| MRI 진단료(7) | 근골격계, 흉부, 복부, 뇌, 뇌혈관, 척추, 경추, 요천추 외 |
| 치과임플란트료(1) | 치과임플란트 |
| 다빈치로봇수술료(2) | 근치적 전립선 적출술(전립선암), 갑상선 악성종양 근치수술(갑상선암) |
| 검체검사료(11) | 양수염색체검사, , HIV 및 HCV 항체, Helicobacter Pylori검사, 인플루엔자, 폐렴연쇄상구균, 노로바이러스 외 |
| 기능검사료(6) | 체온열검사/ 한방경피온열검사, 안구광학단층촬영,눈의 계측검사, 동맥경화도검사 외 |
| 내시경, 천자검사(5) | 진정내시경 환자관리료(4), 약물유도수면상기도 내시경검사 |
| 지속적 통증자가조절 | 대퇴신경, 사각근간 상박신경총 |
| 이학요법료(5) | 도수치료, 증식치료, 고주파정맥내막 폐쇄술, 광투시정맥흡입제거술, 레이저정맥폐쇄술 |
| 처치 및 수술료(17) | 고강도 초음파집속술[전립선암], 자기공명영상유도하 고강도초음파집속술[자궁근종], 간암의 초음파유도고강도초음파 집속술, 체외충격파치료[근골격계질환], 신경성형술 외 |
| 치아질환처치(1) | 광중합형 복합레진충전 |
| 한방물리요법료(3) | 추나요법(단순, 복잡, 특수), 경피전기자극요법, 경근간섭저주파요법 |
| 지속적통증자가조절(2) | 대퇴신경, 사각근간상박신경총 |
| 하지정맥류수술(치료재료)(2) | 고주파정맥내막폐쇄술, 레이저정맥폐쇄술 |
| 시력교정술료(2) | 라식, 라섹 |
| 치과보철료(1) | 골드크라운(금니) |

### (5) 비급여 대상 확인

비급여 대상 항목 검색은 건강보험 심사평가원(www.hira.or.kr)의 병원의 비급여 진료비용 정보제공이나 국가건강정보포털(health.mw.go.kr)의 요양기관의 가격고지 관련 사이트로 바로가기 제공 또는 요양기관의 홈페이지 게시하고 있다.(요양기관별로 비급여 진료비 게시위치와 자료공개 형태가 다름)

# 5-3 진료비 본인부담 및 산정특례제도

{ 학습목표 } 1. 진료비 본인부담률에 대하여 환자유형별로 적용하고 관리할 수 있다.
2. 본인부담 산정특례환자의 자격을 관리하고 업무를 수행할 수 있다.

## 1. 진료비 본인부담

### (1) 진료비 본인부담 형태

건강보험 환자가 의료이용 시 부담하는 비용은 본인일부부담, 전액본인부담, 비급여 항목들의 금액으로 구성하고 있다. 본인일부부담제도 종류는 환자가 비용을 분담하는 방식에 따라 정률제, 정액제, 급여상한제, 급여제한제 등으로 구분하고 있다.

① 정률제(coinsurance) : 보험자가 의료비용의 일정비율만 지불하고 나머지 부분은 보험수급자가 부담하는 방식이다. 진료비의 일부를 피보험자에게 부담시킴으로써 불필요한 의료이용을 억제하기 위한 방식으로서 우리나라는 1963년 의료보험법 제정시점부터 본인부담 정률제 방식으로 시작하였다.

② 정액제(co-payment) : 의료서비스 이용 내용과 관계없이 서비스 이용 건당 미리 정해진 일정액만 소비자가 부담하고 나머지는 보험자가 지불하는 방식으로 불필요한 값싼 의료서비스의 이용을 억제한다.

③ 정액 및 정률제 : 상급종합병원의 경우 외래진료비 계산시 진찰료는 정액제로 부담하며, 진찰료를 제외한 외래진료비는 정률제로 부담하는 경우이다.

④ 급여상한제(limit) : 의료보험에서 지불하는 보험급여의 최고액을 정하여 그 이하의 진료에 대해서는 의료보험의 혜택을 받게 하고, 최고액을 초과하는 비용에 대해서는 보험이 적용되지 않게 하여 서비스 이용을 부담스럽게 만드는 방법이다. 즉, 본인부담상한제는 환자가 1년 동안 부담하는 금액에 대한 상한선을 설정하고 상한선을 초과하는 진료비는 보험자가 부담하는 방식이다.

⑤ 급여제한제(exclusion clause) : 사회보험에서는 생활에 지장이 없는 신체상의 조건 등에 대하여 고가장비를 이용하는 고급의료의 경우에 보험급여를 제한하는 방법으로 우리나라에서는 보험급여의 제한으로 국민건강보험에서 시행하고 있다. 민간보험에서는 가입 이전의 질환은 보험급여에서 제외시키는 것도 이러한 방법에 속한다.

### (2) 요양급여비용 본인부담률 부담액

요양급여비용 중 본인이 부담할 비용의 부담률 및 부담액은 아래와 같다.

**본인부담비용 부담률 부담액**

- 가입자 또는 피부양자는 요양급여비용 중 다음의 어느 하나에 해당하는 금액을 부담한다.
- 진료비 부담액 중 보험급여가 되지 않는 항목을 제외한 보험급여가 적용되는 항목에 대하여 본인부담액을 아래와 같이 적용된다.

#### ① 외래진료

외래진료의 경우 및 보건복지부장관이 정하는 의료장비 · 치료재료를 이용한 진료의 경우에는 다음의 구분에 따라 계산한 금액이 적용된다.

**표 5-20** 외래진료 본인부담액

| 의료기관종별 | 소재지 | 환자구분 | 본인부담액 |
|---|---|---|---|
| 상급종합병원 | 모든 지역 | 일반환자 | 진찰료 총액 + (요양급여비용 총액 – 진찰료총액) × 60/100<br>다만, 임신부 외래진료의 경우에는 요양급여비용 총액의 40/100으로 한다. |
| | | 의약분업 예외환자 | 진찰료 총액 + (요양급여비용 총액 – 약값 총액 – 진찰료 총액) × 60/100 + 약값 총액×30/100 |
| 종합병원 | 동지역 | 일반환자 | 요양급여비용 총액 × 50/100(임신부 외래진료의 경우에는 30/100) |
| | | 의약분업 예외환자 | (요양급여비용 총액 – 약값 총액) × 50/100 + 약값 총액×30/100 |
| | 읍 · 면 지역 | 일반환자 | 요양급여비용 총액 × 45/100 |
| | | 의약분업 예외환자 | (요양급여비용 총액 – 약값 총액) × 45/100 + 약값 총액 × 30/100 |

<table>
<tr><td rowspan="4">병원, 치과병원, 한방병원, 요양병원</td><td rowspan="2">동지역</td><td>일반환자</td><td>요양급여비용 총액 × 40/100(임신부 외래진료의 경우에는 20/100)</td></tr>
<tr><td>의약분업 예외환자</td><td>(요양급여비용 총액 – 약값 총액) × 40/100 + 약값 총액 × 30/100</td></tr>
<tr><td rowspan="2">읍 · 면 지역</td><td>일반환자</td><td>요양급여비용 총액 × 35/100(임신부 외래진료의 경우에는 20/100)</td></tr>
<tr><td>의약분업 예외환자</td><td>(요양급여비용 총액 – 약값 총액) × 35/100 + 약값 총액 × 30/100</td></tr>
<tr><td>의원, 치과의원, 한의원, 보건의료원</td><td>모든 지역</td><td>일반환자</td><td>요양급여비용 총액 × 30/100((임신부의 외래진료의 경우에는 10/100) 다만, 요양급여를 받는 사람이 65세 이상이면서 해당 요양급여비용 총액이 보건복지부령으로 정하는 금액을 넘지 않으면 보건복지부령으로 정하는 금액)</td></tr>
<tr><td>보건소, 보건지소, 보건진료소</td><td>모든 지역</td><td>일반환자</td><td>요양급여비용 총액 × 30/100(요양급여비용 총액이 보건복지부령으로 정하는 금액을 넘지 않으면 보건복지부령으로 정하는 금액)</td></tr>
</table>

**② 입원진료**

㉮요양급여비용총액(식대제외)의 100분의 20과 입원기간 중 식대의 100분의 50을 더한 금액

㉯「의료법」제3조 제2항 제3호 라목에 따른 요양병원에서 입원진료를 받는 사람 중 입원치료보다는 요양시설이나 외래진료를 받는 것이 적합한 환자로서 보건복지부장관이 정하여 고시하는 환자군에 해당하는 경우에는 요양급여비용 총액의 100분의 40에 입원기간 중 식대의 100분의 50을 더한 금액

㉰ 상급종합병원에 2인실에 입원한 경우 병실료는 50%, 3인실은 40%, 4인실 30%, 4인실이상은 20%를 본인이 부담한다(2018.7.1.부터 2~3인실 보험급여 적용) 그러나 상급종합병원을 제외한 종합병원 및 병원의 2인실은 40%, 3인실은 30%, 4인실 이상에 입원한 경우는 고시수가의 20%만 본인부담 한다.

㉱ 건강보험 입원료체감제에 따른 본인부담은 입원 1일~15일까지 본인부담률은 20%, 16일째부터 30일까지는 30%, 31일째부터의 입원료에 대한 본인부담률을 40%로 한다(다만, 요양병원 입원 환자 및 보건복지부장관이 정하여 고시하는 질병으로 입원 진료를 받는 환자의 경우는 환자 특성을 고려하여 적용하지 않음)

### ▣ 진료비 본인부담 적용 세부 내역

#### ① 건강보험급여 유형별 본인 및 보험자 진료비 부담률

**표 5-21** 건강보험급여 유형별 본인 및 보험자 진료비 부담률 (단위 : %)

| 구 분 | 기 관 | 진료비 부담률(비급여제외 급여부분) | | 소재지 및 환자구분 |
|---|---|---|---|---|
| | | 본인부담율 | 보험자 부담율 | |
| 외 래 | 의원, 보건기관 | 30 | 70 | 모든 지역 |
| | 병원 | 40 | 60 | 동지역 일반환자 |
| | 종합병원 | 50 | 50 | 동지역 일반환자 |
| | 상급종합병원 | 진찰료전액 + 60 | 40 | 모든 지역 일반환자 |
| 입 원 | 모든 의료기관 | 20 | 80 | |
| 지급기관 | 국민건강보험공단 | | | |
| 심사기관 | 건강보험심사평가원 | | | |

㈜ 임산부 외래진료 본인부담은 별도 적용

#### ② CT,MRI 또는 PET촬영시 특수촬영에 대한 본인부담율

㉮ 건강보험 진료시 본인부담금은 입원, 외래 및 요양기관 종류(의원, 병원, 종합병원, 상급종합병원)에 따라 다르다.

i. 입원 진료시 진료, 수술, 투약 등을 모두 포함한 진료비 총액의 20%(식대 50%, CT/MRI/PET 등 : 외래 본인부담율과 같음)를 부담하며, 만 6세 미만 소아의 경우 진료비 총액의 10%, 출생 28일 이내 신생아의 경우에는 본인부담이 면제된다.

ii. 외래 진료시는 병원 종별 및 소재지에 따라 30~60%를 부담하고 있으며, 만 6세미만 소아의 경우 성인이 부담하는 금액의 70%를 부담토록 정하고 있다.

iii. 건강보험산정특례대상은 1.중증질환자산정특례대상 외래,입원 본인부담금 5%, 2.희귀난치성질환산정특례대상 외래,입원 본인부담금10%를 부담한다.

㉯ 의료급여 수급자의 경우는 다음과 같다.

i. 입원은 1종 수급권자는 CT · MRI 또는 PET 본인부담금 “0”, 2종 수급권자는 CT,MRI 또는 PET 총액의 10%를 부담한다.

ii. 외래의 경우에는 1종 수급권자는 CT, MRI 또는 PET 총액의 5%, 2종 수급권자는 CT, MRI 또는 PET 총액의 15%를 부담한다.

㉰ 임산부 외래진료 본인부담

임산부가 외래진료시는 상급종합병원은 40%, 종합병원 30%, 병원 20%, 의원 10%를 적용한다.

③ 건강보험 자연분만, 제왕절개분만의 본인부담률

자연분만은 본인부담 면제, 제왕절개분만은 5%를 부담하며, 식대는 50%를 부담한다.

④ 15세 이하 아동인 경우

6세 미만 아동인 외레 진료 경우는 성인 본인부담률의 70% 적용하며, 15세 이하 아동인 경우 입원진료는 요양급여비용 총액의 5% 부담한다.

⑤ 건강보험 요양급여비용 본인부담항목의 부담률 100분의 100항목(전액본인부담)

㉮ 요양급여의 절차에 따르지 않고 요양기관을 이용한 경우

㉯ 현역병(지원에 의하지 않고 임용된 하사를 포함), 전환 복무된 사람 또는 무관후보생으로 군에 복무 중인 가입자

㉰ 보험료 체납으로 급여제한을 받은 기간에 요양기관을 이용한 경우

㉱ 학교폭력 중 학생 간 폭행에 의한 부상 또는 질병으로 요양기관을 이용한 경우

㉲ 왜소증의 원인감별에 의한 검사비용 ⑥ 응급의료관리료 산정 대상이 아닌 환자의 응급의료관리료 등이 있다.

③ **약국의 경우**

㉮ 진료를 담당한 의사 또는 치과의사가 발행한 처방전에 따라 의약품을 조제받은 경우에는 요양급여비용 총액의 100분의 30(요양급여를 받는 사람이 65세 이상인 경우 요양급여비용 총액이 보건복지부령으로 정하는 금액을 넘지 않으면 보건복지부령으로 정하는 금액). 다만, 제1호가목 중 보건복지부장관이 정하는 요양급여를 받은 경우는 제외한다.

㉯ 「약사법」 제23조제3항 제1호에 따라 의료기관이 없는 지역에서 조제하는 경우로서 진료를 담당한 의사 또는 치과의사가 발행한 처방전에 다르지 않고 의약품을 조제받은 경우에는 다음의 구분에 따라 산정한 금액

ⅰ. 요양급여비용 총액이 보건복지부령으로 정하는 금억을 넘는 경우에는 요양급여비용 총액의 100분의 40

ⅱ. 요양급여비용 총액이 보건복지부령으로 정하는 금액을 넘지 않는 경우에는 보건복지부령으로 정하는 금액

㉰ 상급종합병원 또는 종합병원의 의사가 발행한 처방전에 따라 질병의 중증도를 고려하여 보건복지부장관이 정하여 고시하는 질병에 대한 의약품을 조제 받은 경우 [읍 · 면 지역 소재 종합병원의 의사가 발행한 처방전에 따라 의약품을 조제 받거나 「한국보훈복지의료공단법」에 따른 보훈병원의 의사나 「독립유공자예우에 관한 법률」, 「국가유공자 등 예우 및 지원에 관한 법률」, 「5 · 18민주유공자예우에 관한 법률」,「참전유공자예우 및 단체설립에 관한 법률」, 「고엽제후유의증 등 환자지원 및 단체설립에 관한 법률」, 「특수임무유공자 예우 및 단체설립에 관한 법률」 및 「제대군인지원에 관한 법률」에 따라 국가보훈처장이 진료를 위탁한 상급종합병원 또는 종합병원의 의사가 해당 법률에서 정한 의료지원대상자에게 발행한 처방전에 따라 의약품을 조제 받은 경우는 제외한다]에는 다음의 금액

ⅰ. 상급종합병원의 의사가 발행한 처방전에 따라 의약품을 조제 받은 경우: 요양급여비용 총액의 100분의 50

ⅱ. 종합병원의 의사가 발행한 처방전에 따라 의약품을 조제 받은 경우: 요양급여비용 총액의 100분의 40

**④ 보건복지부장관이 정하여 고시하는 질병군**

보건복지부장관이 정하여 고시하는 질병군에 대하여 입원진료를 받는 경우에는 다음 각 목의 구분에 따라 계산한 금액에 입원기간 중 식대의 100분의 50을 더한 금액을 부담한다. 이 경우 질병군 분류번호 결정 요령, 고정비율, 평균 입원 일수 등 해당 질병군의 본인부담액 산정에 필요한 사항은 보건복지부장관이 정하여 고시한다.

㉮ 다음 계산식에 따라 계산한 금액의 100분의 20

〈질병군에 대한 본인부담액의 계산식〉

[{질병군별 상대가치점수 × 고정비율} + {질병군별 상대가치점수 × (1 − 고정비율) × (입원 일수 ÷ 질병군별 평균 입원 일수)}] × 제21조제1항에 따라 정해진 상대가치점수의 점수당 단가

㉯ "가"목에도 불구하고 그 질병군이 보건복지부장관이 정하여 고시하는 요양급여비

용 열외군인 경우에는 가목의 계산식에 따라 계산한 금액에 그 고시에서 정한 금액을 더한 금액의 100분의 20

**⑤ 다음 각 목의 어느 하나에 해당하는 경우**

다음 각 목의 어느 하나에 해당하는 경우에는 그 각 목에서 정하는 금액을 부담한다.

㉮ 다음의 경우에는 입원기간 중 식대의 100분의 50

i. 자연분만에 대한 요양급여

ii. 「모자보건법」 제2조제4호에 따른 신생아 및 보건복지부장관이 정하는 기준에 해당하는 영유아에 대한 입원진료로서 보건복지부장관이 정하는 요양급여

iii. 보건복지부장관이 정하여 고시하는 결핵 질환을 가진 사람에 대하여 보건복지부장관이 정하는 요양급여

㉯ 다음의 경우에는 요양급여비용 총액의 100분의 10에 입원기간 중 식대의 100분의 50을 더한 금액

i. 보건복지부장관이 정하여 고시하는 희귀난치성 질환을 가진 사람에 대하여 보건복지부장관이 정하는 요양급여

ii. 보건복지부장관이 정하여 고시하는 고위험 임신부에 대한 입원진료로서 보건복지부장관이 정하는 요양급여

iii. 보건복지부장관이 정하여 고시하는 조산아(早産兒)와 저체중 출생아에 대한 외래진료(출생일부터 3년이 되는 날까지의 외래진료를 말한다)로서 보건복지부장관이 정하는 요양급여

㉰ 1세 이상 6세 미만인 가입자 또는 피부양자가 상급종합병원, 종합병원, 병원, 치과병원, 한방병원, 요양병원, 의원, 치과의원, 한의원 및 보건의료원에서 외래진료를 받는 경우 본인이 부담할 비용의 부담률의 100분의 70에 해당하는 금액

㉱ 6세 미만인 가입자 또는 피부양자가 보건소, 보건지소 및 보건진료소에서 외래진료를 받는 경우로서 요양급여비용 총액이 보건복지부령으로 정하는 금액을 넘는 경우. 다만, 요양급여비용 총액이 보건복지부령으로 정하는 금액을 넘지 않는 경우 또는 6세 미만인 가입자 또는 피부양자가 약국 또는 한국희귀 · 필수의약품센터인 요양기관에서 처방전에 따라 의약품을 조제 받는 경우 본인이 부담할 비용의 부담

률의 100분의 70에 해당하는 금액

㈐ 보건복지부장관이 정하여 고시하는 희귀난치성질환 또는 중증질환을 가진 사람, 희귀난치성질환등 외의 질환으로 6개월 이상 치료를 받고 있거나 6개월 이상 치료가 필요한 사람 또는 18세 미만의 아동 중 희귀난치성질환자등이 속한 세대(배우자 포함)의 소득 및 재산을 더하여 계산한 가액이 「국민기초생활 보장법」 제2조제11호에 따른 기준 중위소득의 100분의 50 이하이고, 희귀난치성질환자등의 1촌의 직계혈족 및 그 배우자가 없거나 부양의무자가 있어도 부양능력이 없거나 부양을 받을 수 없는 사람으로서 보건복지부령으로 정하는 바에 따라 공단의 본인부담액 경감 인정 신청을 하여 그 경감 인정을 받은 사람에 대한 요양급여의 경우에는 다음의 구분에 따라 계산한 금액. 이 경우 소득인정액 산정의 기준이 되는 세대의 범위, 소득 및 재산의 범위, 소득인정액 산정방법 등 소득인정액의 산정에 필요한 사항 및 부양의무자가 부양능력이 없거나 부양을 받을 수 없는 경우의 구체적인 기준은 보건복지부령으로 정한다.

ⅰ. 희귀질환과 중증난치성질환을 가진 사람인 경우에는 입원기간 중 식대의 100분의 20

ⅱ. 희귀질환과 중증난치성질환 등 외의 질환으로 6개월 이상 치료를 받고 있거나 6개월 이상 치료가 필요한 사람 또는 18세 미만의 아동인 경우에는 다음 표에 해당하는 금액에 입원기간 중 식대의 100분의 20을 더한 금액. 다만, 가목 또는 나목1)에도 해당하는 경우에는 입원기간 중 식대의 100분의 20만을 부담한다.

ⅲ. 희귀질환과 중증난치성질환등을 가진 사람 중 65세 이상인 사람이 틀니 요양급여를 받는 경우에는 해당 요양급여비용 총액의 100분의 5

ⅳ. 희귀질환과 중증난치성질환등 외의 질환으로 6개월 이상 치료를 받고 있거나 6개월 이상 치료가 필요한 사람 중 65세 이상인 사람이 틀니 요양급여를 받는 경우에는 해당 요양급여비용 총액의 100분의 15

ⅴ. 희귀질환과 중증난치성질환등을 가진 사람 중 만 65세 이상인 사람이 치과임플란트 요양급여를 받는 경우에는 해당 요양급여비용 총액의 100분의 20

ⅵ. 희귀질환과 중증난치성질환등 외의 질환으로 6개월 이상 치료를 받고 있거나 6개월 이상 치료가 필요한 사람 중 65세 이상인 사람이 치과임플란트 요양급여

를 받는 경우에는 해당 요양급여비용 총액의 100분의 30

vii. ii에도 불구하고 희귀질환과 중증난치성질환등 외의 질환으로 6개월 이상 치료를 받고 있거나 6개월 이상 치료가 필요한 사람 또는 18세 미만의 아동이 상급종합병원 또는 종합병원의 의사가 발행한 처방전에 따라 질병의 중증도를 고려하여 보건복지부장관이 정하여 고시하는 질병에 대한 의약품을 조제받은 경우[읍 · 면 지역 소재 종합병원의 의사가 발행한 처방전에 따라 의약품을 조제받거나 「한국보훈복지의료공단법」에 따른 보훈병원의 의사나 「독립유공자예우에 관한 법률」, 「국가유공자 등 예우 및 지원에 관한 법률」, 「보훈보상대상자 지원에 관한 법률」, 「5 · 18민주유공자예우에 관한 법률」, 「참전유공자예우 및 단체설립에 관한 법률」, 「고엽제후유의증 등 환자지원 및 단체설립에 관한 법률」, 「특수임무유공자 예우 및 단체설립에 관한 법률」 및 「제대군인지원에 관한 법률」에 따라 국가보훈처장이 진료를 위탁한 상급종합병원 또는 종합병원의 의사가 해당 법률에서 정한 의료지원대상자에게 발행한 처방전에 따라 의약품을 조제받은 경우는 제외한다]에는 요양급여비용 총액의 100분의 3. 다만, 본인일부부담금이 500원 미만이 되는 경우에는 500원을 본인일부부담금으로 한다.

viii. ii에도 불구하고 희귀질환과 중증난치성질환 등 외의 질환으로 6개월 이상 치료를 받고 있거나 6개월 이상 치료가 필요한 사람 또는 18세 미만 아동의 입원진료로서 제왕절개분만에 대한 요양급여를 받는 경우에는 입원기간 중 식대의 100분의 20

㉳ 보건복지부장관이 정하여 고시하는 중증질환자에 대하여 보건복지부장관이 정하는 요양급여(라목에 해당하는 사람에 대한 요양급여는 제외)의 경우에는 요양급여비용 총액의 100분의 5에 입원기간 중 식대의 100분의 50을 더한 금액

㉴ 만 65세 이상 노인이 틀니 요양급여를 받는 경우에는 그 요양급여비용 총액의 100분의 30

㉵ 만 65세 이상인 사람이 치과임플란트 요양급여를 받는 경우에는 해당 요양급여비용 총액의 100분의 30

㉶ 제왕절개분만을 위한 입원진료에 대하여 요양급여[라목8)에 해당하는 사람에 대한 요양급여는 제외한다]를 받는 경우에는 요양급여비용 총액의 100분의 5에 입원

기간 중 식대의 100분의 50을 더한 금액

㉶ 15세 이하 아동의 입원진료에 대하여 보건복지부장관이 정하는 요양급여[가목2) 및 라목에 해당하는 사람에 대한 요양급여는 제외한다]를 받는 경우에는 해당 요양급여비용 총액의 100분의 5에 입원기간 중 식대의 100분의 50을 더한 금액

㉷ 18세 이하 아동의 치아홈메우기 외래진료 또는 16세 이상 18세 이하 아동의 치아홈메우기 입원진료에 대하여 보건복지부장관이 정하는 요양급여(라목에 해당하는 사람에 대한 요양급여는 제외한다)를 받는 경우에는 해당 요양급여비용 총액의 100분의 10

㉸ 보건복지부장관이 정하여 고시하는 난임진료(인공수정 및 체외수정시술을 포함한다)에 대하여 보건복지부장관이 정하는 요양급여(라목에 해당하는 사람에 대한 요양급여는 제외한다)를 받는 경우에는 해당 요양급여비용

㉹ 일반건강검진 결과에 따라 보건복지부장관이 정하여 고시하는 질환이나 질병에 대하여 추가적인 진료 또는 검사의 필요성이 인정되는 사람이 그 질환이나 질병에 대하여 일반건강검진을 받은 날이 속하는 연도의 다음 연도 1월 31일까지 보건복지부장관이 정하여 고시하는 요양급여(의원 및 병원만 해당한다)를 받은 경우에는 본인일부부담금액은 없는 것으로 한다.

**⑥ 요양급여비용의 100분의 100의 범위항목**

다음 각 목의 어느 하나에 해당하는 경우에는 보건복지부령으로 정하는 항목의 요양급여비용의 100분의 100의 범위에서 보건복지부령으로 정하는 금액을 부담한다.

㉮ 법 제53조제3항에 따라 급여가 제한되는 경우

㉯ 법 제54조제3호 및 제4호에 따라 급여가 정지되는 경우

㉰ 「학교폭력 예방 및 대책에 관한 법률」 제2조제1호에 따른 학교폭력 중 학생 간의 폭행에 의한 경우

㉱ 보험재정에 상당한 부담을 준다고 인정되는 경우

㉲ 그 밖에 보건복지부령으로 정하는 경우

**⑦ 외래진료 등 요양급여비용 총액조건 및 본인부담액**

65세 이상인 가입자 및 피부양자가 의원, 치과의원, 한의원 및 보건의료원에서 요양급

여를 받는 경우의 본인부담액은 다음과 같다

**표 5-22** 외래진료 등의 요양급여비용 총액에 관한 조건 및 본인부담액

| 기관 종류 | 요양급여비용 총액에 관한 조건 | 본인부담액 |
|---|---|---|
| 의원 · 치과의원(의약분업 예외지역은 제외한다) 및 보건의료원(한방과는 제외) | 요양급여비용 총액이 15,000원을 넘지 않는 경우 | 1,500원 |
| | 요양급여비용 총액이 15,000원을 넘고 20,000원을 넘지 않는 경우 | 요양급여비용 총액 × 10/100 |
| | 요양급여비용 총액이 20,000원을 넘고 25,000원을 넘지 않는 경우 | 요양급여비용 총액 × 20/100 |

### (3) 요양급여비용 본인부담항목 및 부담률(100분의 100항목)

① 요양급여비용의 본인부담 항목으로서 요양급여비용의 본인부담률 100분의 100항목(전액본인부담)은 아래와 같다(제16조 관련)

- 다음에 해당하는 경우에는 그에 든 비용 총액
  - ㉮ 가입자 또는 피부양자가 「국민건강보험 요양급여의 기준에 관한 규칙」 제2조에 따른 요양급여의 절차에 따르지 않고 요양기관을 이용한 경우
  - ㉯ 「병역법」에 따른 현역병(지원에 의하지 않고 임용된 하사를 포함), 전환복무된 사람 또는 무관후보생으로 군에 복무 중인 가입자 또는 피부양자 및 교도소 또는 그 밖에 이에 준하는 시설에 수용되어 있는 가입자 또는 피부양자가 요양기관을 이용한 경우
  - ㉰ 법 제53조제3항 및 제4항에 따라 가입자 또는 피부양자가 보험료 체납으로 급여제한을 받은 기간에 요양기관을 이용한 경우
  - ㉱ 「학교폭력 예방 및 대책에 관한 법률」 제2조제1호에 따른 학교폭력 중 학생 간의 폭행에 의한 부상 또는 질병으로 요양기관을 이용한 경우
- 다음에 해당하는 경우에는 보건복지부장관이 정하여 고시하는 공단이 부담하는 요양급여비용의 상한금액을 초과하는 비용
  - ㉮ 요양급여의 필요성이 의학적으로 인정되는 약제 · 치료재료로서 해당 약제 · 치료재료의 상한금액이 대체 가능한 약제 · 치료재료의 상한금액의 2배 이상인 경우
  - ㉯ 약제 · 치료재료에 대한 요양급여비용이 연간 200억원 이상 들어 보험재정에 상당한 부담을 줄 우려가 있는 약제 · 치료재료의 경우

- 장기(臟器) 또는 조혈모세포 제공 희망자가 제공하기에 적합한지 확인 · 진단하는 데에 든 비용. 다만, 적합한 것으로 확인되어 장기 또는 조혈모세포를 제공한 사람에게는 확인 · 진단에 든 검사비용을 영 제19조에 따라 정한 금액으로 소급 정산한다.
- 왜소증의 원인 감별을 위하여 한 검사비용. 다만, 진단 결과 기질성 원인으로 판단된 경우 진단에 든 검사비용은 영 제19조에 따라 정한 금액으로 소급 정산한다.
- 혈액성분 채집술을 위한 혈액 제공 적합성 검사에서 부적합으로 판정되어 혈액성분 채집술을 하지 않은 경우 든 검사비용
- 요양기관의 과실이 없는 상태에서 가입자 또는 피부양자가 기피하여 준비된 혈액을 폐기하였을 경우의 혈액비용과 미리 채혈한 자기혈소판을 수혈하지 못한 경우 이에 든 비용
- 「응급의료에 관한 법률」에 따라 요양기관의 구급차를 이용하여 이송되었을 경우의 이송처치료 및 응급의료수가(應急醫療酬價) 기준에서 정한 응급의료관리료 산정 대상이 아닌 환자의 응급의료관리료
- 그 밖에 다음에 해당하는 항목으로서 보건복지부장관이 정하여 고시한 항목에 해당하는 비용
  ㉮ 각종 수술 후 통증관리를 위한 통증 자가 조절법(PCA) 등 보험재정에 상당한 부담을 주는 경우
  ㉰ 인공요도괄약근, 혈관 내 초음파 영상법에 사용된 혈관 내 영상카테터 등 대체 가능하고 비용효과적 측면에서 상대적으로 고가인 경우

**본인부담 감면에 따른 건강보험 청구비용 환수 여부(보건복지부 급여 65720-56호. 2003.1.14.)**

요양기관이 명백히 환자유치목적으로 본인일부부담금 감면행위를 하고 있다면 이는 의료법 제25조 제3항에 위반되는 것으로 같은 법 제67조에 규정된 처분대상으로 사료되는바 이는 건강보험법령이 아닌 의료법상의 규정으로 의료행위 자체를 부정한 것이 아니라 면제행위, 환자유치행위 등을 금지한 규정이며, 국민건강보험법에서 정한 요양급여기준과 요양급여산정내역 등에도 본인부담금 면제행위에 대하여 명시적인 규정이 없음. 따라서 의료기관이 본인부담금 면제행위는 의료법에 따라 판단 · 처분될 사안이며, 이를 국민건강보험법 제52조에 의한 사위 · 기타 부당한 방법으로 요양급여비용을 받은 것으로 판단할 수는 없음.

### (4) 요양급여비용 중 본인부담 상한액

건강보험제도가 실시됨으로써 가입자가 입원치료를 받으면 진료비의 20%(산정특례 제외)를, 외래진료의 경우는 의료기관 종별에 따라 비용의 30~60%(산정특례 제외)를 그리고 약제비는 30%만을 본인이 부담하면 된다.

① 본인부담상한제란 고액 중증질환자의 의료비 부담을 덜어주기 위한 제도로 환자가 부담한 연간(1.1~12.31) 본인부담 진료비 총액이 개인별 소득수준에 따른 본인부담상한액(2019년 기준 126만원~580만원)을 넘는 경우, 그 넘는 금액을 환자에게 돌려주는 제도를 말한다(비급여는 제외)

② 요양급여비용 중 가입자 또는 피부양자 본인이 부담하는 금액의 상한은 지역가입자의 세대별 보험료 부담수준 또는 직장가입자의 개인별 보험료 부담수준에 따라 그 금액을 달리한다. 이 경우 상한액기준보험료의 구체적인 산정 기준 · 방법 등에 필요한 사항은 보건복지부장관이 정하여 고시한다.

③ 적용방법은 상한제 사전급여로 같은 요양기관의 1년간 본인부담액이 580만원이 초과되는 경우 진료받은 환자는 580만원까지만 납부하고 그 초과액은 요양기관이 공단에 청구한다.

**표 5-23** 본인부담상한제

| 보험료 수 준 | | 10%이하 (1분위) | 11~30% (2~3분위) | 31~50% (4~5분위) | 51~70% (6~7분위) | 71~80% (8분위) | 81~90% (9분위) | 91~100% (10분위) |
|---|---|---|---|---|---|---|---|---|
| 상한액 | 120일이하 | 81만원 | 102만원 | 153만원 | 280만원 | 350만원 | 430만원 | 580만원 |
| | 120일초과 | 126만원 | 158만원 | 212만원 | | | | |

㈜ 2019년 기준이며 본인부담상한 금액은 매년 조정될 수 있음.

### (5) 진료비 확인제도

진료비 확인제도는 의료소비자의 권리를 보호하기 위해 「국민건강보험법 제48조」 또는 「의료급여법 제11조의3」에 따라 환자가 전액본인부담한 비용과 비급여로 부담한 비용의 타당성 여부를 요청에 의해 확인하는 제도를 말한다. 진료비 확인 방법 및 절차 안내는 건강보험심사평가원에 유선으로 문의(1644-2000) 또는 인터넷 홈페이지(www.hira.or.kr) 접속하여 확인할 수 있다. 또한 「국민건강보험 요양급여의 기준에 관한 규칙 제7조 개정에 따라, 「진료비 세부산정내역 서식 등에 관한 기준」고시를 제정하여 2018

년 3월부터 진료비 세부산정내역 표준서식(별지 제1호서식)에 의거 환자요청시 제공하도록 되어 있다.

### (6) 본인부담금 환급금

요양기관에서 건강보험가입자 및 피부양자에게 요양급여를 실시하고 청구한 요양급여비를 건강보험심사평가원에서 심사한 결과 이미 납부한 환자본인 일부부담금이 과다납부된 것으로 확인된 경우 요양기관에 지급할 진료비에서 과다하게 납부된 금액을 공제하여 이를 수진자나 가입자에게 반환하는 제도를 말한다.

### (7) 요양급여비용 계산서 · 영수증의 발급 및 보존

① 요양기관이 요양급여를 실시한 때에는 가입자 등에게 계산서 · 영수증을 발급하여야 한다. 다만, 요양기관 중 종합병원 · 병원 · 치과병원 · 한방병원 및 요양병원을 제외한 요양기관이 외래진료를 한 경우에는 별지 제12호서식의 간이 외래 진료비 계산서 · 영수증을 발급할 수 있다.

㉮ 입원 및 외래진료의 경우 : 별지 제6호서식 또는 별지 제7호서식의 진료비 계산서 · 영수증

㉯ 약국 및 한국희귀필수의약품센터의 경우 : 별지 제10호서식 또는 별지 제11호서식의 약제비 계산서 · 영수증

② 요양기관은 가입자 등이 제1항의 규정에 의한 계산서 · 영수증에 대하여 세부산정내역을 요구하는 경우에는 이를 제공하여야 한다.

③ 요양기관이 요양급여를 행한 경우에는 제1항의 규정에 의한 계산서 · 영수증 부본을 당해 요양급여가 종료된 날부터 5년간 보존하여야 한다. 다만, 요양기관이 별지 제13호서식에 의한 본인부담금수납대장을 작성하여 보존하는 경우에는 이를 계산서 · 영수증 부본에 갈음한다.

([ ]외래 [ ]입원 ([ ]퇴원[ ]중간) **진료비 계산서·영수증** [별지 제6호서식]

| 환자등록번호 | 환자 성명 | 진료기간 | 야간(공휴일)진료 |
|---|---|---|---|
| | | . . .부터 . . .까지 | [ ] 야간 [ ] 공휴일 |

| 진료과목 | 질병군(DRG)번호 | 병실 | 환자구분 | 영수증번호(연월-일련번호) |
|---|---|---|---|---|
| | | | | |

| 항목 | | 급여: 일부 본인부담 - 본인부담금 | 급여: 일부 본인부담 - 공단부담금 | 급여: 전액 본인부담 | 비급여: 선택진료료 | 비급여: 선택진료료 이외 |
|---|---|---|---|---|---|---|
| 기본항목 | 진찰료 | | | | | |
| | 입원료 - 1인실 | | | | | |
| | 입원료 - 2·3인실 | | | | | |
| | 입원료 - 4인실 이상 | | | | | |
| | 식대 | | | | | |
| | 투약 및 조제료 - 행위료 | | | | | |
| | 투약 및 조제료 - 약품비 | | | | | |
| | 주사료 - 행위료 | | | | | |
| | 주사료 - 약품비 | | | | | |
| | 마취료 | | | | | |
| | 처치 및 수술료 | | | | | |
| | 검사료 | | | | | |
| | 영상진단료 | | | | | |
| | 방사선치료료 | | | | | |
| | 치료재료대 | | | | | |
| | 재활 및 물리치료료 | | | | | |
| | 정신요법료 | | | | | |
| | 전혈 및 혈액성분제제료 | | | | | |
| 선택항목 | CT 진단료 | | | | | |
| | MRI 진단료 | | | | | |
| | PET 진단료 | | | | | |
| | 초음파진단료 | | | | | |
| | 보철·교정료 | | | | | |
| 「국민건강보험법」제41조의4에 따른 요양급여 | | | | | | |
| 65세 이상 등 정액 | | | | | | |
| 정액수가(요양병원) | | | | | | |
| 정액수가(완화의료) | | | | | | |
| 질병군 포괄수가 | | | | | | |
| 합계 | | ① | ② | ③ | ④ | ⑤ |
| 상한액 초과금 | | ⑥ | | – | | |

| 금액산정내용 | | |
|---|---|---|
| ⑦ 진료비 총액 (①+②+③+④+⑤) | | |
| ⑧ 환자부담 총액 (①-⑥)+③+④+⑤ | | |
| ⑨ 이미 납부한 금액 | | |
| ⑩ 납부할 금액 (⑧-⑨) | | |
| ⑪ 납부한 금액 | 카드 | |
| | 현금영수증 | |
| | 현금 | |
| | 합계 | |
| 납부하지 않은 금액 (⑩-⑪) | | |
| 현금영수증( ) | | |
| 신분확인번호 | | |
| 현금영수증 승인번호 | | |
| * 요양기관 임의활용공간 | | |

| 선택진료 신청 | [ ] 유 | [ ] 무 |
|---|---|---|

| 요양기관 종류 | [ ] 의원급·보건기관 [ ] 병원급 [ ] 종합병원 [ ] 상급종합병원 | | |
|---|---|---|---|
| 사업자등록번호 | | 상호 | | 전화번호 | |
| 사업장 소재지 | | 대표자 | [인] |

년 월 일

| 항목별 설명 | 일반사항 안내 |
|---|---|
| 1. 일부 본인부담 : 일반적으로 다음과 같이 본인부담률을 적용하나, 요양기관 지역, 요양기관의 종별, 환자 자격, 「국민건강보험법」제41조의4에 따른 요양급여 여부, 병실종류 등에 따라 달라질 수 있습니다.<br>– 외래 본인부담률 : 요양기관 종별에 따라 30% ~ 60%(의료급여는 수급권자 종별 및 의료급여기관 유형 등에 따라 0원 ~ 2500원, 0% ~ 15%) 등<br>– 입원 본인부담률: 20%(의료급여는 수급권자 종별 및 의료급여기관 유형 등에 따라 0% ~ 10%) 등<br>※ 식대: 50%(의료급여는 20%)<br>CT · MRI · PET : 외래본인부담률(의료급여는 입원 본인부담률과 동일)<br>「국민건강보험법」 제41조의4에 따른 요양급여(선별급여)<br>: 보건복지부장관이 고시한 항목별 본인부담률<br>※ 상급종합병원 입원료: 2인실 50%, 3인실 40%, 4인실 30%<br>/ 종합병원 입원료: 2인실 40%, 3인실 30%<br>2. 전액 본인부담: 「국민건강보험법 시행규칙」 별표 6 또는 「의료급여법 시행규칙」 별표 1의2에 따라 적용되는 항목으로 건강보험(의료급여)에서 금액을 정하고 있으나 진료비 전액을 환자 본인이 부담합니다.<br>3. 상한액 초과금: 본인부담액 상한제에 따라 같은 의료기관에서 연간 500만원(2015년부터는 「국민건강보험법 시행령」 별표 3 제2호에 따라 산정한 본인부담상한액의 최고 금액. 환자가 내는 보험료 등에 따라 다를 수 있음) 이상 본인부담금이 발생한 경우 공단이 부담하는 초과분 중 사전 정산하는 금액을 말합니다.<br>※ 전액 본인부담 및 「국민건강보험법」제41조의4에 따른 요양급여의 본인부담금 등은 본인부담상한액 산정시 제외합니다.<br>4. "질병군 포괄수가"란 「국민건강보험법 시행령」 제21조제3항제2호 및 「국민건강보험 요양급여의 기준에 관한 규칙」 제8조제3항에 따라 보건복지부장관이 고시한 질병군 입원진료에 대하여 해당 입원진료와 관련되는 여러 의료행위를 하나의 행위로 정하여 요양급여비용을 결정한 것을 말합니다. 다만, 해당 질병군의 입원진료와 관련되는 의료행위라도 비급여대상이나 이송처치료 등 포괄수가에서 제외되는 항목은 위 표의 기본항목 및 선택항목란에 합산하여 표기됩니다. | 1. 이 계산서 · 영수증에 대한 세부내용은 요양기관에 요구하여 제공받을 수 있습니다.<br>2. 「국민건강보험법」 제48조 또는 「의료급여법」 제11조의3에 따라 환자가 전액 부담한 비용과 비급여로 부담한 비용의 타당성 여부를 건강보험심사평가원(☎1644-2000, 홈페이지: www.hira.or.kr)에 확인 요청하실 수 있습니다.<br>3. 계산서 · 영수증은 「소득세법」에 따른 의료비 공제신청 또는 「조세특례제한법」에 따른 현금영수증 공제신청(현금영수증 승인번호가 적힌 경우만 해당합니다)에 사용할 수 있습니다. 다만, 지출증빙용으로 발급된 "현금영수증(지출증빙)"은 공제신청에 사용할 수 없습니다. (현금영수증 문의 126 인터넷 홈페이지: http://현금영수증.kr) |

주(註) : 진료항목 중 선택항목은 요양기관의 특성에 따라 추가 또는 생략할 수 있으며, 야간(공휴일)진료 시 진료비가 가산될 수 있습니다.

## 2. 본인일부부담금 산정특례제도

### (1) 산정특례제도

본인부담금 산정특례제도란 희귀질환 및 중증난치성질환 또는 암 등 중증환자의 고액 진료비가 발생하는 대상을 보건복지부 고시로서 본인일부부담금 산정특례에 관한 기준 으로 정하여 본인부담금을 경감하는 제도이다. 이 제도는 지속적으로 확대되고 있으며, 보건복지부 고시에 의한 본인부담금 산정특례에 관한 기준은 아래와 같다.

### (2) 산정특례 대상

**① 외래진료**

국민건강보험법시행령 제19조 제1항 [별표2] 제1호 가목에 의한 요양급여(당일 발행한 처방전으로 약국 또는 한국희귀.필수의약품센터인 요양기관에서 의약품을 조제받는 경우도 포함)로 외래진료의 경우에도 요양급여비용총액의 100분의 20에 해당하는 금액을 부담하는 대상은 미등록 암환자가 해당 상병으로 진료를 받은 당일이다.

**② 가정간호 산정**

의료법 제33조 및 같은 법 시행규칙 제24조에 의한 가정간호에 대한 요양급여시에도 영 제19조 제1항 [별표2] 제1호 가목 및 제3호에 의하여 요양급여비용총액의 100분의 20(등록 암환자 중증화상환자는 100분의 5 및 희귀질환.중증난치성질환자는 100분의 10)에 해당하는 금액을 부담한다.

**③ 고가특수의료장비**

영 제19조 제1항 [별표2] 제1호 나목에 의하여 입원진료의 경우에도 외래진료의 본인일부부담금 산정방법에 따라 산정한 금액을 본인이 부담하는 고가의료장비는 1. 전산화단층영상진단(CT) 2. 자기공명영상진단(MRI) 3. 양전자단층촬영(PET)이다. 다만, 제4조 및 제5조에 의한 본인일부부담금 산정특례대상자는 제외한다.

**④ 중증질환자**

영 제19조 제1항 [별표2] 제3호 마목에 의한 요양급여(당일 발행한 처방전으로 약국 또는 한국희귀.필수의약품센터인 요양기관에서 의약품을 조제 받는 경우도 포함)로 외래 또는 입원진료(질병군 입원진료 포함)시 요양급여비용총액의 100분의 5에 해당하는 금액을 부담하는 대상은 ① 등록한 암환자가 등록일로부터 5년간 해당 상병으로 진료를 받은 경우 ② 뇌혈관질환자가 해당 상병의 치료를 위하여 수술 또는 약제투여를 받은 경우 최대 30일 ③ 중증 뇌출혈환자가 급성기에 입원하여 진료를 받은 경우 최대 30일 ④ 심장질환자가 해당 상병의 치료를 위하여 [별첨 2]에 해당하는 수술 또는 약제투여를 받은 경우 최대 30일 ⑤ 등록한중증화상환자가등록일로부터1년간 해당하는 상병의 진료를 받는 경우 등이 있다.

**⑤ 희귀질환 및 중증난치성질환자**

국민건강보험법시행령 제19조 제1항 별표2 제3호 나목2)에 의한 요양급여(당일 발행한 처방전으로 약국 또는 한국희귀.필수의약품센터인 요양기관에서 의약품을 조제 받는 경우도 포함)로 외래 또는 입원진료(질병군 입원진료를 포함)시 요양급여비용총액의 100분의 10 또는 영 별표2 제2호가목의 산식에 따라 계산한 금액의 100분의 10에 해당하는 금액을 부담하는 대상은 만성신부전증환자의 인공신장투석 실시 당일 외래진료 또는 해당 시술 관련 입원진료, 혈우병 환자가 항응고인자 동결침전제제 등의 약제 및 기타 혈우병치료를 받은 당일 외래진료 또는 해당 치료 관련 입원진료, 장기이식 환자의 간이식술 후 조직이식거부반응억제제, 간염예방치료제 투여를 받은 당일 외래진료 또는 해당 약제 투여 관련 입원진료 등이 있다.

**⑥치매질환**

치매질환에 대하여 외래 및 입원진료에 대하여 산정특례(국민건강보험공단신청 및 승인 후)를 적용한다.

**⑦ 약국 요양급여비용총액의 본인부담률**

국민건강보험법시행령 제19조 제1항 [별표2] 제1호 다목 3)에 따라 상급종합병원 외래진료시에는 약국 요양급여비용총액의 100분의 50, 종합병원 외래진료 시에는 약국 요양급여비용총액의 100분의 40에 해당하는 금액을 부담하는 질병은 보건복지부에서 고시한 별표5와 같다.

**▣ 산정특례 대상자 본인부담(요약)**

- 암 · 희귀질환, 중증난치질환 등록자 : 등록일부터 5년간 암은 총진료비의 5%, 희귀질환 및 중증난치질환은 총진료비의 10%

- 뇌혈관질환자 및 심장질환자 : 산정특례 적용 기준에 해당하는 경우 최대 30일 동안 총진료비의 5%
- 결핵 등록자 : 결핵 치료기간동안 총진료비의 0%
- 중증화상 등록자 : 등록일로부터 1년간 총진료비의 5%
- 중증외상 : 손상중증도점수(ISS) 15점 이상에 해당하는 중증외상환자가「응급의료에 관한 법률」제30조의2에 따른 권역외상센터에 입원하여 진료를 받은 경우 최대 30일 동안 총진료비의 5%

### (4) 산정특례 등록 재등록 신청

① 산정특례 등록 신청

- 제4조, 제5조 및 제5조의2의 산정특례 대상에 해당하여 등록을 하려는 자는 요양기관에서 확인한 별지 제1호 서식의 건강보험(암) 산정특례 등록신청서, 별지 제2호 서식의 건강보험(희귀, 중증난치, 중증치매) 산정특례 등록신청서, 별지 제3호 서식의 건강보험(결핵, 중증화상) 산정특례 등록신청서를 국민건강보험공단 또는 요양기관에 제출하여야 한다. 이 때 등록 신청일은 별지 제1호 서식의 건강보험(암) 산정특례 등록신청서, 별지 제2호 서식의 건강보험(희귀, 중증난치, 중증치매) 산정특례 등록신청서, 별지 제3호 서식의 건강보험(결핵, 중증화상) 산정특례 등록신청서를 공단에 제출된 때로 한다.
- 제5조의 산정특례 대상자 중 극희귀질환자, 상세불명 희귀질환자 및 기타염색체이상질환자는 공단 이사장이 사전에 승인한 요양기관을 통하여 공단에 신청을 하여야 한다.
- 산정특례는 진단확진일로부터 30일 이내 신청 시 확진일로부터 소급하여 적용하고, 30일 이후에 신청시 신청일로 부터 적용한다.

그림 5-4 산정특례 등록 절차도

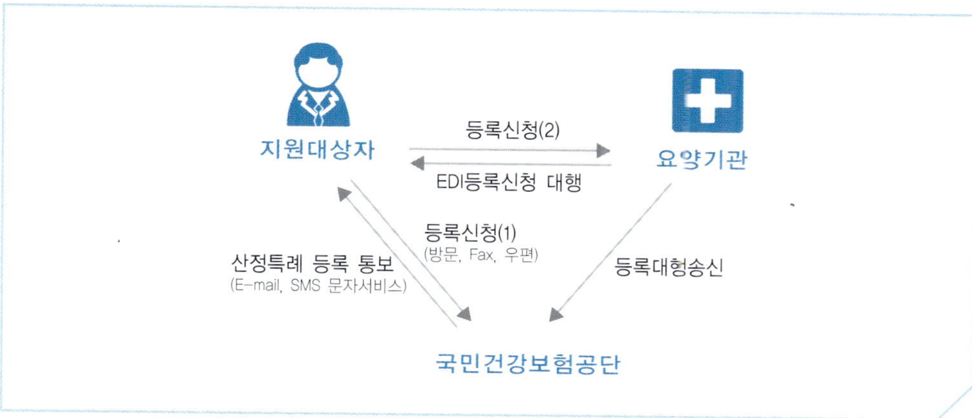


② 산정특례 재등록

- 암환자로 등록된 자, 제5조의 산정특례 등록 대상자가 산정특례 적용 종료 시점에 다음에 해당하는 경우, 재등록을 신청 할 수 있다.
- 별지 제1호 서식의 건강보험(암) 산정특례 등록신청서에 따라 등록한 암환자가 특례기간 종료시점에 잔존암, 전이암이 있거나, 추가로 재발이 확인되는 경우로서 암조직의 제거 소멸을 목적으로 수술, 방사선 호르몬 등의 항암치료 중인 경우이거나, 항암제를 계속 투여 중인 경우
- 별지 제2호 서식의 건강보험(희귀, 중증난치, 중증치매) 산정특례 등록신청서에 따라 등록한 희귀질환자 및 중증난치질환자가 특례기간 종료시점에 등록된 희귀질환자 및 중증난치질환자의 잔존이 확인되는 경우로서 해당 질환으로 계속 치료 중인 경우
- 별지 제2호 서식의 건강보험(희귀, 중증난치, 중증치매) 산정특례 등록신청서에 따라 등록한 상세불명희귀질환자 및 기타염색체이상질환자가 특례기간 종료시점에 질병관리본부 희귀질환 전문 위원회로부터 임상 경과 검토 결과 재등록 대상자로 판정받은 경우

### ① 산정특례대상 신청서 및 작성요령

#### ㉮ 건강보험 (암) 산정특례 등록 신청서

**건강보험 (암) 산정특례 등록 신청서** (별지 제1호)

※ 뒷면의 유의사항 및 작성방법을 참고하여 작성해 주시기 바랍니다. ※ 해당란에 v표기 (앞 면)

| 산정특례번호 | *공단기재사항 | 접수일자 | *공단기재사항 |
|---|---|---|---|
| 수진자 | ① 건강보험증번호 | ② 가입자(세대주) | |
| | ③ 성명 | ④ 주민(외국인)등록번호 | |
| | ⑤ 휴대전화번호 | ⑥ 자택전화번호 | |
| | ⑦ 이메일주소 | ⑧ 등록결과 통보방법 □ SMS □ 이메일 | |
| | ⑨ 주소 | | |

【요양기관 확인란】

① 신청구분 □ 신규암 □ 재등록암 □ 중복암

| ② 진료과목 | ③ 진료구분 □ 입원 □ 외래 | ④ 진단확진일 |
|---|---|---|
| ⑤ 상병명 (□원발 □전이) | ⑥ 상병코드 | ⑦ 특정기호 V193 |

⑧ 최종확진방법 ※중복체크가능

□ 1. 조직학적 검사
□ 2. 세포학적 검사
□ 3. 영상검사 □ MRI □ CT (소견 : )
□ Sono □ 기타 ( )
□ 4. □ 특수 생화학적 검사 □면역학적 검사 □ 혈액학적 검사
□ 5. 조직검사 없는 진단적 수술
□ 6. 기타( )

⑨ 조직학적 · 세포학적 검사 필수인 상병에서 조직학적 · 세포학적 검사 불가하여 등록기준 미충족한 경우에만 작성*
* 상병별 등록기준을 미충족한 경우에는 전문의가 환자상태 및 진료소견을 구체적으로 기재 후 신청서를 발행하여야 함

⑨-1 조직학적 · 세포학적 검사 미실시 사유 ※중복체크가능

□ 1. 전신상태가 ECOG performance status 3 이상인 경우
□ 2. 출혈 위험성이 큰 경우
□ 3. 검사를 위한 전신마취 및 수술을 견딜 수 없는 경우
□ 4. 감염 위험성이 높은 경우
□ 5. 기타( )

⑨-2 환자상태 및 진료소견(확진의견을 포함하여 구체적으로 기재)

위의 기록한 사항이 사실임을 확인합니다.
년 월 일
요양기관명 (기호) : ( ) (직 인)
담당의사 (면허번호/전문의 자격번호) : ( / ) (서명 또는 인)
담당의사 전문과목 :

상기와 같이 건강보험 산정특례 등록을 신청합니다. 신청일 년 월 일
신청인 (서명 또는 인)
수진자와의 관계 ( )

국민건강보험공단 이사장 귀하

### ㉯ 건강보험 (희귀, 중증난치, 중증치매) 산정특례 등록 신청서

**건강보험 (희귀, 중증난치, 중증치매) 산정특례 등록 신청서** (별지 제2호)

※ 뒷면의 유의사항 및 작성방법을 참고하여 작성해 주시기 바랍니다. (앞 면)

□ 희귀질환 □ 중증난치질환 □ 중증치매 ※ 해당란에 ☒표기

| 산정특례번호 | *공단기재사항 | 접수일자 | *공단기재사항 |
|---|---|---|---|
| 수진자 | ① 건강보험증번호 | ② 가입자(세대주) | |
| | ③ 성명 | ④ 주민(외국인)등록번호 | |
| | ⑤ 휴대전화번호 | ⑥ 자택전화번호 | |
| | ⑦ 이메일주소 | ⑧ 등록결과 통보방법 □ SMS □ 이메일 | |
| | ⑨ 주소 | | |

【요양기관 확인란】

① 신청구분 □ 신구등록 □ 재등록

| ② 진료과목 | ③ 진료구분 □ 입원 □ 외래 | ④ 진단확진일 |
|---|---|---|
| ⑤ 상병명 | ⑥ 상병코드 | ⑦ 특정기호 |

⑧ 최종확진방법 ※ 중복 체크 가능

□ 1. 영상검사 □ X-ray □ CT □ Sono □ MRI □ 기타 ( )

□ 2. 특수생화학/면역학, 도말/배양검사 등

□ 3. 유전학적 검사

□ 4. 조직학적 검사

□ 5. 임상적 소견

□ 6. 기타 ( 검사 )

⑨ 질병정보 – 가족력 ※ 희귀질환(극희귀·상세불명 희귀·기타염색체 이상질환 포함) 필수

□ 없음 □ 있음 ( □ 조부 □ 조모 □ 외조부 □ 외조모 □ 부 □ 모 □ 동성형제 □ 이성형제 □ 자 □ 녀 )

위의 기록한 사항이 사실임을 확인합니다.

년 월 일

요양기관명 (기호) : ( ) (직 인)

담당의사 (면허번호/전문의 자격번호) : ( / ) (서명 또는 인)

담당의사 전문과목 :

상기와 같이 건강보험 산정특례 등록을 신청합니다.

신청일 년 월 일

| 신청인 | (서명 또는 인) |
|---|---|
| 수진자와의 관계 | ( ) |

국민건강보험공단 이사장 귀하

㉰ 건강보험 (결핵, 중증화상) 산정특례 등록 신청서

<table>
<tr><td colspan="4">건강보험 (결핵, 중증화상) 산정특례 등록 신청서</td></tr>
<tr><td colspan="3">※ 뒷면의 유의사항 및 작성방법을 참고하여 작성해 주시기 바랍니다.</td><td>(앞 면)</td></tr>
<tr><td colspan="4">□ 결핵 □ 중증화상 ※ 해당란에 ☒표기</td></tr>
<tr><td>산정특례번호</td><td>*공단기재사항</td><td>접수일자</td><td>*공단기재사항</td></tr>
<tr><td rowspan="5">수진자</td><td>① 건강보험증번호</td><td colspan="2">② 가입자(세대주)</td></tr>
<tr><td>③ 성명</td><td colspan="2">④ 주민(외국인)등록번호</td></tr>
<tr><td>⑤ 휴대전화번호</td><td colspan="2">⑥ 자택전화번호</td></tr>
<tr><td>⑦ 이메일주소</td><td colspan="2">⑧ 등록결과 통보방법<br>□ SMS □ 이메일</td></tr>
<tr><td colspan="3">⑨ 주소</td></tr>
<tr><td colspan="4">【요양기관 확인란】</td></tr>
<tr><td colspan="2">① 진료과목</td><td>② 구분<br>□ 입원 □ 외래</td><td>③ 진단확진일</td></tr>
<tr><td colspan="2">④ 상병명</td><td>⑤ 상병코드</td><td>⑥ 특정기호</td></tr>
<tr><td colspan="4">⑦ 최종확진방법 ※ 중복 체크 가능</td></tr>
<tr><td colspan="4">□ 1. 영상검사 □ X-ray □ CT □ Sono □ MRI □ 기타 ( )<br>□ 2. 도말/배양검사 □ 도말 □ 배양<br>□ 3. 조직학적 검사<br>□ 4. 임상적 소견 ( )<br>□ 5. 기타 ( 검사)</td></tr>
<tr><td colspan="4">⑧ (결핵만 해당) 타 요양기관의 검사결과로 확진한 경우, 해당사항 체크 ※ 중복 체크 가능</td></tr>
<tr><td colspan="4">□ 없음 □ 있음 (□ 1.영상검사 □ 2.도말/배양검사 □ 3.조직학적 검사 □ 5.기타)</td></tr>
<tr><td colspan="4">위의 기록한 사항이 사실임을 확인합니다.<br>년 월 일<br>요양기관명 (기호) : ( ) (직 인)<br>담당의사 (면허번호/전문의 자격번호) : ( / ) (서명 또는 인)<br>담당의사 전문과목 :</td></tr>
<tr><td colspan="4">상기와 같이 건강보험 산정특례 등록을 신청합니다.<br>신청일 년 월 일</td></tr>
<tr><td colspan="2">신청인</td><td colspan="2">(서명 또는 인)</td></tr>
<tr><td colspan="2">수진자와의 관계</td><td colspan="2">( )</td></tr>
<tr><td colspan="4">국민건강보험공단 이사장 귀하</td></tr>
</table>

② 산정특례대상자 중 빈도수가 높은 본인부담률

㉮ 외래진료 미등록 암환자 20% ㉯ 등록암환자 5년간 5% ㉰ 중증질환자(뇌혈관,심장질환, 중증화상) 외래 또는 입원진료 5% ㉱희귀질환 및 중증난치성환자 5년간 10% 등이 있다.

| 구분 | 특례 적용 질환 | | | | | |
|---|---|---|---|---|---|---|
| | 암 | 뇌혈관 | 심장 | 희귀질환 및 중증 난치성질환 | 중증화상 | 중증외상 |
| 적용 기간 | 5년 (재등록 가능) | 최대30일 | 최대30일 (복잡심기형, 심장이식 60일) | 5년 (재등록 가능) | 1년 (6개월 연장) | 최대30일 |
| 본인 부담률 | 5% | 5% | 5% | 10% | 5% | 5% |

* 뇌혈관질환 · 심장질환 · 중증외상환자는 등록 절차 없이 요양기관에서 적용

③ 본인부담 산정특례제도의 특례기간 및 본인부담, 신청절차, 범위(요약)

| 구분 | | 암 | 심장/뇌혈관질환 | 희귀질환 및중증난치성질환 | 결핵 | 중증화상 |
|---|---|---|---|---|---|---|
| 1 | 특례기간 | 5년 | 입원해 1회 수술당 최고 30일<br>심기형환자/심장이식술60일 | 5년 | 일반결핵 2년<br>다제내성 5년 | 1년 |
| 2 | 본인부담 | 5% | 5% | 10% | | 5% |
| 3 | 신청절차 | ① 직접신청: 담당의사가 확진하여 발행한 "건강보험산정특례등록신청서"를 건강보험에 제출<br>② 병원신청: 확진 후 "건강보험산정특례등록신청서"를 작성하여 공단/병의원에 제출(EDI로 대행)<br>③ 심장/뇌혈관질환의 경우는 별도의 등록절차 없음(병원의 요양급여청구만으로 혜택가능) | | | | |
| 4 | 특례적용 | ① 확진(판정)일로부터 30일(토,일,공휴일 포함)이내에 신청할 경우 : 확진일부터 적용<br>② 확진(판정)일로부터 30일(토,일,공휴일 포함)이후에 신청할 경우 : 신청일부터 적용 | | | | |
| 5 | 적용범위 | 외래 또는 입원진료(질병관련 입원, CT/MRI/PET), 약국포함 | | | | |
| 6 | 재등록 | 1. 암 : 특례기간 5년 종료시점에 잔존암/전이암이 있거나, 재발되어 항암치료중인 경우→종료 1개월 전부터 신청가능<br>2. 희귀질환 및 중증난치성질환 : 특례기간 5년 종료 시점에 해당질환으로 계속치료 중인 경우→종료 3개월 전부터 신청가능 | | | | |

② 산정특례 재등록

- 별지 서식에 따라 등록한 암환자가 특례기간 종료시점에 잔존암, 전이암이 있거나, 추가로 재발이 확인되는 경우로서 암조직의 제거 소멸을 목적으로 수술, 방사선 호르몬 등의 항암치료 중인 경우이거나, 항암제를 계속 투여 중인 경우
- 별지 서식에 따라 등록한 희귀질환 및 중증난치성질환자가 특례기간 종료시점에 등

록된 희귀난치성질환의 잔존이 확인되는 경우로서 해당 질환으로 계속 치료 중인 경우이다.

① 암환자 · 희귀질환 및 중증 난치성질환자의 산정특례 재등록 방법

㉮ 등록한 암환자가 특례기간(5년) 종료시점에 잔존암, 전이암이 있거나, 추가로 재발이 확인되는 경우로서 암조직의 제거 소멸을 목적으로 수술, 방사선 호르몬 등의 항암치료 중인 경우이거나, 항암제를 계속 투여 중인 경우 신청서식에 의거 재등록을 신청한다.

㉯ 희귀질환 및 중증난치질환 산정특례 적용기간(5년) 종료시점에 등록된 희귀질환 및 중증난치성질환의 잔존이 확인되는 경우로서 해당 질환으로 계속 치료 중인 경우 신청서식에 의거 재등록을 신청한다.(종료일 3달 전부터 재등록 신청 가능)

㉰ 재등록 특례적용기간은 산정특례 적용 시작일 부터 5년을 다시 산정특례 적용한다(단, 일반결(V246)의 경우는 산정특례 적용기간은 2년임)

㉱ 재등록 방법 - 질병별 검사항목 따라 검사 ⇨ 담당의사 확진(검사기준에 적합한 경우) ⇨ "산정특례 등록 신청서" 공단 또는 병 의원(EDI대행)

㉲ 재등록 대상자의 기존 등록상병 확인방법은 건강보험공단 홈페이지(http://medi.nhis.or.kr)에서 확인(요양기관 정보마당→ 산정특례 자격확인→ 재등록대상자 → 상병확인)이 가능하다.

② 산정특례대상자가 의료기관 방문시 OCS 화면을 활용 자격관리와 대상별 본인부담률을 적용

그림 5-5 국민건강보험 산정특례 수진자 조회 화면

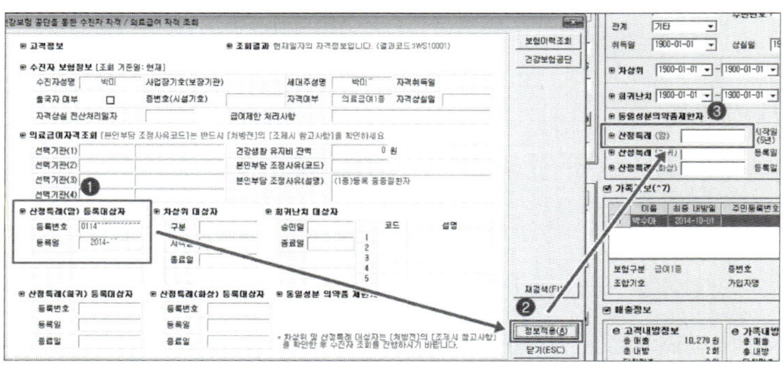

## 제5장. 의료수가제도 및 진료비본인부담 요약정리 사항 및 예상문제

### 의료수가 및 진료비 본인부담

1. 의료수가의 정의와 종류 및 수가 유형별 고시기관
2. 행위별수가 및 포괄수가의 정의와 장, 단점
3. 상대가치점수 및 환산지수
4. 의료수가계약 및 산정방식과 기준
5. 신규 행위 · 치료재료의 요양급여 신청 및 결정
6. 의료보장 유형(종류)별 행위료 종별가산율
7. 병원의 의료수가관리
8. 비급여의 정의 및 분류와 대상
9. 요양기관 종별 외래 및 입원 진료비 본인부담
10. 본인부담상한제 및 본인부담환급금
11. 본인일부부담금 산정특례제도와 신청절차 및 빈도수가 높은 진료 본인부담률

**01** 다음 중 요양급여의 상대가치점수는 ( )를 고려하여 산정한 요양급여의 가치를 각 항목 간에 상대적 점수로 나타낸 것이다.

① 업무량, 자원의양 ② 소요시간, 비용

③ 업무량, 자원의양, 위험도 ④ 소요시간, 비용, 난이도

**02** 급여에 소요되는 시간, 노력과 업무량 · 인력 · 시설 · 장비 등 자원의 양과 요양급여의 위험도를 고려하여 산정하는 것은?

① 환산지수 ② 상대가치점수 ③ 종별가산율 ④ 진찰료

**03** 우리나라에서 시행하고 있는 건강보험 진료비 지불제(체계)가 아닌 것은?

① 진료비 총액제 ② 행위별수가제
③ 포괄수가제 및 신포괄수가제 ④ 요양병원 일당 정액제

**04** 진료에 소요된 약제, 재료, 진료행위의 하나 하나마다 일정한 값을 정하여 요양급여비용을 계산하는 수가 적용 제도는?

① 진료행위별 수가제 ② 포괄수가제(DRG)
③ 총액수가제 ④ 점수제

**05** 보험급여가 적용되는 약제 및 치료재료의 비용은 상한금액의 범위 안에서 어떻게 산정하는가?

① 요양기관의 실구입가의 종별가산율 적용
② 요양기관의 실구입가
③ 요양기관의 실구입가와 관리비용 1% 추가적용
④ 보건복지부 고시수가

**06** 진료행위별 수가제(Fee-for-Service Systems)의 장점이 아닌 것은?

① 양질의 의료서비스 제공
② 신 의료기술 및 신약개발에 기여
③ 과잉진료방지와 의약품 오 · 남용 억제
④ 의료의 연구개발에 동기부여

**07** 우리나라에서 시행 중인 진단명기준 포괄수가제(DRG)의 장점이 아닌 것은?

① 의료비 절감효과
② 진료비 청구 및 심사의 간소화

③ 새로운 의료기술의 개발이나 임상연구 분야의 발전

④ 과잉진료방지와 의약품 오 · 남용 억제

**08** 요양급여비용 산정기준에서 의료행위료의 행위별수가 산정방식은?

① 보험유형별 고시 수가 × 점수당 단가

② 보험급여항목별 수가 × 종별가산율

③ 행위별 상대가치점수 × 점수당 단가

④ 행위별 상대가치점수 × 종별가산율

**09** 다음 의료수가고시에 관한 연결이 잘못되어 있는 것은?

① 건강보험수가 - 보건복지부 고시 ② 산재수가 - 고용노동부 고시

③ 자동차보험 수가 - 국토교통부 고시 ④ 일반수가 - 시,도지사 허가

**10** 다음 국민건강보험수가 적용에 관한 설명 중 맞지 않는 것은?

① 국민건강보험료 체납자에게 국민건강보험 급여 적용

② 국민건강보험증을 제시하지 못한 환자에게 국민건강보험공단에 자격 확인 후 국민건강 보험 급여적용

③ 국민건강보험 자격 상실자에게 국민건강보험수가 100분의 100 본인 부담 적용

④ 수급절차 거치지 않은 국민건강보험환자에게 국민건강보험수가 100분의100 본인부담적용

**11** 다음 중 국민건강보험법에 의하여 요양급여비용은 국민건강보험공단 이사장과 의약계 대표와 계약으로 결정하게 되어 있다. 이 계약기간은?

① 1년 ② 2년 ③ 3년 ④ 4년

**12** 다음 항목 중 건강보험 비급여 항목이 아닌 것은?

① 예방접종　② 건강진단　③ 난관결찰술　④ 미용성형수술

**13** 다음 중 비급여 대상에 포함되지 않는 것은? 4

① 단순한 피로　② 다모, 주근깨　③ 발기부전　④ 처방 · 조제

**14** 다음 질환 중 비급여 대상인 것은?

① 파상풍혈청주사　② 알코올중독증
③ 마약중독증　④ 질병이 있는 포경수술

**15** 다음 중 건강보험에서 비급여 대상은?

① MRI　② 식대　③ 보조기　④ CT

**16** 다음 중 건강보험의 비급여대상인 것은? 1

① 마약중독증, 종합검진, 체외인공수정　② 파상풍혈청주사, 건강검진
③ 식대, 쇄석기(ESWL)　④ CT, MRI, PET

**17** 다음 중 건강보험 비급여 대상에 포함되지 않는 것은?

① 체외인공수정, 단순 코골음
② 진단서 발급료, 친자 확인을 위한 진단
③ 마약중독자의 치료보호에 소요되는 비용
④ 식대, 체외 충격파 쇄석술(ESWL)

**18** 다음 중 신 의료기술 등 결정에 대한 신청권자가 아닌 것은?

① 의약단체 ② 수입업자 ③ 심사평가원 ④ 요양기관

**19** 다음 중 신의료기술 등에 대한 급여 또는 비급여 결정시 그 결과는 어떻게 조치하는가?1

① 고시 ② 심사지침 ③ 유권해석 ④ 시행규칙

**20** 건강보험 진료비 본인부담 중 임산부를 제외한 병원의 동지역 일반환자 외래 진료비 본인부담율은 (　　)이며, 종합병원의 동지역 일반환자 외래 진료비 본인부담율은 (　　)이다.

① 40%,50% ② 30%,50% ③ 30%,40% ④ 40%,60%

**21** 상급종합병원에서 건강보험으로 입원한 환자가 고가특수의료장비인 CT 또는 MRI의 보험적용기준에 해당되어 촬영을 받은 경우 본인일부 부담률은?

① CT 또는 MRI 비용 총액의 20%

② CT 비용 총액의 20%, MRI 비용 총액의 30%

③ CT 또는 MRI 비용 총액의 30%

④ CT 또는 MRI 비용 총액의 60%

**22** 건강보험환자의 자연분만 또는 제왕절개술 분만의 경우 입원기간 중 보험급여 부분 진료비 본인부담(비급여 제외)에 대한 설명 중 옳지 않은 것은?

① 자연분만시 진료비는 식대를 제외한 진료비는 본인부담금을 면제(전액 공단이 부담)한다.

② 제왕절개술 분만시 진료비는 식대를 제외한 진료비 본인부담은 5%이다.

③ 식대는 자연분만 또는 제왕절개술 분만시 50%를 부담한다.

④ 자연분만 또는 제왕절개술 분만의 진료비(식대제외) 본인부담은 각 100분의 5를 부담한다.

**23** 건강보험 요양급여비용의 전액본인부담(100분의 100)을 하는 경우가 아닌 것은?

① 요양급여 수급절차에 따르지 아니하고 요양기관을 이용한 경우
② 응급의료수가기준에서 정한 응급의료관리료 산정대상이 아닌 환자의 응급의료관리료
③ 가입자 또는 피부양자가 보험료체납으로 급여제한을 받은 기간에 요양기관을 이용한 경우
④ 건강보험증이 없는 해외교민이 종합병원 또는 상급종합병원을 이용한 경우

**24** 상급종합병원(임산부를 제외한 모든 지역 일반환자)의 외래 진료시 건강보험 요양급여비용 본인부담액 산정방식은?

① 요양급여비용 총액×40/100
② 요양급여비용 총액×50/100
③ 진찰료총액+(요양급여비용 총액-진찰료총액)×60/100
④ 요양급여비용 총액×60/100

**25** 건강보험 진료비 본인부담(률) 적용에 대한 설명 중 옳지 않은 것은?

① 65세 이상 가입자 및 피부양자의 경우 의원 외래진료비(요양급여비용 총액)가 15,000원 미만의 경우 1,500원 본인부담
② 6세 미만의 소아환자 입원진료비는 급여비용의 15% 본인부담
③ 병원의 경우(동지역 일반환자) 외래진료비 본인부담은 요양급여비용 총액×40/100
④ 종합병원의 경우(동지역 일반환자) 외래진료비 본인부담은 요양급여비용 총액×50/100

**26** 건강보험수급자의 입원시 제왕절개술분만의 본인부담(률)은?

① 보험급여 진료비의 20%와 식대 10%

② 보험급여 진료비의 10%와 식대 20%

③ 보험급여 진료비의 5%와 식대 50%

④ 보험급여 진료비의 면제와 식대 50%

**27** 국민건강보험공단에 등록된 산정특례에 대한 본인일부부담금 적용 중 옳은 것은?

① 희귀난치성 질환은 입원 및 외래 진료비 본인부담률은 3년간 15% 적용

② 심장 및 뇌혈관 수술은 입원 진료비 본인부담률은 30일간 10% 적용

③ 등록된 암은 입원 및 외래 진료비 본인부담률은 5년간 5% 적용

④ 등록 중증화상환자는 입원 및 외래 진료비 본인부담률은 1년간 10% 적용

**28** 다음 중 국민건강보험공단에 등록된 산정특례환자인 암환자의 본인일부부담은?

① 5% ② 10% ③ 20% ④ 30%

**29** 다음 중 본인부담 면제대상에 해당되지 않는 것은?

① 정상분만 ② 신생아 입원료

③ 혈액투석 ④ 의료급여 1종 환자 입원진료비용

**30** 다음 중 중증 질환자에 대한 설명 중 틀린 것은?

① 등록 암환자 및 등록 중증화상환자가 입원 또는 외래진료 시 본인부담 5% 부담

② 뇌혈관질환자 및 심장질환자가 입원하여 별도 정해진 수술진료 시 수술 당 최대 30일 동안 본인부담 5% 부담

③ 터너 증후군, 다발성경화증, 재생 불량성 빈혈 등의 희귀난치성 질환은 제외

④ 입원기간 중 식대 발생 시 식대총액의 50%을 본인부담

**31** 건강보험 본인일부부담금 산정특례에 관한 적용기준 중 옳지 않은 것은?

① 등록암환자는 등록일로부터 5년간 외래 또는 입원진료시 요양급여비용총액의 100분의 5 본인일부부담

② 희귀질환 및 중증난치성질환자는 등록일로부터 5년간 외래 또는 입원진료시 요양급여비용총액의 100분의 10 본인일부부담

③ 미등록 암환자 외래진료시 요양급여비용총액의 100분의 30 본인일부부담

④ 심장질환자 및 뇌혈관질환자가 수술 입원기간 30일 동안 요양급여비용총액의 100분의 5 본인일부부담

**32** 건강보험의 본인일부부담금 산정특례 중 연결이 잘 못된 것은?

① 6세미만 소아(아동)-10%

② 등록 암환자-5%

③ 희귀난치성 질환자-15%

④ 미등록암환자 해당상병 진료 받은 당일-외래 20%

| 정답 | | | | | | | | | | |
|---|---|---|---|---|---|---|---|---|---|---|
| | 1 | 2 | 3 | 4 | 5 | 6 | 7 | 8 | 9 | 10 |
| | ② | ① | ① | ② | ② | ③ | ③ | ③ | ④ | ③ |
| | 11 | 12 | 13 | 14 | 15 | 16 | 17 | 18 | 19 | 20 |
| | ① | ③ | ④ | ④ | ③ | ① | ④ | ③ | ① | ④ |
| | 21 | 22 | 23 | 24 | 25 | 26 | 27 | 28 | 29 | 30 |
| | ④ | ④ | ④ | ③ | ② | ③ | ③ | ① | ③ | ③ |
| | 31 | 32 | | | | | | | | |
| | ③ | ③ | | | | | | | | |

CHAPTER 06

# 진료행위료 산정기준 및 지침

- 6-1. 기본진료료
- 6-2. 검사료 및 영상의학진단료 · 방사선치료료
- 6-3. 투약 및 조제료 · 주사료
- 6-4. 마취료 및 이학요법료 · 정신요법료
- 6-5. 처치 및 수술료 · 캐스트료
- 6-6. 조산료, 보건기관, 한방, 약국약제비
- 6-7. 혈액 및 식대

# 6-1 기본진료료

{ 학습목표 } 1. 기본진료료(진찰료, 입원료 등)를 산정기준과 지침에 의거 산정할 수 있다.

## 1. 기본진료료

### 1) 진찰료

진찰료(診察料: a consultation fee)는 의사가 문진과 시진, 청진, 타진, 촉진 등의 방법으로 환자의 병이나 증상을 살피는 것을 진찰이라고 하며, 진찰을 받게 되면 진찰료가 발생한다. 진찰료는 초진료와 재진료로 구분된다.

초진이란 해당상병으로 동일 의료기관의 동일 진료과목 의사에게 최초로 진료를 받은 경우를 말하며, 재진이란 해당상병의 치료가 종결되지 아니하여 동일 의료기관, 동일 진료과목 의사에게 계속 진료를 받는 경우를 의미한다. 즉, 질병으로 처음 방문한 경우에는 초진, 초진 이후 완치되지 않아 같은 병원의 같은 진료과에서 다시 내원하는 경우에는 재진에 해당된다.

#### (1) 진찰료 산정지침

① 진찰료는 외래에서 환자를 진찰한 경우에 처방전의 발행과는 관계없이 산정하며 초진환자를 진찰하였을 경우에는 초진진찰료, 재진환자를 진찰하였을 경우에는 재진진찰료를 산정한다.

㉮ 진찰료(구성요소)는 기본진찰료와 외래관리료(진찰료에서 기본진찰료를 제외한 점수)의 소정점수를 합하여 산정한다.

㉯ 초진환자란 해당 상병으로 동일 의료기관의 동일 진료과목 의사에게 진료 받은 경험이 없는 환자를 말한다.

㉰ 재진환자란 해당 상병으로 동일 의료기관의 동일 진료과목 의사에게 계속 진료

받고 있는 환자를 말한다.

㉣ 해당상병으로 치료가 종결되지 아니하여 계속 내원하는 경우 내원 간격에 상관없이 재진환자로 본다. 또한 완치여부가 불분명하여 치료의 종결여부가 명확하지 아니한 경우, 90일 이내에 내원시 재진환자로 본다.

㉤ 해당 상병의 치료가 종결된 후 동일 상병이 재발하여 진료를 받기위해서 내원한 경우에는 초진환자로 본다. 다만 치료종결 후 30일 이내에 내원한 경우에는 재진환자로 본다.

㉥ 치료의 종결이라 함은 해당 상병의 치료를 위한 내원이 종결 되었거나, 투약이 종결되었을 때로 본다.

㉦ 진찰료 중 기본진찰료는 병원관리 및 진찰권 발급 등, 외래관리료는 외래환자의 처방 등에 소요되는 비용을 포함한다.

② 다음의 경우는 진찰료를 1회만 산정한다.

㉮ 동일의사가 동시에 2가지 이상의 상병에 대하여 진찰을 한 경우

㉯ 하나의 상병에 대한 진료를 계속 중에 다른 상병이 발생하여 동일 의사가 동시에 진찰을한 경우(재진진찰료)

㉰ 동일한 상병에 대하여 2인 이상의 의사가 동일한 날에 진찰을 한 경우

③ 2개 이상의 진료과목이 설치되어 있고 해당과의 전문의가 상근하는 요양기관에서 동일 환자의 다른 상병에 대하여 전문과목이 다른 의사가 각각 진찰한 경우에는 진찰료를 각각 산정할 수 있다.

④ 진료담당의가 검사 방사선진단 등을 처방지시 하였으나 요양기관의 사정에 의하여 진료 당일에 검사. 방사선 진단 등을 실시하지 못한 경우에는 검사. 방사선 진단을 실시한 당일의 진찰료는 산정하지 아니한다.

⑤ 의료기관의 의사 또는 치과의사가  작성. 교부한 처방전에 따라 요양기관인 약국 및 한국희귀의약품센터에서 조제 받은 주사제를 투여받기 위해서 당해 요양기관에 당일에 재 내원하는 경우에는 진찰료를 별도 산정하지 아니한다.

⑥ 응급실 진찰료 산정방법은 아래와 같다.

응급실의 진료의사가 환자상태를 종합적으로 파악하고 다른 진료과목、전문분야 전문의에게 진료를 요청하여 해당 전문의가 응급환자를 직접 진료한 경우에는 진료과목(

전문분야)별로 진찰료를 각각 산정한다(진료 전문의 기재). 다만, 응급실 내원 후 진료상 계속적인 치료를 위해 같은 날 외래에서 다시 진료를 받은 경우에 진찰료는 1회만 산정한다.

그림 6-1 진찰

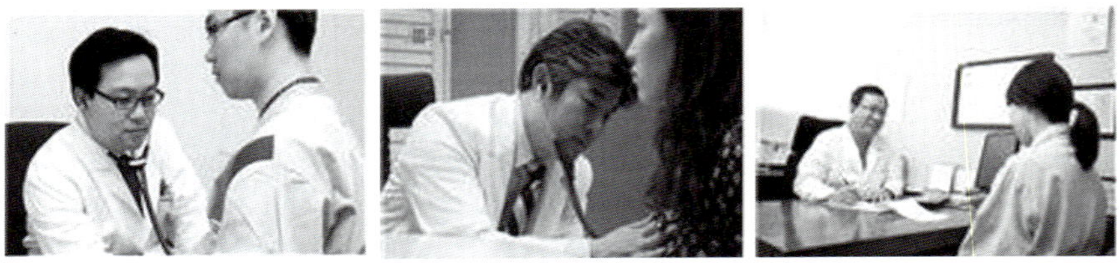

### (2) 외래환자 진찰료(OutPatient Care) 산정 분류 및 산정기준

① **초진 진찰료(New Patient)**

㉮ 만 1세 미만의 소아에 대하여는 26.45점, 만 1세 이상 만 6세 미만의 소아에 대하여는 10.89점을 가산한다.

㉯ 치과에서 장애인으로 등록되어 있는 뇌병변 장애인 또는 지적장애인에 대하여는 9.03점을 가산한다.

㉰ 평일 18시(토요일은 13시)~익일 09시 또는 관공서의 공휴일에 관한 규정에 의한 공휴일에는 진찰료 중 기본진찰료(초진) 소정점수의 30%를 가산한다.

㉱ 의원급 및 병원급(종합병원 이상은 제외) 요양 기관에서 만 6세 미만의 소아에 대하여 20시~익일 07시에는 진찰료 중 기본 진찰료(초진) 소정점수의 100%를 가산한다.

㉲ 토요일 09시 후~13시 전의 진료시에는 의원급 요양기관(보건의료원 포함)에 한하여 기본진찰료(초진) 소정점수의 30%를 별도 산정한다.

㉳ 평일 18시~익일 09시에 차등수가 적용대상에서 제외하는 경우는 산정코드 세 번째 자리에 1을 기재한다.

② **재진 진찰료(Established Patient)**

㉮ 만 1세 미만의 소아에 대하여는 16.67점, 만 1세 이상 만 6세 미만의 소아에 대하여는 6.86점을 가산한다.

㉯ 치과에서 장애인으로 등록되어 있는 뇌병변 장애인 또는 지적장애인에 대하여는 9.03점을 가산한다.

㉰ 평일 18시(토요일은 13시)~익일 09시 또는 관공서의 공휴일에 관한 규정에 의한 공휴일에는 진찰료 중 기본진찰료(재진) 소정점수의 30%를 가산한다.

㉱ 의원급 및 병원급(종합병원 이상은 제외) 요양 기관에서 만 6세 미만의 소아에 대하여 20시~익일 07시에는 진찰료 중 기본 진찰료(재진) 소정점수의 100%를 가산한다.

㉲ 토요일 09시 후~13시 전의 진료시에는 의원급 요양기관(보건의료원 포함)에 한하여 기본진찰료(재진) 소정점수의 30%를 별도 산정한다

㉳ 물리치료, 주사 등을 일시에 처방 지시하여 의사의 진찰행위 없이 매일 또는 반복하여 내원하여 물리치료, 주사 등을 시술받은 경우 또는 주사제를 처방한 당일이 아닌 다른 날에 의사의 진찰없이 주사를 실시한 경우에는 49.09점을 산정한다.

㉴ 환자가 직접 내원하지 아니하고 환자 가족이 내원하여 진료담당의사와 상담한 후 약제 또는 처방전만을 수령 또는 발급하는 경우에는 재진진찰료 소정점수의 50%를 산정한다.

㉵ 「사회복지사업법」에 따른 사회복지시설(「노인장기요양보험법」에 따른 장기요양기관을 포함)내에서 의료기관 소속 촉탁의 또는 협약의료기관 의사가 시설입소자(사회복지시설에서 숙식하는 자를 뜻함)에게 원외처방전을 교부한 경우에는 진찰료 중 외래관리료 소정점수를 산정한다.

㉶ 평일 18시~익일 09시에 차등수가 적용대상에서 제외하는 경우는 산정코드 세 번째 자리에 1을 기재한다.

### (3) 요양기관별 진찰료 및 분류번호와 진료비 청구

#### ① 요양기관별 진찰료

진찰료는 의원(한의원, 치과의원), 병원(요양, 한방, 치과병원), 종합병원, 상급종합병원 등 보건복지부 고시된 수가를 산정한다(요양기관별 진찰료가 다름)

#### ② 분류번호

외래환자 진찰료는 초진진찰료(분류번호 가-1-가)와 재진진찰료(분류번호 가-1-나)로 분류된다.

#### ③ 외래 진찰료 본인부담 및 진료비 청구

㉮ 진찰료의 본인부담률(동지역 일반환자)은 의원는 30%, 병원은 40%, 종합병원은 50%를 환자 본인이 부담하고, 상급종합병원은 진찰료 전액을 환자가 부담한다.

㉯ 진료비 명세서 작성시 진찰료는 가산율이 적용되지 않는 ( I )란에 기재한다.

### (4) 진찰료산정 질의회신에 대한 고시내용 및 유권해석(사례)

#### ① 관공서 공휴일에 관한 규정에 의한 공휴일에 대체공휴일 포함여부

**대체공휴일 진찰료 가산 적용여부 (보건복지부 보험급여과 행정해석 2014-2928호)**

관공서의 공휴일에 관한 규정"에서 말하는 '공휴일'은 제2조에 따른 공휴일 및 제3조에 따른 대체공휴일을 포함하는 개념으로 판단됨. 따라서 "건강보험 행위 급여 · 비급여 목록표 및 급여 상대가치점수"에서 규정하는 '관공서의 공휴일에 관한 규정'에 의한 공휴일에는 대체공휴일이 포함됨

#### ② 검사의 결과만을 알기 위해 내원한 경우 진찰료 산정여부

**검사의 결과만 알기 위해 내원한 경우 진찰료 산정**

방사선 촬영 및 각종 검사의 결과만을 알기 위하여 익일 이후 내원한 경우에도 재진진찰료를 산정할 수 있음

③ 응급실 진찰료 산정방법

**응급실 진찰료 산정방법(보건복지부고시 제 2013-36호)**

응급실의 진료의사가 환자상태를 종합적으로 파악하고 다른 진료과목 · 전문분야 전문의에 진료를 요청하여 해당 전문의가 응급환자를 직접 진료한 경우에는 진료과목(전문분야)별 진찰료를 각각 산정함(진료 전문의 기재). 다만, 응급실 내원 후 진료상 계속적인 치료를 위해 같은 날 외래에서 다시 진료를 받은 경우에 진찰료는 1회만 산정함.

④ 건강검진 실시 당일 진료 시 진찰료 산정

**건강검진 실시 당일 진료 시 진찰료 산정방법(고시 제 2017-224호)**

1. 「국민건강보험법」 제52조에 의거 가입자 및 피부양자에게 실시하는 건강검진 당일 동일 요양기관에서 건강검진과는 별도로 질환에 대한 진찰이 이루어져 진찰 이외에 의사의 처방(약제 처방전 발급, 「건강보험 행위 급여 · 비급여 목록표 및 급여 상대가치점수」에 의하여 산정가능한 진료행위)이 발생한 경우 해당 진찰료는 다음과 같이 산정함.

– 다 음 –

「건강보험 행위 급여 · 비급여 목록표 및 급여 상대가치점수」 제1편 제2부 제1장 기본진료료[산정지침] 1. 진찰료 '가' 에 의거 초진(또는 재진)진찰료의 50%를 산정하며, 산정코드는 다음과 같이 기재함. 진찰료 산정사유에 대하여는 진료기록부에 기록하고, 「요양급여비용 청구방법, 심사청구서 · 명세서서식 및 작성요령」에 의하여 작성 · 청구토록 함.

가. 일반건강검진시 질환에 대한 진찰이 이루어진 경우 :산정코드 세 번째 자리에 3으로 기재
나. 암검진 시 질환에 대한 진찰이 이루어진 경우 : 산정코드 세 번째 자리에 5로 기재
다. 영유아 건강검진 시 질환에 대한 진찰이 이루어진 경우 : 산정코드 세 번째 자리에 2로 기재

2. 상기 '1'항에도 불구하고 건강보험 행위 급여 · 비급여 목록표 및 급여 상대가치점수 제1편 제2부 제1장 기본진료료[산정지침]에 의거 2개이상의 진료과목이 설치되어 있고 해당 과의 전문의가 상근하는 요양기관에서 건강검진 당일 검진실시 의사와 전문과목 및 전문분야가 다른 진료담당의사가 건강검진과는 별도로 질환에 대하여 진료한 경우에 한하여 초진(또는 재진) 진찰료를 산정할 수 있음.

3. 또한, 건강검진을 실시한 요양기관에서 동일 의사에게 검진 결과에 대해 다른날 설명하는 것은 검진결과 상담에 해당되어 진찰료를 별도 산정할 수 없으나, 검진결과 이상소견에 대해 단계적 정밀검사 또는 별도의 진료가 이루어진 경우에는 재진진찰료를 산정함.

## 2) 입원료

입원료(入院料: hospital charges)는 환자가 병실에 입원하였을 때 산정되는 비용으로서 의학관리료, 간호관리료, 병원관리료로 구성이 된다. 의학관리료는 의사의 회진

과 질병의 치료 및 상담, 의무기록과 진료계획 작성 등의 모든 비용을 의미하며, 간호관리료는 간호사의 간호와 상담, 간호기록지의 작성 및 환자의 진료를 보조하는 행위 등의 비용이고, 병원관리료는 환자복과 침구 등의 세탁비용과 비품 및 시설관리 등에 대한 비용이다.

### (1) 입원료 산정지침

입원료(Inpatient Care)는 ① 일반실 입원료 ② 무균치료실 입원료 ③ 낮병동 입원료 ④ 신생아 입원료 ⑤ 중환자실 입원료 ⑥ 격리실 입원료 ⑦ 납차폐특수치료실 입원료 등으로 구분된다.

① 입원료 등의 소정점수(구성요소)에는 입원환자 의학관리료(40%),입원환자 간호관리료 (25%), 입원환자 병원관리료(35%)가 포함되어 있으며, 요양기관의 종별에 따라 산정한다.

② 입원료 등을 산정하기 위해서는 국민건강보험법 제43조 및 동법 시행규칙 제12조에 따라 요양기관의 병실 및 병상 현황을 신고하여야 한다.

③ 무균치료실입원료, 낮병동입원료, 신생아입원료, 중환자실입원료, 격리실입원료, 납차폐특수치료실입원료 등 특수병실 입원료를 산정할 수 있는 경우는 다음과 같으며 특수병실 입원료를 산정하는 경우에는 입원료 등을 중복하여 산정하지 아니한다.

④ 의료기관에서 건강보험환자가 입원시 입원보증금은 받을 수 없다.

#### ㉮ 일반실 입원료 및 가산

i. 일반실에 입원한 경우에 입원료를 산정한다.

ii. 내과질환자, 정신질환자, 만 8세 미만의 소아환자에 대하여는 소정점수의 30%를 가산한다.

iii. 강내치료를 위하여 밀봉소선원치료실에 입원한 경우에는 3일 이내의 기간 동안 소정점수의 100%를 가산한다.

#### ㉯ 무균치료실 입원료(Aseptic Room Patient Care)

조혈모세포이식환자를 조혈모세포이식의 요양급여에 관한 기준 제3조 제2항 제1호의 기준에 적합한 무균치료실에 격리하여 치료한 경우 산정한다.

i. 무균치료실의 청정도 유지를 위한 세균 검사 및 기타 소모품의 비용은 소정점수에 포함되어 있으므로 별도 산정하지 아니한다.

#### ㉰ 낮병동 입원료(Day Care)

낮병동 입원제도란 환자가 당일 입원해 치료를 받고 당일 퇴원하는 제도로, 불필요한 장기입원 환자를 줄이고 나머지 환자의 치료에 집중하기 위한 것이며 산정기준은 다음과 같다.

i. 분만 후 당일 귀가 또는 이송하여 입원료를 산정하지 아니한 경우

ii. 응급실, 수술실 등에서 처치 수술 등을 받고 6시간 이상 관찰 후 당일 귀가 또는 이송하여 입원료를 산정하지 아니한 경우

iii. 정신건강의학과의 "낮병동"에서 6시간 이상 진료를 받고 당일 귀가한 경우

iv. 낮병동 입원료를 산정하는 당일 외래 또는 응급실에서 진찰을 행한 경우에는 진찰료를 함께 산정할 수 있다. 다만, 예정된 수술의 경우, 또는 정신과의 "낮병동"에서 매일 반복하여 진료를 받는 경우에는 진찰료를 산정하지 아니한다.

v. 낮병동 입원료를 산정하는 당일에는 본인 일부부담금은 입원진료 본인일부 부담률에 따라 산정한다.

#### ㉱ 신생아 입원료(Neonatal Care)

i. 신생아실 입원료는 질병이 없는 신생아를 신생아실에서 진료. 간호한 경우 산정한다.(신생아제대처치, 기저귀 교환, 혈압, 맥박, 호흡측정, 목욕 등의 비용과 기저귀 비용이 포함되어 있으므로 그 비용을 별도 산정하지 아니한다)

ii. 모자동실 입원료는 질병이 없는 신생아를 모자동실에서 진료. 간호한 경우에 산정한다.

iii. 신생아 모유수유관리료는 상기 ① ②를 산정하는 신생아에게 모우수유를 한 경우에 산정한다.

#### ▣ 보육기(Incubator for Neonate)

질병이 있는 신생아를 보육기에서 진료한 경우에는 입원료와 함께 보육기료는 1일당으로 산정한다.

**신생아 보육기 인정기준**

① 저체중출산아 체중증가목적시 체중이 2,100g 도달시 까지
② 광선요법(phototherapy)치료목적시(용혈이 없는 신생아 7일이내 인정, 미숙아 저체중 출산아는 Propylatic phototherapy포함하여 10~14일 이내 인정)
③ 고위험 산모에게 태어난 출생아나 질환이 있는 신생아의 경우 경과과정 등 참조하여 사례별로 인정

### ㉮ 집중치료실 입원료(Sub –ICU Patient Care)

ⅰ. 뇌졸중 집중치료실 입원료(Stroke Unit)와 고위험임산부 집중치료실 입원료로 구분하여 산정한다.

ⅱ. 뇌졸중 집중치료실에 1인 이상의 전담의를 두는 경우에는 272.06점을 별도 산정한다.

ⅲ. 고위험임산부 집중관리료는 6시간 미만 및 6시간 이상으로 구분하여 1일당 산정한다.

### ㉯ 중환자실 입원료(ICU Patient Care)

중환자실의 시설 · 장비를 갖춘 중환자실(ICU)이 설치된 상급종합병원, 종합병원, 병원에서 지극히 심각한 질환이나 손상을 입어 집중적인 치료 및 간호가 필요한 성인 또는 소아환자(성인 또는 소아 중환자실 입원료) 또는 신생아(신생아 중환자실 입원료)를 중환자실에서 진료한 경우 산정한다.

ⅰ. 중환자실 입원료는 일반중환자실 입원료(General), 신생아중환자실 입원료(Neonatal), 소아중환자실 입원료(Pediatric), 신생아 중환자실 모유수유간호관리료로 구분하여 산정한다.

ⅱ. 중환자실 1Unit당 1인 이상 전담의를 두는 경우에는 272.06점을 별도 산정한다.

ⅲ. 중환자실 1Unit당 1인 이상 전문의를 포함하여 전담의를 두는 경우에는 421.71점을 별도 산정한다.

ⅳ. 모유수유간호관리료는 신생아중환자실 입원료를 산정하는 신생아에게 모유수유를 한 경우에 산정한다.

### ㉰ 격리실 입원료(Isolation Room Patient care)

격리실입원이란 면역이 저하되어 타인으로부터 감염될 우려가 있거나 전염력이 강한

질환이 있어 타인에게 전염시킬 우려가 있는 환자를 격리할 수 있는 입원실에 입원하는 것을 말한다. 다음 각 호의 1에 해당하는 경우. 다만, 당해 전염성 환자만을 수용하는 요양기관에서는 입원료로 산정한다.

i. 면역이 억제된 환자를 보호하기 위하여 일반 환자와 격리하여 치료한 경우

ii. 일반 환자를 보호하기 위하여 전염력이 강한 전염성 환자를 일반환자와 격리하여 치료한 경우

iii. 3도 이상으로 36% 범위 이상의 화상환자를 진료에 반드시 필요하여 격리하여 치료한 경우

iv. 기타 보건복지부장관이 반드시 격리가 필요하다고 인정하여 고시하는 경우

㉳ 중환자실 내 격리관리료 및 응급실 1인 병상 격리관리료

i. 중환자실 내 격리관리(일반격리관리료 및 음압격리관리료)를 실시한 경우 산정한다.

ii. 응급실에 내원하여 KTAS(한국 응급환자 중증도분류기준)에 따라 중증도분류가 이루어진 환자 중 감염병이 의심되어 진료상 격리가 필요한 경우에 산정하되, 음압격리관리료의 경우 공기감염 예방이 반드시 필요한 감염병이 의심되는 경우에만 산정 가능하다(요양기관의 병실 및 병상 현황신고가 이루어진 응급실 내의 격리병상을 배정받아 진료 받은 경우 1회에 한하여 산정)

### (2) 입원료 산정방법(Lead-Shielded Room Patient Care)

입원료는 1일당으로 아래와 같이 산정하며 입원일수는 단입법(입원일-퇴원일)으로 계산한다.

① 1일이라 함은 12시(정오)부터 다음 날 12시(정오)까지를 의미한다.

② 0시~06시 사이에 입원하거나 18시~24시 사이에 퇴원하는 경우는 입원료 소정점수의 50%를 별도로 산정한다.

③ 6~12시 사이에 입원하거나 12~18시 사이에 퇴원하는 경우에는 동기간의 입원료는 별도 산정하지 아니한다.

④ 입원일과 퇴원이 24시간 이내에 이루어진 경우에는 전체 입원시간이 6시간 이상인 경우에 한하여 1일의 입원료를 산정한다.

⑤ 입원료(가-2 입원료, 가-9 중환자실입원료, 가-10 격리실입원료)는입원 1일째부

터 15일째까지는 해당입원료(점수)의 100%를 산정하고, 입원 16일째부터 30일째까지는 해당점수의 90%를 산정한다.

⑥ 입원료(가-2 입원료, 가-9 중환자실입원료, 가-10 격리실입원료)는 입원 31일째부터는 해당점수의 85%를 산정한다.

**그림 6-2** 입원접수 및 입원실

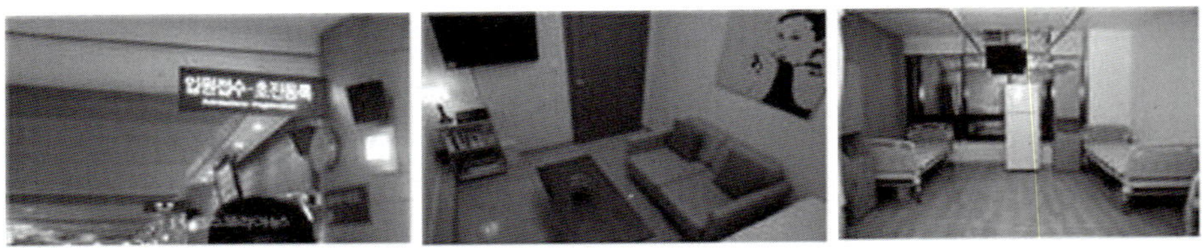

### ▣ 보험 유형별 입원료 체감제 비교(참고)

보험 유형별(건보, 의료급여, 산재, 자보 등) 입원료 체감제는 다음과 같다.

**표 6-1** 보험 유형별 입원료 체감제 비교

| 보험유형 | 입원일수 및 입원료 산정 | | |
|---|---|---|---|
| 건강보험/의료급여 | 1~15일 | 16~30일 | 31일 이후 |
| | 100% | 90% | 85% |
| 산업재해보상보험/자동차보험 | 1~50일 | 51~150일 | 151일 이후 |
| | 100% | 90% | 85% |
| 요양병원 | 1~180일 | 181~360일 | 361일 이후 |
| | 100% | 95% | 90% |

### ▣ 건강보험 입원료 체감제에 따른 본인부담

① 1일~15일까지 본인부담률은 20%, 16일째부터 30일까지는 30%, 31일째부터의 입원료에 대한 본인부담률을 40%로 한다.

② 다만, 요양병원 입원 환자 및 보건복지부장관이 정하여 고시하는 질병으로 입원 진료를 받는 환자의 경우는 환자 특성을 고려하여 적용하지 않는다.

**입원료 및 재원일수 산정 실례**

입원료 산정방법에는 양입법(퇴원일–입원일+입원당일)과 단입법(퇴원일–입원일)이 있는데 우리나라는 단입법을 사용하고 있다. 단입법은 같은 달에 입 · 퇴원이 발생했다면 퇴원일에서 입원일을 빼면 재원일수가 된다. 예를 들어 4월1일 입원하여 4월 16일 퇴원하였다면 16–1=15일이 된다. 그러나 입원한 당일 퇴원한 경우(6시간 이상 경과)는 재원일수를 1일로 보며, 한편 입원한 다음날 퇴원한 경우도 재원일수는 1일이 된다. 보통 2박3일을 양입법으로 계산하면 3일이 되고, 단입법으로 계산하면 2일이 된다.

▣ 요양병원의 입원료 산정

요양병원의 입원료는 병원 · 한방병원 입원료 소정점수의 80%에 해당하는 점수로 산정한다.

#### (3) 간호인력확보수준에 따른 입원환자 간호관리료 차등제

① 일반병동의 직전 분기 평균 병상 수 대비 당해 병동에서 간호업무에 종사하는 직전 분기 평균 간호사수(병상수 대 간호사의 비)에 따라 간호인력확보수준을 1~7등급으로 구분한다. 다만, 의원, 치과의원, 한의원, 보건의료원은 7등급에 해당되는 경우 6등급을 적용한다.

② 일반병동의 병상은 요양기관 전체 병상에서 응급실, 신생아실, 분만실, 회복실, 중환자실, 격리실, 무균치료실, 인공신장실, 납차폐특수치료실, 낮병동 등을 제외한 입원병실의 병상을 말한다. 이때 별도의 병동으로 구분 운영하지 않는 격리실, 무균치료실, 납차폐특수치료실 등은 일반병동의 병상으로 본다. 다만, 정신보건법에 의한 정신보건의료시설 중 폐쇄병동의 경우 일반병동의 병상에서 제외 할 수 있다.

### 3) 기타 기본진료료 산정기준 및 지침

#### (1) 회송료(Transfer Service, 가-5 )

회송료는 당초 의뢰한 요양기관으로 회송하는 경우에만 산정하며 아래와 같다.

① 2단계 요양급여 담당 요양기관에서 요양급여 회송서와 해당 환자의 요양급여에 관한 정보를 제공하여 1단계 진료를 담당할 수 있는 요양기관으로 회송한 경우에 산정한다.

② 회송시 제공한 진료기록부 등의 복사에 소요된 비용은 실비로 가입자가 부담한다.

### (2) 협의 진찰료(Consultation, 가-8)

① 산정기준

협의진찰료는 입원 중인 환자의 특별한 문제에 대한 평가 및 관리를 위하여 그 환자의 주치의가 아닌 다른 진료과목 [또는 세부 전문과목(분야)] 의사의 견해나 조언을 얻는 경우 산정하며, 협의진료를 요청하는 특별한 문제 및 협의진료의사의 견해 등을 의무기록에 명시하여야 한다.

② 진료과목당 또는 세부전문과목(분야)당 산정횟수

㉮ 상급종합병원, 상급종합병원에 설치된 치과대학부속치과병원 : 입원기간 중 30일에 5회 이내(다만, 중환자실 입원환자의 경우 환자상태 변화 등으로 인해 협진이 필요한 경우 추가산정 가능)

㉯ 종합병원, 상급종합병원에 설치된 경우를 제외한 치과대학부속치과병원 : 입원기간 중 30일에 3회 이내

㉰ 병원, 한방병원, 치과병원 : 입원기간 중 30일에 2회 이내

㉱ 요양병원, 의원, 한의원, 치과의원, 보건의료원 : 입원기간 중 30일에 1회 산정한다.

### (3) 만성질환관리료(Management of chronic Disease , 가-14)

① 고혈압 · 당뇨병 등의 상병으로 당해 의료기관에 지속적으로 내원하는 재진환자에 대하여 교육 상담 등을 통하여 환자가 자신의 질병을 이해하고 합병증을 예방할 수 있도록 관리체계를 수립한 경우에 산정한다.

② 대상 환자는 의원급 요양기관(보건의료원 포함)의 외래에서 진료하는 환자로서 한국표준질병사인분류표에 의한 질병코드(고혈압(I10-I13, I15),당뇨병(E10-E14), 정신 및 행동장애(F00-F99, G40-G41),호흡기결핵(A15-A16, A19),심장질환(I05-I09, I20-I27, I30-I52), 대뇌혈관질환(I60-I69),신경계질환(G00-G37, G43-G83),악성신생물(C00-C97, D00-D09),갑상선의 장애(E00-E07), 간의 질환(B18, B19, K70-K77),만성신부전증(N18)를 주상병으로 하는 자에 한한다.

③ 기관당 한 환자에 대하여 연간 12회 이내(단 월 2회 이내)로 산정한다.

④ 해당 만성질환자를 진료한 기관은 개인별 진료기록부에 만성질환관리내역을 기록. 보관하여야 한다.

### (4) 다학제 통합진료료(Multidisciplinary Care: 가-15)

다학제통합진료료(Multidisciplinary Care)란 전문진료과목이 다른 전문의들이 동시에 한 진료실에 모여 한명의 환자를 진료하는 시스템으로 암환자의 치료성적을 향상시키는 진료형태를 말한다. 따라서 관련분야의 의료진이 환자를 중심으로 다학제적 통합진료를 실시한 경우 산정하며 다음과 같은 요건을 모두 충족한 경우 요양급여를 인정한다.

그림 6-3 다학제 통합진료

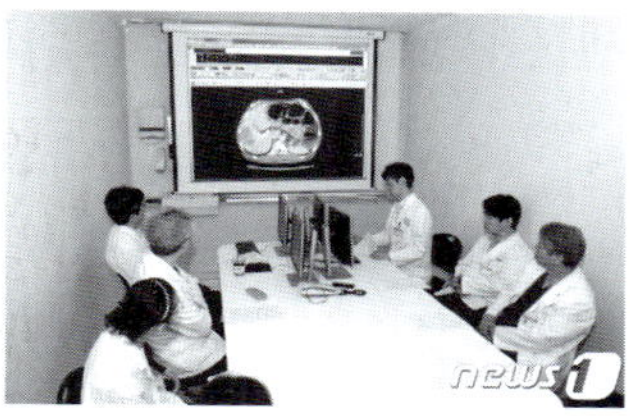

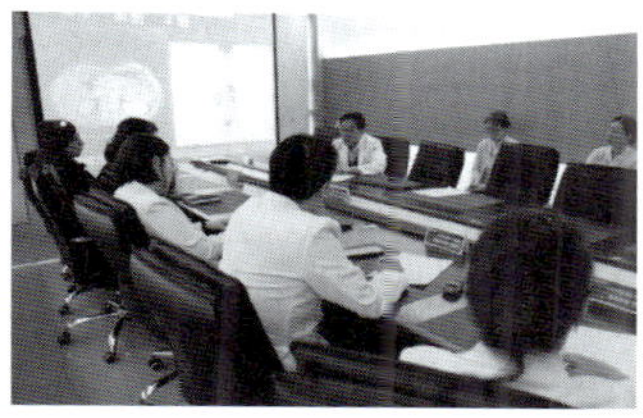

### (5) 심장통합진료료(가-16)

심장통합진료료는 관상동맥질환, 판막질환, 선천성 심장질환 등의 심장질환자에게 관련분야 전문의가 동시에 진료하여 내과적 시술 및 외과적 수술의 위험과 편익을 종합적으로 고려하여 환자의 치료방향을 결정하기 위해 실시한 경우 산정하며 아래와 같은 기준을 모두 충족한 경우 인정한다.

### (6) 회복관리료( Fee of Postanesthesia Care 가-17)

회복관리료는 요양기관현황신고시 회복실로 신고하여야 하며, 회복관리만을 목적으로 별도로 설치된 경우에 산정할 수 있다.

### (7) 외래항암주사관리료(Fee Management of Outpatient Chemoterapy 가-18)

외래항암주사관리료는 외래주사실에서 정맥내점적주입 방법으로 투여받은 후 최소 30분 이상 집중관찰이 이루어진 경우 수가를 산정할 수 있다.

### (8) 의료질평가지원금(가-22, 각 분야별 등급별수가)

환자에게 제공하는 의료서비스 수준을 측정하여 양질의 의료서비스를 제공하는 우수한 의료기관에 대해 경제적으로 보상하는 제도로서 의료기관의 자발적 질 향상 유도 및 국민건강 증진 기여하기 위한 제도이다. 평가영역은 의료의 질 평가와 관련 5개 영역[(가중치: 의료질과 환자안전(66%), 공공성(10%), 의료전달체계(10%), 교육수련(8%), 연구개발(6%))의 37개 지표의 평가를 통해 우수한 의료기관에게 '의료질평가지원금'을 지급한다.

① 의료질 및 환자안전 · 공공성 · 의료전달체계 분야는 상급종합병원과 종합병원 · 전문병원으로 지정받은 종합병원으로 구분하고 또한 입원과 외래를 구분하여 등급별(1~5등급)로 산정한다.

② 교육수련분야 및 연구개발 분야는 등급별(1~3등급) 및 입원과 외래를 구분하여 산정한다.

### (9) 교육 · 상담료(가-23)

교육 · 상담료는 교육 · 상담 등을 통해 환자가 자신의 질환 및 치료과정을 이해하여 합병증 예방 등 자가 관리를 할 수 있도록 지속적인 관리체계를 수립한 경우로서, 요건을 모두 충족한 경우 인정(산정)한다.

### (10) 전문병원 관리료 (가-24)

전문병원 관리료는 전문병원으로 지정받은 의료기관에서 산정되며 입원관리료와 외래관리료로 구분하여 산정한다.

① 전문병원 관리료는 「의료법」 제3조의5에 따라 전문병원으로 지정받은 의료기관에서 산정한다.

㉮ 전문병원 입원관리료는 다음과 같이 각 분야별로 소정점수를 산정한다.

ⅰ. 1분야는 뇌혈관, 수지접합, 심장, 알코올, 유방, 화상, 주산기 질환 및 소아청소년과, 재활의학과 진료과목으로 지정받은 전문병원에서 산정한다.

ⅱ. 2분야는 중풍 질환 및 산부인과, 안과, 외과, 이비인후과, 신경과, 한방부인과 진료과목으로 지정받은 전문병원에서 산정한다.

ⅲ ⅰ. 3분야는 관절, 대장항문, 척추 질환으로 지정받은 전문병원에서 산정한다.

㉯ 전문병원 외래관리료는 안과, 이비인후과 진료과목으로 지정받은 전문병원에서 산정한다.

② 전문병원 입원관리료 및 전문병원 의료질지원금은 아래 항목의 산정횟수와 동일하게 산정한다. 다만, 입원료 중 병원관리료만을 산정하는 경우에는 제외한다.

아래

(1) 입원료(가-2) (2) 무균치료실 입원료(가-4) (3) 낮병동 입원료(가-6) (4) 신생아 입원료(가-7가, 가-7나) (5) 중환자실 입원료(가-9), (6) 격리실 입원료(가-10) (7) 납차폐특수치료실 입원료(가-10-1)

③ 전문병원 외래관리료는 외래환자 진찰료(가-1)의 산정횟수와 동일하게 산정하되, 재진진찰료(가-1나)의 "주6" 및 "주8"은 제외한다.

### (11) 감염예방관리료(Fee for Infection Prevention and Control/ 가-25))

감염예방관리료는 병원 내 감염 발생 · 확산을 사전에 예방할 수 있도록 감염관리 인프라 구축을 지원하기 위한 것으로 감염관리실이 설치되어 있고 감염관리전담간호사와 감염관리의사가 의료기관의 감염예방과 의료기관감염의 원인이 되는 위험요인을 사전에 분석하고 관리하는 기관에 일정의 관리금액을 산정하는 것을 말한다.

**① 감염예방 · 관리료 산정기준(보건복지부 고시 2018-8호)**

감염예방 관리료는 의료관련 감염 등 효율적인 감염예방 및 관리 프로그램 운영을 위하여 아래와 같은 인력 등 조건을 모두 갖춘 요양기관에서 감염예방 관리 활동을 실시하는 경우에 요양급여를 인정하며, 입원환자 입원 1일당 1회 산정함.

㉮ 감염관리실을 설치하여야 하고, 등급별 인력 수 기준을 모두 충족한 경우 다음 분기에 해당 등급의 수가를 산정함.

㉯ 요양급여는 다음의 조건을 충족하는 경우 감염예방 관리료를 산정할 수 있음.

**② 산정요령**

병원의 감염관리 강화를 위하여 기본진료료에 [감염예방관리료](① 상급종합병원 및 종합병원:1등급, 2등급 ②병원:1등급 및 2등급)으로 구분하여 산정한다.

### (12) 야간진료관리료(가-26)

야간진료관리료는 [소아 야간 휴일진료(달빛어린이병원) 운영사업] 에 따라 달빛어린이병원으로 지정된 의료기관에서 지정된 요일의 운영시간(평일 18~24시), 토,일, 공휴일 0~24시의 범위 내에서 지정한 시간)에 만 18세 이하 소아청소년 환자를 진료한 경우 산정한다.

### (13) 야간전담간호사 관리료(가-28)

서울특별시를 제외한 지역의 병원(상급종합병원, 종합병원, 요양병원은 제외한다) 중 간호인력확보수준에 따른 입원환자 간호관리료 차등제 등급이 6등급 이상이며, 야간전담간호사를 2명이상 확보한 경우 1일당 1회 산정한다.

### (14) 입원환자 안전관리료(가-29)

① 환자안전법에 따라 병원 내 환자안전위원회를 설치 · 운영하고, 환자안전전담인력을 둬 입원환자를 대상으로 병동 내 안전사고를 예방하도록 하는 등 전반적인 환자안전활동을 강화할 경우 '환자안전관리료' 수가를 산정한다.

② 대상기관은 「환자안전법」제11조 및 제12조에 명시된 보건복지부령으로 정하는 일정 규모 이상의병원급 의료기관으로 200병상 이상의 병원, 100병상 이상의 종합병원 · 상급종합병원이다.(병상 수는 의료법령에 따른 허가병상 수 기준이며,「국민건강보험법」제43조에 따라 건강보험심사평가원 보건의료자원통합신고포털(www.hurb.or.kr)에 신고하여야 함) 또한 대상기관은 환자안전위원회를 운영해 전담인력을 배치하여야 하며, 500병실 이상 종합병원급은 2명, 100병상 이상~500병상 미만 종합병원급은 1명, 200병상 이상 병원급은 1명으로 배치하여야 한다.

### (15) 의료취약지역 간호사 처우개선 수가 가산금

공공보건의료에 관한 법률 제12조에 의한 응급의료분야 의료취약지(87개 지역)의 종합병원 및 병원은 간호사를 직접 고용한 경우에는 환자 당 입원 1일당으로 간호 · 간병료 외에 별도 산정한다.

## 4) 응급의료수가

### (1) 응급 기본진료료

① **응급의료관리료(Management of Emergency Care)**

㉮ [응급의료에 관한 법률]에 의한 응급의료기관이 응급실에서 응급환자 또는 응급실에 내원한 환자에게 응급처치 및 응급의료를 행한 경우에는 초일에 한하여 응급의료관리료를 산정한다.(응급의료관리료는 중앙응급의료센터 및 권역응급의료센터와 지역응급의료센터 · 지역응급의료기관의 수가는 다름)

㉯ 「응급의료에 관한 법률」에 따른 응급의료기관 평가결과에 따라 중증응급환자 진료구역 관찰료는 기관등급별로 다음과 같이 가감한다.(단, 지역응급의료기관은 가감대상에서 제외한다)

**다음**

(1) A등급 : 응급의료관리료 소정점수의 10% 가산
(2) B등급 : 응급의료관리료 소정점수로 산정
(3) C등급 : 응급의료관리료 소정점수의 10% 감산

㉰ 응급의료관리료는 진찰료와 함께 산정 할 수 있으며 종별 및 야간가산율은 적용되지 않는다.

㉱ 응급의료관리료는 응급증상 및 응급증상에 준하는 증상인 환자에게만 산정한다.

㉲ 응급실 내원자 중 응급증상에 해당되지 않는 경우에는 응급의료관리료를 전액 환자가 부담한다(100 : 100항목)

② 응급증상 및 이에 준하는 증상

응급증상 및 이에 준하는 증상(제2조 제1호 관련)

1 응급증상

가. 신경학적 응급증상 : 급성의식장애, 급성신경학적 이상, 구토 · 의식장애 등의 증상이 있는 두부 손상

나. 심혈관계 응급증상 : 심폐소생술이 필요한 증상, 급성호흡곤란, 심장질환으로 인한 급성 흉통, 심계항진, 박동이상 및 쇼크

다. 중독 및 대사장애 : 심한 탈수, 약물 · 알콜 또는 기타 물질의 과다복용이나 중독, 급성대사장애(간부전 · 신부전 · 당뇨병 등)

라. 외과적 응급증상 : 개복술을 요하는 급성복증(급성복막염 · 장폐색증 · 급성췌장염 등 중한 경우에 한함), 광범위한 화상(외부신체 표면적의 18% 이상), 관통상, 개방성 · 다발성 골절 또는 대퇴부 척추의 골절, 사지를 절단할 우려가 있는 혈관 손상, 전신마취하에 응급수술을 요하는 중상, 다발성 외상

마. 출혈 : 계속되는 각혈, 지혈이 안되는 출혈, 급성 위장관 출혈

바. 안과적 응급증상 : 화학물질에 의한 눈의 손상, 급성 시력 손실

사.알러지 : 얼굴 부종을 동반한 알러지 반응 아. 소아과적 응급증상: 소아경련성 장애

자. 정신과적 응급증상 : 자신 또는 다른 사람을 해할 우려가 있는 정신장애

2 응급증상에 준하는 증상

가. 신경학적 응급증상 : 의식장애, 현훈

나. 심혈관계 응급증상 : 호흡곤란, 과호흡

다. 외과적 응급증상 : 화상, 급성복증을 포함한 배의 전반적인 이상증상, 골절 · 외상 또는 탈골, 그 밖에 응급수술을 요하는 증상, 배뇨장애

라. 출혈 : 혈관손상

마. 소아과적 응급증상 : 소아 경련, 38℃ 이상인 소아 고열(공휴일 · 야간 등 의료서비스가 제공되기 어려운 때에 8세 이하의 소아에게 나타나는 증상을 말한다)

바. 산부인과적 응급증상 : 분만 또는 성폭력으로 인하여 산부인과적 검사 또는 처치가 필요한 증상

### (2) 응급진료 전문의 진찰료

① 중증응급환자 또는 중증응급의심환자를 중앙응급의료센터, 권역응급의료센터, 권역외상센터, 소아전문응급의료센터, 지역응급의료센터 응급실에서 전문의가 직접 진료한 경우에 산정한다.

② 해당 항목의 소정점수만을 산정하고 공휴 야간 가산 등을 포함한 모든 가산은 적용하지 아니한다. 다만, 소아전문응급의료센터에 내원한 만 6세 미만의 소아에 대한 가산은 별도 산정한다.

### (3) 중증응급환자 진료구역 관찰료

① 중증응급환자 진료구역관찰료는 중증응급환자 또는 중증응급의심환자가 「응급의료에 관한 법률」시행규칙에 의한 중앙응급의료센터, 권역응급의료센터, 소아전문응급의료센터의 중증응급환자 진료구역 병상을 배정받아 진료받은 경우 1회에 한하여 산정한다.

② 「응급의료에 관한 법률」에 따른 응급의료기관 평가결과에 따라 중증응급환자 진료구역 관찰료는 기관등급별로 다음과 같이 가감한다.

**다음**

(1) A등급 : 중증응급환자 진료구역 관찰료 소정점수의 20% 가산
(2) B등급 : 중증응급환자 진료구역 관찰료 소정점수로 산정
(3) C등급 : 중증응급환자 진료구역 관찰료 소정점수의 20% 감산

③ 간호인력확보수준에 따른 중증응급환자 진료구역관찰료 차등제

㉮ 간호인력확보수준에 따른 등급은 2016년 진료분부터 적용하며, [응급의료에 관한 법률]에 따른 전년도 응급의료기관 평가결과에 다라 다음연도에 1년간 적용한다.

㉯ 간호인력확보수준에 따라 등급별로 중증응급환자 진료구역 관찰료를 다음과 같이 1등급~9등급으로 구분하여 가감한다.

**다음**

1등급 진료구역 관찰료 소정점수의 40% 가산, 2등급 30%가산, 3등급 20%가산, 4등급 155가산, 5등급 10% 가산, 6등급 5%가산, 7등급 관찰료 소정점수로 산정, 8등급 10% 감산, 9등급 20% 감산

### (4) 응급환자 진료구역 관찰료

① 응급환자 진료구역 관찰료는 중증응급환자 또는 중증응급 의심환자가「응급의료에 관한 법률」시행규칙에 의한 중앙응급의료센터, 권역응급의료센터, 소아전문응급의료센터, 지역응급의료센터의 응급환자 진료구역 병상을 배정받아 진료 받은 경우 1회에 한하여 산정한다.

② 「응급의료에 관한 법률」에 따른 응급의료기관 평가결과에 따라 중증응급환자 진료

구역 관찰료는 기관등급별로 다음과 같이 가감한다.

**다음**

(1) A등급 : 응급환자 진료구역 관찰료 소정점수의 20% 가산
(2) B등급 : 응급환자 진료구역 관찰료 소정점수로 산정
(3) C등급 : 응급환자 진료구역 관찰료 소정점수의 20% 감산

③ 간호인력확보수준에 따른 응급환자 진료구역관찰료 차등제

㉮ 간호인력확보수준에 따른 등급은 2016년 진료분부터 적용하며, [응급의료에 관한 법률]에 따른 전년도 응급의료기관 평가결과에 따라 다음연도에 1년간 적용한다.

㉯ 간호인력확보수준에 따라 등급별로 응급환자 진료구역 관찰료를 다음과 같이 1등급~9등급으로 구분하여 가감한다.

**다음**

1등급 진료구역 관찰료 소정점수의 40% 가산, 2등급 30%가산, 3등급 20%가산, 4등급 155가산, 5등급 10% 가산, 6등급 5%가산, 7등급 관찰료 소정점수로 산정, 8등급 10% 감산, 9등급 20% 감산

### (5) 응급전용 중환자실 관리료

① 응급전용 중환자실 관리료는 중증응급환자 또는 중증응급의심환자가「응급의료에 관한 법률」시행규칙에 의한 중앙응급의료센터, 권역응급의료센터, 권역외상센터, 전문응급의료센터 응급전용 중환자실 병상에 입원하는 경우에 산정한다.

②「응급의료에 관한 법률」에 따른 응급의료기관 평가결과에 따라 중증응급환자 진료구역 관찰료는 기관등급별로 다음과 같이 가감한다.

**다음**

(1) A등급 : 응급전용 중환자실 관찰료 소정점수의 20% 가산
(2) B등급 : 응급전용 중환자실 관찰료 소정점수로 산정
(3) C등급 : 응급전용 중환자실 관찰료 소정점수의 20% 감산

### (6) 응급의료행위

① 응급의료에 관한 법률에 의한 응급의료기관에 내원한 응급환자에게 응급실에서 별도(별표1)고시한 행위를 실시한 경우 소정점수의 50%를 가산한다.

② 중앙응급의료센터, 권역응급의료센터, 권역외상센터, 전문응급의료센터, 지역응급의료센터에서 중증응급환자 또는 중증응급 의심환자에게 대해 응급실 내원 후 응급실에서 24시간이내 별도(별표2) 고시한 행위를 실시하는 경우 소정점수의 50%를 가산한다.

③ 중앙응급의료센터, 권역응급의료센터, 권역외상센터, 전문응급의료센터에서 중증응급환자 또는 중증응급 의심환자에게 대해 응급실 내원 후 응급실에서 24시간이내 별도(별표3) 고시한 행위를 실시하는 경우 소정점수의 50%를 가산한다.

④ 다만, 권역외상센터의 경우 중증외상환자에게 별도(별표4)고시한 항목을 응급실 내원 후 24시간을 초과하여 실시한 경우에도 소정점수의 50%를 가산한다.

### (7) 응급처치료 및 이송처치료 산정

**① 응급처치료**

"응급의료에 관한 법률"에 의한 응급의료관리료 산정대상 응급환자에게 응급의료수가기준액표 (나) "응급처치료"의 해당항목을 실시한 경우에는 소정점수의 50%를 가산한다.

**② 이송처치료**

응급의료에 관한 법률 제24조에 의거 이송처치료는 ① 구급차 등을 운용하는 자가 구급차등을 이용하여 응급환자 등을 이송하였을 때에는 보건복지부령으로 정하는 이송처치료를 그 응급환자로부터 받을 수 있다. ② 구급차 등을 운용하는 자는 구급차 등의 이용자로부터 제1항에 따른 이송처치료 외에 별도의 비용을 받아서는 아니 된다.

**③ 이송처치료의 기준**

구급차등을 운용하는 자가 법 제24조의 규정에 따라 응급환자로부터 받을 수 있는 이송처치료의 기준은 다음과 같다.

표 6-2 이송처치료의 기준(제11조 관련)

| 구분 | 요금의 종류 | 구급차의 운용자 | |
|---|---|---|---|
| | | 법 제44조제1항제1호부터 제4호까지에 따른 의료기관 등 | 법 제44조제1항제5호에 따른 비영리법인 |
| 일반 구급차 | 기본요금(이송거리 10km 이내) | 30,000원 | 20,000원 |
| | 추가요금(이송거리 10km 초과) | 1,000원/1km | 800원/1km |
| | 부가요금 (의사, 간호사 또는 응급구조사가 탑승한 경우) | 15,000원 | 10,000원 |
| 특수 구급차 | 기본요금(이송거리 10km 이내) | 75,000원 | 50,000원 |
| | 추가요금(이송거리 10km 초과) | 1,300원/1km | 1,000원/1km |
| 공통 | 할증요금 (00:00 ~ 04:00) | 기본 및 추가요금에 각각 20% 가산 | |

비고 : (1) "이송거리"는 환자가 구급차에 실제로 탑승한 거리임.

(2) 응급환자가 선박 및 항공기에 탑승한 경우의 이송처치료의 기준은 보건복지부장관이 따로 정하여 고시함.

(3) 구급차 등을 운용하는 자는 응급환자로부터 이송처치료를 받은 경우에는 이송처치료 영수증을 발급하여야 한다

## 5) 의약품관리료(Medication Keeping Fee, 가-11)

의학품관리료는 병원에서 약품 구입시 약품보관료와 제반 행정비용을 말한다.

(1) 외래환자 의약품관리료는 아래와 같이 산정한다.

① 상급종합병원, 종합병원, 병원, 치과병원, 요양병원 한방병원 내 의 · 치과(병원급 이상)

㉮ 외래환자에게 투약한 경우 방문당으로 산정한다.

㉯ 외용약 및 주사제(약가를 산정하지만 주사료 등이 발생하지 아니하는 경우를 포함)를 복합 또는 단독으로 조제한 경우에도 외래환자 의약품관리료[방문당] 소정점수를 산정한다.

② 의원, 치과의원, 보건의료원 의 치과(의원급)

㉮ 내복약 조제일수에 따라 산정한다.

㉯ 외용약 또는 주사제를 내복약과 복합으로 조제한 경우에는 내복약의 조제일수에 의한다.

㈐ 위 "㈎"의 규정에도 불구하고 외용약 및 주사제(약가를 산정하지만 주사료 등이 발생하지 아니하는 경우를 포함)를 복합 또는 단독으로 조제한 경우에는 1일분 소정점수를 산정한다.

(2) 입원환자 의약품관리료는 입원환자에 대하여 입원기간 중 투약한 경우에 투약 일수에 따라 산정한다.

(3) 한방병원, 요양병원 한방과, 한의원, 보건의료원 한방과 등은 산정하지 아니한다.

## 6) 가정간호 기본방문료 및 간호 · 간병통합서비스 병동입원료 산정

### (1) 가정간호 기본방문료

#### ① 가정간호제도

㈎ 가정간호제도

가정간호제도는 입원 진료 후 조기 퇴원한 환자나 재입원이 요구되는 환자 중에서 계속적인 치료와 간호관리가 필요하다고 진료담당의사(또는 한의사)가 인정하는 환자를 대상으로 하여 가정전문간호사가 환자의 가정을 직접 방문하여 가정간호서비스를 통한 치료 및 간호관리를 시행함으로써 환자의 질병과 장해로부터 회복을 도모하고 장기입원이나 불필요한 입원으로 인한 국민의료비를 절감할 수 있는 입원대체서비스제도이다.

㈏ 가정간호의 범위

의료법 시행규칙 제24조에 의거하여 기본간호, 검체의 채취 및 운반, 투약, 주사, 응급처치 등의 교육 및 훈련, 상담 등이 포함되며, 건강관리에 관한 일부 검사, 투약, 주사 및 치료적 의료행위를 실시하는 경우에는 진료담당의사(또는 한의사)의 진단과 처방에 의하여야 한다. 따라서 의료기관이 실시하는 가정간호의 범위는 1. 간호 2. 검체의 채취 및 운반 3. 투약 4. 주사 5. 응급처치 등에 대한 교육 및 훈련 6. 상담 7. 다른 보건의료기관 등에 대한 건강관리에 관한 의뢰 등이다. 또한 가정간호를 실시하는 간호사는 「전문간호사 자격인정 등에 관한 규칙」에 따른 가정전문간호사이어야 한다.

그림 6-4 가정간호

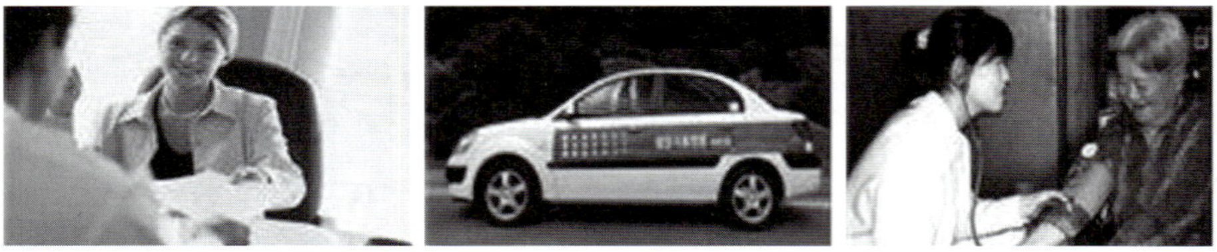

② **가정간호 기본방문료(가-13) 진료수가 산정지침**

㉮ 가정간호 기본방문료는 1일당으로 산정한다.

㉯ 진료담당의사의 진단과 처방에 따라 가정전문간호사가 환자의 자택을 방문하여 가정간호 대상환자에게 가정간호를 행하는 경우에 산정하되, 환자 특성, 진료내용, 소요시간 등에 불문하고 모든 환자에게 동일하게 적용한다.

㉰ 다음의 경우에는 가정간호 기본방문료 이외에 제2부 각장에서 분류된 항목의 점수를 입원환자 산정 기준에 따라 별도로 산정할 수 있다. 다만, 의약품관리료는 외래환자 의약품관리료를 산정하고 조제료는 퇴원환자 조제료를 산정한다.

i. 진료담당의사의 진단과 처방에 따라 가정전문간호사가 환자의 가정을 방문하여 검사, 투약,주사 및 처치 등을 실시한 경우

ii. 진료담당의사의 진단과 처방에 따라 가정전문간호사가 환자의 가정을 방문하여 검사에 필요한 검체를 채취하여 검사한 경우는 검체채취 및 검체운반 등에 따른 비용은 별도 산정하지 아니한다.

㉱ 연 96회를 초과하여 계속 가정간호를 받을 경우에는 가정간호 기본방문료를 포함하여 환자본인이 100분의 100(전액본인부담)을 부담한다.

㉲ 교통비는 가정전문간호사가 진료담당의사의 진단과 처방에 따라 환자자택을 방문하는 경우소요시간, 방문지역에 불문하고 1회 방문 당 108.30점 환자본인이 100분의 100(전액본인부담)을 부담한다.

㉳ 평일 18시(토요일 13시)~익일 9시 또는 공휴일에 가정방문을 실시한 경우에는 소정점수의 50%를 가산한다.

㉴ 만 1세 미만의 소아에 대하여는 소정점수의 50%를 가산하며, 만 1세 이상 만 6

세 미만의 소아 또는 만 70세 이상의 노인에 대하여는 소정점수의 30%를 가산한다.

㉮ 가정간호는 입원대체 서비스로서 「의료법」제33조 및 같은법 시행규칙 제24조에 의하여 가정전문간호사를 2인 이상 확보한 의료기관에서 실시하여야 하며, 세부인정기준(고시)에서 정하고 있는바와 같이 가정간호의 대상은 진료담당의사 또는 한의사의 진단과 처방에 따라 가정간호가 필요하다고 인정하는 경우에 한하여 가정전문간호사가 환자의 자택을 방문하여 가정간호를 행하는 경우에 산정가능하다.

### (2) 간호 · 간병통합서비스 병동입원료 산정

간호 간병통합서비스는 간호 인력을 늘리고 병실 환경을 개선하여, 보호자나 간병인이 환자 곁에 머물지 않아도 병원의 간호인력이 환자를 전적으로 돌보는 제도를 말한다. 이른바 보호자 없는 병원이라고 말하기도 한다. 따라서 입원환자가 보호자나 개인 고용 간병인이 필요 없도록 간호인력에 의해 전문적인 간호서비스를 24시간 받게 됨으로써 입원서비스의 질을 향상시키고 환자 및 가족의 간병 부담을 경감시킬 수 있도록 간호사와 간호보조인력(간호조무사, 재활지원인력, 간병지원인력)이 전인간호서비스를 제공하는 제도라고 할 수 있다. 2013년 7월부터 2014년 12월까지 시범 운영되었으며, 이를 포괄 간호서비스라고 불리 웠는 데 2016년 4월 1일 정식으로 서비스가 시행되면서 명칭도 포괄간호서비스에서 간호 · 간병통합서비스로 변경되었다.

① 간호 · 간병통합서비스를 제공한 경우는 입원관리료 및 간호 · 간병료료를 산정한다.

② 입원관리료(기본 입원관리료, 4인실 또는 5인실 입원관리료)는 내과질환자, 정신질환자, 만 8세미만의 소아환자에 대하여는 소정금액의 10%를 가산하여 산정한다.

③ 간호 · 간병료료(상급종합병원, 종합병원,병원, 치과병원, 한방병원)는 내과질환자, 정신질환자, 만 8세미만의 소아환자에 대하여는 소정금액의 10%를 가산하여 산정한다.

**그림 6-5** 간호 · 간병통합서비스

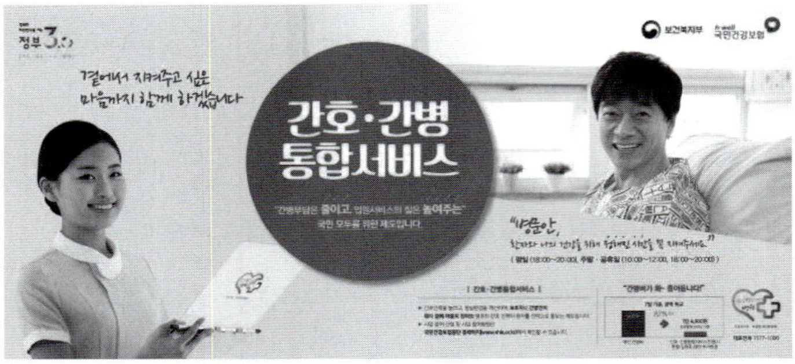

# 6-2 검사료 및 영상진단 · 방사선치료료

{ 학습목표 } 1. 임상검사를 분류하고, 검사료를 항목별로 산정할 수 있다.
2. 영상진단료 및 방사선치료료를 항목별로 산정할 수 있다.

## 1. 검사료

### 1) 검사료

검사료는 질병을 진단하거나 질병의 경과를 확인하기 위해 우리 몸의 조직이나 검사물을 일부 채취해서 검사하는 비용을 말한다. 검사의 종류에는 일반적으로 혈액과 소변검사, 기능검사, 내시경 검사, 조직검사로 구분된다.

#### (1) 검사료 산정지침

① 「검사료」에 기재되지 아니한 검사로서 외관(外觀), 취기(臭氣), 색도(色度) 등의 간단한 검사 또는 계산방법에 의하여 검사치를 얻는 경우에는 검사료를 산정하지 아니한다.

② 대칭기관에 대한 양측검사를 하였을 때에도 "편측"이라는 표기가 없는 한 소정점수만 산정한다.

(예) 정밀안저검사(편측), 안저촬영(편측), 형광안저혈관조영술(편측), 시야검사(편측) 등 양측검사시는 각각 수가를 산정한다.

③ 검사에 사용된 재료대 및 약제(1회용 주사침 및 주사기포함)는 소정점수에 포함되므로 별도 산정하지 아니한다. 다만, 다음의 경우에는 '약제 및 치료재료의 구입금액에 대한 산정기준"에 의하여 별도 산정한다.

㉮ 인체에 주입된 약제 ㉯ 부하(負荷) 검사시 사용된 약제 ㉰ 안 기능 검사 시 사용된 필름, 형광물질, 사진현상 및 인화료 ㉱ 내시경 검사시 사용된 슬라이드 필름

및 사진현상료, 포라로이드필름 또는 칼라프린터 인화지 ㉲ 핵의학 기능 검사시 사용된 방사선 동위원소 및 약제 ㉳ 제2장 분류 항목에 별도로 규정한 약제 및 재료대 ㉴ 기타 장관이 별도로 인정한 약제 및 재료대

④ 인체에서 채취한 가검물에 대한 검사를 수탁기관으로 위탁하는 경우에는 10%를 "위탁검사관리료"로 산정한다.

⑤ 아래의 경우에는 소정점수의 10%를 가산하여 산정한다.

㉮ 진단검사의학과 전문의가 판독하고 판독소견서를 작성, 비치한 경우

㉯ B세포 면역글로블린, 세포표지검사, 면역조직(세포)화학검사, 세포주기 및 핵산분석검사, 사람유전자 분자유전검사, 검사원리가 핵산증폭, 핵산교잡, 염기서열분석인 검사에 대하여 병리과 전문의가 판독하고 판독소견서를 작성 · 비치한 경우

㉰ 사람유전자 분자유전검사의 관련분야에 대하여 인증 받은 전문의가 판독하고 판독소견서를 작성, 비치한 경우

㉱ 면역조직(세포)화학검사에 대해 구강병리과가 설치된 요양기관의 치과의사가 판독하고 판독소견서를 작성, 비치한 경우

⑥ 제1절 검체 검사료 및 제2절 병리 검사료 분류항목에 대하여 다음에 해당되는 검체검사 질가산 평가 및 인증결과에 따라 해당 기관에서 직접 또는 수탁받아 실시하는 검사에 대해 검체검사 질가산을 산정한다. 다만, 임상병리검사 종합검증료(나-0)에 대하여는 그러하지 아니한다.

㉮ 제1절 검체 검사료(핵의학적 방법으로 검사한 경우 제외) 및 제2절 병리 검사료 중 나-557 면역조직(세포)화학검사, 나-558 편광현미경검사, 너 551가 세포주기 및 핵산 분석검사-유세포측정법(CY551) 및 분자병리검사 분류항목은 진단검사분야 질가산 평가결과에 따라 소정점수의 1등급은 4%1), 2등급은 3%2), 3등급은 2%3), 4등급은 1%4)를 가산한다.

㉯ 검체 검사료 분류항목 중 '핵의학적 방법으로 검사한 경우'에는 대한핵의학회에서 실시하는인증을 받은 경우 소정점수의 4%를 가산한다.

㉰ 병리 검사료 및 검체 검사료 중 나-111 골수검사(B1113, B1114, B1117), 나-511B 세포 표면면역글로불린, 나-512 세포표지검사 분류항목은 대한병리

학회에서 실시하는 인증을 받은 기관은 소정점수의 4%를 가산한다.

⑦ 임상병리검사 종합검증료

대한진단검사의학회에서 실시하는 종합검증분야 검사실 신임제도의 인증을 받은 요양기관에 상근하는 진단검사의학과 전문의가 당해 요양기관 입원환자의 검사에 대하여 정도관리를 실시하고 결과에 대한 종합적인 검증 및 판독보고서를 작성한 경우에 입원기간 중 1회에 한하여 산정할 수 있다. 다만, 진단검사의학과 전문의 1인이 산정할 수 있는 종합검증료는 1일 20인을 초과할 수 없다.

## 2) 검사 분류 및 산정기준

### (2) 검체검사료

검체검사(specimen test)로는 채혈(blood collection)로 혈구성분(적혈구, 백혈구, 혈소판)과 혈청성분(혈청단백, 콜레스토롤, 혈당, LDH(유산탈수효소), 간기능, 신장기능, 내분비기능 등)을, 소변검사(urinalysis)로 당뇨, 요단백, 요침사 등을, 대변검사(stool examination)로는 대변잠혈, 충란 등을 검사할 수 있다.검체검사에는 일반혈액검사, 혈액응고검사, 생화학검사, 소변검사, 대변잠혈검사, 면역검사, 조직학검사, 미생물검사, 유전자검사, 염색체검사, 혈액은행검사 등이 있다. 검체검사의 주요 분류항목과 관련질환은 다음과 같다.

그림 6-6 채혈

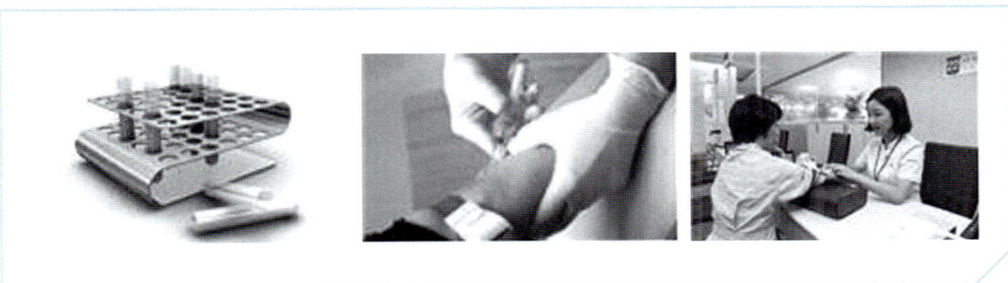

**표 6-3** 검체검사의 주요 분류항목과 관련질환

| 검사분류 | 항목 | 관련질환 및 목적 |
|---|---|---|
| 일반혈액검사 (CBC) | 혈구수 계산(적혈구수, 백혈구수, 혈소판수) | 빈혈, 혈소판 감소 등의 진단 |
| 혈액응고검사 | PT(프로트롬빈시간), APTT(활성화 부분 트롬보플라스틴 시간), 피브리노겐, FDP(피브린 분해산물) 등 | 출혈경향, 응고이상에 대한 진단 등 |
| 생화학검사 | 전해질, TP(혈청총단백), 알부민, LDH(유산탈수효소), AST (GOT), ALT (GPT), 혈당, 아밀라제, 각종 호르몬 등 | 간기능 이상, 신장기능 이상에 대한 진단 |
| 면역검사 | 간염검사, CRP(c반응단백), 자가면역항체 검사 등 | 면역부진, 자가면역질환 진단 등 |
| 조직학검사 (Biopsy) | 적출장치, 조직검사, 세포진단 등으로 얻은 검체를 고정 · 염색해 현미경으로 검사 | 암 등의 최종 확정 진단 |
| 소변검사(UA/Urine Analysis) | 시험지법에 의한 단백질, 당, 잠혈, 유로빌리노겐 등 현미경 검사에 의한 요침사 | 요로감염, 신장장애 진단과 일반적인 선별검사 |
| 대변잠혈검사(Stool Examination) | 잠혈반응(잠혈 양성과 음성) | 대변잠혈반응, 대장암 검진의 선별검사 |
| 미생물검사 | 혈액, 소변, 객담, 기도분비물, 농양 등을 배양 | 감염균 진단, 결핵의 배양균 확인 |
| 수혈검사 | 혈액형검사 | 혈액형진단 및 수혈 |

**그림 6-7** 소변검사 및 분변검사

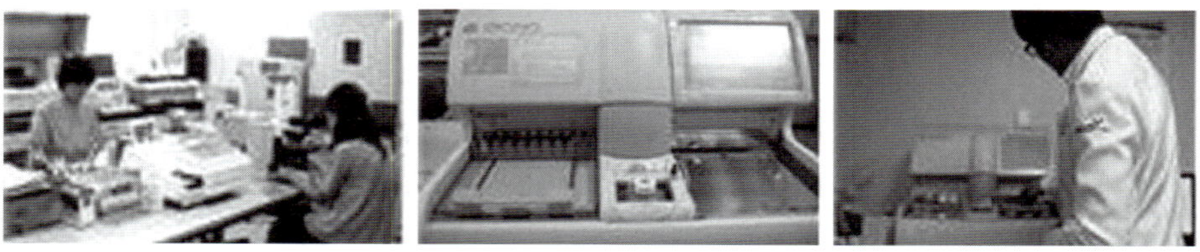

① **천자검사**

천자(Centesis)란 인체에 침을 찔러서, 체내로부터 액체 또는 세포나 조직을 채취하는 것으로 흉복수나 심낭액 등의 체강액을 채취하는 체강액천자, 골수를 채취하는 골수천자, 관절천자, 세포나 조직을 채취하는 생검천자 등이 있다.

㉮ 천자를 치료목적(약물주입 또는 지속적인 배액)으로 실시한 경우에는 분류항목 소정점수의 30%를 가산한다.

㉯ 만 1세 미만의 소아는 소정점수의 50%를, 만 1세 이상 만 6세 미만의 소아에 대하

여는 소정점수의 30%를 가산한다.

㉰ 천자의 종류는 다음과 같다.

**천자의 종류**

1 Lumbar Puncture(요추천자,나-800) 2 Subdural Puncture(경막하천자, 나-800-1) 3 Arthrocentesis(관절천자, 나-802) 4 골수천자(나-802) 5 Thoracentesis(흉막천자, 나-804) 6 Paracentesis(복수천자, 나-805) 7 Ventricular Puncture(뇌실천자 나-807) 8 Bladder Aspiraction(방광천자 나- 812) 등이 있다.

② **내시경검사**

내시경(Endoscope)은 우리몸 내부를 의학적으로 검사하기 위하여, 몸속에 집어 넣어 관찰하는기구를 통틀어 이르는 말이다. 검사하는 부위에 따라 기관지경, 식도경, 위내시경, 복강경, 항문경 등이 있고, 직접 육안으로 보는것, 유리섬유에 의해 전달되는 상을 보는것, 사진촬영을 하는 것으로 나눌 수 있다.

㉮ 내시경검사는 기기(Scopy, Fibroscopy, Microscopy)의 종류를 불문하고 소정점수를 산정한다.

㉯ 만 1세 미만의 소아에 대하여는 소정점수의 50%를, 만 1세 이상 만 6세 미만의 소아에 대하여는 소정점수의 30%를 가산한다.

**내시경검사 종류**

1 GFS(Esophago- gastro duodenoscopy : 나-761) : 상부소화관내시경검사
2 CFS(Colonoscopy : 나-766) : 결장경검사 3 Cystoscopy(나-773) : 방광경검사
4 Arthroscopy(나-750) : 관절경검사 5 Laryngoscopy(나-7581) : 후두경검사
6 Bronchoscopy(나-759) : 기관지경검사 7 Nasopharyngoscopy(나-754):비인강경검사 등이 있다.

그림 6-8 내시경장비 및 검사

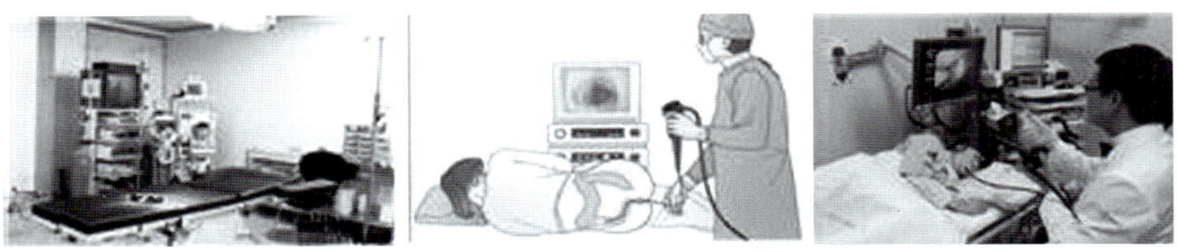

### ③ 초음파 검사

초음파 검사(ultrasonography)는 초음파를 생성하는 탐촉자를 검사 부위에 밀착시켜 초음파를 보낸 다음 되돌아오는 초음파를 실시간 영상화하는 방식으로 검사가 진행된다. 따라서 초음파 검사는 간편하고, 검사 시 환자가 편안하며, 인체에 해가 없기 때문에 영상 검사 중 가장 기초가 되는 검사법이다. 특히 유방, 갑상선, 근골격과 같이 우리 몸의 표면에 위치한 구조를 쉽고 정확하게 평가할 수 있고, 컴퓨터 단층촬영(CT)이나 자기공명영상(MRI)에 비해 검사 장비를 쉽게 움직일 수 있으며 실제 움직이는 구조물을 볼 수 있어, 중환자나 수술 직후 환자의 중재적 시술에도 유리한 장점이 있다. 초음파검사 종류(부위)로는 상복부 초음파 검사, 간 초음파 검사, 정맥류 초음파 검사, 부인과 초음파 검사, 전립선 초음파 검사, 고환 초음파 검사, 근골격계 초음파 검사, 갑상선 초음파 검사, 유방초음파 검사 등이 있다.

#### ▣ 초음파검사료 산정지침

- 초음파검사료는 기본초음파(단순초음파), 진단초음파(두경부, 흉부,심장,복부, 근골격, 연부,혈관, 신경,임산부, 응급.중환자), 유도초음파, 특수초음파(심장)로 구분하여 산정한다.
- 만 1세 미만의 소아에 대하여는 소정점수의 50%를, 만 1세 이상 만 6세 미만의 소아에 대하여는 소정점수의 30%를 가산한다.
- 도플러 검사를 실시한 경우 소정점수의 10%를 가산한다.
- 조영제를 사용하여 검사한 경우 소정점수의 30%를 가산하고 검사시 사용된 조영제는 별도 산정한다.

#### ㉮ 일반원칙

초음파검사는「본인일부부담금산정특례에 관한기준」에 의한 산정특례대상 중 급여대상으로 정한 경우에만 요양급여하며, 그 이외에는 비급여대상임. 다만, 요양급여대상에 해당되나, 산정횟수를 초과하여 시행시에는 환자가 전액 본인부담토록 한다.

#### ㉯ 초음파검사세부인정기준(급여대상 및 산정횟수)

ⅰ.「본인일부부담금 산정특례에 관한 기준(보건복지부 고시)」[별표 3(중증질환)]의 구분 1~3과 [별표 4(희귀난치성 질환)]의 구분 5~7로 분류된 질환(암, 뇌혈관, 심

장, 희귀난치성 질환)이 의심되어 실시하는 경우: 1회 인정

ii.「본인일부부담금 산정특례에 관한 기준(보건복지부 고시」에 의한 산정특례 대상의 경우는 다음과 같이 요양급여를 인정한다.

그림 6-9 복부초음파 검사장비 및 검사

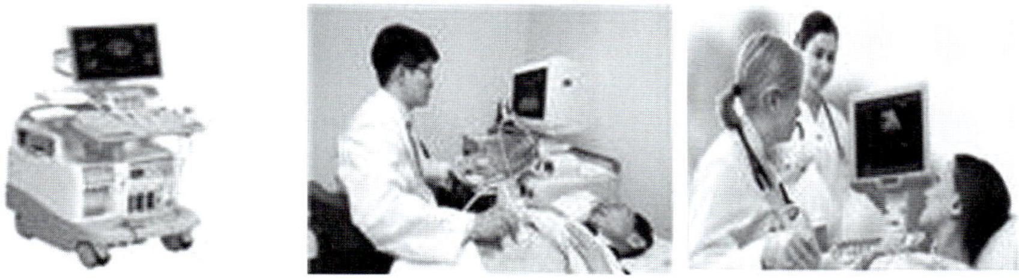

## 2. 영상진단 및 방사선 치료료

### 1) 영상진단 및 방사선 치료료

영상진단 및 방사선 치료료는 영상 장비를 이용해서 질병을 진단하거나, 방사선을 이용해서 치료를 하는 비용을 말한다. 영상 진단의 종류에는 대부분 X-ray 촬영으로 이루어지는 단순 영상 진단과 위장, 결장, 소장, 식도 등에 대하여 조영제를 이용하여 촬영하는 특수 영상 진단, 그리고 뇌, 갑상선, 심장, 뼈 등의 내부조직을 영상으로 들여다보는 핵의학 영상 진단 등이 있다. 또한 초음파 진단료는 초음파를 이용해서 신체 부위를 실시간 영상화하여 보는 검사에 대한 비용이며, 초음파 검사의 종류는 복부초음파검사, 비뇨생식기초음파검사, 유방초음파검사, 갑상선초음파검사, 직장초음파검사, 근골격초음파검사, 혈관초음파검사 등 여러 종류가 있다.

#### (1) 영상진단료 산정지침

① 영상진단 및 방사선 치료에 사용된 다음의 약제 및 재료대는 "약제 및 치료재료의 구입 금액에 대한 산정기준"에 의하여 별도 산정한다.

㉮ 조영제 ㉯ 방사선 필름, 폴라로이드 필름 및 SPECT시 사용된 칼라프린트 인화

지 ㉰ 맥관조영용 카테터 ㉱ 혈관조영용 가이드와이어(guide wire) ㉲ 1회용 방사성 입자 및 방사성 동위원소 ㉳ 부하검사시 사용된 약제, 인체에 주입된 약제 ㉴ 운동부하 검사 시 사용된 EKG Paper 및 1회용 전극(Electrode) ㉵ 기타 장관이 별도로 인정한 약제 및 재료

② 조영제 주입료와 방사선 필름 현상료(현상액 및 장착액 비용)는 방사선 진단료에 포함되므로 별도 산정하지 아니한다.

③ 영상진단을 실시한 경우에는 반드시 판독소견서를 작성 비치하여야 한다. 다만, 영상진단 및 방사선 치료로 방사선 단순영상 진단료에 대하여는 판독소견을 진료기록부에 기록한 경우에도 판독소견서로 갈음한다.

④ 영상진단료의 소정점수에는 판독료(소정점수의 30%)와 촬영료(소정점수의 70%)가 포함되어 있다.

⑤ 위 "③"의 규정에도 불구하고 판독소견서를 작성, 비치하지 아니한 경우에는 촬영료 등 (소정점수의 70%)만 산정한다. 다만, 영상저장 및 전송시스템(Full PACS)을 이용한 처리비용, C-Arm형 영상증폭장치 이용료(다-101)에 대하여는 그러하지 아니한다.

### (2) 방사선 단순영상진단료 및 특수영상진단료 산정기준

단순영상진단료는 주로 일반 단순촬영의 경우를 의미하며, 특수영상진단료는 CT, MRI 등 특수촬영을 말한다.

#### ① 방사선 단순영상진단료

㉮ 당해 요양기관에 상근하는 영상의학과 전문의가 판독을 하고 판독소견서를 작성한 경우에는 소정점수의 10%를 가산한다. 다만 주) 3 및 "C-Arm형 영상증폭장치이용료"에 대하여는 그러하지 아니한다.

㉯ 만 6세 미만의 소아에 대하여 방사선 단순영상진단을 한 경우에는 소정점수의 15%를 가산한다. 다만 주) 3 및 "C-Arm형 영상증폭장치이용료"에 대하여는 그러하지 아니한다.

㉰ 영상저장 및 전송시스템(Full PACS)을 이용하여 필름을 사용하지 않은 경우에는 제1매에 대해서 상급종합병원19.08점, 종합병원14.36점, 병원, 치과병원. 요양병원,

한방병원 10.14점, 의원, 치과의원 및 보건의료원 10.08점을 산정하고 제2매부터는 소정점수의 50%씩을 각각 가산하되 최대 5매까지만 산정한다.

② 방사선 특수영상진단료

㉮ 당해 요양기관에 상근하는 영상의학과 전문의가 판독을 하고 판독소견서를 작성한 경우에는 소정점수의 10%를 가산한다. 다만, 주 4)에 대해서는 그러하지 아니한다.

㉯ 촬영매수, 투시, 스팟촬영 유무를 불문하고 소정점수로 산정하며, 또한 조영제 주입료도 소정점수에 포함되므로 별도 산정하지 아니한다.

㉰ 만 6세 미만의 소아에 대하여 방사선 특수영상진단을 한 경우에는 소정점수의 20%를 가산한다. 다만, 주 4)에 대해서는 그러하지 아니한다.

㉱ 영상저장 및 전송시스템(Full PACS)을 이용하여 필름을 사용하지 않은 경우에는 제1매에 대해서 상급종합병원 57.24점, 종합병원 43.08점, 병원, 치과병원. 요양병원, 한방병원 30.42점, 의원, 치과의원 및 보건의료원 30.24점을 산정한다.

㉲ 당해요양기관에 상근하는 영상의학과 전문의가 외부병원 필름을 판독하고 판독소견서를 작성. 비치하는 경우에는 소정점수의 20%로 산정한다. 다만 이 경우 주) 1, 주)3, 주)4에 대해서는 그러하지 아니한다.

③ 핵의학영상진단 및 골밀도검사료

㉮ 핵의학전문의 또는 방사선 동위원소 취급자 특수면허를 소지한 의사가 핵의학영상진단검사를 판독하고 판독소견서를 작성한 경우에는 판독료로 소정점수의 10%를 가산한다(다만, 양전자단층촬영 주)4 및 주)5에 대해서는 그러하지 아니한다.)

㉯ 핵의학 영상진단시 정량분석(1),동적영상(2),혈류영상(3)을 실시한 경우에는 각 해당항목 소정점수의 30%를 각각 산정한다.

㉰ 만 6세 미만의 소아에 대하여 방사선 핵의학 영상진단을 한 경우에는 소정점수의 15%를 가산한다. 다만, 주 (4) 및 주 (5)에 대해서는 그러하지 아니한다.

④ 방사선치료료

만 1세미만의 소아에 대하여 방사선 치료를 한 경우에는 소정점수의 50%를, 만 1세 이상 만 6세 미만의 소아에 대하여는 소정점수의 30%를 가산한다.

⑤ 영상의학진단 및 치료료의 산정지침

영상의학진단 및 치료료의 분류항목별 산정지침 주요 사례는 다음과 같다.

## 2) 방사선검사에 관한 해설 및 특수검사 이해

### (1) 방사선검사에 관한 해설

표 6-4 방사선검사에 관한 해설

| 검사명 | 임상적의의 및 관련질환 |
|---|---|
| 흉부촬영(Chest PA) | 폐질환의 진단 및 종격동과 흉부질환의 진단검사에 중요하며 기관지질환,폐결핵,폐종양,늑막염,폐렴 등의 진단에 유용한 검사임 |
| 척추단순촬영(요추,경추,흉추) | 척추간판탈출증이나 종양, 염증, 혈관이상 등을 진단한기 위한 검사임 |
| Abdomen/KUB | 소장 및 대장폐쇄,복수, 장중첩증, 복강내 석회학 결석(담석,신결석,요관결석, 방광결석) 및 충수염 등을 진단하는 검사임. |
| 골 및 관절(Shoulder, Pelvis, Knee, Ankle) | 뼈의 손상과 관절부위의 손상 등을 진단하기 위한 검사임. |
| 유방촬영(Mammography) | 유방질환(양성종양, 유선의 섬유화, 유방암, 유두종, 단순낭종 등)의 진단 |
| 위장조영촬영(UGI) | 조영제를 투여하여 투시를 통해 위장질환(위염,위궤양,위암,위석,십이장염 등)의 진단을 위한 검사임 |
| 복부초음파(Sonography) | 높은 주파수의 음파로서 빛과 마찬가지로 반사, 굴절하는 성질을 이용하여 각종 질병의 진단에 사용되는 검사로서 간,담낭, 췌장, 비장, 신장질환 등의 진단을 위한 검사임. |
| 심장초음파검사(echocardi-ography) | 고주파수의 초음파 빔을 심장을 향해 투입해 심장 각 부위 경계면에서 발생하는 반사초음파(에코)를 수신해 얻어진 음파를 초음파<br>검사장치인 모니터에 옮겨 비추거나 기록지, 비디오 테이프에 기록함으로써 심장의 형태적 · 기능적 진단을 하는 검사임. |

그림 6-10 흉부촬영

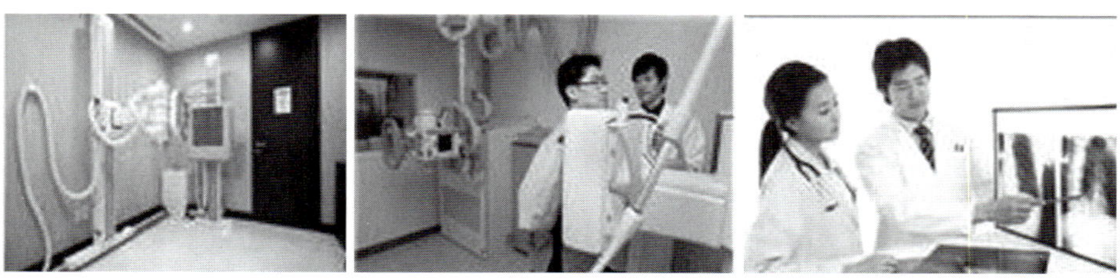

### (2) 조영제(Contrast medium)

조영제는 자연현상을 나타낼 수 없는 장기(Organ)를 나타내게 검사를 시행하여 장기의 형태, 크기, 위치, 운동상태 및 병변은 물론 그 기능을 관찰하는데 사용되는 약물을 의미한다. 따라서 조영제는 장기(臟器) 등의 검사에서 쓰이는 물질로, X선을 잘 흡수하는 양성 조영제와 반대로 X선의 투과성이 좋은 음성 조영제가 있다. CT나 MRI 등의 방사선검사를 할때 조직, 혈관 등에 X선(방사선)의 흡수차이를 인위적으로 크게하여 조직, 혈관 등이 더 잘 보이도록 해주는 보조물질(진단시약)이다.

### (3) 카테타 (catheter) 및 가이드와이어(guide wire)

① 카테터는 의료용 소재를 이용, 압출 성형하여 만든 얇은 관으로 의학 분야에서 다양한 기능으로 쓰이고 있다. 카테터는 질병을 다루거나 수술을 할 때 인체에 삽입하는 의료용 기구이다. 재료나 만드는 방식에 따라 심혈관, 비뇨기과, 위장, 신경 혈관, 안과 등 다양한 분야에서 응용이 가능하다. 따라서 카테터는 인체의 강, 관, 혈관에 삽입할 수 있으며, 배액, 액체, 기체를 투여할 때나 수술용 기구를 이용하여 접근할 때 쓰이고, 이 밖에도 카테터의 종류에 따라 다양하게 사용되고 있다.

② 가이드와이어는 치료용 카테터(catheter)나 스텐트 등을 병소까지 유도하기 위해 사용하는 의료용 재료이다. 혈관조영 카테터나 심장카테터를 목적으로 하는 혈관으로 이끌기 위해 그 카테터의 내강에 삽입해서 사용하는 극히 가는 강선이다.

그림 6-11 카테터 및 가이드와이어

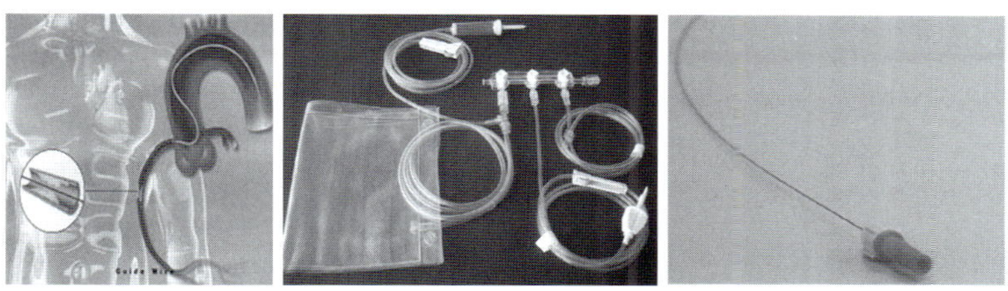

### (4) 특수검사(CT, MRI, PET, SPECT 및 골밀도검사) 이해

보험인정기준은 보건복지부 고시에 의하여 산정하며, MRI 및 PET는 보험인정기준 외 검사시는 비급여대상이다.

#### ① CT (Computed Tomography)

컴퓨터 단층촬영(CT)은 X선 발생장치가 있는 원형의 큰 기계에 들어가서 촬영하며 단순 X선 촬영과 달리 인체를 가로로 자른 횡단면상을 획득한다. CT는 단순 X선 촬영에 비해 구조물이 겹쳐지는 것이 적어 구조물 및 병변을 좀더 명확히 볼 수 있는 장점이 있다. 대부분의 장기 및 질환에서 병변이 의심되고 정밀검사를 시행해야 할 필요가 있을 때 기본이 되는 검사법이다. CT검사와 MRI검사의 차이점은 단면상을 얻는다는 점에서 MRI와 CT는 공통점이 있지만, CT는 X선을 이용하여 영상을 얻고, MRI는 자기장 내에서 고주파를 전사하여 영상을 획득한다는 차이점이 있다. 따라서 CT 진단료는 전산화단층영상 촬영에 대한 비용으로, 신체 각 부위를 단면으로 영상화하는 검사이다.

#### ② MRI (Magnetic Resonance Imaging : 자기공명영상)

자기공명영상(MRI)이란 자장을 발생하는 커다란 자석통 속에 인체를 들어가게 한 후 고주파를 발생시켜 신체부위에 있는 수소원자핵을 공명시켜 각 조직에서 나오는 신호의 차이를 측정하여 컴퓨터를 통해 재구성하여, 영상화하는 기술이다. 자석으로 구성된 장치에서 인체에 고주파를 쏘아 인체에서 메아리와 같은 신호가 발산되면 이를 되받아서 디지털 정보로 변환하여 영상화하는 것을 말한다. 자기공명영상은 X선을 이용한 검사인 단순 X선 촬영이나 CT와는 달리 비전리 방사선인 고주파를 이용하는 검사이므로 인체에는 사실상 해가 없다는 것이 중요한 장점 중의 하나이다. 따라서 MRI 진단료는 자기장과 고주파의 상호작용을 이용하여 인체 내부를 세부적으로 영상화하는 자기공명영상 촬영에 대한 비용이다.

#### ③ 양전자단층촬영(PET)

CT 및 MRI가 우리 몸의 구조적인 변화를 측정한다면, PET은 우리 몸의 생화학적 변화를 측정하는 검사이다.

PET(Positron Emission Tomography, 양전자 단층촬영)는 양전자를 방출하는 방사성 의약품을 이용하여 인체에 대한 생리 · 화학적 · 기능적 영상을 3차원으로 나타낼 수 있는 핵의학 검사 방법 중 하나이다. 현재 각종 암을 진단하는 데 주로 활용되고 있으며 암에 대한 감별 진단, 병기 설정, 재발평가, 치료 효과 판정 등에 유용한 검사로 알려져 있다. 따라서 PET진단료는 양전자를 방출하는 방사성 동위원소를 이용해서 우리 몸을 3차원 영상으로 볼 수 있는 양전자 단층촬영에 대한 비용이다

그림 6-12 CT, MRI, PET 장비

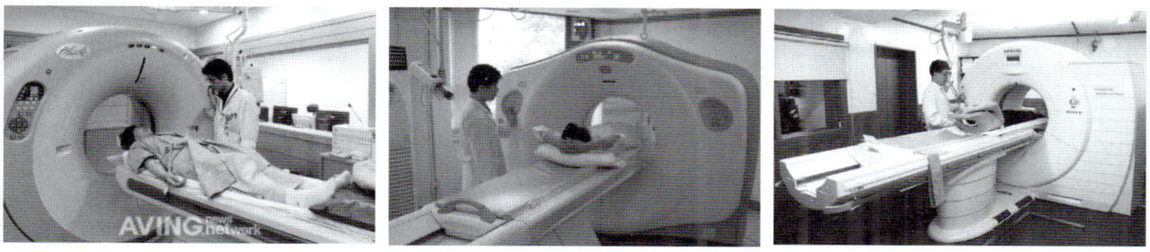

④ CT, MRI, PET 보험급여인정기준

보건복지부장관이 고시한 기준에 의하며, MRI, PET는 그시 기준 외는 비급여 대상이므로 급여기준 관리가 필요하다.

# 6-3 투약 · 조제료 및 주사료

{ 학습목표 } 1. 투약 및 조제료 · 주사료를 산정할 수 있다.

## 1. 투약 및 조제료

### 1) 투약 및 조제료, 복약지도료

투약 및 조제료(medication & preparation)는 의사의 처방에 따른 약에 대한 비용과 그 약을 조제하는 비용을 모두 포함하는 것을 의미하며, 의약품은 경제성과 안전성, 유효성을 고려하여 효능 · 효과 · 용법 · 용량 등이 식약청 허가사항으로 정해져 있다. 또한 복약지도료는 약사법 규정에 따라 약사가 의사의 처방전에 맞게 조제한 약을 환자에게 건내줄 때 의약품의 명칭, 용법 · 용량, 효능 · 효과, 저장방법, 부작용, 상호작용(동시복용을 피해야 할 약) 등 6가지 정보를 제공하는 서비스를 복약지도라 하는데, 이러한 정보를 환자에게 설명해 줌으로써 받는 상담료를 말한다. 이는 약국의 약품 값 외에 약국관리료 · 조제기본료 · 의약품관리료 · 조제료(행위료) 등 조제료를 구성하는 5가지 항목 중 하나이다.

#### (1) 투약 및 조제료 산정지침

① 투약시 사용된 용기(투약병, 연고곽, 안약병, 포장지)는 소정점수에 포함되며 별도 산정하지 아니한다.

② 퇴원환자 조제료는 퇴원하는 입원환자에게 의료기관의 의사 또는 치과의사의 처방에 따라 당해 의료기관의 조제실에서 조제 투약한 경우에 산정한다.

③ 외래환자 조제 복약지도료는 의약분업 예외환자에게 요양기관인 의료기관의 의사 또는 치과의사가 처방하고 당해 의료기관의 약사가 조제실에서 조제 투약한 경우에 산정한다.

④ 한방 외래 · 퇴원환자조제료는 외래환자 또는 퇴원하는 입원환자에게 요양기관인 한방의료기관의 한의사의 처방에 따라 당해 한방의료기관의 조제실에서 한약제제를 조제 투약한 경우에 산정한다.

⑤ 약사법에 의한 조제실 제제를 조제 투약한 경우에는 라-1 퇴원환자 조제료, 라-1-1 외래환자 조제 복약지도료 또는 라-2 입원환자 조제 · 복약지도료 소정점수의 50%를 제제료로 별도 산정한다.

⑥ 퇴장방지의약품 사용 장려비는 "퇴장방지의약품 목록"에 해당하는 의약품을 처방한 경우에 산정한다.

### (2) 조제료 산정기준 및 지침

조제료의 세부산정기준 및 지침은 아래와 같다.

#### ① 퇴원환자 조제료(라-1)

㉮ 퇴원 익일부터 산정한다.

㉯ 제수(制數), 투약량 등을 불문한다.

㉰ 2개 이상의 진료과목이 설치되어 있고 해당과의 전문의가 상근하는 요양기관에서 동일 퇴원환자의 다른 상병에 대하여 전문과목 또는 전문분야가 다른 진료 담당의사의 처방에 따라 각각 조제한 경우에는 각각 산정할 수 있다.

㉱ 내복약은 1회당 만 1세 미만의 소아에 대하여는 소정점수의 50%를, 만 1세 이상 만 6세 미만의 소아에 대하여는 소정점수의 30%를 가산한다.

㉲ 내복약은 1회당 약제급여목록 및 급여 상한금액표의 고시에서 정한 상한금액이 포장단위로 책정된 의약품(병, 팩 등)을 지급하는 경우에는 1일분의 소정점수를 산정한다.

#### ② 외래환자 조제 · 복약지도료(라-1-1)

㉮ 의약분업 예외환자에게 조제한 경우 또는 예외의약품을 조제하여 투약한 경우 산정한다.

㉯ 제수, 투약량 등을 불문한다.

㉰ 동일 환자에게 1일 2회 이상 처방조제를 하더라도 1회만 산정한다. 다만, 내복약의 경우에는 2개 이상의 진료과목이 설치되어 있고 해당과의 전문의가 상근하는

요양기관에서 동일 환자의 다른 상병에 대하여 전문과목 또는 전문분야가 다른 진료담당의사의 처방에 따라 각각 조제한 경우에는 각각 산정할 수 있다.

㉣ 내복약은 1회당 약제급여목록 및 급여 상한금액표의 고시에서 정한 상한금액이 포장단위로 책정된 의약품(병, 팩 등)을 지급하는 경우에는 1일분의 소정점수를 산정한다.

㉤ 외용약은 처방전매수, 진료과목수, 투약일수 등 불문하고 소정점수를 산정하고, 내복약과 동시에 조제투약을 한 경우에는 3.25점을 산정한다.

**③ 입원환자 조제 · 복약지도료(라-2) [1일당]**

㉮ 입원환자에 대하여 입원기간 중 투약한 경우에 산정한다.

㉯ 제수, 내복약, 외용약, 투약량, 진료과목수 등을 불문한다.

㉰ 내복약과 외용약을 동시 또는 각각 투약한 경우에도 소정점수만 산정한다.

㉣ 약제급여목록 및 급여 상한금액표의 고시에서 정한 상한금액이 포장단위로 책정된 의약품(병, 팩 등)을 지급하는 경우에는 1일분의 소정점수를 산정한다.

**④ 주사제 무균 조제료(라-4)[1일당] : 주사용 항암제, 고영양수액제, 일반 주사제**

㉮ 의사의 처방에 따라 무균조제대에서 약사가 직접 조제한 경우에 한하여 산정한다.

㉯ 신생아중환자실에 입원중인 경우에는 소정점수의 100%를, 소아중환자실에 입원중인 경우에는 소정점수의 50%를 가산한다.

㉰ 평일 18시(토요일은 13시)~익일 09시 또는 관공서의 공휴일에 관한 규정에 의한 공휴일에 조제하는 경우에는 소정점수의 50%를 가산한다.

㉣ 일반 주사제는 만 8세 미만의 소아 또는 면역기능이 저하된 환자에 한하여 항생제, 생물학적제제, 안전역이 좁은 전문치료약제, 안정성이 낮아 혼합시 약물변화를 유발하기 쉬운 약제를 수액제와 혼합조제하는 경우에 산정한다.

**⑤ 퇴장방지의약품 사용장려비(라-5)**

"약제 급여 비급여 목록 및 급여 상한금액표"에 별도로 명시된 금액을 산정한다.

**⑥ 한방 외래 · 퇴원환자조제료(라-6)[1회당]**

만 1세 미만의 소아에 대하여는 소정점수의 50%를, 만 1세 이상 만 6세 미만의 소아에 대하여는 소정점수의 30%를 가산한다.

⑦ 한방 입원환자 조제 · 복약지도료(라-7)[1일당]

## 2) 의약품 소개

### (1) 의약품(Medicine)

의약품은 인체의 질병에 대한 진단, 예방 및 치료목적으로 사용하는 약물(Drug)을 뜻하며, 약의 종류, 용량, 횟수, 투여방법 등은 의사가 처방하고 약사가 약을 조제하는 것을 의미한다. 약은 환자치료를 위한 일차적 수단이므로 어떠한 약이든지 독성이 있기 때문에 해로운 영향을 미칠수 있다, 따라서 약에 대한 사용목적, 약물의 특성 및 효능, 투여방법, 사용량 등에 대하여 적절하고도 신중하게 투여하여야 한다.

**의약품 안전사용서비스(DUR)**

DUR(Drug Utilization Review)이란 의약품 처방 · 조제 시 의사와 약사에게 안전성 관련 정보를 실시간으로 제공함으로써 부적절한 의약품 사용을 사전에 차단하는 서비스이다.
이를 통해 환자가 의약품을 복용하기 전에 의약품 적정사용정보를 점검하고 의약품의 중복 및 과다 사용으로 인한 국민건강상 위해(危害)를 예방하고자 하는 제도이다.

### (2) 의약품의 분류

① 일반의약품

일반의약품(영어로는 OTC 약품)은 의사, 치과의사의 처방에 의하지 않고 환자가 직접 선택할 수 있는 의약품으로서(약사법 제2조). 보건복지부장관이 정하여 고시하는 기준에 해당하는 의약품을 말한다.

② 전문의약품

전문의약품(POM, prescription only medicine, 처방약)은 일반의약품이 아닌 의사의 처방전에 따라서만 조제하여 판매할 수 의약품을 말한다.

### (3) 약물의 명명

① 화학명(Chemical Name) : 유기화학에서 사용되며, 약물의 화학적 성분을 표시한 화학명이다.

② 일반명(General Name) : 약전(Pharmacopeia)에서 주로 사용하고, 공식적인

발행물에 수록된 이름을 말하며, KP(대한약전), USP(미국약전)등에서 사용된다.

③ 상품명(Trade Name) : 제조회사에서 이름을 붙여 명명한 것이다.

④ 속명(Generic Name) : 공식적인 명칭이 붙여지기 전에 약을 개발한 개인이나, 회사가 붙인 이름이다.

- 약전(Pharmacopeia)이란 약물의 화학적 특성, 순도, 조제법, 사용량 등을 기준으로 정부 또는 권위있는 협회가 규정하고 있는 일종의 동적인 법전이다.

### (4) 약물의 형태 및 투여방법

**① 경구투약(Oral Medication)**

소화관에서 잘 흡수되는 약물을 경구 투여하며 위나 소장을 통하여 흡수된다. 경구투여는 투약의 편리성 때문에 가장 많이 사용되며 정제(Tablet), 캅셀제(Capsules), 과립제(Granules),산제(Powder pulvers), 액제, 현탄액제(Solutions, Suspensio-nes), 시럽제(Syrup),구강용제(Oral agnt)가 있다.

**② 비경구 투약(Parenteral Medication)**

㉮ 주사제(Injection)투여: 주사(바늘)를 사용하여 약을 피하, 피내, 근육, 정맥, 기타방법으로 주입 하는것을 뜻하며, 특히 정맥주사는 체내에 급격히 약물이 분포되므로 신중한 주의가 요구된다.

㉯ 주사(Injection): 공동(Cavity), 혈관 또는 신체조직 내 바늘(Needle)을 통하여 주입되는 방법을 말한다.

**③ 기타투약(Other Kinds in Medicine)**

기타투약에는 좌제, 흡입제, 안과용제, 이빈후과용제, 외용제, 연고제, 거즈 등이 있다.

## 2. 주사료

주사(injection)는 입(경구)으로 약제를 투여할 수 없을 때 약제의 효과를 정확하고 빠르게 얻기 위해 주사기를 사용해서 약제를 체내에 투입하는 것을 말한다. 주사를 위해 투입되는 약제와 행위에 대한 비용이 바로 주사료이다. 보통 아래팔 안쪽이나 위 팔 바깥쪽에 놓는 피내주사, 위팔 바깥쪽이나 대퇴부 전면에 주사하는 피하주사, 엉덩이나 위

팔의 근육조직에 주사하는 근육주사, 정맥 내에 약제를 직접 투여하는 정맥주사 등 투여되는 부위와 방법도 매우 다양해서 그 종류만도 약 20여 가지 이상이 있다.

### (1) 주사료 산정지침

① 주사시 사용된 주사재료대(1회용 주사기, 1회용 주사침, 나비침, 정맥내유치침, 수액세트, 혈액 bag 등)와 수혈에 소요된 약제 및 재료대는 소정점수에 포함되므로 별도 산정하지 아니한다. 다만, 정맥내유치침을 사용한 경우에는 「마-5-주.1」 및 「마-15-주.1」에 따라 산정하며, 다음의 경우에는 "약제 및 치료재료 구입금액에 대한 산정기준"에 의하여 별도 산정한다.

㉮ 치료적 성분채집술에 사용된 약제 및 재료대(요양기관이 대한적십자사혈액원 등으로부터 성분채집에 의한 혈액성분제제를 구입한 경우 포함

㉯ 조혈모세포이식에 사용된 Bone Marrow Collection Kit(골수말초혈액) 및 CD34+Collection Kit, Cryo Bag(자가조혈모세포이식 시 냉동의 목적으로 사용)

㉰ 적혈구 수집기(Cell Salvage)를 이용한 자가수혈에 사용된 재료대

② 만 1세 미만의 소아에 대하여는 주사료 소정점수의 50%를, 만 1세 이상 만 6세 미만의 소아에 대하여는 주사료 소정점수의 30%를 가산한다. 다만, 피하 또는 근육내 주사(마-1), 생물학적제제주사(마-4), 수액제 주입로를 통한 주사(마-5-1) 및 항암제 피하내 주사(마-15-가), 급속항온주입(마-16)은 그러하지 아니한다.

**점적주사 및 Infusion Pump란?**

(1) 점적주사[點滴注射]는 정맥을 통해 많은 양의 약물을 오랜 시간에 걸쳐 한 방울씩 주사하는 것을 말한다. 즉 500~1000cc 용량의 이리가토어(Irrigator)에 고무관 또는 비닐관을 접속하고 주사침에 연결해서 정맥에 찔러 약을 주사하는 방법을 말한다. 주로 영양분의 보급이나 수혈을 위해 주사한다(예 : 수액제, 단백아미노산제, 혈액제제 주사 등).

(2) Infusion Pump는 정맥 주사용 약물을 정해진 양만큼 주어진 Program에 의하여 기계적으로 작동되며 정확한 양을 일정한 시간동안 주입해 주는 장비로서, 사용자는 약물의 양과 주입속도를 선택할 수 있다.

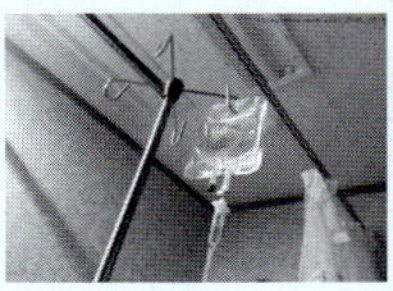
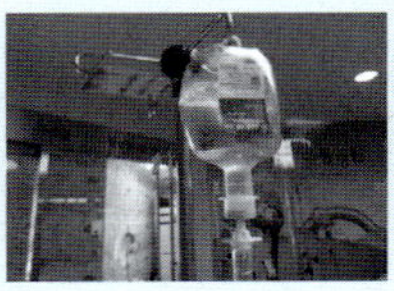
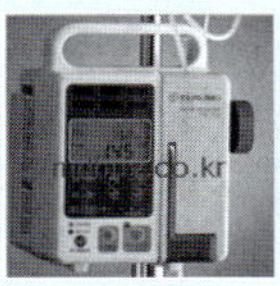
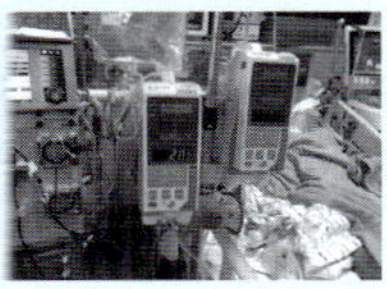

③ **근육주사(IM) 및 정맥주사(IV), 정맥내 점적주사료 산정지침**

㉮ 피하 또는 근육내 주사료(IM: Intramuscular injection)는 외래는 1일 1회, 입원은 1일 2회 이내만 산정한다. 다만, 응급을 요하거나 진료상 반드시 필요한 경우에는 예외로 한다.

㉯ 정맥내 일시 주사(IV : Intravenous injection)sms 1일당 산정하며, 1일 수회 주사 시에도 1회만 산정한다.

㉰ 정맥내 점적주사료(continuous intravenous injection)는 1병당 또는 포장단위당 산정하며, 1.정맥내 유치침을 사용한 경우에는 개당 5.42점을 산정한다. 또한 정밀 지속적 점적주입을 위해 Infusion Pump사용한 경우에는 기기당 27.08점을 1일 1회 산정한다.

④ **채혈 및 수혈료**

㉮ 생혈(마-103)

공혈자에 대한 채혈 및 검사비용은 소정점수에 포함되므로 별도 산정하지 아니하며, 혈액형검사(A, B, O 혈청혈액형검사, Rho 혈액형검사), 교차시험 및 수혈주사료는 별도 산정한다.

㉯ 교환(마-104)

종별 가산율을 적용하지 않으며, 혈액비용은 별도 산정한다.

# 6-4 마취료 및 이학요법료 · 정신요법료

{ 학습목표 }
1. 마취료를 산정기준 및 지침에 의하여 산정할 수 있다.
2. 물리치료 및 재활요법료를 산정지침에 의하여 산정할 수 있다
3.. 정신요법료를 산정기준과 지침에 의하여 산정할 수 있다.

## 1. 마취료

마취료는 수술을 위한 마취와 통증완화를 위한 신경차단술 등의 치료비용을 의미한다. 마취는 크게 전신마취와 부분마취가 있으며 그 방법에 따라 정맥마취, 호흡마취, 척수마취, 경막외마취, 치과마취 등이 있다.

### (1) 마취 종류

**① 전신마취(General Anesthesia)**

의식의 소실(消失)을 수반하는 통증의 제거를 말하며, 각종 마취약을 중추 신경계에 작용시키는데 그 투여법에 따라 흡입마취법(마취유도와 회복이 빠르고 수술시간에 관계없이 마취를 유지할 수 있으므로 대부분의 수술 시에 시행) · 정맥마취법 · 직장마취법으로 구분된다.

**② 국소마취(Local Anesthesia)**

의식의 소실을 초래하지 않고 국소의 통증감각을 없애주는 것으로, 적용방법에 따라서 표면마취제(코카인 등), 침윤마취제(프로카인 등), 전달마취제(트로파코카인 등), 척수마취제(에페드린 등) 등으로 분류 된다. 말초에 해당하는 신경간에 작용시키는 신경블록 또는 전달마취법, 수술 부위에 주입하여 통증감 각을 없애는 침윤마취법, 구강이나 인두의 점막 또는 안구점막에 직접 작용시키는 표면마취 법이 있다.

**그림 6-13** 전신마취 및 국소마취

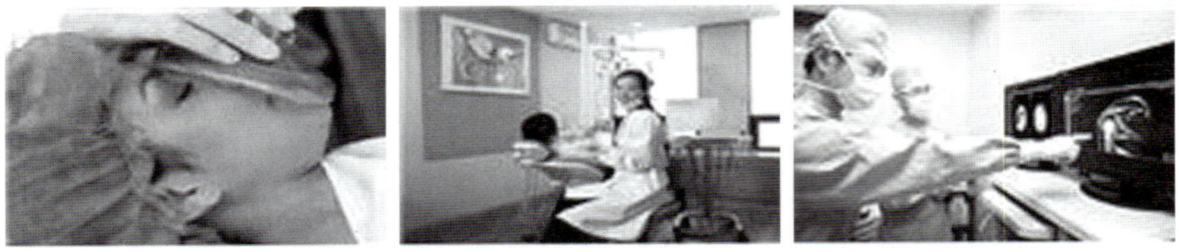

### (2) 마취료 산정지침

① 마취약제 주사시 사용된 1회용 주사기 및 주사침 등의 재료대는 마취료 소정점수에 포함되므로 별도 산정하지 아니한다.

② 신생아의 경우에는 마취료 소정점수의 100%를 가산하며, 만 1세 미만의 소아의 경우에는 마취료 소정점수의 50%를, 만 1세 이상 만 6세 미만의 소아 또는 만 70세 이상의 노인의 경우에는 마취료 소정점수의 30%를 가산한다.

③ 장기이식수술마취, 심폐체외순환법 마취, 일측폐환기법마취, 고빈도제트환기법마취, 개흉적 심장수술마취, 뇌종양, 뇌혈관질환에 대한 개두술 마취시에는 마취료 소정점수의 50%를 가산한다.

④ 18시-09시 또는 공휴일에 응급진료가 불가피하여 마취를 행한 경우에는 소정점수의 50%를 가산한다. 이 경우 해당 마취를 시작한 시각을 기준(착수시간)으로 산정한다.

⑤ 수술 중에 발생하는 우발사고에 대한 처치(산소흡입, 응급적 인공호흡) 또는 주사(강심제) 등의 비용은 별도 산정할 수 있으나, 그 밖의 경우에는 산소흡입, 응급적 인공호흡비용 및 EKG monitoring료는 산정하지 아니한다.

⑥ 동일 목적을 위하여 2 이상의 마취를 병용한 경우 또는 마취 중에 다른 마취법으로 변경한 경우에는 주된 마취의 소정점수만 산정한다.

⑦ 제6장에 분류되지 아니한 표면마취, 침윤마취 및 간단한 전달마취의 비용은 제2장, 제9장 또는 제10장에 분류한 소정 시술료에 포함되므로 별도 산정하지 아니한다.

⑧ 마취통증의학과 전문의 초빙료를 산정하는 경우에는 초빙된 마취통증의학과 전문의의 면허종류, 면허번호를 요양급여비용 청구명세서에 기재하고 마취통증의학과

전문의가 서명 또는 날인한 마취기록지를 비치하여야한다.

#### (3) 마취료 구성요소

마취료 수가는 마취행위료와 마취용 재료 및 마취약제로 구성되고 있다.

#### (4) 마취료 산정(시간)

마취관리기본은 1시간이며, 마취유지는 1시간을 초과하여 마취관리를 지속 시킨 경우에 매 15분 증가할 때마다 산정한다.

## 2. 이학요법료

### 1) 재활 및 물리치료료

재활(rehabilitation) 및 물리 치료료(physical therapy)는 통증을 완화시키거나 불편해진 신체기능을 회복시키기 위해서 실시하는 재활치료나 물리치료에 대한 비용이다. 재활 및 물리 치료에는 열치료, 냉치료 등의 기본물리치료, 파라핀욕, 수치료, 운동치료 등의 단순재활치료, 풀치료, 작업치료, 보행치료 등의 전문재활치료, 피부과적 자외선치료, 적외선 치료 등의 기타치료로 구분된다.

물리치료는 열(heat), 한냉(cold), 물(water), 광선(light), 전기(Electricity), 마사지(massage), 운동(exercise) 및 초음파(ultrasound) 등의 물리적 요소를 이용하여 상병, 절단, 손상 등의 신경 근골격계의 병변을 치료하는 것으로 재활의학에 있어서 중요한 치료분야의 하나이다. 또한 물리치료는 치료의 보조수단으로 시행되어 왔으나 의학의 발달과 함께 새로운 치료방법 및 의료공학의 발전으로 최근에는 치료대상도 점차 확대되어가고 있는 추세이다.

### 2) 이학요법료 산정지침

#### (1) 기본물리치료료

① 해당항목의 물리치료를 실시할 수 있는 일정 면적의 해당 치료실과 장비를 보유하고 있는 요양기관에서 의사의 처방에 따라 상근하는 물리치료사가 실시하고 그 결과를 진료기록부에 기록한 경우에 산정한다.

② 표층열치료, 한냉치료, 경피적 전기신경자극치료, 간섭파전류치료는 1일 2회 이상 실시한경에도 외래는 1일 1회, 입원은 1일 2회만 산정한다.

**물리치료사의 물리치료 심사기준(보건복지부 고시 제2010-31호. 2010. 5. 28)**

▣ 물리치료사 1인당 1일 물리치료 실시 인원
해당항목의 물리치료를 실시할 수 있는 일정한 면적의 해당 치료실과 실제 사용할 수 있는 장비를 보유하고 있는 요양기관(보건기관 포함)에서 재활 및 물리치료를 실시한 경우에 상근하는 물리치료사 1인당 물리치료 실시인원(물리치료 실시 총 청구건수를 의미함)은 월평균(또는 주 평균) 1일 30명까지 인정하며, 이경우 의료급여 환자를 포함함. 다만, 상근물리치료사 1인 이상이 근무하는 기관에서 시간제, 격일제 근무자(주3일 이상이면서 주 20시간 이상 근무 하는자)의 경우 0.5인으로 보아 월평균(또는 주평균) 1일 15명까지 인정함.

※ 월평균(주평균) 물리치료실시인원 = 1개월간(1주일간) 총 물리치료청구건수(물리치료 실시 연인원)÷1개월간(1주일간) 물리치료사 근무일수

### (2) 단순재활치료료

① 해당항목의 물리치료를 실시할 수 있는 일정한 면적의 해당치료실과 실제 사용할 수 있는 장비를 보유하고 있는 요양기관에서 재활의학과, 정형외과, 신경외과, 신경과 또는 외과,흉부외과 또는 마취통증의학과 전문의가 상근하여야 하며, 해당 전문의 또는 전공의의 처방에 따라 상근하는 물리치료사가 실시하고 진료기록부에 기록한 경우에 산정한다.

② 간헐적 견인치료, 전기자극치료는 1일 2회 이상 실시한 경우에도 외래는 1일 1회, 입원은 1일 2회만 산정한다.

③ 파라핀욕 및 수치료(증기욕, 정규욕조, 대조욕, 회전욕, 하버드탱크치료), 유속치료, 간헐적 견인치료, 운동치료, 압박치료는 1일당으로 산정한다.

④ 전기자극치료(EST)는 마비근자극치료를 목적으로 실시한경에 산정한다.

⑤ 단순재활치료는 파라핀욕, 수치료, 유속치료, 전기자극치료(EST), 운동치료 등이 있다.

### (3) 전문재활치료료

① 해당항목의 물리치료를 실시할 수 있는 일정한 면적의 해당치료실과 실제 사용할 수 있는 장비를 보유하고 있는 요양기관에서 재활의학과 전문의가 상근하고, 해당 전문의 또는 전공의의 처방에 따라 상근하는 물리치료사(작업치료, 일상생활동작

훈련치료, 재활사회사업, 연하장애재활치료 제외) 또는 해당분야 전문치료사(작업치료사는 작업치료, 일상생활동작 훈련치료, 연하장애 재활치료에 한하고, 사회복지사는 재활사회사업에 한함)가 실시하고 그 결과를 진료기록부에 기록한 경우에 산정한다.

② 중추신경계발달재활치료, 작업치료, 신경인성방광훈련치료, 기능적 전기자극치료, 재활기능치료는 1일 2회 이상 실시한 경우에도 외래는 1일 1회, 입원은 1일 2회만 산정한다.

③ 단순작업치료와 복합작업치료는 정형외과 또는 신경외과 전문의가 상근하고, 해당 전문의 또는 전공의의  처방에 따라 작업치료사가 실시하고 그 결과를 진료기록부에 기록한 경우에도 산정할 수 있다.

④ 근막동통유발점주사자극치료는 재활의학과 전문의 또는 동통재활분야 교육을 이수한 의사가 직접 실시한 경우에 산정한다.

**그림 6-14** 기본물리치료 및 재활치료

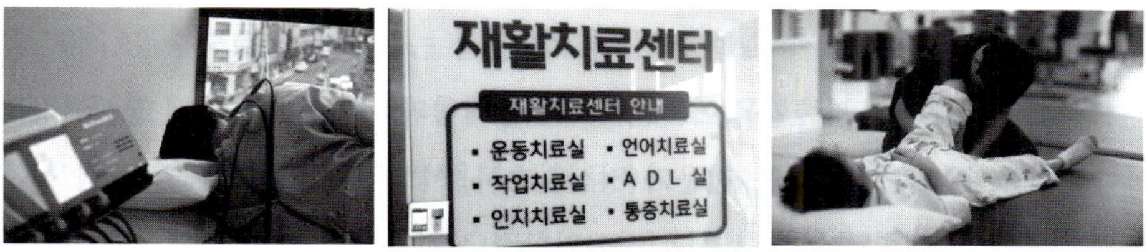


### (4) 기타 이학요법료

적외선치료(사-30), 자외선치료(사-31), 약욕(사-32), 피부과적 자외선치료(사-33), 피부광학요법(사-34), 간헐적 호흡치료(사-36), 요실금 전기자극치료(사-34) 등을 실시시는 1일당 산정한다.

## 3. 정신요법료

정신요법료는 정신건강의학과 의사가 정신 질환에 대한 상담 또는 전기충격요법 등의 치료비용을 말한다. 정신요법은 개인정신치료와 집단정신치료, 가족 치료, 작업 및 오락

⑤ 다만, 상급종합병원 중환자실에 입원중인 경우에는 [1일당], 1일에 창상처치는 2회 이내, 흡입배농 및 배액처치와 체위변경처치는 3회 이내로 산정한다.

㉮ 창상처치(Wound Dressing 자2-1-가)

i. 단순처치(Simple Dressing 자2-1-가-1)는 수술창의 처치(경미한 염증 포함),열상 및 좌창의 처치에 산정한다.

ii. 염증성처치(Infectious Wound Dressing자2-1-가-2)는 수술창의 심한 염증처치, 심한 욕창, 염증이 심한 상처의 처치에 산정한다.

㉯ 장루처치 (Stoma Care 자 -2-1-나)

㉰ 수술 후 튜브삽입에 의한 자연 배액감시 및 처치(Natural Drainage and Care after Operation 자 -2-1-다)

㉱ 흡입배농 및 배액처치(Suction Drainage or Tracheostomy Suction etc. 자 -2-1-라)

㉲ 좌욕 (Sitz Bath 자 -2-1-마)

㉳ 체위변경처치 (Position Change 자 -2-1-바)

- 척수손상, 뇌졸중 환자 등에서 혈액순환 도모 및 욕창방지 등을 위해 피부마사지를 포함한 체위변경 시에 산정한다.

㉴ 회음부 간호 (Perineal Care 자 -2-1-사)

㉵ 통목욕 간호( Tub Bath 자 -2-1-아)

㉶ 침상목욕 간호 (Bed Bath 자 -2-1-자)

### (4) 산소흡입 Oxygen Inhalation 자-4[1일당]

- 산소는 별도 산정한다.

(예) 7월 1일 09시부터 18시까지 O2 3 *l* 사용한 경우: 자-4 1일 O2 3 *l* 9시간

### (5) 도뇨(Nelaton Catheterization : 자-5 )

① 1회당 산정하고 1일 최대 4회까지 인정한다.

② 도뇨는 여러 가지 원인으로 방광 안에 괸 오줌이 전혀 나오지 않거나 일부가 밖으로 나오지 않을 때 카테타를 요도를 통하여 방광안에 사용하여 배출시키는 것을 의미한다.

### (6) 유치카테터 설치 (Foley catheterization 자-6)는 처치료 산정과 Silicone Foley Catheter(재료)를 1주 이상 유치해야 할 상병에 한하여 2주에 1개를 별도 산정한다.

### (7) 관장 [관장제 포함] Enema(자-7)

① 약물저류관장 Drug Retention ② 가스관장 Gas ③ 기타 관장 [글리세린 관장, 생리식염수 관장, 에스에스 관장 등] Others

### (8) 피부과처치(Dematologic Dressing)[1일당] : 자-18

① 피부연고 도포 등 단순한 피부처치는 기본진료료에 포함되므로 별도 산정하지 아니 한다.

② 사용된 거즈, 탈지면, 붕대, 반창고의 비용은 소정점수에 포함되므로 별도 산정하지 아니한다.

### (9) 화상처치(Bun Dressing)[1일당] : 자-18-1

① 화상부위가 수개부위일 경우에는 수개부위의 화상범위를 합하여 항목에 의거 산정하되, 화상범위 산정시 1도 화상범위는 제외한다.

② 사용된 거즈, 붕대의 재료대는 별도 산정하되 탈지면, 반창고 등의 비용은 소정점수에 포함되므로 별도 산정하지 아니한다.

③ 화상범위구분은 아래와 같다

㉮ 1도 화상 : 표피층만 손상된 상태이며 수상 후 상처부위에 홍반증을 동반

㉯ 2도 화상 : 표피 전부와 진피의 대부분을 포함한 손상으로 수포를 형성하며 피하조직의 부종을 동반

㉰ 3도 화상 : 표피, 진피의 전층과 피하지방층까지 손상이 파급된 상태로서 창상부위의 조직괴사가 심하여 부종도 2도 화상에 비해 심함

### (10) 린넨팩 관리료(자-0)

CABG 린넨팩을 사용하는 경우 및 마취시 린넨팩을 사용하는 경우 시간에 따라 산정한다.

### 3) 치료재료 산정기준

치료재료료는 검사, 처치 및 수술 등에 사용되는 재료비용을 말한다. 치료재료의 종류에는 봉합사, 붕대, 고정용나사, 인조뼈, 인대나 힘줄, 인공수정체, 인공심박기, 인공와우, 소변주머니 같은 배액용기 등 매우 다양하다.

**표 6-5** 약제 및 치료재료 별도 산정 품목

| 약제 및 치료재료의 비용에 대한 산정기준에 의하여 별도 산정품목 |
|---|
| ① 인공식도 |
| ② 인공심장판막 |
| ③ 인공심폐회로 |
| ④ 인공심박기 |
| ⑤ 인조혈관 |
| ⑥ 인공관절 |
| ⑦ 골, 관절의 수복 또는 결손보철용 인공재료[체내유치] |
| ⑧ 인공수정체 |
| ⑨ 조직대용인조섬유포 |
| ⑩ 1회용 혈산화기 |
| ⑪ 동정맥간도회로 |
| ⑫ 경정맥용 심박기선전극 |
| ⑬ 심근부착용 심박기도선전극 |
| ⑭ 심장수술용 카테터 |
| ⑮ 혈관내수술용카테터 |
| ⑯ 담석제거용카테터 |
| ⑰ 뇌동맥류 수술용 크립 |
| ⑱ 체내고정용 나사, 고정용 금속핀, 고정용 금속선, 고정용 못 |
| ⑲ 지속적 주입, 지속적 배액 및 지속적 배기용 도관[체내유치] |
| ⑳ 폴리비니루, 호루말 등 충전술 사용재료, 고주파신경자극기[수술삽입시만 인정] |
| ㉑ 고정용 신축성붕대 개심술, 안면수술 등 장관이 별도로 정한 처치 및 수술시 사용된 봉합사 |
| ㉒ 일반처치 또는 수술 후 처치, 피부과 처치, 화상처치, 위세척에 사용된 생리식염수[단, 사용량 500㎖ 이상인 경우에 한함] |
| ㉓ 피부과처치 또는 화상처치시 사용된 연고, 처치 및 수술시 사용된 인체주입용 약제(단, KMnO4 등의 소독약제는 소정처치 및 수술료에 포함되므로 별도 산정하지 아니한다) |
| ㉔ 산정지침 (10)에 해당되는 레이저시술 중 장관이 별도로 인정한 "레이저시술"에 소요된 레이저 재료대 |
| ㉕ 제1절 및 제2절 분류항목에 별도로 표기한 경우 |
| ㉖ 기타 보건복지부장관이 별도로 인정한 약제 및 치료재료(인체조직포함) |

## ▣ 사용 빈도 높은 진료재료 보험급여 인정기준

• 기관내삽관튜브(Endo Tube)

### 기관내삽관튜브(Endo Tube)

본인일부부담금산정특례에 관한 기준 제4조 중증질환자 산정특례 대상에 한하여 전신마취환자, 인공호흡기 사용환자 또는 기도유지를 목적으로 기관내 튜브를 삽관하는 환자에게 1개/주 인정하되, 그 외의 경우에는 폐결핵 환자, 인공호흡기를 8시간 이상 사용환자, 장기간 사용환자에게 치료기간 중 1개 인정함(보건복지부 고시 제 2005-61호).

• 유치카테터(Silicone Foley Catheter)

### 유치카테터(Silicone Foley Catheter)

1주 이상 유치해야 할 상병에 한하여 2주에 1개를 별도 산정함을 원칙으로 하되, 유치카테터의 기능이상, 폐색, 요로 감염 등이 있는 경우에는 추가 산정함다만, 상기 인정기준에 해당하나 인정개수를 초과하여 사용한 경우 재료비용은 본인이 부담함(보건복지부 고시 제 2005-44호)

• 소변배액용기(Urine Bag, Urine Hourly Bag)

### 소변배액용기(Urine Bag, Urine Hourly Bag) 및 담즙배액용기(Bile Bag)

유치카테터 설치(Foley Catheterization)시 사용하는 소변배액용기(Urine bag, Urine Hourlybag)와 담도폐쇄성질환 등에서 담도절개 또는 절제술 후 담즙의 체외 배출시 사용하는 담즙배액용기(Bile Bag)는 체외 배출시에 무균상태를 유지(Closed system) 할 수 있고, 그러하지 아니한 경우(Open System) 보다 감염발생 빈도가 줄어들어 항생제 사용량 감소 등의 이점이 있으므로 동 재료는 별도 산정하되, 다음의 기준에 해당하나, 인정개수를 초과한 경우 재료비용은 본인이 부담함(보건복지부 고시 제2005-44호)

① 소변배액용기(Urine Bag) : 1주 이상 유치해야 할 상병에 한하여 2주에 1개를 별도 산정함을 원칙으로 하되, 유치카테터의 기능이상, 폐색, 요로감염 등이 있는 경우에는 추가 산정함

② 시간별 소변측정용기(Urine Hourly Bag) : 수술 후 환자, 중환자 등 배뇨량의 정밀측정이 요구되는 경우에 사용시 치료기간 중 1개 산정함

③ 담즙배액용기(Bile Bag) : 치료기간 중 1개 산정

## 2. 캐스트료

### (1) 캐스트료 산정기준 및 지침

캐스트(cast)료란 석고붕대를 사용할 때 소요되는 비용을 말한다.

① 만 1세 미만의 소아에 대하여는 소정점수의 50%를 가산하며, 만 1세 이상 만 6세 미만의 소아에 대하여는 소정점수의 30%를 가산한다.

② 18시~09시 또는 공휴일에 응급진료가 불가피하여 시술을 행한 경우 소정점수의 50%를 가산한다.

③ 제2절에 기재되지 아니한 시술료는 제2절에 기재되어 있는 시술 중에서 가장 비슷한 분류항목의 소정점수에 의하여 산정한다.

④ 캐스트에 사용되는  석고붕대 또는 합성캐스트는 실사용 갯수 및 규격에 불문하고 「부위별 석고붕대 사용기준」 또는「부위별 합성캐스트 사용기준」에 의한다.

⑤ Cast에 사용된 석고붕대, 합성캐스트, 외고정용 소모성 치료재료(합성수지 Splint, 석고 Splint roll), Cast heel, 고정용 신축성 붕대의 재료대는 별도 산정하되, Stockinet, Cotton bandage,  Cast wire, Cast remove wire 등의 재료대는 소정 캐스트료에 포함되므로 별도 산정하지 아니한다.( 외고정성용 소모성 치료재료(합성수지 splint)는 치료기간 중 1회만 산정)

⑥ Cast heel, 고정용 신축성붕대는 실사용한 개수 및 규격에 따라 산정한다.

그림 6-16 캐스트

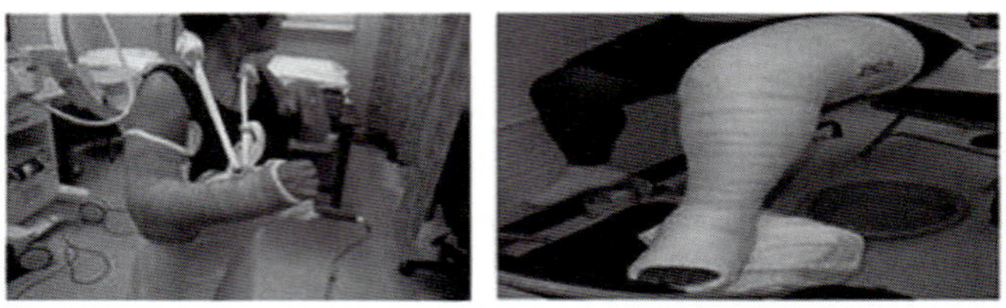

# 6-6 조산료 및 보건기관 · 한방 · 약국 약제비

{ 학습목표 }
1. 조산료 및 보건기관의 산정기준에 의거 수가를 산정할 수 있다.
2. 한방검사료와 시술료 및 처치료에 대하여 수가를 산정할 수 있다
3. 약국 약제비 및 혈액의 산정기준에 의거 수가를 산정할 수 있다.

## 1. 조산료 산정지침

조산료란 의료법에 명시한 조사원을 개설한 경우 환자가 조산원에 입원하여 분만한 경우 산정하는 수가를 말하며 산정지침은 다음과 같다.

(1) 조산원에 입원하여 분만한 경우에는 해당 소정점수를 산정한다.

(2) 조산료에는 입원료, 산전 · 산후처치료 및 재료대, 지도의사의 지시하에 행한 주사 및 투약, 모자동실료 등의 비용이 포함된다. 다만, 식사를 제공한 경우 식대는 제17장에 의하여 별도 산정한다.

(3) 다태아(多胎兒)를 조산한 경우에는 제2의 태아부터 소정점수의 50%를 산정한다.

(4) 고위험 분만에 해당되는 경우에는 소정점수의 30%를 가산한다.

(5) 분만취약지 소재 조산원에서 분만한 경우 소정점수의 200%를 가산한다.

(6) 위 "(1)~(5)"에도 불구하고 조산원에서 자궁내장치삽입술 및 자궁내장치제거술을 시행한 경우에는"제9장 제1절"에 분류된 해당 항목(자-427, 자-427-1)에 의하여 산정한다.

## 2. 보건기관의 진료수가 산정지침

(1) 보건기관의 진료수가는 방문 당으로 한다.

(2) 방문당이란 수진자가 보건기관을 방문하여 진료를 받는 경우 또는 진료요청에 의해서 의료인력이 환자 가정을 방문하여 진료를 행하는 경우를 말하며 환자의 성

별 · 연령 · 특성, 질병의 종류, 합병증의 유무, 진료 소요시간 등을 불문한다.

(3) 1회 방문당 수가에는 초 · 재진 불문하고 진찰, 처방, 각종 검사, 처치 · 수술 등의 비용이 포함되어 있다.

(4) 방문당 수가는 초진 또는 재진을 구분하지 아니하며, 동시에 2가지 이상의 상병에 대하여 각각 진료를 행한 경우에도 방문당 수가는 1회만 산정한다.

(5) 의과 · 치과 · 한방과별로 각각 진료를 행한 경우에는 방문당 수가를 각각 산정한다. 다만, 진료담당의사(한의사)가 진료상 필요에 의하여 한방진료(양방진료)를 의뢰하여 한 · 양방진료를 같이 받았을 때는 의과방문당 수가(한방방문당 수가)를 1회만 산정한다.

(6) 조산료는 보건기관에 방문하거나 조산 요청에 의하여 의료인력이 환자가정을 방문하여 조산한 경우에 산정한다.

(7) 조산료에는 입원료, 투약 및 주사료, 간단한 봉합 등의 처치, 검사, 약제 및 소모품의 비용이 포함되어 있으므로 별도 산정하지 아니한다.

(8) 퇴원 후 산후치료를 위한 진료는 퇴원익일부터 1회 방문당 수가를 산정한다.

(9) 보건소 또는 보건지소에서 입원진료를 행한 경우 입원료는 제1장 의원급 입원료를 산정하되, 입원료를 제외한 입원진료비는 입원 1일당 해당 의과 또는 치과진료비의 1회 방문당 수가와 1일 투약시 수가를 산정하며, 퇴원시 투약분은 투약일수에 따라 소정점수를 산정한다.

(10) 피임시술(정관절제술 또는 결찰술, 자궁내장치삽입술, 난관결찰술)을 시행한 경우에는 "제9장 제1절"에 분류된 해당 항목(자-389-1-라, 자-427, 자-434)에 의하여 산정한다. 다만, 보건진료소는 자궁내장치삽입술(자-427)만 산정할 수 있다.

(11) 보건지소에 방사선진단 임상병리검사를 실시할 수 있는 시설 및 장비를 보유하고 방사선사와 임상병리사가 상근하면서 해당 의료기사 업무에 종사하는 경우에는 보건소의 수가를 산정한다.

(12) 보건소 및 보건지소를 방문하여 의약분업에 따른 처방전을 발급받아 약국 또는 한국희귀 · 필수의약품센터에서 주사제 등의 약품을 구입한 후 투약을 위하여 당일에 재방문한 경우에는 당초 방문 진료행위에 포함되므로 별도의 방문당 수가

를 산정하지 아니한다.

그림 6-17 보건기관 진료활동

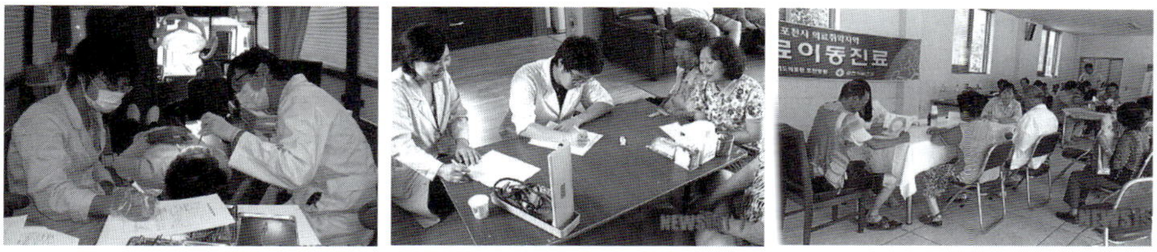

## 3. 한방검사료 및 한방 시술(施術) 및 처치료

### 1) 한방검사료 산정지침

(1) 검사에 소요된 재료대(Roll Paper 등)는 검사료의 소정점수에 포함되므로 별도 산정하지 아니한다.

(2) 최초 진단 시와 최종치료여부 확인 시 실시한 경우에는 외래 · 입원, 실시횟수를 불문하고 각 1회 산정할 수 있다.

(3) 염좌 · 골절 · 탈구 등과 같이 상병원인이 확실하고 내과적 진찰을 필요로 하지 않는 경우에는 산정하지 아니한다.

### 2) 한방 시술(施術) 및 처치료 산정지침

(1) 침 · 구 · 부항술은 1일 2회 이상 시술한 경우에도 외래는 1일 1회, 입원은 1일2회 산정한다.

(2) 침술은 1일 3종 이내로 산정하되 「하-3」내지 「하-8」까지의 침술은 2종 이상 시술하더라도 주된 침술은 소정점수를 산정하고, 제2의 침술은 소정점수의 50%만 산정한다.

(3) 같은 날에「하-51」과 「하-53」또는「하-54」를 실시한 경우에는「하-53」의 소정점수만을 산정한다.

(4) 경혈침술(하-1)에 자락술 또는 도침술, 산침술(산자법)을 시술한 경우에는 경혈

침술(하-1) 소정점수의 20%를 가산한다.

(5) 경혈침술(하-1)에 사암침법, 오행침법, 체질침법을 시술한 경우에는 경혈침술(하-1) 소정점수의 50%를 가산한다.

(6) 경혈침술(하-1)에 화침 또는 온침을 시행한 경우에는 경혈침술(하-1) 소정점수의 50%를 가산한다.

(7) 신생아(생후 4주 이내)에게 침술을 시술한 경우에는 소정점수의 100%를 가산하고, 만 1세 미만의 소아에게 침 · 구 · 부항술을 시술한 경우에는 소정점수의 50%, 만 1세 이상 만 6세 미만의 소아에게 침 · 구 · 부항술을 시술한 경우에는 소정점수의 30%를 가산한다.

(8) 18~09시 또는 공휴일에 응급진료가 불가피하여 시술 및 처치를 행한 경우에는 소정점수의 50%를 가산한다.

(9) 제1절 시술료의 시술 시 사용된 재료대는 소정 시술료에 포함되므로 별도 산정하지 아니하나, 부항술-자락관법(하31-나)에 사용된 1회용 부항컵과 고정용 신축성 붕대 및 제2절 처치료의 처치시 사용된 재료대는 "약제 및 치료재료의 구입금액에 대한 산정기준"에 의하여 별도 산정한다.

그림 6-18 한방진료 및 시술

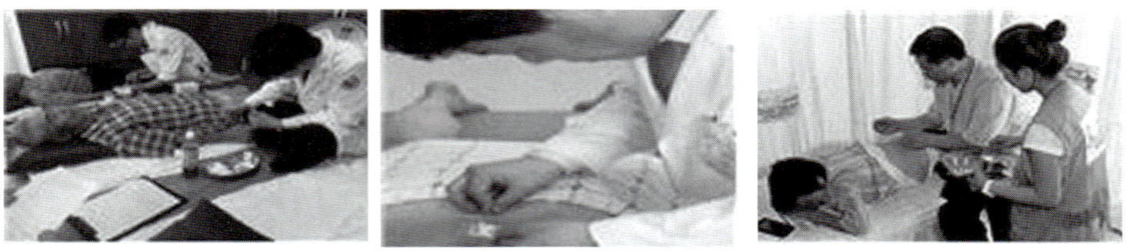

### 3) 한방 정신요법료(精神療法料)

(1) 한방신경정신과 전문의(전속지도 전문의) 또는 한방신경정신과 전공의가 정신과 환자 에게 행한 경우에 산정하되 반드시 분류항목별 치료행위에 관한 내용을 진료기록부 등에 기록한 경우에 산정할 수 있다.

(2) 경자평지요법 및 오지상승위치료법은 한방신경정신과 전문의(전속지도 전문의)

또는 3년차 이상 한방신경정신과 전공의가 실시한 경우에 산정할 수 있다.

## 4. 약국 약제비

### 1) 약국 약제비 산정 지침

(1) 투약 시 사용된 용기(투약병, 연고곽, 안약병, 포장지 등 포함)의 재료대는 조제료 소정점수에 포함되므로 별도 산정하지 아니한다.

(2) 약사법 제21조 제4항 제1호에 해당하는 약국에서 의사 또는 치과의사의 처방전에 의하지 아니하고 조제하는 경우에는 약국관리료(약-1), 기본조제기술료(약-2), 복약지도료(약-3), 처방전에 의하지 아니한 조제료(약-4-나), 의약품관리료(약-5) 및 퇴장방지의 약품사용장려비(약-6)를 산정할 수 있으며, 퇴장방지의약품 사용장려비는 장관이 별도로 정하는"퇴장방지의약품 목록"에 해당하는 의약품을 사용하여 조제한 경우에 산정한다.

(3) 약국 또는 한국희귀 · 필수의약품센터에서 의사 또는 치과의사의 처방전에 의하여 조제하는 경우에는 약국관리료(약-1), 기본조제기술료(약-2), 복약지도료(약-3), 처방전에 의한 조제료(약-4-가), 의약품관리료(약-5)를 산정 할 수 있다. 다만, 주사제 단독 투약시에는 의약품관리료(약-5)만 산정한다.

(4) 동일환자에 대하여 2매 이상의 처방전에 의하여 조제하는 경우에는 약국관리료(약-1), 기본조제기술료(약-2), 복약지도료(약-3), 조제료(약-4-가)및 의약품관리료(약-5)는 각각 산정한다.

(5) 의약분업 예외지역에서 동일환자에 대하여 동일 요양기관에서 1일 2회이상 직접 조제 · 투약하는 경우에는 약국관리료(약-1), 기본조제기술료 (약-2)는 1회만 산정하고 복약지도료(약-3), 조제료(약-4-나), 의약품관리료(약-5) 및 퇴장방지의약품 사용장려비(약-6)는 각각 산정한다.

(6) 처방전에 의하지 아니한 조제료(약-4-나)는 약사법시행규칙 제57조제1항 제13호의 규정에 의거 전문의약품을 포함하여 조제하는 경우에는 1회 5일분을 초과할 수 없으며, 마약, 향정신성의약품, 한외마약과 식품의약품안전처장이 오남용의 우려가 현저하다고 인정하여 고시하는 품목에 대해서는 산정할 수 없다.

(7) 약국관리료(약-1) 및 의약품관리료(약-5)에는 의약품의 구입, 재고관리 등 에 관한 비용이 포함된 바, 의사 또는 치과의사가 처방한 의약품이 없어 다른 약국 또는 의약품 도매상 등으로부터 해당 의약품을 긴급하게 구입하거나 배송 받아 조제하는 경우에도 별도의 비용을 산정할 수 없다.

(8) 평일 18시(토요일은 13시)~익일 09시 또는 관공서의 공휴일에 관한 규정에 의한 공휴일에 조제투약하는 경우에는 기본조제기술료(약-2), 복약지도료(약-3) 및 조제료(약-4) 소정점수의 30%를 가산한다.

(9) 위 "(8)"의 규정에도 불구하고 만 6세미만의 소아에 대하여 20시~익일 07시에 조제투약하는 경우에는 조제기본료(약-2), 복약지도료(약-3) 및 조제료(약-4) 소정점수의 100% 가산한다.

(10) 토요일 09시 후~13시 전에 조제 투약하는 경우에는 조제기본료(약-2), 복약지도료(약-3) 및 조제료(약-4) 소정점수의 30%를 별도 산정한다.

(11) 만 6세 미만의 소아에 대하여 조제 투약하는 경우에는 기본조제기술료(약-2)에 6.67점을 가산한다.

(12) 차등수가 적용대상에서 제외하는 경우는 산정코드 세 번째 자리에 1을 기재한다.

# 6-7 혈액 및 식대

{ 학습목표 } 1. 전혈 및 혈액성분 제제료를 산정기준에 의하여 산정할 수 있다.
2. 입원환자식대의 산정기준에 의해 산정하고 심평원에 신고할 수 있다.

## 1. 전혈 및 혈액성분 제제료

### 1) 전혈 및 혈액성분제제료

전혈 및 혈액성분제제료는 수혈료라고 하며 수혈료는 다량의 출혈로 혈액이 부족해서 다른 사람의 혈액을 받았을 때 지불하는 비용을 의미한다. 수혈의 종류에는 혈액의 모든 성분이 포함된 전혈수혈과 성분수혈(혈장, 적혈구, 혈소판, 백혈구 등)로 구분된다. 따라서 혈액은 전혈(파-1, 전혈 320ml, 전혈 400ml)과 혈액성분제지(파-2, 320ml, 400ml)가 있다.

**혈액성분제제(Blood Component)**

혈액은 여러 가지 성분들이 모여 이루어진 복합체이다. 적혈구, 백혈구, 혈소판과 같이 살아 움직이는 세포 성분과 혈장이라고 불리는 물 성분으로 이루어져 있다. 헌혈로 얻어지는 혈액은 이러한 성분이 모두 들어있는 전혈이며, 헌혈 혈액의 대부분은 필요한 환자에게 수혈하기 위해서 각각의 성분으로 분리되어 만들어지는 데 이러한 혈액을 혈액성분제제라고 한다.

### 2) 전혈 및 혈액성분제제료 분류항목

전혈 및 혈액성분제제료의 분류항목에는 파-1 전혈(가. 전혈320ml 나. 전혈400ml)과 파-2 혈액성분제제(가. 분획제제 나.혈액성분채집술)가 있다.

그림 6-19 혈액성분제제

혈액성분제제(Blood Component)

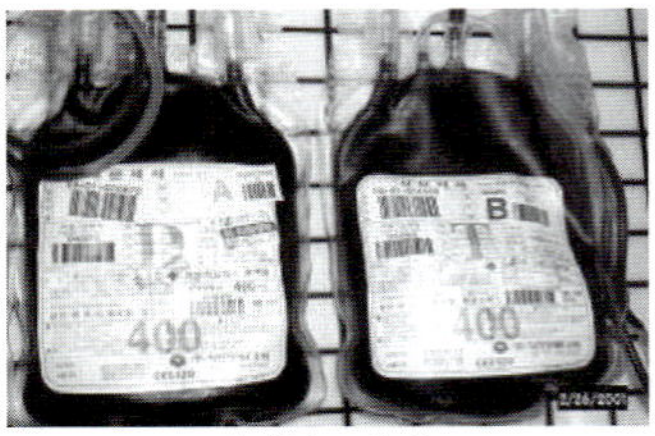

(적혈구제제)

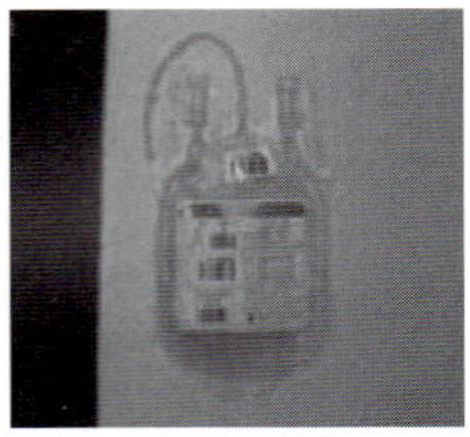

(혈소판제제)

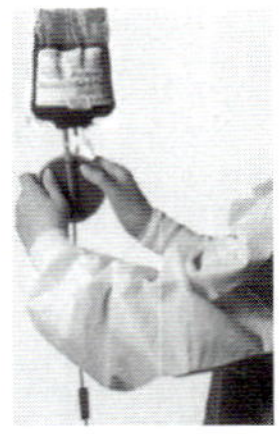

(세척적혈구)

### 3) 전혈 및 혈액성분제제료 산정 지침

(1) "혈액관리법"제11조의 규정에 의하여 보건복지부장관이 별도 고시한 항목과 금액으로 산정한다.

(2) 수혈에 소용되는 약제 및 재료대(1회용 주사기, 1회용 주사침, 나비침, 정맥내유치침, 수액세트, 혈액 Bag 등)는 소정금액에 포함되므로 별도 산정하지 아니한다. 다만, 정맥내유치침을 사용한 경우에는 「마-5-주.1」에 따라 산정하며, 다음의 경우에는 "약제 및 치료재료의구입금액에 대한 산정기준"에 의하여 별도 산정한다.

① 세척적혈구, 백혈구여과제거 적혈구 및 백혈구여과제거 혈소판의 경우에 사용된 재료대

② 혈액성분채집술에 사용된 약재 및 재료대(요양기관이 대한적십자사혈액원 등으로부터 성분채집에 의한 혈액성분제제를 구입한 경우 포함)

(3) 혈액성분채집에 의한 혈액성분채혈 시 공혈자에 대한 공혈적합성 여부를 판정하기 위한 검사비용은 소정금액에 포함되므로 별도 산정하지 아니한다.

### 4) 혈액수가적용

혈액수가는 고시에 의거 종별가산율을 적용하지 아니하고 의료기관종별, 지역 관계없이 수가가 동일하다.

## 2. 입원환자 식대

입원환자식대는 건강보험급여대상이며, 담당의사의 식이처방에 다음과 같은 기준에 의하여 산정된다.

### (1) 식이(Diet) 구분

① NPO(Nothing Per Oral) : **금식(禁食)**

② RD(Regular Diet=Normal Diet, General Diet) : **정식, 일반식**

식품의 종류나 양에 크게 제한 없이 영양적으로 균형이 있도록 하되, 과식이나 튀김음식, 자극이 강하고 양념 이 첨가된 음식은 제한해야 한다.

③ SD(Soft Diet) : **연식, 죽**

씹기 쉬운 음식이 필요한 환자에게 사용되며 수술 후 위장장해, 회복기 환자, 부족한 영양소 보충, 채소나 과 일, 연한 육류를 채택한다.

④ LD(Liquid Diet) : **유동식**

음식을 삼키기 곤란한 환자, 수술후의 환자, 급성고혈압환자 등 영양소를 농축한 액체 음식이 필요할 때 쓰인 다. 유동식에는 수프(soup), 미음, 밥물 등이 있다.

### (2) 식사종류

식사종류에는 ① 일반식(일반 유동식, 연식포함) ② 치료식(당뇨식, 신장질환식 등) ③ 멸균식 ④ 분유 ⑤ 산모식 ⑥ 경관영양유동식 등이 있다.

① **일반식**

㉮ 일반식은 일반 상식(常食, general diet), 일반연식, 일반유동식 등이 해당되며, 한국인 영양섭취기준을 기본으로 하고, 1식당 4찬 이상(밥, 국 제외)을 제공하도록 한다.

㉯ 1항의 규정에도 불구하고, 일반 상식에 해당하는 일품요리는 찬수를, 일반연식 및 일반유동식은 한국인 영양섭취기준 및 찬수를 예외로 할 수 있다.

② **치료식**

㉮ 질환 상태에 맞는 케톤식, 당뇨식, 신장질환식, 심장질환식, 간질환식, 체중조절식,

위절제후식, 항응고제식, 저단백식, 연하보조식, 저지방식, 저염식, 검사식 등 기타 이에 준하는 식사가 해당된다.

㉯ 의원급(보건의료원 포함)은 당해 요양기관에 소속된 영양사와 조리사가 각각 1인 이상인 경우 산정하며, 동 인정기준 이외에는 일반식으로 산정한다.

③ **멸균식**

무균치료실에서 진료받고 있는 입원환자에게 제공한 경우에 산정한다.

### (3) 식대산정지침 및 가산

① 입원환자 식대는 요양기관에 입원한 환자에게 의사 처방에 의하여 식사를 제공한 경우에 산정한다.

② 입원환자 식대는 1식당 산정하되, 1일 3식 이내만 산정함. 다만, 산모식은 1일 4식 이내로 산정하고, 분유 및 치료식 영양관리료는 1일당으로 산정한다.

③ 식대산정은 기본식대에다 가산항목인 영양사간 및 조리사가산, 직영가산 항목으로 구성되어 산정된다.

### (4) 일반식 가산

① 영양사가산, 조리사가산에 필요한 인력 산정 기준은 다음과 같다.

㉮ 환자식 제공업무를 주로 담당하는 당해 요양기관에 소속된 인력으로 의원급(보건의료원 포함)은 각각 1명, 병원급 이상은 각각 2명 이상인 경우

㉯ 영양사 및 조리사수는 환자식사를 담당하는 전전월 평균 영양사 및 조리사수에 따름

㉰ 전일제 영양사 및 조리사로 1주간의 근로시간이 월평균 40시간인 근무자는 1인으로 산정함.

㉱ 단시간 근무로 1주간의 근로시간이 월평균 32시간(이상)~40시간(미만) 근무자는 0.8인으로 산정하며, 32시간미만 근무자는 산정대상에서 제외함.

㉲ 전일제 및 단시간 근무하는 영양사 및 조리사는 「기간제 및 단시간근로자보호 등에 관한 법률」 제17조(근로조건의 서면 명시)를 준수하고, 4대 사회보험에 가입 및 1년 이상 고용계약을 체결한 경우 산정함. 다만, 출산휴가자 및 육아휴직자, 질병휴직(휴가)자 등의 대체 영양사, 조리사의 경우 계약기간에 관계없이 산

정 가능함.

㉥ 영양사 및 조리사가 연속적 부재기간이 16일 이상인 경우 동 기간 동안은 인력산정 대상에서 제외함. 다만, 동 기간 동안에 대체인력이 있을 경우는 산정 가능함.

㉦ 영양사와 조리사의 2가지 면허를 가진 자는 한 가지 면허에 대해서만 산정함.

㉧ 영양사 및 조리사 가산 산정 시 평균 인원수는 소수점이하 절사함.

㉨ 영양사 및 조리사 가산은 환자에게 제공하는 식사규모 및 타 시설에 식사제공 여부와 관계없이 당해 요양기관 소속 영양사와 조리사 수에 따라 산정함.

② 조리사 가산은 적시급식을 실시한 경우 산정하며, 적시급식이란 배식간격(전날 석식 제공 시간-익일 조식 제공 시간)이 '14시간 이내'인 경우임.

### (5) 직영 가산

① 직영 가산은 당해 요양기관에서 직접 운영하는 경우에, 일반식과 치료식, 산모식에 한하여 산정한다.

② 입원환자식사에 필요한 인력은 환자식 제공업무를 주로 담당하는 당해 요양기관 소속 인력이어야 하며, 영양사가 1인 이상 상근하는 경우에 한하여 산정한다.

③ 영양사의 근로시간 및 근무형태에 따른 산정 방법은 인력 산정기준에 따른다.

(6) 보건복지부장관이 정하여 고시한 질병군 진료시 식대는 건강보험 행위 급여 비급여 목록표 및 급여 상대가치점수 제1편 행위 급여 비급여 목록 및 급여 상대가치점수에서 정한 소정점수를 별도 산정하되, 요양급여 범위 및 그 산정기준은 제1호 내지 제6호와 같이 함.

### (7) 식대본인부담

① 모든 입원환자의 식대(기본식대 및 가산식대) 본인부담률은 50%를 부담한다(건강보험환자)

② 본인부담 면제대상인 신생아(조산아, 저체중 출생아 포함)를 제외한 만 6세 미만 입원 아동의 본인부담률은 10%를 적용한다.

③ 자연분만(본인부담 면제대상) 및 제왕절개출분만(본인부담 5%)의 경우에도 식대 본인부담률은 50%를 적용한다.

④ 환자가 건강보험으로 적용되는 환자식 이외를 선택하는 경우는 그 비용을 본인이 전액부담 하여야 한다.

### (8) 치료식 영양관리료

당해 요양기관에 소속된 영양사 1인당 1일 40명 이하의 환자에게 치료식(멸균식 포함)을 제공한 경우에 산정가능하다. 이때 치료식(멸균식 포함)을 제공받는 환자(건강보험)에게 영양관리를 실시한 경우에만 산정하며, 제공하는 식사의 종류, 제공사유, 주의사항 등에 대하여 환자나 보호자에게 직접 설명하고 기재하여야 한다.

## 제6장. 진료행위료 산정기준 및 지침 요약정리 사항 및 예상문제

### 진료행위료 산정기준 및 지침

1. 기본진료료(진찰료, 입원료 등) 산정기준
2. 검사료 산정기준 및 지침
3. 영상의학진단료 산정기준 및 지침
4. 약제 및 주사료 산정기준 및 지침
5. 이학요법료, 정신요법료, 마취료산정기준 및 지침
6. 처치 및 수술료 / 캐스트료 산정기준 및 지침
7. 혈액 및 식대산정기준 및 지침

**01** 건강보험의 요양급여 행위료 분류항목 중 잘못된 것은?

① (가)항- 기본진료료(진찰료, 입원료 등) (나)항- 검사료

② (다)항- 방사선료 (라)항- 투약 및 의약품관리료

③ (마)항- 마취료 (바)항-정신법료

④ (사)항- 이학요법료 (자)-처치 및 수술료

**02** 진찰료산정기준에 관한 설명 중 관계가 먼 것은?

① 초진환자란 해당상병으로 동일의료기관에서 동일 진료과목 의사에게 진료받은 경험이 없는 환자

② 평일 18시(토요일 13)~익일 09시 또는 관공서 공휴일에 초,재진 진찰료 중 기본진찰료 소정점수의 30% 가산

③ 의원급 및 병원급(종합병원 이상 제외) 요양관기관에서 만 8세 미만의 소아에 대하여 20시~익일 07시에는 진찰료 중 기본진찰료(초진 또는 재진) 소정점수의 100% 가산

④ 토요일 09시 후 ~ 13시 전의 진료시에는 의원급 요양기관에 한하여 기본진찰료(초진) 소정점수의 30% 별도 산정

**03** 건강보험에서 진찰료산정 중 평일 18시(토요일13시)–익일 09시 또는 공휴일에 진찰시는 기본진찰료 소정점수의 (　　)를 가산한다.

① 30%　　② 20%　　③ 15%　　④ 10%

**04** 의원급 및 병원급(종합병원 이상은 제외) 요양기관에서 만 6세 미만의 소아에 대하여 20시~익일 07시에는 진찰료(초진 또는 재진) 중 기본 진찰료 소정점수의 몇 %를 가산하는가?

① 20%　　② 30%　　③ 50%　　④ 100%

**05** 다음 중 2개 이상 진료과목과 전문의가 상근하는 요양기관에서 각각 다른 질병을 진료하였을 때 1, 2 상병의 진찰료 산정은?

① 초진, 재진　　② 초진, 초진

③ 재진, 재진　　④ 초진, 산정 못함

**06** 다음 중 진찰료 산정에 관한 설명 중 틀린 것은?

① 초진환자란 해당상병으로 동일의료기관의 동일진료과목 의사에게 진료 받은 경험이 없는 환자
② 동일한 상병에 대하여 2인 이상의 의사가 동일한 날에 진찰한 경우 진찰료는 2회 산정한다.
③ 해당상병의 치료가 종결된 후 동일상병으로 30일 이내 내원한 경우에는 재진료를 산정한다.
④ 요양기관 사정에 의하여 진료당일 검사, 방사선 진단 등을 실시하지 못한 경우 검사를 실시한 당일의 진찰료는 산정하지 않는다.

**07** 다음 중 환자가 직접 내원하지 아니하고 보호자가 내원하여 상담한 후 약제 또는 처방전을 수령하는 경우에는 재진 진찰료의 (　　)%를 산정한다.

① 30%　　② 50%　　③ 80%　　④ 100%

**08** 다음은 재진료를 산정하여야 하는 경우 중 옳지 않은 것은?

① 산전 진찰을 받은 임산부가 당해 기관에서 분만을 위하여 내원한 경우
② 위궤양 환자가 9. 1일 30일간의 투약을 받은 후 10. 2일에 재 내원한 경우
③ 9. 20일 상기도염으로 내원했던 환자가 10. 13일 감기로 재 내원한 경우
④ 타 기관에서 산전 진찰을 받은 임산부가 분만을 위하여 당해기관에 처음 내원한 경우

**09** 다음 중 평일 야간 진찰료 진료시간대는 몇 시부터 몇 시까지인가?

① 18시 09시　　② 19시 09시
③ 20시 09시　　④ 20시 08시

**10** 다음 중 입원료 산정에 관한 설명으로 맞지 않는 것은?

① 1일이라 함은 12시(정오부터 다음날 12시 (정오)까지를 의미한다.

② 0~6시 사이에 입원하거나, 18~24시 사이에 퇴원한 경우에는 입원료 소정점수의 50%를 별도 산정한다.

③ 6~12시 사이에 입원하거나, 12~18시 사이에 퇴원한 경우에는 동기간의 입원료는 별도 산정하지 아니한다.

④ 입원과 퇴원이 같은 날에 이루어진 경우에는 전체 입원 시간이 8시간 이상인 경우에 한하여 1일의 입원료를 산정한다.

**11** 입원료 산정에 관한 설명 중 잘못된 것은?

① 내과질환자, 만 8세 미만의 소아환자, 만 70세 이상의 모든 암환자는 소정입원료의 30%를 가산한다.

② 1일이라 함은 12시(정오)부터 다음날 12시(정오)까지를 의미한다.

③ 0~6시 사이에 입원하거나 18~24시시 사이에 퇴원한 경우 입원료 소정점수의 50%를 별도 산정한다.

④ 입원과 퇴원이 같은 날에 이루어진 경우에는 전체입원시간이 6시간 이상인 경우에 한하여 1일의 입원료를 산정한다.

**12** 입원료산정방법 설명 중 관계가 먼 것은?

① 1일이라 함은 12시(정오)부터 다음날 12(정오)까지 의미

② 6~12사이 입원하거나 12~18시 사이 퇴원 경우 입원료 가산 없음

③ 입원 1일째부터 15일까지 해당입원료 100%산정, 입원 16일째부터 30일째 까지 90% 산정, 31일째부터 85% 산정

④ 0시~06사이 입원 또는 18시~24시 사이 퇴원 경우 입원료 소정점수의 30% 별도 산정

**13** 다음 중 1일의 입원료를 산정할 수 없는 경우는?

① 분만 후 3시간 만에 귀가한 경우
② 응급실에서 6시간 이상 처치 수술을 받고 당일 귀가한 경우
③ 19:00에 응급실로 내원하여 익일 3:00에 귀가한 경우
④ 20:00에 내원하여 일주일간 입원한 경우 입원 초일의 입원료

**14** 다음 중 소정 입원료의 30%를 가산할 수 없는 경우는?

① 내과질환자 ② 정신질환자
③ 만 8세 미만의 소아환자 ④ 만 70세 이상의 노인환자

**15** 다음 중 1일의 입원료 또는 낮 병동 입원료를 산정할 수 있는 내용이 아닌 것은?

① 분만 후 당일 귀가 또는 이송된 경우
② 응급실에서 응급처치를 받고 6시간이 지난 후 타 기관으로 이송된 경우
③ 정신과 '낮 병동'에서 5시간 이상 진료를 받고 귀가한 경우
④ 수술실에서 수술을 받고 6시간 이상 관찰 후 당일 귀가한 경우

**16** 입원료산정기준 중 0–6시 사이에 입원하거나, 18~24시 사이에 퇴원 경우는 입원료소정수가의 (   )를 별도 산정한다.

① 20% ② 30% ③ 50% ④ 100%

**17** 입원환자의 입원료의 차등제는 무엇에 따라 적용되는가?

① 간호인력 확보수준(간호사 수) ② 병상수(특수병상 보유 수)
③ 응급환자 비율 및 중환자수 ④ 전문 진료과목 설치 수

**18** 건강보험의 입원료 산정 기준과 체감제 적용에 있어서 입원료는 입원 1~15일까지 100%, 16~30일까지는 (        ), 31일이상은 (        )를 산정한다.

① 90%, 85%　② 90%, 80%　③ 85%, 80%　④ 80%, 70%

**19** 입원중인 환자의 특별한 문제에 대한 평가 및 관리를 위하여 그 환자의 주치가가 아닌 다른 진료과목 의사의 견해나 조언을 위하여 협의진찰료는 병원, 한방병원, 치과병원의 경우 입원기간 중 30일에 (      )이내 산정할 수 있다.

① 5회　② 3회　③ 2회　④ 1회

**20** 종합병원(상급종합병원 제외)의 경우 협의진찰료를 산정할 수 있는 기간은?

① 입원기간 중 30일에 5회 이내　② 입원기간 중 30일에 3회 이내
③ 입원기간 중 30일에 2회 이내　④ 입원기간 중 30일에 1회

**21** 건강보험에서 응급의료관리료 산정 대상질환이 아닌 것은?

① 심한탈수, 구토　② 심계항진
③ 소아경련, 38도이상 소아고열　④ 두통, 염좌

**22** 응급의료관리료 및 응급의료처치료 산정기준 중 틀린 것은?

① 응급의료관리료는 응급증상해당시 초일에 한하여 산정한다.
② 응급의료에 관한 법률에 의한 응급의료관리료 산정대상 응급환자에게 응급의료수가기준 중 “응급처치료는”는 해당항목을 실시한 경우 소정점수의 30%를 가산한다.
③ 응급의료관리료는 진찰료와 함께 산정한다
④ 응급의료관리료는 응급증상 및  에 비해당시 전액(100:100)본인이 부담한다.

**23** 다음 중 고혈압, 당뇨병 환자 등의 만성질환 관리료를 산정할 수 있는 요양기관 종별은?

① 의원 ② 병원 ③ 종합병원 ④ 상급종합병원

**24** 건강보험의 격리실 입원료 산정대상이 아닌 것은?

① 면역이 억제된 환자
② 만 70세 이상의 악성종양 환자
③ 전염력이 강한 감염성 환자
④ 3도 이상 36%범위 이상의 화상환자

**25** 낮병동 입원료 산정대상이 아닌 것은?

① 분만 후 당일 귀가
② 응급실, 수술실 등에서 처치, 수술 등을 6시간 이상 관찰 후 당일귀가
③ 정신과의 낮병동에서 6시간 이상 진료를 받고 당일 귀가
④ 응급처치 후 당일 귀가

**26** 감염예방관리료는 의료관련 감염 등 효율적인 감염예방 및 관리 프로그램 운영을 위하여 감염관리실리 설치되고 감염예방 · 관리 활동을 실시하는 경우에 입원환자 입원 ( ) 1회 산정한다.

① 1일당 ② 2일당 ③ 3일당 ④ 1주일

**27** 환자안전법에 따라 병원 내 환자안전위원회를 설치 · 운영하고, 환자안전전담인력을 둬 입원환자를 대상으로 병동 내 안전사고를 예방하도록 하는 등 전반적인 환자안전 활동을 강화할 경우 산정할 수 있는 수가는?

① 환자안전수칙료 ② 환자안전예방료
③ 외래환자안전관리료 ④ 입원환자안전관리료

**28** 환자에게 제공하는 의료서비스 수준을 측정하여 양질의 의료서비스를 제공하는 우수한 의료기관에 대해 경제적으로 보상하는 제도는?

① 의료질관리료 ② 환자안전관리료
③ 의료평가지원금 ④ 적정진료지원금

**29** 의료질 및 환자안전 · 공공성 · 의료전달체계 교육수련, 연구개발 등 5개 평가영역으로 구분하여 상급종합병원과 종합병원 · 전문병원으로 지정받은 종합병원으로 구분하고 또한 입원과 외래를 구분하여 등급별(1~5등급)로 산정하는 것은?

① 의료질관리료 ② 환자안전관리료
③ 의료평가지원금 ④ 적정진료지원금

**30** 가정간호기본방문료는 평일 18시(토요일 13시)~익일 9시 또는 공휴일에 가정방문을 실시한 경우에는 소정점수의 ( )를 가산하는가?

① 10% ② 20% ③ 30% ④ 50%

**31** 검사료 산정시 검사에 사용된 약제 및 재료대 중 별도 산정할 수 없는 재료(약제)는?

① 인체에 주입된 약제
② 부하시험 시 사용된 약제
③ 내시경검사시 사용된 슬라이드필름 및 사진현상료
④ 1회용 주사침 및 주사기

**32** 다음 중 검사 시 별도로 비용을 산정할 수 없는 항목은?

① 항생제 피부 반응검사
② 내시경 검사 시 사용된 컬러 프린터 인화지
③ 부하시험 시 사용된 약제
④ 안기능 검사 시 사용된 형광물질

**33** 내시경검사를 만 1세 미만 소아는 소정점수의 50%를 가산하고, 만 1세 이상 만 6세 미만의 소아는 소정점수의 몇 5를 가산하는가?

① 10% ② 20% ③ 30% ④ 50%

**34** 검사료 산정지침 중 진단검사의학과 전문의가 판독하고 판독소견서를 작성, 비치한 경우는 소정점수의 몇%를 가산할 수 있는가?

① 10% ② 20% ③ 30% ④ 50%

**35** 천자(Centesis)를 만 1세 미만소아는 소정점수의 50%를 가산하고, 만 1세이상 만 6세 미만 소아에게 실시하였을 경우 소정검사료의 (　)를 가산 산정한다.

① 10% ② 20% ③ 30% ④ 50%

**36** 천자를 치료목적(약물주입 또는 지속적인 배액)으로 실시한 경우에는 분류항목 소정점수의 몇 %를 가산하는가?

① 10% ② 20% ③ 30% ④ 50%

**37** 초음파검사의 보험급여시 만 1세 미만의 소아에 대하여는 소정점수의 50%를, 만 1세 이상 만 6세 미만의 소아에 대하여는 소정점수의 몇 %를 가산하는가?

① 10% ② 20% ③ 30% ④ 50%

**38** 다음의 요양급여 행위분류 중 "마" 항목에 해당하는 항목은?

① L,F,T검사 ② Chest-PA
③ 점적주사 500ML/IV ④ Dressing

**39** 다음 중 혈액학검사(CBC)가 아닌 것은?

① Hb(혈색소), Hct(헤마토크리트)

② RBC(적혈구), WBC(백혈구)

③ Platelet(혈소판), ESR(적혈구침강속도)

④ $T_3$, $T_4$, TSH(갑상선)

**40** 다음 중 검사와 관련질환과의 관계가 먼 것은?

① CK-MB,CPK: 심근경색
② FBS,HbAic: 당뇨
③ VDRL: 매독
④ $T_3$, $T_4$, TSH: 췌장질환

**41** TSH, Free $T_3$ , Free $T_4$ 는 무슨 검사인가?

① 간기능검사 ② 갑상선기능검사 ③ 심장기능검사 ④ 종양지표검사

**42** 다음 중 췌장염 감별진단에 시행되는 검사는?

① HBsAg ② SGOT ③ VDRL ④ Amylase

**43** 영상진단 및 방사선치료에 사용된 약제 및 재료대 중 별도 산정할 수 없는 것은?

① 조영제
② 현상액
③ 맥관조영용 카테터
④ 방사선동위원소

**44** 자연현상을 나타낼 수 없는 장기(Organ)를 나타내게 검사를 시행하여 장기의 형태, 크기, 위치, 운동상태 및 병변은 물론 그 기능을 관찰하는데 사용되는 약물은?

① 조영제
② 현상액
③ 맥관조영용 카테터
④ 방사선동위원소

**45** 다음 중 방사선필름 현상료(현상액 및 정착액 비용 등)의 산정기준은?

① 별도 산정할 수 있다 ② 별도 산정할 수 없다.
③ 소정 방사선 수가의 50% 산정 ④ 소정 방사선 수가의 100% 산정

**46** 방사선 단순영상진단료 산정 중 당해 요양기관에 상근하는 영상의학과 전문의가 판독을 하고 판독소견서를 작성한 경우에는 소정점수의 ( )를 가산한다.

① 10% ② 20% ③ 30% ④ 50%

**47** 다음 중 만 6세 미만의 소아에 대하여 방사선 단순 영상 진단을 한 경우에는 소정 금액의 ( )를 가산하고, 특수영상진단료는 ( )가산한다.

① 15%/20% ② 20%/30% ③ 15%/ 30% ④ 20% 40%

**48** 만1세 이상 만 6세 미만 소아환자에게 방사선치료를 시행한 경우 소정수가의 몇%를 가산하는가?

① 10% ② 20% ③ 30% ④ 50%

**49** 다음 중 입원환자에게 입원 기간 중 투약한 경우에 산정하는 조제 복약지도료(라-2)는 ( )수가이다.

① 1회당 ② 1일당 ③ 3일당 ④ 3회당

**50** 다음 중 약제투약 시 산정할 수 있는 처방 조제료의 경우 처방 조제료에 50%를 가산하여 수가를 산정할 수 있는 약제 종류는?

① 제제약 ② 조제약
③ 국내 보험 등재약 ④ 수입 의약품

**51** 일반적으로 1일에 피하 또는 근육 내 주사 시 산정 가능한 주사 수기료의 횟수는?

① 외래 1일 1회 /입원 1일 1회 ② 외래 1일 1회 / 입원 1일 2회
③ 외래 1일 2회 / 입원 1일 2회 ④ 외래 1일 2회 /입원 1일 1회

**52** 다음 중 마-5(점적주사)는 ① 100ml 미만 ② 100ml~500ml ③ 501ml~1000ml 로 나누어 산정할 수 있다. 이 경우 ①~③ 경우 수기료 산정 방법은?

① 1병 당 산정한다. ② 1일 당 산정한다.
③ 1회 당으로 산정한다. ④ 입원 기간 당으로 산정한다.

**53** 만 1세 미만의 소아에 대하여는 주사료 소정점수의 (　)를, 만1세 이상 만 6세 미만의 소아에 대하여는 주사료 소정점수의 (　)를 가산한다.

① 10%, 20% ② 20%, 10% ③ 20%, 30% ④ 50%, 30%

**54** 다음 항목 중 잘못 설명된 항목은?

① 점적주사 수기료는 병당 계산한다.
② 정맥내 주사는 입원환자의 경우 1일 2회만 인정한다.
③ 근육내 주사는 응급을 요하는 경우에는 횟수에 제한이 없다.
④ 근육내 주사는 입원은 1일 2회 이내만 산정한다.

**55** 다음 중 피하 또는 근육 내 주사료 산정방법과 관련된 내용으로 틀린 것은?

① 외래는 1일 1회
② 응급을 요하는 경우 주사 횟수에 제한 없이 산정
③ 입원은 1일 2회
④ 만 6세미만 소아 20% 가산

**56** 주사료 산정기준에 대한 설명 중 맞지 않는 것은?

① 정맥내 일시주사는(마-2)는 외래는 1일당, 입원은 횟수대로 산정한다.

② 근육 내 주사(마- )는 입원은 1일 2회 이내만 산정한다.

③ 점적주사(마-5)는 1병당 산정한다.

④ 만 1세미만 소아에 대하여 주사료 소정점수의 50%를, 만1세 이상 만6세 미만의 소아에 대하여는 주사료 소정점수의 30%를 가산한다,

**57** 주사료 중 정맥 내 점적주사료(마–5)의 수기료는 어떻게 산정하는가?

① 1병 또는 포장단위당 ② 외래는 1일1회, 입원은 1일 2회

③ 1일당 ④ 외래, 입원 1일 2회

**58** 다음 중 Infusion Pump의 산정 방법은?

① 기기수 불문하고 1일당 ② 기기 당 1일 1회

③ 1일 2기기 ④ 기기 당 사용기간당 1회

**59** 건강보험에서 마취료 가산율 적용이 틀린 것은?

① 신생아 마취 100%

② 만 70세 이상 40%

③ 만 1세이상 6세미만 소아 마취 30%

④ 야간(18-09시)마취 50%

⑤ 만 1세미만 50%

**60** 신생아의 경우에는 마취료 소정점수의 ( )를 가산하며, 단 1세 미만의 소아의 경우에는 마취료 소정점수의 ( )%를, 만1세 이상 만6세 미만의 소아 또는 만 70세 이상의 노인의 경우에는 마취료 소정점수의 ( )를 가산한다.

① 70%/50%/20% ② 100%/50%/30%
③ 50%/30%/20% ④ 50%/20%/10%

**61** 다음 중 마취 시 1시간을 초과하여 마취관리를 지속시킨 경우에는 매( )분 증가할 때마다 산정한다.

① 5분 ② 10분 ③ 15분 ④ 20분

**62** 마취 및 수술 또는 캐스트를 18~09시 또는 공휴일에 실시 경우 소정점수의 몇 %를 가산하는가?

① 20% ② 30% ③ 50% ④ 70%

**63** 공휴일에 만 8세미만 소아환자에 대해 마취를 시행한 경우 마취료 산정방법은?

① 소정마취료 × 1.5 ② (소정마취료×1.3) × 1.5
③ 소정마취료 × (1+0.3+0.5) ④ 소정마취료 × 1.3

**64** 이학요법료의 기본물리치료료 산정 중 표층열치료,한냉치료,경피적전기신경자극치료,간섭파전류치료는 1일 2회 이상 실시한 경우에도 외래는 1일1회, 입원은 1일 ( )만 산정한다.

① 1회 ② 2회 ③ 3회 ④ 4회

**65** 정신요법료 산정지침 중 "정신의학적 사회사업"은 누가 실시한 경우 산정 할 수 있는가?

① 간호사 ② 전공의 ③ 사회복지사 ④ 특수전문치료사

**66** 건강보험의 처치 및 수술료 산정 중 (　) 또는 공휴일에 처치 및 수술을 행한 경우에는 소정수가의(　)를 가산한다.

① 18시-09시. 50%　② 18시-10시. 50%
③ 13시-20시. 70%　④ 17시-08시. 80%

**67** 수술후 처치료는 어느 날부터 1일당으로 산정 할 수 있는가?

① 수술당일　② 수술익일　③ 수술후 2일째　④ 수술후 3일째

**68** 일반처치 및 수술후 처치, 피부과처치, 화상처치는 (　)당 산정하고 응급의료관리료는 (　)에 한하여 산정한다.

① 1회당/매일　② 1일당/초일　③ 2일당/초일　④ 3일당/1일당

**69** 다음 중 일반처치 및 수술후 처치료는 1일당으로 산정하는 처치료가 아닌 것은?

① 단순처치, 염증성처치, 자연배액 감시처치
② 장루처치, 흡입배농(배액)처치, 좌욕, 체위변경처치
③ 회음부간호,통목욕간호,창상목욕간호처치
④ 도뇨(Nelaton)

**70** 처치 및 수술료 산정에 대한 기준 설명 중 관계가 먼 것은?

① 수술 후 처치료는 수술 후 당일부터 1일당으로 산정한다.
② 동일 피부 절개 하에 2가지 이상 수술을 동시에 시술한 경우 주된 수술은 소정점수에 의하여 산정하고 제2의 수술부터(부수된 수술)는 해당수술 소정점수의 50%[종합병원(상급종합병원 포함)응 70%]를 산정한다.
③ 18~09시 또는 공휴일에 응급진료가 불가피하여 처치 및 수술을 행한 경우에는 소정점수의 50%를 가산한다.

④ 응급의료에 관한 법률에 의한 응급의료관리료 산정대상 응급환자에게 응급의료수가기준 중 "응급처치료는"는 해당항목을 실시한 경우 소정점수의 50%를 가산한다.

**71** 화상처치시 별도로 산정할 수 있는 재료는?

① 반창고 ② 거즈, 붕대 ③ 1회용주사기 ④ 탈지면

**72** 종합병원(상급종합병원 포함)의 경우 동일 피부절개하에 2가지 이상 수술을 동시에 시술한 경우 주된수술은 소정금액에 의하여 100% 산정하고, 제2의(부수된 수술)수술부터는 해당수술 소정금액의 ( )를 산정한다.

① 20% ② 50% ③ 70% ④ 100%

**73** "응급의료에 관한 법률" 에 의한 응급의료관리료 산정대상 응급환자에게 응급의료수가기준액표 (나) "응급처치료" 의 해당항목을 실시한 경우에는 소정점수의 ( )를 가산한다.

① 20% ② 50% ③ 70% ④ 100%

**74** 캐스트에 사용되는 재료대 중 소정 캐스트료에 도함되어 별도로 산정 할 수 없는 재료는?

① Cast Bandage ② Cast heel
③ Stockinet ④ 고정용 신축성붕대

**75** 만 1세 이상 만 6세 미만 소아에게 캐스트를 실시한 경우 소정점수의 몇%를 가산하는가?

① 10% ② 20% ③ 30% ④ 50%

**76** 진료재료대는 치료재료급여 목록 및 상한금액표에 의한 상환금액 범위 내에서 요 양기관의 (　　)로 한다.

① 실구입가　　② 협약가　　③ 정액고시가　　④ 가중평균가

**77** 건강보험에서 진료재료대 중 별도산정이 되는 품목이 아닌 것은?

① 혈액백, 목발(보조기)　　② 카테타, 필름
③ 플레이트(Plate), 스크류(Screw)　　④ 캐스트 힐, 헤모백(Hemo bag)

**78** 건강보험의 진료재료대 산정 중 별도산정 할 수 없는 품목은?

① 카테타(Catheter), 필름,Electrode
② 반창고,3-way, KMnO4,Cast Wire
③ 플레이트(Plate), 스크류(Screw)
④ Cast heel, 헤모백(Hemo bag),Endo-Tube

**79** 다음 중 혈액 수가 산정 방법은?

① 지역별, 종별 의료기관에 따라 수가가 다르다.
② 지역별에 따라 수가가 다르다.
③ 종별, 지역별에 관계없이 동일하다.
④ 지역에 관계없이 종별로만 수가가 다르다.

**80** 입원환자의 식대는 1식당 산정하되,1일 3식 이내만 산정하고, 산모식은 1일 (　) 이내로 산정할 수 있으며, 분유는 (　　)으로 산정한다.

① 4식/1일당　　② 4식/1식당　　③ 3식/1일당　　④ 5식/3일당

**81** 건강보험에서 식사(식대)가산 경우가 아닌 것은?

① 영양사 가산 ② 조리사 가산 ③ 직영 가산 ④ 선택식 가산

**82** 모든 입원환자의 식대 본인부담률은 (　)를 브담하며, 본인부담 면제대상인 신생아를 제외한 만 6세 미만 입원 아동의 본인부담률은 (　)를 적용한다.

① 20%/ 5% ② 20%/10% ③ 30%/20% ④ 50%/10%

**83** 건강보험의 야간진료시 야간 가산율이 적용되지 않는 항목 중 틀린 것은?

① 재료대 ② 물리치료료 ③ 캐스트료 ④ 주사료

**84** 다음 중에서 건강보험의 가산율 적용이 가장 높은 것은?

① 야간(18시 익일 09시) 또는 공휴일의 처치 및 수술료
② 만 6세 미만의 소아 또는 만 70세 이상의 노인 마취료
③ 만 6세 미만의 소아에 대한 방사선 특수영상진단료
④ 만 6세 미만의 소아 캐스트료

**85** 건강보험에서 행위별 가산율 적용이 틀린 것은?

① 만 6세미만 소아 방사선 단순 영상진단료 15%
② 만 1세 이상 6세 미만 소아 캐스트료 50%
③ 만 1세 이상 6세미만 소아 마취료 30%
④ 만 8세미만 소아의 내시경검사 20%

**86** 다음의 항목 중 건강보험 진료비 산정 중 가산율이 가장 적은 것은?

① 20시~익일 09시 또는 공휴일 처치 및 수술료

② 만 6세 미만의 소아 캐스트료

③ 만 6세 미만의 특수영상진단료

④ 신생아 마취료

**87** 다음의 건강보험 진료비산정 중  가산율이 가장 적은 것은?

① 야간의 처치 및 수술료　② 신생아 마취료

③ 만 6세미만 소아 천자　④ 만 6세미만 소아 특수영상진단료

**88** 다음 중 건강보험진료비산정 중  가산율이 가장 높은 것은?

① 공휴일의 처치 및 수술료

② 신생아 마취료

③ 만 1세 이상 만 6세 미만 소아 캐스트료

④ 만 1세 이상 만 6세 미만 소아 방사선치료

**89** 다음 중 야간진료시 야간 가산율이 적용되지 않는 항목은?

① 수술료　② 주사료　③ 캐스트료　④ 마취료

**90** 다음 중 토요일 16시에 환자에게 실시한 행위 중 가산이 되는 항목은?

① 진찰료　② 마취료　③ 방사선 촬영료　④ 수술료

| 정답 | | | | | | | | | | |
|---|---|---|---|---|---|---|---|---|---|---|
| | 1 | 2 | 3 | 4 | 5 | 6 | 7 | 8 | 9 | 10 |
| | ③ | ③ | ① | ④ | ② | ② | ② | ④ | ① | ④ |
| | 11 | 12 | 13 | 14 | 15 | 16 | 17 | 18 | 19 | 20 |
| | ① | ④ | ④ | ④ | ③ | [illegible] | ① | ① | ③ | ② |
| | 21 | 22 | 23 | 24 | 25 | 26 | 27 | 28 | 29 | 30 |
| | ④ | ② | ① | ② | ④ | ① | ④ | ④ | ③ | ④ |
| | 31 | 32 | 33 | 34 | 35 | 36 | 37 | 38 | 39 | 40 |
| | ④ | ① | ③ | ① | ③ | ③ | ③ | ③ | ④ | ④ |
| | 41 | 42 | 43 | 44 | 45 | 46 | 47 | 48 | 49 | 50 |
| | ② | ④ | ② | ① | ② | ① | ① | ② | ② | ① |
| | 51 | 52 | 53 | 54 | 55 | 56 | 57 | 58 | 59 | 60 |
| | ② | ① | ④ | ② | ④ | ① | ① | ② | ② | ② |
| | 61 | 62 | 63 | 64 | 65 | 66 | 67 | 68 | 69 | 70 |
| | ③ | ③ | ③ | ② | ③ | ① | ② | ② | ④ | ① |
| | 71 | 72 | 73 | 74 | 75 | 76 | 77 | 78 | 79 | 80 |
| | ② | ③ | ② | ③ | ③ | ① | ① | ② | ③ | ① |
| | 81 | 82 | 83 | 84 | 85 | 86 | 87 | 83 | 89 | 90 |
| | ④ | ④ | ③ | ① | ② | ③ | ④ | ② | ② | ① |

National

Health

Insurance

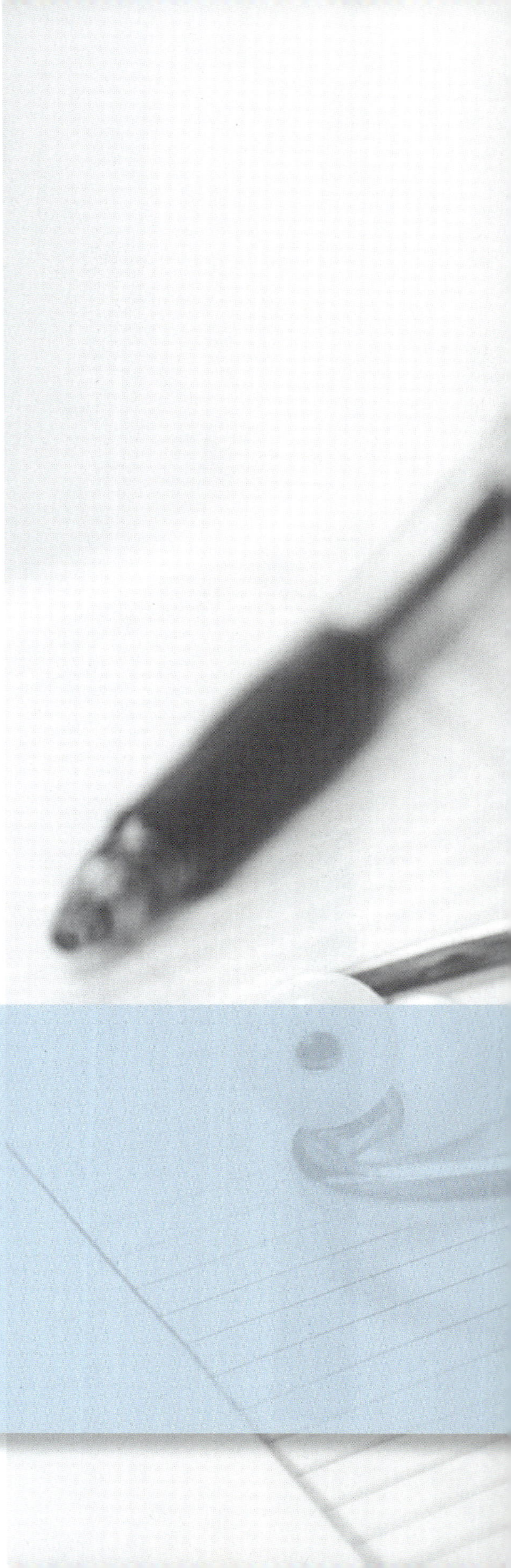

CHAPTER 07

# DRG 및 신포괄 지불제도

# 7-1 DRG 지불제도

{학습목표} 1. DRG 지불제도에 대하여 알 수 있다.

## 1. DRG제도의 개념

### (1) DRG의 개념

DRG(Diagnosis Related Groups : 진단명기준 포괄수가제)란 미국 예일대학교 연구팀이 개발한 것을 모체로 하여 의료비 상승으로 인한 국가의 재정 부담에 따른 의료비 상승을 억제하기 위하여 개발한 입원환자 중심의 분류체계이다. 즉, 입원환자들을 일정한 기준에 의하여 일정한 수의 환자군으로 분류하는 방법이다. DRG는 진단과 치료가 의학적으로 관련이 있고 재원기간이 유사하여 병원 자원의 소모가 유사한 환자들끼리 무리를 짓는 방법으로 포괄적으로 진료비를 산정하는 포괄수가제라고 할 수 있다. DRG에서는 입원기간 동안 제공된 진료량과 관계없이 어떤 질병 의 진료를 위해 입원했었는가에 따라 미리 정해진 일정액을 지불하는 제도로, 건별 지불제도(pay for case system)로 미리 책정된 진료비를 지급하는 전향적산정방법(PPS : Prospective Payment System)인 선불제도로 볼 수 있다.

따라서 DRG(Diagnosis Related Group)지불제도는 입원환자에게 미리 정해진 일정액을 지불하는 제도(진단명 기준 포괄수가제)로서 제공된 의료서비스의 단위당 가격과 서비스의 양에 따라 진료비를 보상해주는 제도이다. 따라서 DRG는 입원환자를 수술, 처치명, 연령, 진료결과 등에 따라 유사한 환자군으로 분류, 사전에 정해진 진료비를 지불하며, 입원환자의 분류 및 지불단위로는 DRG 분류체계를 이용한다. DRG 분류체계를 이용하기 때문에 포괄수가제라고 부르기도 한다. DRG 분류체계에서는 모든 입원환자들이 주진단명 및 기타진단명, 수술처치명, 연령, 성별, 진료결과 등에 따라 진료내용이 유사한 질병군으로 분류되는데, 이때 하나의 입원환자 분류군을 DRG라고 부른다.

### (2) 추진배경

행위별수가제의 문제점을 개선하고 다양한 수가지불제도를 운영 하기위한 방안으로 질병군별 포괄수가제도의 도입을 추진하게 되었다. 이를 위해 1995년 1월에 DRG지불제도 도입검토협의회를 구성하고, 일부 질병군(DRG)을 대상으로 희망 의료기관에 한하여 1997년부터 질병군별 포괄수가제도 시범사업을 시작하여 2001년까지 제3차 시범사업을 실시하였다. 동 시범사업 실시 및 평가를 통하여 2002년부터 8개 질병군에 대하여 요양기관에서 선택적으로 참여하는 방식으로 본 사업을 실시하였고 2003년 9월 이후에는 정상분만을 제외하여 7개 질병군(수정체수술, 편도선수술, 항문수술, 탈장수술, 맹장수술, 자궁수술, 제왕절개수술)을 선택 적용하였다. 2012년 7월부터는 병원과 의원에 당연적용하고 있으며 2013년 7월에는 종합병원과 상급종합병원까지 확대 · 시행되고 있다. 한편, 7개 질병군 포괄수가제가 비교적 단순한 수술에 적합한 모형으로 개발되어 중증질환 등 복잡한 수술을 포함하는 전체 질병군으로 확대하기 어렵다는 한계가 있어 이를 극복하기 위해 2009년 4월부터 국민건강보험공단 일산병원에 입원한 환자를 대상으로 신포괄수가 시범사업을 실시 후 2011년 7월부터는 지역거점 공공병원으로 확대 실시하고 있다. 신포괄제는 2017년 말 기준으로 42개 병원, 559개 질병군을 대상으로 실시하고 있다.

**표 7-1** 행위별수가제와 DRG, 신포괄수가제 비교

| 구분 | 행위별수가제(FFS) | 포괄수가제(DRG) | |
|---|---|---|---|
| | | 포괄수가제 | 신포괄수가제 |
| 정의 | 제공된 의료서비스의 단위당 가격과 서비스의 양에 따라 진료비를 보상해주는 제도 | 입원환자에게 미리 정해진 일정액을 지불하는 제도(진단명 기준 포괄수가제) | |
| 내용 | 실제로 제공된 의료서비스 항목 단가 및 제공횟수만큼 진료비 계산<br>• 총진료비 = 점수당 단가 × Σ 행위별 상대가치점수 | 질병군별로 사전에 정해진 진료건당 진료비 지불 | 질병군별 사전에 정해진 건당 기준수가+사전에 정해진 진료일당수가+행위별 수가(의사행위료,고가의 약제, 치료재료)의 합 |
| 지불단위 | 개개 서비스 | 진료건당 | 진료건당+개개 서비스 합 |
| 지불액 결정 | 치료 후 | 진단 후 | 치료 후 |
| 시행년도 | 1979년부터 | 2002년 현자 | 2009년 시범사업 |

### (3) 실시목적

질병군별 포괄수가제도는 행위별 수가제도 적용시 환자가 별도로 부담하던 대부분의 비급여 항목을 보험급여 대상으로 포함시켜 환자 본인부담금수준을 낮추고 나아가 과잉검사나 항생제 남용 등을 줄여 국민건강권을 보호하는 것을 목적으로 한다.

### (4) DRG 사업

#### ① 시범사업

1997년부터 2001년까지 5년 동안 3회에 걸쳐 총 8개 질병군(질식분만 포함)에 대해서 시범사업을 실시하였다.

#### ② 본 사업

2003년 9월 이후부터 4개 진료과 7개 질병군의 입원환자에 대하여 요양기관이 행위별수가 또는 포괄수가제 중에서 선택하는 방식으로 시행되다가 2012년 7월1일부터는 병원 및 의원이 당연적용 시행되고, 2013년 7월 1일부터는 종합병원 및 상급종합병원까지 확대 시행되어 전국의 모든 의료기관이 시행되고 있다.

그림 7-1 DRG 사업 홍보사진

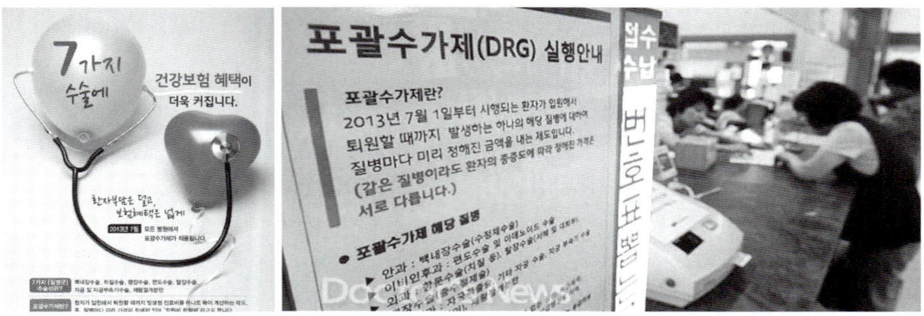


### (5) 적용 의료기관

2013.7.1.부터 포괄수가제 적용 질병인 7개 질병(군)에 대하여 입원진료를 하는 전국 모든 의료기관에 포괄수가제가 적용된다.

### (6) 포괄수가제 적용 질병군 본인부담금

포괄수가제의 진료비는 요양기관종별(상급종합병원, 종합병원, 병원, 의원), 입원일수, 환자의 중증도 등에 따라 금액이 다르다. 따라서 포괄수가제 대상 질병군으로 수술을 받고 퇴원할 때 정해진 정액 진료비 전체(기존의 환자 별도부담 비급여 항목까지 포함)에 건강보험이 적용되어 환자는 아래의 항목을 제외하고 그 진료비의 20%를 부담하게 된다.(단, 제왕절개분만 수술의 경우 진료비의 5% 부담)

※ 환자가 전액 부담하는 항목

단순피로 등 일상생활에 지장이 없는 질환, 미용곡적, 본인희망의 건강검진 등 예방진료, 상급병실료 차액, 응급진료를 위하여 앰뷸런스를 이용하면서 받는 응급의료 이송처치료 등이 있다.(보건복지부 고시 비급여 대상항목)

# 7-2 DRG 대상진료과 및 질병군

{학습목표} 1. DRG 지불제도의 대상진료과 및 질병군에 대하여 알 수 있다.

## 1. DRG 대상 질병군

### (1) 대상 진료과 및 질병군

대상 질병군은 4개 진료과 7개 질병군으로서 다음과 같이 실시되고 있다.

① 안과 : 안과계 질환을 주진단으로 수정체 수술을 받은 자

② 이비인후과 : 이비인후과계 질환을 주진단으로 편도와 아데노이드 수술을 받은 자, 기타 다른 수술을 함께 받은 경우는 제외

③ 외과 : 소화기계 질환을 주진단으로- 항문 및/또는 항문주위 수술을 받은 자/ 서혜부 및 대퇴부 탈장수술을 받은 자 /충수절제술을 받은 자

④ 산부인과 : 악성종양 제외한

- 여성생식기계 질환을 주진단으로 자궁 또는 자궁부속기 수술을 받은 자
- 분만을 주진단으로 제왕절개 분만한 자

⑤ 수정체 수술, 기타 항문수술, 서혜 및 대퇴부 탈장수술 질병군은 수술을 받고 6시간 미만 관찰 후 귀가 또는 이송하는 경우에도 질병군 대상으로 적용한다. 단, 차상위 본인 부담경감대상자는 제외한다. 혈우병 환자, HIV감염자는 질병군 적용 대상에서 제외한다. 단, 입원이 30일을 초과한 경우 그 초과 진료분은 행위별로 청구한다.

표 7-2 DRG 진료과 및 대상 질병군

| 진료과(목) | 대상질병군 | 비고 |
|---|---|---|
| 안과 | 수정체 수술(소절개, 대절개, 양안, 단안) | |
| 이비인후과 | 편도 및 아데노이드 절제술(연령) | |
| 외과 | 충수절제술(복잡한 주진단, 복강경) | |
| | 서혜 및 대퇴부 탈장수술(연령, 복강경, 편측, 양측) | |
| | 항문수술(원형자동문합기 이용, 복수, 주요, 기타) | |

| 산부인과 | 자궁적출 및 기타 자궁 및 자궁부속기 수술(복강경) | 악성종양제외 |
|---|---|---|
| | 제왕절개분만(단태아, 다태아) | 질식분만 제외 |

### (2) DRG 질병군 분류체계(KDRG분류 구성/분류체계 7자리)

① 주진단범주(MDC), 질병군(ADRG), 세부질병군(RDRG)의 3부분으로 구성된다.

② 주 진단범주(MDC)

- MDC란 신체부위 또는 질병특성에 따른 질병군의 대분류임
- 환자의 진단명에 따라 진료과별로 A~Z중 23개 영문자로 구분된 대분류코드
- 신체부위나 질병의 특성에 따른 질병군의 대분류이며, 각 DRG는 하나의 주진단 범주에 속한다.

③ 질병군(ADRG)

수술.처치내역 및 세부진단에 따라 678 질병군(ADRG)을 3자리 숫자코드로 중분류 된다.

④ 세부질병군(RDRG)

나이와 질병의 심한 정도에 따라 2자리 숫자 코드를 이용하여 1,834개의 세부질병군으로 세분류 된다.

**그림 7-2** KDRG 분류번호

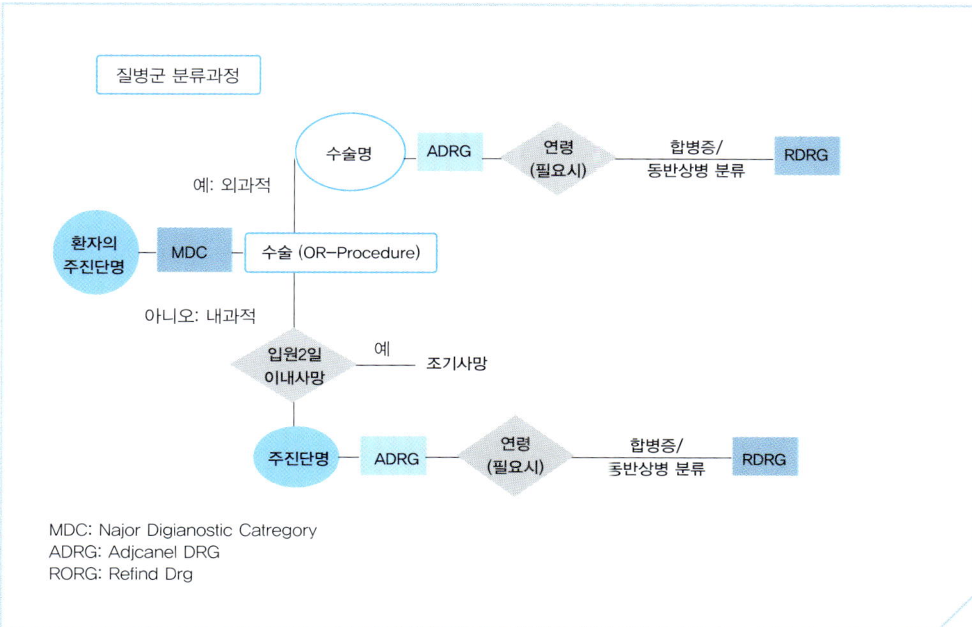

## 2. 질병군 급여의 일반원칙

(1) 상급종합병원, 종합병원, 병원(요양병원을 포함), 의원(보건의료원을 포함)인 요양기관이 국민건강보험법 시행령 제21조제3항제2호 및 국민건강보험 요양급여의 기준에 관한 규칙(요양급여기준) 제8조 제3항에 따라 포괄적인 행위가 적용되는 질병군에 대한 입원진료를 하는 경우에 적용한다.

(2) 가입자 또는 피부양자가 질병군으로 입원진료를 받은 경우에 적용하되, 다음의 각 항목은 질병군 적용에서 제외하고 행위별을 적용한다.

① 혈우병환자, HIV감염자

② 입원일수가 30일을 초과할 경우 31일째 되는 날부터 발생하는 진료분

③ 차상위 본인부담경감대상자로서 제3호 나목에 해당하는 경우

④ 질병군 진료 이외의 목적으로 입원하여 입원일수가 6일을 초과한 시점에서 예상치 못하게 질병군 수술이 이루어진 경우 입원일로부터 수술시행일 전일까지의 진료분

(3) 제2호 규정에 따른 질병군 입원진료에는 다음의 각 항목을 포함한다.

① 질병군으로 응급실 · 수술실 등에서 수술을 받고 연속하여 6시간이상 관찰 후 귀가 또는 이송한 경우

② 질병군 중 수정체소절개수술 단안, 수정체소절개수술 양안, 수정체대절개수술 단안, 수정체대절개수술 양안, 기타항문수술, 서혜 및 대퇴부탈장수술(장관절제미동반) 단측, 서혜 및 대퇴부탈장수술(장관절제미동반) 양측, 복강경을 이용한 서혜 및 대퇴부탈장수술(장관절제미동반) 단측, 복강경을 이용한 서혜 및 대퇴부탈장수술(장관절제미동반) 양측 질병군으로 수술을 받고 6시간미만 관찰 후 당일 귀가 또는 이송하는 경우

(4) 질병군 상대가치점수는 다음 각목의 행위 · 약제 및 치료재료를 포함한다.

①「행위 급여 비급여 목록 및 급여 상대가치점수」에서 정한 행위급여 목록표에 고시된 행위

② 요양급여기준 제8조 제2항의 규정에 의하여 고시된 약제 급여 목록 및 급여 상한금액표의 약제와 치료재료 급여 비급여 목록 및 급여 상한금액표의 치료재료

③ 요양급여기준 별표2의 비급여대상 중 제6호의 비급여대상을 제외한 행위 약제 및 치료재료

④ 국민건강보험법 시행규칙 별표5의 본인이 요양급여비용의 100분의100을 부담하는 항목 중 제1호 자목에 해당하는 항목을 제외한 행위 약제 및 치료재료

⑤ 다음 항목 중 위 가목 내지 라목에 해당하는 경우

㉮ 요양급여기준 별표1 제1호마목에서 장관이 정하는 바에 따라 다른 기관에 검사를 위탁하거나 당해 요양기관에 소속되지 아니한 전문성이 뛰어난 의료인을 초빙하거나, 또는 다른 요양기관에서 보유하고 있는 양질의 시설 인력 및 장비를 공동 사용하는 경우 소요되는 행위 약제 및 치료재료

㉯ 입 퇴원 당일에 발생한 행위 약제 및 치료재료로써 외래진료 및 퇴원약제 등을 포함하되 다음 항목은 제외한다.

i. 질병군 입원을 예견하지 못한 상태에서 입원 당일 외래진료를 받은 경우의 원외처방 약제비

ii. 질병군으로 퇴원 후 질병군과 관계없는 상병으로 퇴원 당일 외래진료를 받는 경우의 원외처방 약제비

iii. 질병군으로 퇴원 후 질병군 질환과 관계없는 상병으로 퇴원당일 재입원하는 경우의 요양급여비용

㉰ 요양기관의 요구에 의하여 가입자 등이 외부에서 직접 구입한 약제 및 치료재료

(5) 질병군에 대한 요양급여비용을 산정할 때에는 질병군 점수를 기준으로 제3장의「질병군별 점수 산정요령」에 의하여 산정된 점수 총합에 국민건강보험법 제42조제3항과 영 제24조제1항에 따른 점수당 단가를 곱하여 10원 미만을 절사한 금액을 요양급여비용 총액으로 산정한다. 이 경우 위 금액 외에 별도로 산정하는 비용이 있는 경우에는 각각의 산정방식에 의하여 산정된 금액을 합산한다.

(6) 제5호 본문에도 불구하고 질병군별 금액 산정시 점수당 단가는 제3장4호의「질병군 행위 및 약제 치료재료 구성비율」에 따른 행위부분 점수와 매년 상한금액 변화를 적용한 약제 치료재료 금액을점수당 단가로 나눈 점수를 합한 점수(소수점 이하 셋째 자리에서4사5입)에 적용한다.

**산식**

질병군별 금액 = {질병군별 행위 점수 +(약제 · 치료재료 금액 ÷점수당 단가)} × 점수당 단가

(7) 제5호에 따라 산정한 요양급여비용의 총액이 영 제24조 제1항 내지 제3항 및 요양급여기준(별표2 제6호를 제외한다)에 의하여 산정한 총액보다 적고 그 차액이 100만원을 초과한 경우에는 위 제5호에 따른 금액에 100만원을 초과하는 금액(10원 미만 절사)을 합한 금액을 요양급여비용 총액으로 산정한다.

(8) 영 별표2 제2호 나목에서 "같은 고시에서 정한 금액"이라 함은 제6호중 100만원 초과분에 해당하는 금액을 말한다.

(9) 외과 전문의 가산 항목을 외과 전문의가 시행한 경우에는 소정점수의30%에 대한 요양기관 종별가산율을 적용한 금액을 추가 산정한다.
(산정코드 첫 번째 자리에 1로 기재)

(10) 18시~09시 또는 공휴일에 응급진료가 불가피하여 수술을 행한 경우에는 해당 질병군의 야간 공휴 소정점수를 추가 산정한다. 이 경우 수술 또는 마취를 시작한 시간을 기준으로 한다.

(11) 질병군 요양급여를 실시하는 요양기관은 질병군 입원환자의 질병군 분류번호와 관련한 주진단 및 기타진단, 수술명 등은 진료기록부에 근거하여 정확한 코드를 부여하여야 하며, 진단명이 입원시부터 존재하였는지 여부를 확인할 수 있도록 진료기록부에 기록하고, 의료의 질 향상을 위한 점검표(별지 서식 참조)를 작성하여야 한다.

(12) 입원 중인 환자를 제2부 각 장에 분류된 질병군 중 수정체소절개수술 단안, 수정체소절개수술 양안, 수정체대절개수술 단안, 수정체대절개수술 양안의 진료를 위해 다른 요양기관으로 의뢰하여 질병군 진료를 실시한 경우 해당 요양급여비용은 의뢰받은 요양기관에서 질병군으로 적용한다.

(13) 질병군 진료시 초음파검사는 요양급여적용기준 및 방법에 관한 세부사항 제2장 검사료 초음파검사 세부인정기준을 적용하며, 인정기준에 의한 급여대상에 해당되는 경우에는 제2부 각 장에 분류된 질병군 점수이외에 제1편 제2부 초음파검

사료를 추가 산정한다.

(14) 질병군 진료시 마취통증의학과 전문의를 초빙하여 마취를 실시한 경우에는 제1편 제2부 제6장 바-2의 마취통증의학과 전문의 초빙료를 추가 산정하며, 제1편 제2부 제6장 및 「요양급여의 적용기준 및 방법에 관한 세부사항」의 마취통증의학과 전문의 초빙료 산정 관련 규정을 적용한다.

(15) 질병군 진료 시 제1편제2부제19장제2절에 따른 응급의료행위를 실시하는 경우에는 제1편에서 정하고 있는 해당 소정점수의 50%를 추가 산정하고, 제1편제2부제19장제2절의 산정지침 3. 내지 5. 및 「요양급여의 적용기준 및 방법에 관한 세부사항」을 적용한다.

(16) 「의료법」 제3조의5에 따라 전문병원으로 지정받은 의료기관에서 질병군 진료 시 제1편제2부제1장 산정지침 6.에 따른 전문병원 관리료 등은 가-24-가 전문병원 입원관리료와 가-24-1 전문병원 의료질지원금의 해당 소정점수를 질병군 입원일수에 따라 추가 산정한다.

## 3. 질병군 비급여 목록

(1) 요양급여기준 별표2 비급여대상 제6호에 의한 비급여대상은 질병군 상대가치점수에 포함되지 않는다.

(2) "3"에 따른 비급여목록 중 2.신의료기술 등의 비급여는 다음 각목이 정하는 바에 따라 일정기간동안 비급여로 산정할 수 있다.

① 비급여 목록 2. 신의료기술 등의 비급여는 건강보험심사평가원장이 정하는 절차 및 기준 등에 따라 신청하여 지정된 요양기관에서 실시한다

② "①"에 의한 기관이 비급여 목록 2. 신의료기술 등의 비급여 대상을 실시하는 경우 해당 금액, 비급여 구성항목(소요재료 등), 환자 동의서 등을 작성하여야하며 자료제출 등 세부사항은 건강보험심사평가원장이정하는 바에 따른다.

**다빈치로봇수술[시술시소요재료포함] : 신의료기술 비급여 행위**

○ 「복강경을 이용한 자궁적출술(악성종양제외)」, 「복강경을 이용한 기타 자궁 수술(악성종양제외)」, 「복강경을 이용한 자궁부속기 수술(악성종양제외)」 질병군에 적용

○ '13.9.12 고시에 의해 건강보험심사평가원장이 정한 절차 및 기준에 따라 지정받은 기관에서 적용

(3) 요양급여기준 별표2 비급여대상 제6호에 의한 비급여대상 중 보건복지부장관이 정하여 고시하는 비급여대상 행위 및 치료재료는 비급여 목록에 의한다.

(4) 우리나라 DRG 제도에서 환자가 전액 부담하는 항목

① 단순피로 등 일상생활에 지장이 없는 질환, 미용목적, 본인희망의 건강검진 등 예방진료, 상급병실료 차액, 초음파 등이 있다.

② 응급진료를 위하여 앰블런스를 이용하면서 받는 응급의료 이송처치료, 각종 수술 후 통증관리를 위한 자가통증조절법(PCA, 무통주사)에 소요된 비용 등이 있다.

## 4. 질병군 급여목록. 상대가치점수표 및 적용지침

### (1) 안과 적용지침

① 요양기관종별로「수정체 소절개수술(유리체 절제술 유무와 무관), 단안」,「수정체 소절개수술(유리체 절제술 유무와 무관), 양안」,「수정체대절개수술(유리체 절제술 유무와 무관), 단안」,「수정체 대절개수술(유리체 절제술 유무와 무관), 양안」의 각 질병군 점수를 적용한다.

② 각 질병군은 동 질병군에 해당하는 수술의 종목수 및 인공수정체 삽입여부에 불문하고 해당 소정점수를 적용한다.

**표 7-3** 안과 질병군별/요양기관종별 적용수가"예"

| 질병군 | | 요양기관종별 | 점수 | 금 액(원) | 야간 · 공휴 | |
|---|---|---|---|---|---|---|
| 분류번호 | 명 칭 | | | | 점 수 | 금 액(원) |
| C05100 | 수정체 소절개 수술(유리체 절제술 유무와 무관), 단안, 심각하거나 중증 혹은 중등도의 합병증이나 동반상병 미동반 | 상급종합병원<br>종합병원<br>병원<br>의원 | 17,421.09<br>15,485.71<br>12,554.17<br>10,592.21 | 1,304,840<br>1,159,880<br>940,330<br>883,390 | 3,840.99<br>3,693.46<br>3,545.64<br>3,273.41 | 287,690<br>276,640<br>265,570<br>273,000 |

## (2) 이비인후과 적용지침

① 요양기관종별로「편도 및 아데노이드 절제술」의 각 질병군 소정점수를 적용한다.

② 각 질병군은 동 질병군에 해당하는 수술의 종목수 및 편측 · 양측수술에 불문하고 해당 소정점수를 적용한다.

**표 7-4** 이비인후과 질병군별/요양기관종별 적용수가"예"

| 질병군 | | 요양기관종별 | 점수 | 금 액(원) | 야간 · 공휴 | |
|---|---|---|---|---|---|---|
| 분류번호 | 명 칭 | | | | 점 수 | 금 액(원) |
| D11110 | 편도 및 아데노이드 절제술, 연령 0-17, 심각하거나 중증 혹은 중등도의 합병증이나 동반상병 미동반 | 상급종합병원<br>종합병원<br>병원<br>의원 | 18,453.94<br>15,104.41<br>13,515.09<br>11,696.52 | 1,382,200<br>1,131,320<br>1,012,280<br>975,490 | 2,590.84<br>2,491.13<br>2,391.42<br>2,207.89 | 194,050<br>186,590<br>179,120<br>184,140 |

## (3) 외과 적용지침

① 요양기관종별로「복잡한 주진단에 의한 충수절제술」,「복잡한 주진단이 없는 충수절제술」,「복강경을 이용한 복잡한 주진단에 의한 충수절제술」,「복강경을 이용한 복잡한 주진단이 없는 충수절제술」,「복강경을 이용한 서혜 및 대퇴부 탈장수술(장관절제 미동반), 단측」,「서혜 및 대퇴부 탈장 수술(장관절제 미동반), 단측」,「복강경을 이용한 서혜 및 대퇴부 탈장수술(장관절제 미동반), 양측」,「서혜 및 대퇴부 탈장수술(장관절제 미동반), 양측」,「복수 항문 수술」,「기타 항문 수술」,「원형자동문합기를 이용한 치핵절제술」,「주요 항문 수술」의 각 질병군 소정점수를 적용한다.

표 7-5 외과 질병군별/요양기관종별 적용수가"예"

| 질병군 | | 요양기관종별 | 점 수 | 금 액(원) | 야간 · 공휴 | |
|---|---|---|---|---|---|---|
| 분류번호 | 명 칭 | | | | 점 수 | 금 액(원) |
| G08100 | 복잡한 주진단에 의한 충수절제술, 심각한 혹은 중증의 합병증이나 동반상병 미동반 | 상급종합병원<br>종합병원<br>병원<br>의원 | 41,784.91<br>30,899.73<br>26,342.72<br>22,886.45 | 3,129,690<br>2,314,390<br>1,973,070<br>1,908,730 | 3,388.95<br>3,258.58<br>3,128.20<br>2,887.12 | 253,830<br>244,070<br>234,300<br>240,790 |
| G09500 | 복강경을 이용한 서혜 및 대퇴부 탈장수술(장관절제 미동반), 단측, 심각하거나 중증 혹은 중등도의 합병증이나 동반상병 미동반 | 상급종합병원<br>종합병원<br>병원<br>의원 | 31,066.89<br>27,715.22<br>24,349.00<br>19,368.71 | 2,326,910<br>2,075,870<br>1,823,740<br>1,615,350 | 3,440.99<br>3,308.72<br>3,176.31<br>2,931.58 | 257,730<br>247,820<br>237,910<br>244,490 |
| G10200 | 복수 항문 수술, 심각하거나 중증 혹은 중등도의 합병증이나 동반상병 미동반 | 상급종합병원<br>종합병원<br>병원<br>의원 | 20,907.48<br>17,037.92<br>14,892.66<br>12,880.58 | 1,565,970<br>1,276,140<br>1,115,460<br>1,074,240 | 3,750.73<br>3,606.40<br>3,462.21<br>3,194.46 | 280,930<br>270,120<br>259,320<br>266,420 |

② 신생아가 「복강경을 이용한 서혜 및 대퇴부 탈장수술(장관절제 미동반), 단측」,「서혜 및 대퇴부 탈장수술(장관절제 미동반), 단측」, 「복강경을 이용한 서혜 및 대퇴부 탈장수술(장관절제 미동반), 양측」,「서혜 및 대퇴부 탈장수술(장관절제 미동반), 양측」질병군에 해당할 경우 질병군 점수를 적용하지 아니하며 제1편을 적용한다.

③ 각 질병군은 동 질병군에 해당하는 수술의 종목수에 불문하고 해당 소정점수를 적용한다.

④ 복강경을 이용한 수술 중 부득이한 사유로 중도에 개복술로 전환하여 수술을 종결한 경우에는 복강경을 이용하지 아니한 질병군에 해당하는 소정점수를 적용하고 복강경 등 내시경하 수술시 보상하는 239,000원(100분의 20에 해당하는 47,800원은 본인부담)의 금액을 추가 산정한다.

### (4) 산부인과 적용지침

① 요양기관종별로 「복강경을 이용한 자궁적출술(악성종양제외)」,「기타 자궁적출술(악성종양제외)」,「복강경을 이용한 기타 자궁 수술(악성종양제외)」,「기타 자궁 수술(악성종양제외)」,「복강경을 이용한 자궁부속기 수술(악성종양제외)」,「자궁부속기 수술(악성종양제외)」,「제왕절개분만(단태아)」,「제왕절개분만(다태아)」의 각 질병군 소정점수를 적용한다.

② 위 "1"의 규정에도 불구하고 「복강경을 이용한 기타 자궁 수술(악성종양제외)」,「기

타 자궁 수술(악성종양제외)」,「복강경을 이용한 자궁부속기 수술(악성종양제외)」, 「자궁부속기 수술(악성종양제외)」의 각 질병군에 해당하는 수술을 실시한 경우 해당 질병군의 가산점수를 산정한다. 다만, 절기생검(심부[장기절개생검]-개복에 의한 것, 나-853-나-2), 유착성자궁부속기절제술(자-433)과 난소를 전적출하는 부속기종양적출술([양측]-양성, 자-442-가)은 가산점수를 산정하지 아니한다.

③ 「제왕절개분만(단태아)」,「제왕절개분만(다태아)」질병군 대상 중 출혈로 인해 혈관색전술(기타혈관, 자-664-나), 자궁내 풍선카테터 충전술[자궁용적측정 포함](자-402-3)을 실시한 경우 질병군 점수를 적용하지 아니하며 제1편을 적용한다.

④ 각 질병군은 동 질병군에 해당하는 수술의 종목수 및 편、양측 수술에 불문하고 해당 소정점수를 적용한다.

⑤ 복강경을 이용한 수술 중 부득이한 사유로 중도에 개복술로 전환하여 수술을 종결한 경우에는 복강경을 이용하지 아니한 질병군에 해당하는 소정점수를 적용하고 복강경 등 내시경하 수술시 보상하는 239,000원(100분의 20에 해당하는 47,800원은 본인부담)의 금액을 추가 산정한다.

**표 7-6** 산부인과 질병군별/요양기관종별 적용수가"예"

| 질병군 | | 요양기관종별 | 점 수 | 금 액(원) | 야간 · 공휴 | |
|---|---|---|---|---|---|---|
| 분류번호 | 명 칭 | | | | 점 수 | 금 액(원) |
| N04100 | 복강경을 이용한 자궁적출술(악성종양제외), 심각한 혹은 중증의 합병증이나 동반상병 미동반 | 상급종합병원 | 54,575.97 | 4,087,740 | 5,323.84 | 398,760 |
| | | 종 합 병 원 | 47,505.47 | 3,558,160 | 5,119.04 | 383,420 |
| | | 병 원 | 38,891.46 | 2,912,970 | 4,914.39 | 368,090 |
| | | 의 원 | 33,291.25 | 2,776,490 | 4,534.90 | 378,210 |
| O01600 | 제왕절개분만(단태아), 심각하거나 중증 혹은 중등도의 합병증이나 동반상병 미동반 | 상급종합병원 | 32,104.81 | 2,404,650 | 3,831.69 | 286,990 |
| | | 종 합 병 원 | 25,703.07 | 1,925,160 | 3,684.45 | 275,970 |
| | | 병 원 | 22,691.32 | 1,699,580 | 3,536.92 | 264,920 |
| | | 의 원 | 20,000.96 | 1,668,080 | 3,264.27 | 272,240 |

비고 1. 가산점수 = {(질병군별 점수×고정비율)×1.3}+{질병군별 점수×(1-고정비율)}
고정비율: (별표1) 질병군별 점수 산정요령 3. 질병군별 고정비율과 평균 입원일수, 정상군 하한 입원일수 및 정상군 상한 입원일수

2. 상대가치점수의 총합은 소수점 이하 둘째 자리까지로 한다.(산식 중 곱셈과 나눗셈이 있는 경우는 계산 과정마다 소수점 이하 셋째 자리에서 4사5입)

3. 상기 DRG 질병군 적용수가는 2019년 기준이며, 수가고시 개정시는 변경될 수 있음.

# 7-3 신포괄지불제도

{학습목표} 1. 신포괄 지불제도에 대하여 알 수 있다.

## 1. 신포괄지불제도

### (1) 신포괄지불제도

신포괄수가제는 행위별수가제와 포괄수가제를 합쳐진 한국형 포괄수가제를 의미하며, 환자가 입원해서 퇴원할 때까지 발생하는 진료에 대하여 미리 정해진 금액을 적용하는 제도이다. 즉, 행위별수가제와 기존 7개 질병군 포괄수가제 방식(DRG)을 개선하기 위해 개발된 모델이다.

### (2) 실시근거

보건의료기본법 제44조 제1항에 따라 정부의 새로운 진료비지불제도의 시범적용을 위하여 신포괄 모형에 대한 시범사업을 실시한다.

### (3) 실시목적

① 신포괄지불제도 시범사업을 통해 신포괄모형의 환자분류 ,포괄수가 수준, 진료비 지불방식 등의 적정성을 파악하여 지불모형으로서의 타당성 및 확대 적용가능성을 검증한다.

② 신포괄지불제도가 의료의 질, 의료공급자의 진료형태, 진료비청구, 심사 및 관리업무 등에 미치는 영향을 평가하고 문제점 및 개선방안을 도모한다.

### (4) 대상기관 및 질병군

① 시범사업은 2009년 4월부터 국민건강보험공단 일산병원을 대상으로 사업을 실시하여 2011년 7월부터는 지역거점 공공병원 42개 기관(시범요양기관)으로 확대 실시하고 있다. 또한 2018년부터는 민간병원 일부를 대상으로 시범사업을 실시하고 있다.

② 시범사업에 적용되는 질병군은 559개이며, 연령에 따라 세분하면 665개(665개 연령 세분질병군을 합병증 및 동반상병에 따라 다시 세분하면 1,752개) 질병군을 대상으로 하고 있다.

### (5) 시범사업 대상제외자

① 낮병동 입원에 해당하는 자 ② 신생아 ③ 암환자 중 완화의료를 위해 입원한 자

④ 보훈위탁진료 요양기관의 보훈 국비환자 ⑤ 행려환자, 외국인 근로자 및 노숙자

⑥ 의료급여 정신건강의학과 정액 대상자

⑦ 신포괄 지불제도 모형적용에 부적절한 경우(당뇨병, 고혈압환자 중 식이요법을 위해 입원한 자, 암환자 중 완화의료를 위해 입원한 자

⑧ 혈우병 및 후천성 면역결핍증후군(HIV)대상환자

### (6) 신포괄지불제도 모형 주요내용

① 요양급여비용(의료급여비용) 산정방법

- 신포괄지불제도 모형에서는 입원일수에 따라 환자군을 구분하여 각 군마다 요양급여비용 산정방식을 달리 적용한다. 환자군은 하단열외군, 정상군, 상단열외군으로 분류하며, 각 환자군은 다음의 원칙에 의거 결정한다. 다만, 질병군의 특성에 따라 해당범위를 일부조정하여 운영할 수 있다.
  - 하단열외군: 해당 질병군별로 입원일수가 하위 5Percentile 미만의 환자
  - 정상군 : 입원일수가 5~95Percentile 사이의 환자
  - 상단열외군: 입원일수가 상위 95Percentile을 초과하는 환자
- 신포괄이 적용되는 요양급여비용(의료급여비용)은 다음과 같이 산정한다.
  - 정상군 환자의 요양급여비용
  - 상단열외군 환자의 요양급여비용
  - 하단열외군 환자의 요양급여비용

② 신포괄 요양(의료)급여비용 계산방법

신포괄요양( 의료)급여비용 = (기준수가 × 조정계수 + (환자 입원일수 − 평균입원일수) x 일당수가 × 조정계수) + 비포괄수가

## 제7장. DRG 및 신포괄지불제도 요약정리 사항 및 예상문제

### DRG 및 신포괄지불제도

1 DRG 제도의 정의와 대상질병군

2 신포괄지불제의 정의와 대상 질병군

**01** DRG는 2002년부터 8개 질병군에 대하여 요양기관에서 선택적으로 참여하는 방식 으로 본 사업을 실시하였고, (　) 7월부터는 병원과 의원에 당연적용하고 있으며 2013년 7월에는 종합병원과 상급종합병원까지 확대 · 시행되고 있다.

① 2008년　② 2010년　③ 2011년　④ 2012년

**02** 우리나라에서 현재 실시하고 있는 DRG(Diagnosis Related Group)의 대상 진료과 및 질병군이 아닌 것은?

① 안과-수정체(백내장)수술
② 이비인후과-편도 및 아데노이드 절제술
③ 외과-위암 수술
④ 산부인과- 자궁 및 자궁부속기 수술 (악성종양제외)

**03** 우리나라에서 실시하고 있는 DRG(Diagnosis Related Groups)의 대상 진료과 및 질병군은?

① 2개 진료과 3개 질병군
② 3개 진료과 5개 질병군
③ 4개 진료과 7개 질병군
④ 5개 진료과 9개 질병군

**04** 다음 중 DRG 대상 질병군 중 현재 실시하지 않는 질병군은?

① 편도 및 아데노이드수술
② 수정체 수술
③ 충수절제술, 서혜헤르니아수술
④ 질식분만

**05** 행위별수가제와 포괄수가제를 합쳐진 한국형 포괄수가제는?

① 신포괄제　② DRG　③ FFS　④ 상대가치수가

| 정답 | 1 | 2 | 3 | 4 | 5 |
|---|---|---|---|---|---|
| | ④ | ③ | ③ | ④ | ① |

# National

# Health

# Insurance

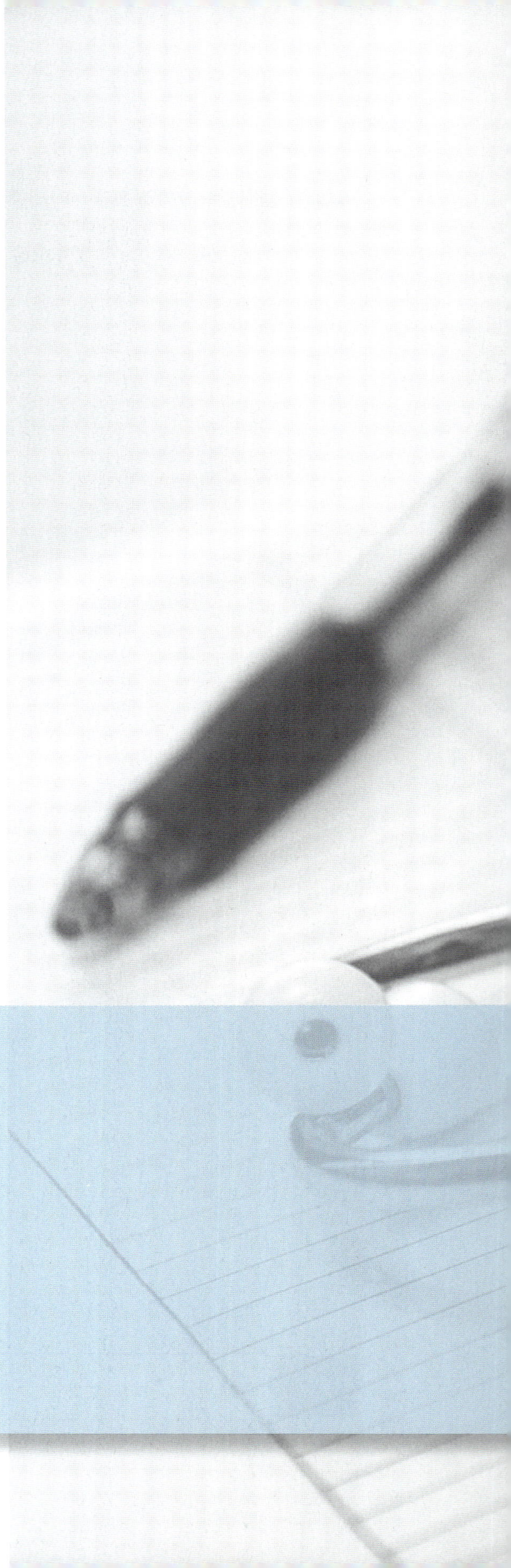

CHAPTER 08

# 요양급여비용 청구

- 8-1. 요양급여비용 청구명세서 작성
- 8-2. 진료비심사 및 청구
- 8-3. 심사지급 분석 및 이의신청 · 재심청구

# 8-1 요양급여비용 청구명세서 작성

**{ 학습목표 }** 1. 심사청구서 및 명세서 작성요령에 의거 요양급여명세서를 작성할 수 있다.

## 1. 요양급여비용 청구방법

### 1) 청구 개요

요양급여비용 청구방법, 심사청구서 명세서서식 및 작성요령은 보건복지부고시에 의거 아래와 같다.

#### (1) 청구인

요양급여비용청구인 또는 검체검사 공급내역통보인은 해당 요양기관의 대표자(개설자)가 된다.

#### (2) 작성방법

정보통신망으로 요양급여비용을 청구하거나 검체검사공급내역을 통보하는 경우에는 "전자문서 작성요령"에, 전산매체(디스켓 또는 CD 등)로 청구하는 경우에는 "전산매체 작성요령"에, 서면으로 청구하는 경우에는 "서면서식 작성요령"에 각각 의하되 이 요령에서 정하지 않은 세부작성요령은 건강보험심사평가원장이 정할 수 있다.

### 2) 요양급여비용 청구방법

#### (1) 요양급여비용 청구 및 자료제출 매체의 선택

요양기관은 정보통신망, 전산매체 또는 서면 중 한가지의 방법을 선택하여 요양급여비용을 청구한다.

**그림 8-1** 심사평가원의 진료비청구 프로그램화면

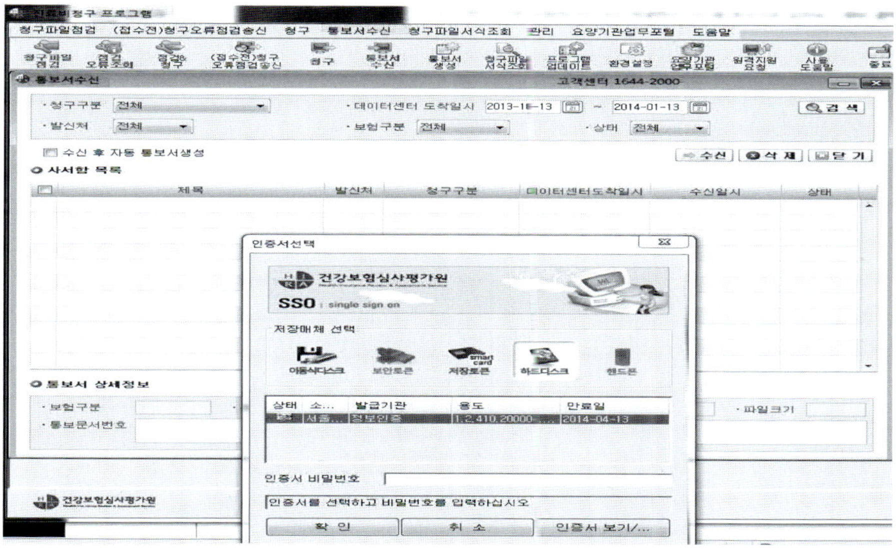


## (2) 요양급여비용심사청구서 제출 및 청구체계

① 요양급여비용심사청구서 제출은 상급종합병원, 치과대학부속치과병원, 한방병원은 심사평가원의 본원으로 제출(청구)한다.

② 종합병원, 병원, 치과병원, 요양병원, 의원, 치과의원, 한의원, 보건의료원 및 보건소, 보건지소, 보건진료소, 조산원, 약국, 한국희귀·필수의약품센타의 요양기관 소재지별로 심사평가원의 지원으로 제출(청구)한다.

**표 8-1** 요양급여비용 청구서 제출처

| 지역 | 청구처 |
|---|---|
| 서울 | 건강보험심사평가원 서울지원 |
| 부산, 제주 | 건강보험심사평가원 부산지원 |
| 대구, 경북 | 건강보험심사평가원 대구지원 |
| 광주, 전남 | 건강보험심사평가원 광주지원 |
| 대전, 충북, 충남, 세종 | 건강보험심사평가원 대전지원 |
| 경기남부 | 건강보험심사평가원 수원지원 |
| 울산, 경남 | 건강보험심사평가원 창원지원 |
| 경기북부, 강원 | 건강보험심사평가원 의정부지원 |
| 전북 | 건강보험심사평가원 전주지원 |
| 인천 | 건강보험심사평가원 인천지원 |

③ 요양급여비용의 청구체계는 다음과 같다.

**그림 8-2** 요양급여비용의 청구체계

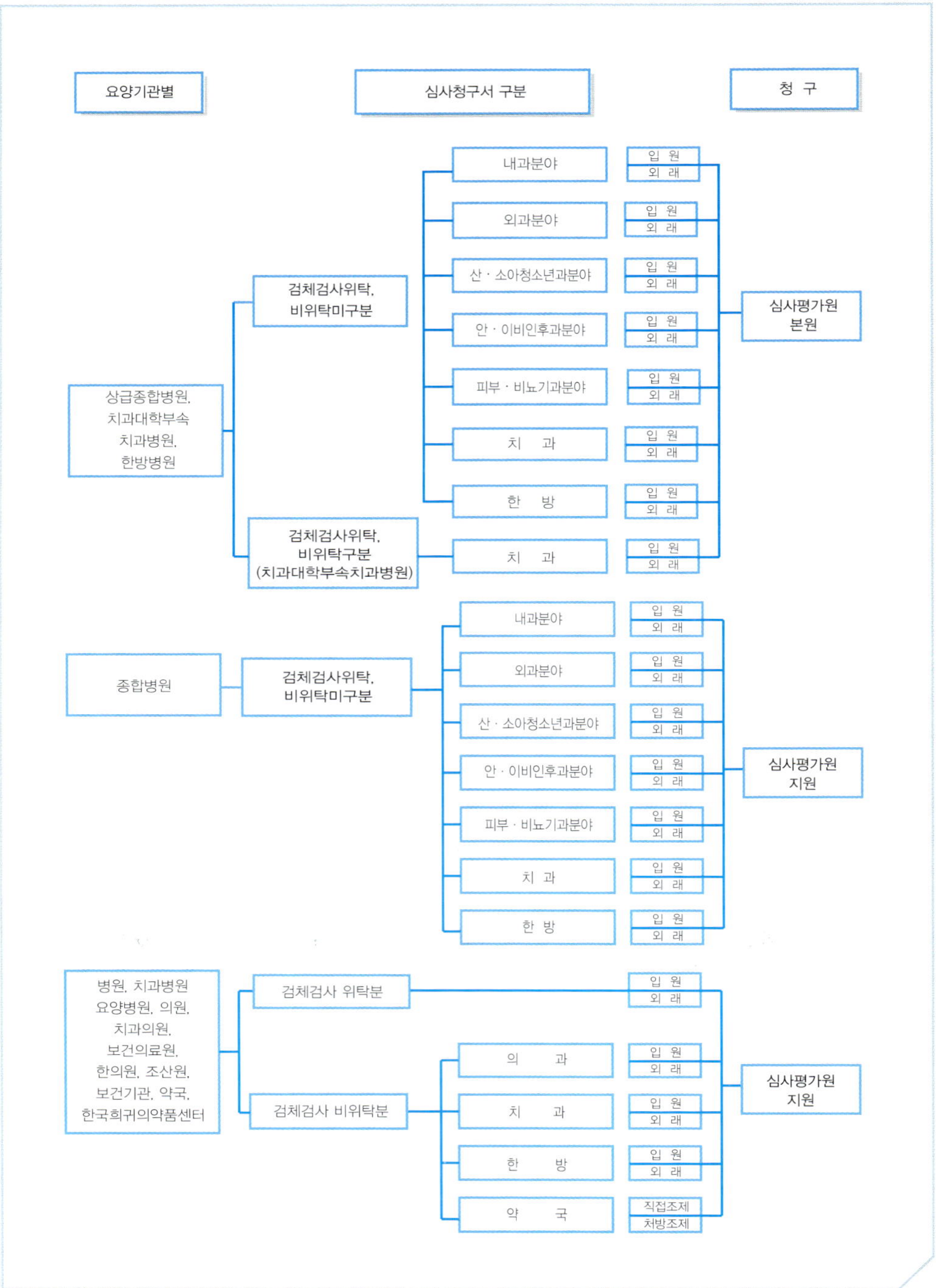

주) 1. 정보통신망, 전산매체로 요양급여비용을 청구하는 요양기관은 검체검사 위탁 여부에 관계없이 진료분야별로 입원, 외래로 구분하여 청구함

2. 요양병원의 의과 입원은 장기환자와 제외환자의 요양급여비용으로 구분하여 청구함

### (3) 요양급여비용 청구시기

① 입원진료는 퇴원일이 속한 날의 다음 주 월요일부터 청구할 수 있다. 다만, 월의 말일과 초일이 모두 포함된 주의 요양급여비용을 청구하는 경우에는 이를 월별로 구분하여 청구한다(월단위 : 0, 주단위 : 1~6)

② 외래진료는 내원일이 속한 날의 다음 달 초일부터 월별로 청구하거나, 내원일이 속한 다음 주 월요일부터 주단위로 구분하여 청구할 수 있다. 다만, 월의 말일과 초일이 모두 포함된 주의 진료수가를 청구하는 경우에는 이를 월별로 구분하여 청구한다.

③ 30일을 초과하여 입원진료를 하는 경우에는 연계 심사가 가능하도록 다음 각 호의 기재방법에 따라 월단위로 분할 청구할 수 있다. 다만, 의약품관리료의 경우에는 일괄하여 청구한다.

### (4) 약제 및 재료 구입 목록부 제출

의료기관은 진료수가를 최초로 청구하는 때에는 실제 구입가격을 확인할 수 있는 구입증빙자료를 첨부한 목록표(1. 원료약 구입목록표 2. 치료재료 및 비급여약제 구입목록표 3. 자체 조제(제제)약 목록표 4. 비용산정 목록표 등)을 심사평가원에 제출하여야 한다. 이 경우 목록표 등은 진료수가 청구 전에 도달될 수 있도록 한다.

**그림 8-3** 진료비청구 포털서비스 화면

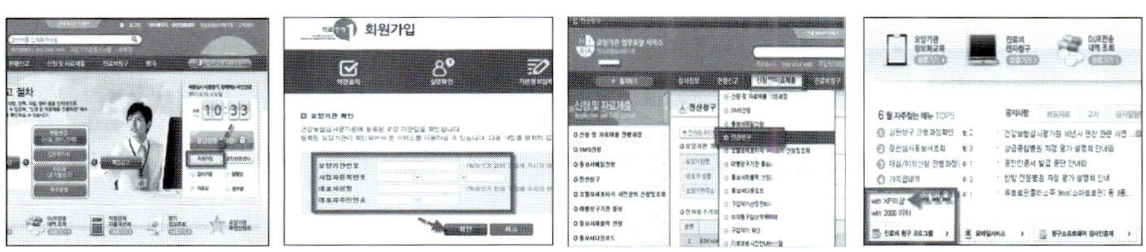

### (5) 의료기관의 신고

의료기관은 진료수가를 최초로 청구하는 때에는 「국민건강보험법」 제43조제1항에 따라 시설 · 장비 및 인력 등에 대한 현황을 심사평가원에 신고하여야 한다.

의료기관은 제1항에 따라 신고한 내용이 변경된 경우에는 「국민건강보험법」제43조제2항에 따라 15일 이내에 변경사항을 심사평가원에 신고하여야 한다.

### (6) 심사청구서와 명세서의 구분

심사청구서와 명세서는 진료분야, 입원과 외래, 처방조제와 직접조제로 각각 구분한다.

**표 8-2** 상급종합병원, 종합병원, 치과대학부속치과병원 및 한방병원의 진료분야 구분

| 진료분야 | 진료과 |
|---|---|
| 내과분야 | 내과, 정신건강의학과, 신경과, 결핵과, 영상의학과, 방사선종양의학과, 가정의학과, 직업환경의학과, 병리과, 진단검사의학과, 핵의학과, 예방의학과 |
| 외과분야 | 외과, 흉부외과, 신경외과, 정형외과, 성형외과, 재활의학과, 마취통증의학과, 응급의학과 |
| 산 · 소아청소년과분야 | 산부인과, 소아청소년과 |
| 안 · 이비인후과분야 | 안과, 이비인후과 |
| 피부 · 비뇨기과분야 | 피부과, 비뇨의학과 |
| 치과 | 치과 |
| 한의과 | 한의과 |

### (7) 심사청구서와 명세서의 보관

청구인은 심사청구서와 명세서의 사본을「국민건강보험법 시행규칙」에서 정한 바에 따라 보관하며, 공단 및 심사평가원은 심사청구서와 명세서를 5년간 보관한다.

### (8) 진료비청구포털서비스

진료비청구포털서비스(MCPoS : Medical Claim Portal Service)는 요양기관이 요양급여 비용을 청구할 때 인터넷망을 통해 건강보험심사평가원에 직접 송신하고 그 결과(접수 중, 심사결과통보서 등)를 통보받는 편리한 무료서비스이며, 2017년 12월 말 기준, 전체 요양기관 중 97.4%인 8만 9,325개 기관이 전자청구 방식을 선택하였고, 그 중 94.1%인 8만 6,296개 기관이 MCPoS를 선택하여 요양급여 비용을 청구하고 있다.

## 3) 심사청구서 및 명세서 서식

요양기관과 심사평가원이 요양급여비용 청구와 관련하여 사용할 수 있는 문서의 종류

는 1. 요양급여비용심사청구서 2. 요양급여비용명세서(별지서식) : ㉮ 의 치과용명세서 ㉯ 한방용명세서 ㉰ 보건기관용명세서 ㉱ 약국용명세서 등이 있다.

(별지 제9-1호 서식)

| 서식번호 | G | I | 0 | 1 | ( 년 월분)<br>요양급여비용심사청구서 | 보험자 종별 구분 | | ※접수번호 | |
|---|---|---|---|---|---|---|---|---|---|

| 요양기관 | ①기 호 | | ②명 칭 | | ③전화번호 | | ④청구단위 구분 | |
|---|---|---|---|---|---|---|---|---|
| | ⑤소재지 | | | | ⑥우편번호 | | | |
| 작성자 | ⑦성명 | (서명 또는 날인) | | | 대행청구단체 | ⑨기호 | | |
| | ⑧생년월일 | | | | | ⑩명칭 | | |

| 구 분 | | | ⑪건수 | ⑫요양급여비용총액1 | ⑬본인일부부담금 | ⑲지원금 | ⑳장애인의료비 | ⑭청구액 | ⑮차등수가청구액 | ⑯본인부담상한액초과금총액 | ⑰요양급여비용총액2, 진료비총액 | ⑱보훈청구액 | ㉑건강보험100분의100본인부담금총액 | ㉒보훈본인일부부담금 | ㉓100분의100미만총액 | ㉔100분의100미만본인일부부담금 | ㉕100분의100미만청구액 | ㉖100분의100미만보훈청구액 |
|---|---|---|---|---|---|---|---|---|---|---|---|---|---|---|---|---|---|---|
| 의과 | 입원 | 1 | | | | | | | | | | | | | | | | |
| | 외래 | 2 | | | | | | | | | | | | | | | | |
| 치과 | 입원 | 3 | | | | | | | | | | | | | | | | |
| | 외래 | 4 | | | | | | | | | | | | | | | | |
| 한방 | 입원 | 5 | | | | | | | | | | | | | | | | |
| | 외래 | 6 | | | | | | | | | | | | | | | | |
| 조산 | | 7 | | | | | | | | | | | | | | | | |
| DRG | | 10 | | | | | | | | | | | | | | | | |

| 상급종합병원<br>종합병원<br>치과대학부속치과병원<br>한방병원<br>진료분야구분 | 1 | 2 | 3 | 4 | 5 | 6 | 9 |
|---|---|---|---|---|---|---|---|
| | 내과분야 | 외과분야 | 산·소아청소년과 분야 | 안·이비인후과 분야 | 피부·비뇨의학과 분야 | 치과 | 한방 |

| 차등수가 적용기준 | 차등지수 | | | | | | | | 진료일수 | | | | | | |
|---|---|---|---|---|---|---|---|---|---|---|---|---|---|---|---|
| | | . | | | | | | | | | | | . | | |

□「국민건강보험법 시행규칙」제19조제1항에 따라 요양급여비용의 심사를 청구합니다.
□「한국보훈복지의료공단법 시행령」제17조의2에 따라 진료비용의 심사를 청구합니다.

청구일자: 년 월 일

청 구 인: (서명 또는 날인)

□ 건강보험심사평가원장 귀하
□ 국민건강보험공단이사장 귀하
□ 한국보훈복지의료공단이사장 귀하

※ 첨 부: 요양급여비용명세서 매
전산매체 ( ) 매
처 방 전 매

주 : 1. ※란은 건강보험심사평가원이 기재합니다.
2. 상급종합병원, 종합병원, 치과대학부속치과병원 및 한방병원 요양급여비용명세서의 진료분야별 분리 청구시 해당 진료분야 구분란에 표시(○)하여야 합니다.
3. 보험자 종별 구분: 건강보험 진료분은 기재하지 않으며, 보훈위탁진료 요양기관의 "보훈 국비환자(상이처, 무자격자)" 입원·외래 진료분인 경우에만 "7"을 기재합니다.
4. '진료비총액', '보훈청구액', '보훈 본인일부부담금' 및 '100분의100미만 보훈청구액'은 '보훈국비환자' 또는 '보훈병원의 보훈감면환자' 진료분인 경우에 한하여 기재합니다.

(190mm x 268mm 신문용지 50g/㎡(재활용품))

(별지 제 10호 서식)

의과 입원

# 요양급여비용명세서

| 서식번호 | G | I | O | 2 |
|---|---|---|---|---|
| 등록번호 | | | | |
| 가입자성명 | | | | |
| 수진자성명 | | | | |

| 증번호 | |
|---|---|
| 공상 등 구분 | |
| 주민등록번호 | – |

| 요 양 기 관 | |
|---|---|
| 기 호 | |
| 명 칭 | |

| 상 병 명 | 분류 기호 | 수술 | 진료 과목 | 상해 외인 | 특정 기호 | 면허 종류 | 면허 번호 | 당월요양개시일 / 최초입원개시일 | 당월요양급여일수 (투약일수포함) | 진료결과 |
|---|---|---|---|---|---|---|---|---|---|---|
| | . | | | | | | | | 일 | |
| | . | | | | | | | | 일 | |
| | . | | | | | | | | 일 | |
| | . | | | | | | | | 일 | |

| 입원일수 | | 일 | 기본진료 약제,특정 재료(I) | 진료행위 (II) | 처방전 발급번호 | | | 처방일수 | |
|---|---|---|---|---|---|---|---|---|---|
| 구 분 | | | | | 점검번호 | | | | |

| 구분 | 항목 | 단위 | 기본진료 약제,특정 재료(I) | 진료행위 (II) |
|---|---|---|---|---|
| 1. 진찰료 (외래관리료 포함) | ①초 진 | 회 | 원 | 야간,공휴 회 |
| | ②재 진 | 회 | 원 | 야간,공휴 회 |
| | ③의약품관리료 | | 원 | |
| | ④응급 및 회송료 | | 원 | |
| 2. 입원료 | ①일 반 | 일 | 원 | |
| | ②내과질환자, 정신질환자 만8세미만의 소아 | 일 | 원 | |
| | ③중환자실 | 일 | 원 | |
| | ④격리병실 | 일 | 원 | |
| | ⑤신생아 | 일 | 원 | |
| | ⑥기 타 | 일 | 원 | |
| | ⑦기본식대 | | 원 | |
| | ⑧가산식대 | | 원 | |
| 3. 투약료 및 처방전 | ①내 복 | 일분 | 원 | 원 |
| | ②외 용 | 일분 | 원 | 원 |
| | ③처방전 | 회 | 원 | |
| 4. 주사료 | ①피하 또는 근육내 | 일 | 원 | 원 |
| | ②정맥내 | 일 | 원 | 원 |
| | ③수액제 | 회 | 원 | 원 |
| | ④기 타 | 회 | 원 | 원 |
| | ⑤특정 재료 | | 원 | |
| | ⑥수 혈 | 회 | 원 | 원 |
| 5. 마취료 | ① | 회 | 원 | 원 |
| 6. 이학요법료 | ① | 종 | 원 | 원 |
| 7. 정신요법료 | ① | 종 | 원 | 원 |
| 8. 처치 및 수술료 | ①처치 및 수술 | 종 | 원 | 원 |
| | ③캐스트 | 회 | 원 | 원 |
| 9. 검사료 | ①자체검사 | 종 | 원 | 원 |
| | ②위탁검사관리 | | 원 | |
| | ③위탁검사 | 종 | 원 | |
| 10. 영상진단 및 방사선 치료료 | ①진 단 | 종 | 원 | 원 |
| | ②치 료 | 종 | 원 | 원 |
| S. 특수장비 | ①CT | 회 | 원 | 원 |
| | ②MRI | 회 | 원 | 원 |
| | ③PET | 회 | 원 | 원 |
| A. 100분의50 본인부담 | ①의약품 | | 원 | 원 |
| | ②치료재료 | | 원 | 원 |
| | ③진료행위 | | 원 | 원 |
| B. 100분의80 본인부담 | ①의약품 | | 원 | 원 |
| | ②치료재료 | | 원 | 원 |
| | ③진료행위 | | 원 | 원 |
| D. 100분의30 본인부담 | ①의약품 | | 원 | 원 |
| | ②치료재료 | | 원 | 원 |
| | ③진료행위 | | 원 | 원 |
| E. 100분의90 본인부담 | ①의약품 | | 원 | 원 |
| | ②치료재료 | | 원 | 원 |
| | ③진료행위 | | 원 | 원 |
| U. 건강보험100분의 100본인부담 | ①의약품 | | 원 | 원 |
| | ②치료재료 | | 원 | 원 |
| | ③진료행위 | | 원 | 원 |
| V. 보훈 등 100분의100 본인부담 | ①의약품 | | 원 | 원 |
| | ②치료재료 | | 원 | 원 |
| | ③진료행위 | | 원 | 원 |
| W. 비급여 | ①의약품 | | 원 | 원 |
| | ②치료재료 | | 원 | 원 |
| | ③진료행위 | | 원 | 원 |

| 약품코드 (일반명 또는 제품명 코드) | 약품명 (일반명 또는 제품명) | | 1회투약량 | 1일투여횟수 | 총투약일수 | 본인부담률 구분코드 | | |
|---|---|---|---|---|---|---|---|---|
| 코드 | 분류 (예외구분코드) | 단가 | 1회투약량 | 1일투여량 또는 실시횟수 | 총투여일수 또는 실시횟수 | 금액 | 면허 종류 | 면허 번호 |
| | | | | | | | | |

특정내역

| 수술 코드 | | | |
|---|---|---|---|
| | | | |

|  | | |
|---|---|---|
| 특수장비총액 | | 원<br>원 |
| 보훈 등 100분의100본인부담금총액 | | 원 |
| 비급여총액 | | 원<br>원 |
| 11. 소계 | 원 | 원 |
| 12. 가산율 | % | 원 |
| 15. 요양급여비용총액 1 | | 원 |
| 16. 본인일부부담금 | | 원 |
| 17. 지원금 | | 원 |
| 18. 장애인의료비 | | 원 |
| 일련번호 | | ※심사조정 |

|  | |
|---|---|
| 19. 청구액 | 원 |
| 20. 본인부담상한액초과금 | 원 |
| 21. 요양급여비용총액 2, 진료비총액 | 원 |
| 22. 보훈청구액 | 원 |
| 23. 건강보험 100분의100본인부담금총액 | 원 |
| 24. 보훈본인일부부담금 | 원 |
| 25. 100분의100미만 총액 | 원 |
| 26. 100분의100미만 본인일부부담금 | 원 |
| 27. 100분의100미만 청구액 | 원 |
| 28. 100분의100미만 보훈청구액 | 원 |

※ 심사내역

| 구 분 | 코 드 | 조 정 | I, II |
|---|---|---|---|
| | | | |
| | | | |
| | | | |
| | | | |
| | | | |
| | | | |
| | | | 감 I |
| | | | 감 II |
| | | | 증 I |
| | | | 증 II |
| 계 | | | |

190mm×320mm(일반용지 60g/m²(재활용품))

(별지 제 11호 서식)

의과 외래

# 요양급여비용명세서

| 서식번호 | G | I | O | 3 | 요양기관 | |
|---|---|---|---|---|---|---|
| 등록번호 | | | | | 기호 | |
| 가입자성명 | | 증번호 | | | | |
| 수진자성명 | | 공상 등 구분 | | | 명칭 | |
| | | 주민등록번호 | - | | | |

| 상병명 | 분류기호 | 수술 | 진료과목 | 상해외인 | 특정기호 | 면허종류 | 면허번호 | 내원일자 | 요양급여일수 (원내투약일수포함) | 진료결과 |
|---|---|---|---|---|---|---|---|---|---|---|
| | . | | | | | | | | 일 | |
| | . | | | | | | | | 일 | |
| | . | | | | | | | | 일 | |

| 구분 | | 기본진료 약제, 특정재료(I) | 진료행위(II) |
|---|---|---|---|
| 1. 진찰료 (외래관리료 포함) | ①초 진 회 | 원 | 야간, 공휴 회 |
| | ②재 진 회 | 원 | 야간, 공휴 회 |
| | ③의약품관리료 | 원 | |
| | ④응급 및 회송료 | 원 | |
| | ⑤가정간호기본방문료 | 원 | |
| | ⑥만성질환관리료 회 | 원 | |
| 3. 투약료 및 처방전 | ①내 복 일분 | 원 | 원 |
| | ②외 용 일분 | 원 | 원 |
| | ③처방전 회 | 원 | |
| 4. 주사료 | ①피하 또는 근육내 일 | 원 | 원 |
| | ②정맥내 일 | 원 | 원 |
| | ③수액제 회 | 원 | 원 |
| | ④기 타 회 | 원 | 원 |
| | ⑤ 특 정 재 료 | 원 | |
| | ⑥수 혈 회 | 원 | 원 |
| 5. 마취료 | ① 회 | 원 | 원 |
| 6. 이학요법료 | ① 종 | 원 | 원 |
| 7. 정신요법료 | ① 종 | 원 | 원 |
| 8. 처치 및 수술료 | ①처치 및 수술 종 | 원 | 원 |
| | ③캐스트 회 | 원 | 원 |
| 9. 검사료 | ①자체검사 종 | 원 | 원 |
| | ② 위 탁 검 사 관 리 | 원 | |
| | ③위탁검사 종 | 원 | |
| 10. 영상진단 및 방사선 치료료 | ①진 단 종 | 원 | 원 |
| | ②치 료 종 | 원 | 원 |
| S. 특수장비 | ①CT 회 | 원 | 원 |
| | ②MRI 회 | 원 | 원 |
| | ③PET 회 | 원 | 원 |
| T. 특수재료 및 관련 행위료 | ①치료재료 | 원 | |
| | ②진료행위 | 원 | 원 |
| A. 100분의50 본인부담 | ①의약품 | 원 | 원 |
| | ②치료재료 | 원 | 원 |
| | ③진료행위 | 원 | 원 |
| B. 100분의80 본인부담 | ①의약품 | 원 | 원 |
| | ②치료재료 | 원 | 원 |
| | ③진료행위 | 원 | 원 |
| D. 100분의30 본인부담 | ①의약품 | 원 | 원 |
| | ②치료재료 | 원 | 원 |
| | ③진료행위 | 원 | 원 |
| E. 100분의90 본인부담 | ①의약품 | 원 | 원 |
| | ②치료재료 | 원 | 원 |
| | ③진료행위 | 원 | 원 |
| U. 건강보험100분의100본인부담 | ①의약품 | 원 | 원 |
| | ②치료재료 | 원 | 원 |
| | ③진료행위 | 원 | 원 |
| V. 보훈 등 100분의100 본인부담 | ①의약품 | 원 | 원 |
| | ②치료재료 | 원 | 원 |
| | ③진료행위 | 원 | 원 |
| W. 비급여 | ①의약품 | 원 | 원 |
| | ②치료재료 | 원 | 원 |
| | ③진료행위 | 원 | 원 |

| 처방전 발급번호 | | 처방일수 | | 본인부담금 발생횟수 | | 직접조제 횟수 | |
|---|---|---|---|---|---|---|---|
| 점검번호 | | | | | | | |

| 약품코드 (일반명 또는 제품명 코드) | 약품명 (일반명 또는 제품명) | | 1회투약량 | 1일투여횟수 | 총투약일수 | 본인부담률 구분코드 | | |
|---|---|---|---|---|---|---|---|---|
| 코드 | 분류 (예외구분코드) | 단가 | 1회투약량 | 1일투여량 또는 실시횟수 | 총투여일수 또는 실시횟수 | 금액 | 면허종류 | 면허번호 |
| | | | | | | | | |

특정내역

| 수술 코드 | | | |
|---|---|---|---|

| 항목 | I | II | 항목 | 금액 |
|---|---|---|---|---|
| 투약료총액 | | 원 | 17. 지원금 | 원 |
| 특수장비총액 | | 원 | 18. 장애인의료비 | 원 |
| 특수재료 및 관련 행위료 총액 | | 원 | 19. 청구액 | 원 |
| 보훈 등 100분의100본인부담금총액 | | 원 | 20. 본인부담상한액초과금 | 원 |
| 비급여총액 | | 원 | 21. 요양급여비용총액 2, 진료비총액 | 원 |
| 11. 소계 | 원 | 원 | 22. 보훈청구액 | 원 |
| 12. 가산율 | % | 원 | 23. 건강보험 100분의100본인부담금총액 | 원 |
| 15. 요양급여비용총액 1 | | 원 | 24. 보훈본인일부부담금 | 원 |
| 16. 본인일부부담금 | | 원 | 25. 100분의100미만 총액 | 원 |
| 일련번호 | | ※심사조정 | 26. 100분의100미만 본인일부부담금 | 원 |
| 수진자 일련번호 | - | | 27. 100분의100미만 청구액 | 원 |
| | | | 28. 100분의100미만 보훈청구액 | 원 |

※ 심사내역

| 구분 | 코드 | 조정 | I, II |
|---|---|---|---|
| | | | |
| | | | |
| | | | |
| | | | |
| | | | |
| | | | |
| | | | 감I |
| | | | 감II |
| | | | 증I |
| | | | 증II |
| 계 | | | |

190mm×320mm(일반용지 60g/㎡(재활용품))

# 2. 심사청구서 명세서 작성요령

## 1) 요양급여비용 명세서 작성요령

### (1) 요양개시일 및 요양급여일수 등

① "상병명 및 상병분류기호"란에는 통계청 고시에 따른 「한국표준질병 사인분류」의 상병명 및 분류기호를 주상병, 부상병, 배제된 상병 순으로 기재(영문자는 반드시 대문자로 기재, ' ' 또는 *, † 등 특수기호는 기재 생략)한다.

② "당월요양개시일"란에는 해당 요양기관에 해당 상병의 요양급여를 위하여 그 달에 최초 입원한 연, 월, 일을 기재하고, 30일을 초과한 입원요양급여비용의 분리 청구 시에는 "최초입원개시일"란에 해당 상병의 요양급여를 위해 최초 입원한 연, 월, 일을 기재한다.

③ "내원일자"란에는 해당 요양기관에 해당 상병의 요양급여를 위하여 외래에 내원한 일자를 기재하며, 동일인에게 초진 및 재진을 1일에 2회 이상 행하고 초 재진 진찰료를 2회이상 산정하는 경우에는 명세서 '특정내역'란에 그 사유를 기재한다.

④ "당월요양급여일수(외래 명세서의 경우는 '요양급여일수')"에는 해당 상병으로 당월(당일)에 요양급여를 받은 실 일수를 기재하며, 입원 또는 내원일수에 투약일수(의료기관의 경우 원내투약일수)를 산입하여 산정한다. 이때 입원 또는 내원일수와 투약일수가 중복될 때에는 1일로 계산한다.

⑤ "입원일수"는 상대가치점수표 제2부 제1장 2.입원료 등 산정지침에도 불구하고 수진자가 입원한 날부터 퇴원일까지의 일수를 기재한다.

⑥ 동일인에 대하여 정률제 명세서, 정액제 명세서 등으로 각각 작성될 경우에 "당월요양개시일"은 각 명세서상의 해당 최초 진료일자를, "당월요양급여일수(요양급여일수)"는 해당 명세서상의 투약일수를 포함한 요양급여기간만을 기재하며, "총 내원일수"란에도 해당 명세서상의 내원일수만을 기재한다.

⑦ "총내원일수"는 수진자가 내원하여 진료를 받은 실 일수를 기재하되, 동일인에게 초진 및 재진을 1일에 2회 이상 행하고 초 재진 진찰료를 2회 이상 산정하는 경우에는 "특정내역"란에 그 사유를 기재하고 내원일수는 1일로 기재한다.

⑧ "진찰횟수"란은 차상위 (장애인) 만성질환 18세미만 본인부담경감대상자가 외래진료 시 동일한 상병에 대하여 1일 2회 이상 진찰을 한 경우 진찰한 횟수를 기재한다.

#### (2) 소계, 가산율 및 금액, 요양급여비용총액 1, 본인일부부담금, 청구액 등

① "소계"란은 "1"란부터 "T"란까지의 (Ⅰ)란의 합계금액과 (Ⅱ)란의 합계금액을 각각 기재한다.

② "가산율"란은 요양기관종별 가산율을 기재하고, 가산금액란은 (Ⅱ)란의 소계금액에 요양기관종별 가산율을 곱한 금액으로 기재하되, "원"미만은 4사5입 한다.

④ "요양급여비용총액 1"란은 종별가산율이 적용 안되는 (Ⅰ)란과 종별가산율이 적용되는 (Ⅱ)란의 소계와 가산금액을 합한 총 금액에서 10원미만은 절사한 금액을 기재한다.

⑤ "본인일부부담금"란은 100원 미만 절사한 금액으로 기재하되, 입원진료의 경우에는 10원 미만 절사한 금액으로 기재한다.

⑥ "청구액"란은 "본인일부부담금"을 공제한 금액을 기재한다.

### 2) 작성요령

#### (1) 끝수계산

심사청구서와 명세서에 기재하는 금액 중 요양급여비용총액 1, 본인일부부담금, 청구액 및 건강보험 100분의100 본인부담금총액은 10원 미만의 끝수가 있을 때에는 그 끝수는 계산하지 아니하며, 금액 이외의 금액은 원 미만을 사사오입한다.

#### (2) 증번호

공단에서 발행한 증에 기재된 증번호를 기재한다.

#### (3) 수진자 성명, 주민등록번호 등

건강보험증과 주민등록상의 주민등록번호가 서로 틀리는 경우에는 건강보험증에 기재되어 있는 주민등록번호를 기재하되, "특정내역기재란"에 그 사실을 표기한다.

#### (4) 상병명 및 상병분류기호

요양급여비용 청구시 사용하는 상병명 및 상병분류기호는 「한국표준질병 사인분류」

에 따라 주상병-부상병-배제상병(추정상병) 순으로 기재하되, 분류기호가 6단위로 분류되어 있는 경우 6단 분류기호까지 기재하고, 분류기호가 3단위, 4단위 또는 5단위까지만 분류된 경우는 3단, 4단 또는 5단 분류기호를 기재하며, 분류기호란의 앞자리에서 부터 기재한다.

### (5) 특정내역 등 기재

상해외인, 특정기호, 의약분업예외구분코드 등 특정의 진료(조제)내역 및 청구내역에 대한 추가적 기술사항 등이 있을 "특정내역기재란"에 기재한다.

① 상해외인 :

「한국표준질병 사인분류」에 따라 상병의 원인에 해당되는 분류기호 중 영문 첫 자리(V, W, X 또는 Y)만 기재한다.

② 특정기호 :

만성신부전증환자, 암환자, 조혈모세포이식대상질환자, 혈우병환자, 장기(간장, 심장, 췌장)이식환자 등 "특정기호코드"에 해당되는 기호를 기재한다.

### (6) 진료결과

- 명세서상 최종 진료일의 환자상태를 구분하여 진료결과에 따라 해당 코드를 아래와 같이 기재한다

**표 8-3** 진료결과 구분코드 기재

| 진료결과 | 구분코드 |
|---|---|
| 최종진료일 당시 입원중이거나 계속내원이 예정된 경우(계속진료) | 1 |
| 타 요양기관으로 환자의 진료를 의뢰한 경우(이송) | 2 |
| 당초 의뢰한 요양기관 또는 1단계 요양기관으로 보낸 경우(회송) | 3 |
| 요양기관내에서 사망이 확인된 경우(사망) | 4 |
| 이송, 회송, 사망에 해당되지 않은 퇴원인 경우이거나<br>계속 내원이 필요치 않아 외래진료가 종결된 경우 | 9 |

### (7) 명세서 작성순서

명세서 중단 우측 란에는 "요양급여의 내역과 처방 내역"은 (1) 처방전 발급번호 및 점검번호, 처방일수 (2) 처방내역 (3) 요양급여의 내역 순으로 기재한다.

**그림 8-4** 건강보험 요양급여비용 명세서작성 실습

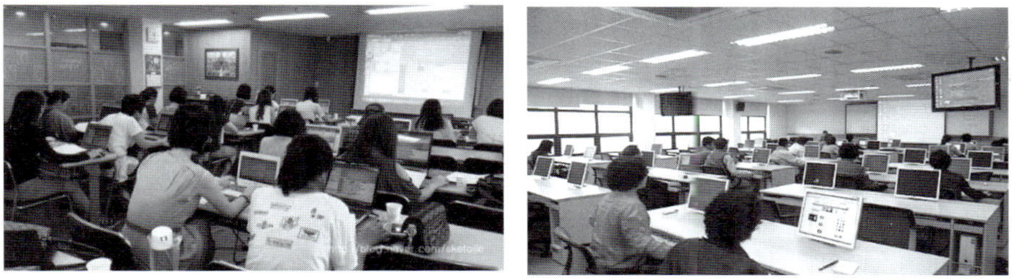

## (8) 진료비 청구

① I항 : 기본진료료(진찰료, 입원료, 의약품관리료), 약지(투약 및 주사), 치료재료 및 혈액, 식대 등 : 종별가산율을 적용하지 않는다.

② II항 : 란은 요양기관 종별 가산율이 적용되는 주사행위료, 조제료, 검사료, 영상의학진단료, 마취료, 정신요법료, 이학요법료, 처치 및 수술료,캐스트료 등 비용을 기재한다.

③ 종별가산금액(가산율) : 진료행위(II)의 소계란 금액에 요양기관종별가산율을 곱한 금액을 기재하고 원미만 4사5입 한다.

④ 요양급여비용총액 (진료비총액) : I항 + II항 + 종별가산금액 : 10원미만은 절사한다.

⑤ 처방일수 : 처방전에 기재된 처방약품별 처방일수 중 가장 긴 처방일수를 기재하되, 일자별로 처방내역이 달라 각각 다른 의약품을 조제하도록 처방된 경우에는 각각의 처방일수를 합산하여 기재한다.

⑥ 검체검사 위탁의 경우 의뢰기관은 "검사료"란의 (I)란에 위탁검사관리료, 위탁검사료를 구분하여 각각 총 합산한 금액을 기재하되, 위탁검사료에는 위탁검사 해당항목의 소정 검사료와 별도 산정 가능한 재료대를 합산하여 기재한다.

**그림 8-5** 진료비청구명세서 작성 심사화면

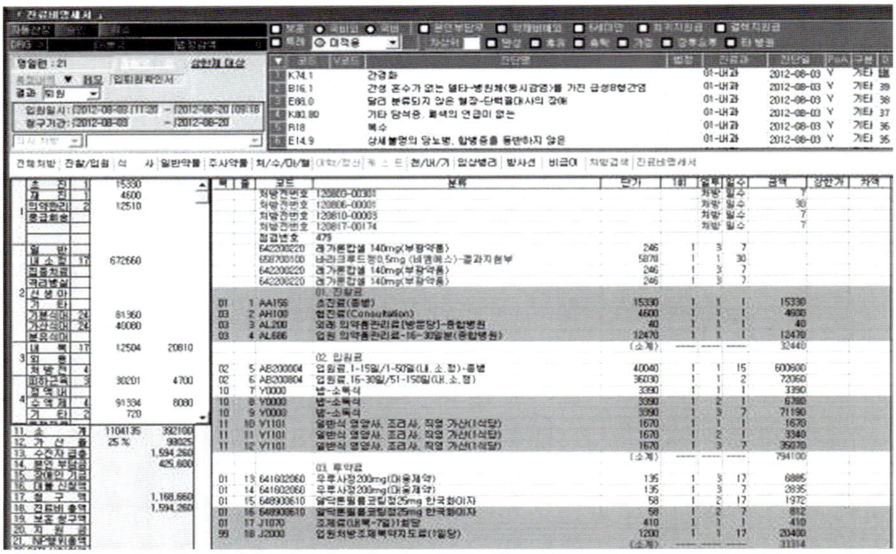

### (9) 요양급여비용 명세서 작성시 필수 기재사항

요양급여비용 청구시 필수 기재사항은1. 가입자의 성명 및 건강보험증 번호 2. 요양급여를 받은 사람의 성명 및 주민등록번호 3. 상병명 또는 부상명 4. 요양 개시 연월일 및 요양 일수 5. 요양급여비용의 내용 6. 본인부담금 및 비용청구액 7. 처방전 내용 등이다.

# 8-2 진료비심사 및 청구

{ 학습목표 } 1. 심사기준에 의한 재원심사와 퇴원 후 병원 자체심사를 할 수 있다.
2. 급여유형에 따라 진료비가 올바르게 산정되었는지 검토할 수 있다.

## 1. 심사의 개요 및 기준

### (1) 진료비 심사의 개요

진료비심사제도는 의료기관이 환자 진료 후 보험자단체에게 진료비를 청구 했을때 보험자단체에서 의료기관의 부당한 진료비청구나 착오 등의 여부를 심사하는 것이다. 이는 진료질서의 확립을 유도하고 보험재정을 보호하며, 각 의료기관의 진료서비스가 적정하게 이루어지도록 하는데 목적이 있다. 따라서 요양급여심사제도는 의료기관이 제공한 요양급여에 대하여 본인부담진료비를 제외한 보험자부담진료비를 건강보험심사평가원에 청구하였을 때 청구된 진료비가 적정하게 산정되었는지를 심사하는 제도이다.

### (2) 심사의 필요성 및 의의

요양급여비용 심사는 관계법령에서 정한 기준과 원칙에 근거하여 의학적으로 보편타당하고 경제적으로는 비용효과적인 방법으로 요양급여가 행하여졌는지 여부를 공정하고 타당하게 심사함으로써, 불필요한 과다비용의 억제와 부당한 진료비용의 지급을 방지하고 의료자원의 과소이용 및 부적절한 이용을 방지하는데 있다. 또한 사회보험제도하에서 의료보장 취지에 합당한 적정진료를 보장함으로써 요양급여에 대한 사회적 책임과 국민에 대한 의학적 보호기능을 실제화 하는데 그 의의가 있다고 할 수 있다. 따라서 요양급여비용심사는 행위별로 산정한 요양기관의 청구내용이 요양급여기준 등에 적합한지를 심사하여 청구오류나 위반사항을 조정함으로써 요양급여비용의 청구질서를 확립하고 적정진료를 유도하는데 그 목적이 있다.

### (3) 심사의 법적 근거

요양기관으로부터 요양급여에 관한 비용의 청구가 있을 때는 건강보험심사평가원이 요양급여비용(진료비)를 심사하고 보건복지부령에 따라 보험자(공단)가 진료비를 지불하며 심사의 법적인 근거는 아래와 같다.

**심사의 법적 근거**

① 국민건강보험법 제43조(요양급여비용의 청구와 지급 등)
② 제56조(건강보험심사평가원의 업무 등)
③ 국민건강보험법 시행규칙 제13조(요양급여비용의 심사 · 지급)
④ 국민건강보험요양급여의 기준에 관한 규칙 제5조(요양급여의 적용기준 및 방법

### (4) 요양급여비용의 심사

① 심사평가원은 요양급여비용의 심사청구를 받은 때에는 그 심사청구 내역이 다음 각호에 적합한지를 심사하여야 한다. 이 경우 ④에 해당하는 심사기준은 공개하여야 한다.

①요양급여기준에 관한 규칙에서 정한기준 ②요양급여비용의 산정내역

③보건복지부장관이 정한 요양급여비용의 산정지침 ④기타 심사평가원의 원장이 진료 심사평가위원회의 심의를 거쳐 정한 요양급여비용의 심사기준 등

그림 8-6 진료비 청구 심사프로그램

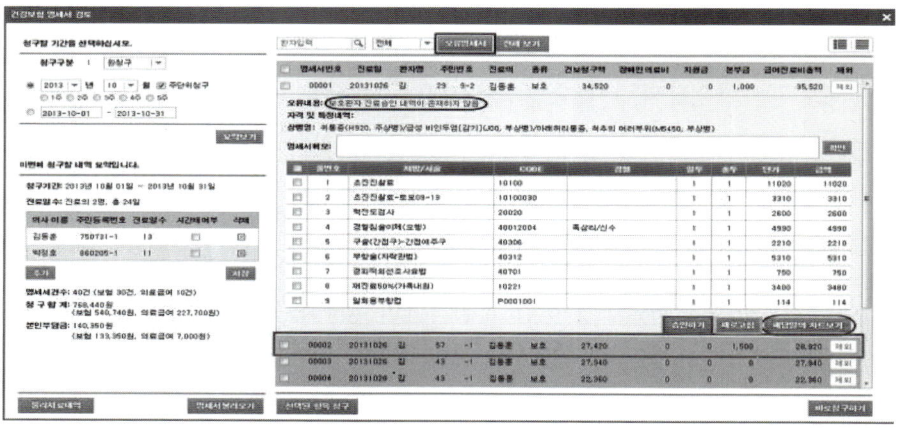

#### (5) 심사기준

심사기준은 요양기관이 청구한 요양급여비용의 심사 시 적합성 여부에 대한 판단기준을 의미하며 요양급여비용 청구에 대한 심사기준은 아래와 같다.

**심사기준**

① 국민건강보험법, 시행령, 시행규칙
② 국민건강보험요양급여의 기준에 관한 규칙
③ 요양급여의 적용기준 및 방법에 관한 세부사항[고시]
④ 요양급여비용의 내역, 건강보험 요양급여행위 및 그 상대가치 점수, 산정지침(고시)
⑤ 중증환자에게 처방 · 투여하는 약제중 보건복지부장관이 정하여 고시하는 약제에 대해 중증질환심의위원회의 심의를 거쳐 심사평가원장이 공고한 요양급여기준 및 방법에 관한 세부사항(공고)
⑥ 약가 실거래 상한액표 및 진료용 특정 재료대 실구입가
⑦ 보건복지부 유권해석 및 행정해석 ⑧ 심사평가원장이 진료심사평가위원회의 심의를 거쳐 정한 요양급여비용의 심사기준(심사지침)
⑨ 진료비 심사위원회 및 분과위원회 지침 등 기타 심사기준

## 2. 심사내용 및 방법

### 1) 병원자체심사

#### (1) 병원자체 심사(청구 전)

환자가 보험유형별 본인부담진료비를 납부하고 퇴원한 후 보험자가 부담하는 진료비에 대하여 청구하기 전에 심사하는 것을 사후심사 또는 청구전 심사라고 한다.

① 재원심사

진료기록부를 바탕으로 재원중인 환자에 대한 처방이 적절한지 여부 (처방누락, 처방과잉 진료, 적용 및 산정기준, 급여 및 비급여 적용 등)를 확인 심사하고, 퇴원심사시(퇴원예고환자) 환자의 신속 정확한 퇴원을 하기 위해서 재원중인 환자의 처방 및 진단을 심사한다.

② 퇴원심사

㉮ 퇴원예고된 환자에 대해서 적정진료비 및 보험급여기준에 맞도록 처방이나 진단을 심사한다.

㉯ 사후 삭감에 대해서 사전에 미리 걸러주는 작업을 한다.

㉰ 재원심사와 마찬가지로 급여여부 조정, 누락처방 입력, 동일처방 삭제 등의 작업과, 환자의 보험자격 및 사후 청구시에 진단이 환자의 상태와 맞도록 조정한다.

㉱ 기타 부가적인 정보를 주기 위해서 부분, 전체 코멘트 등의 정보(명일련 단위, 줄 번호단위)를 입력하고, 환자가 수납하고 퇴원할 수 있도록 심사완료 시킨다.

③ 퇴원 후 사후심사

환자가 퇴원 후 병원의 전문심사요원이 진료행위 산정기준과 심사지침에 의한 심사로써 의무기록과 대조하여 진료내역과 상병일치여부, 심사기준과 유권해석, 분과 심사위원회지침 등을 참고하여 의무기록지와 대조 병원자체심사를 한 후 건강보험심사평가원으로 정보통신망을 이용 청구하게 된다.

**표 8-4** 병원자체심사 과정

| 생성된 요양급여비용 명세서의 내역과 의무기록지 대조 병원 자체 심사 |
|---|
| ① 심사시는 가능한 두 개의 전산 프로그램 화면(청구, 의무기록)을 활용한다. |
| ② 보건복지부에서 고시된 심사청구서 및 명세서 작성요령을 참고한다. |
| ③ 명세서의 맨 윗부분 기본사항(인적사항 등)이 잘 기재되었는지 확인한다. |
| ④ 명세서 기재(입력) 내용과 의무기록지를 비교하여 자체 심사(조정)한다. |

### (2) 청구시기 및 심사방법

① 청구시기

진료비는 신속 · 정확하게 청구하여 조기에 미수금을 회수하는 것이 필요하며, 따라서 입원의 경우는 가능한 주간단위로 구분하여 청구하고, 장기재원환자의 경우에는 월단위로 분할청구 하는 것이 병원경영과 미수금관리에 효율적이다.

② 심사방법

- 심사방법에는 진료비명세서에 의한 심사와 전산화면심사, 혼합방식이 있다.
- 진료비명세서에 의한 심사는 전산으로 출력된 진료비명세서를 진료기록부 및 심사기준과 대조 · 확인하는 심사방법으로 진료내역을 일자별이나 항목별로 출력된 진료비명세서  확인할 수 있는 장점이 있으나 출력에 따른 시간과 비용이 많이 소요되는 단점이 있다.

- 전산화면심사는 진료비명세서를 출력하지 않고 전산화면으로 진료기록부와 대조심사하는 방법으로 시간과 비용이 절약되는 장점이 있다.
- 혼합방식심사는 진료비명세서와 전산화면심사를 혼합하여 사용하는 방식이다. 병원별 심사방법은 상이하나 입원의 경우는 수정보완사항이 상대적으로 외래심사보다 많기 때문에 혼합방식을 많이 사용하고 외래진료비심사는 진료내역이 적고 상병기재 등 단순하므로 전산화면심사를 많이 활용하고 있다.

**그림 8-7** 병원 진료비심사화면

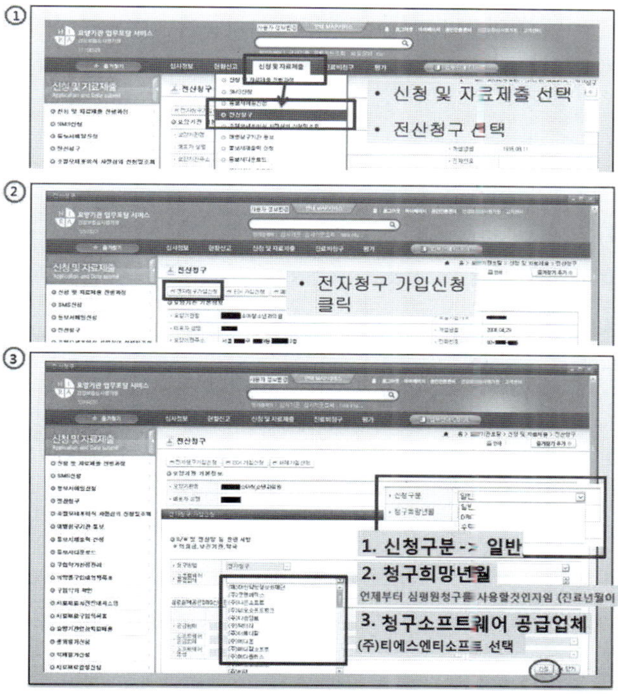


### (2) 병원의 진료비 명세서 청구절차

진료비청구란 본인이 부담하는 진료비를 제외한 보험자 부담진료비를 보험자단체에 청구하는 과정으로서 일정한 양식에 의거 서면이나 전자문서를 이용하여 청구를 하게되나 대부분 의료기관은 정보통신망을 이용한 EDI 전자문서방식으로 진료비를 청구하고 있다. 건강보험의 경우 진료비청구절차는 다음과 같다.

**표 8-5** 진료비청구절차

| 진료비청구절차 |
|---|
| ①환자 진료비 본인부담 계산→ ②보험자 미수금 발생 → ③진료비청구명세서 생성(DATA정리)→ ④ 명세서출력 또는 전산화면심사(진료기록부와 대조)→ ⑤ 병원자체심사(사전 및 사후)→ ⑥ 진료비명세서 분류→ ⑦ 검사결과지 및 소견서 첨부→ ⑧ 진료비명세 마감 및 청구액 품의→ ⑨ 보험자 단체 EDI전송 |

## 2) 건강보험심사평가원의 심사

건강보험심사평가원은 요양기관의 청구내용이 법 제39조 제2항 및 제3항의 규정에 의한 요양급여기준과 법 제 42조에 의한 요양급여비용의 내역에 적합한지를 심사한다.(시행규칙 제13조) 심사방법은 청구진료비의 효율적 심사를 위하여 지표심사와 정밀심사 및 전문심사 등으로 이루어지고 있다.

**그림 8-8** 건강보험심사평가원 홈페이지

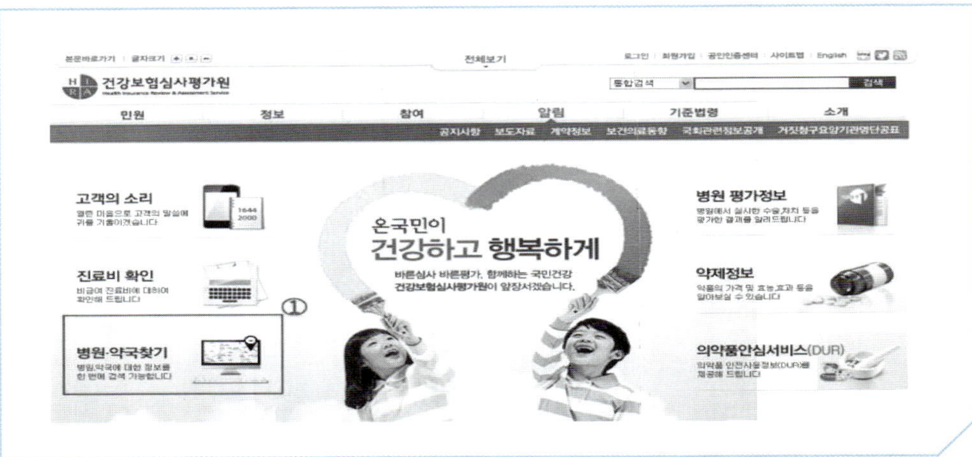


### (1) 심사처리절차 및 기간

심평원의 심사처리절차는 다음과 같이 ①전산점검 → ②심사직원심사 → ③심사위원심사 → ④전문심사의 순서로 진행된다.

**그림 8-9** 심사처리절차

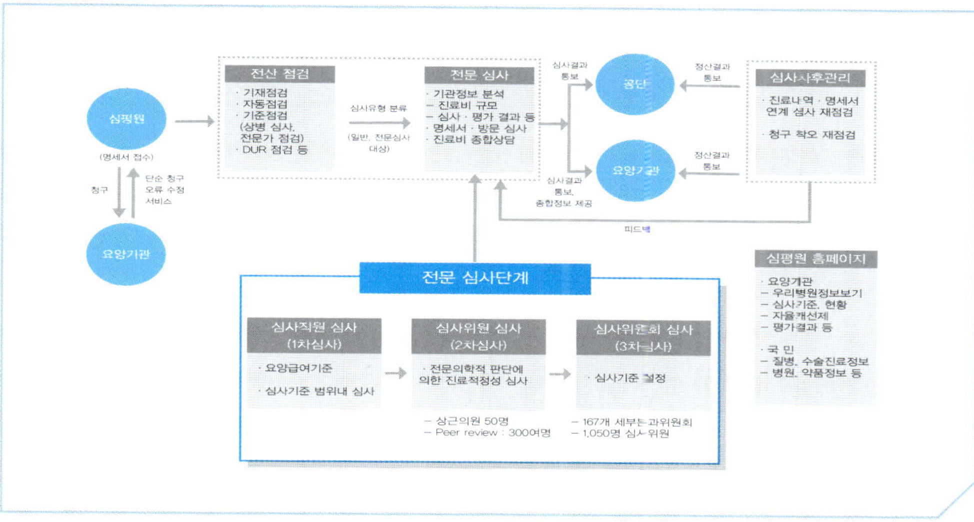


### (2) 전산점검

요양급여비용청구 시 내역에 대한 적합성여부를 심사하기 이전에 일관사항의 오류에 대한 기재점검, 약가나 수가의 단가 등에 대한 자동점검, 심사기준 적용착오 등에 대한 전문가 점검 등을 전산으로 점검하고 급증하는 심사대상건의 적시. 적정 심사처리를 위한 방안으로 의원 외래의 비교적 단순 상병이지면서 다빈도질환인 급성호흡기감염증을 대상으로 전산점검할 수 있는 시스템이 개발되어 전산으로 점검하고 있다.

### (3) 전문심사

① 심사직원 심사

심사업무를 담당하는 직원이 수진자의 인적사항, 상병명, 진료기간 등 일반사항의 확인과 요양기관의 요양급여비용 청구경향을 분석하고, 심사기준의 범위 안에서 청구내역의 적합성여부에 대하여 점검하는 심사방법을 말한다.

② 심사위원 심사

심사위원이 의뢰한 전문심사대상기관에 대한 기관별 심사와 청구사례에 대하여 심사하는 것으로서 심사직원이 작성한 심사소견 등을 참조하여 해당기관 또는 해당명세서에 대한 진료경향분석 등을 통하여 전문의학적 판단에 의한 진료의 적정성 여부를 심사한다.

③ 심사위원회 심사

요양급여비용에 대한 심사결정을 위하여 고도의 의학적 판단을 요하는 경우 합의에 의한 결정을 위하여 진료심사평가위원회에서 심의하여 결정하는 것을 말한다.

### (4) 선별집중심사 항목

심사 관리가 필요한 진료항목을 사전에 파악, 선별하여 집중 심사함으로 부적절한 진료비 지출을 방지하며 진료행태 개선을 통한 의료의 질 향상을 추구한다.

## 3. 심사관련 보완자료의 요청

(1) 심사평가원은 제2조의 규정에 의하여 요양기관으로부터 제출받은 자료만으로 요양급여비용의 심사가 곤란하다고 인정되는 경우에는 진료기록부, 수진자에게 발행된 진료비계산서 사본, 별지 제1~2호 서식에 의한 의료의 질 향상을 위한 점검표 등 요양급여비용 심사에 필요한 보완자료의 제출을 요청할 수 있다.

(2) 제(1)항의 규정에 의하여 보완자료의 제출을 요청하는 경우에는 심사평가원은 10일의 기간을 정하여 요청하여야 하며, 동 기간 내에 보완자료를 제출하지 아니하는 경우에는 다시 7일의 기간을 정하여 보완자료의 제출을 요청하여야 한다.

## 4. 요양급여비용 심사 · 지급

(1) 국민건강보험공단은 심사평가원의 요양급여비용의 심사결과를 통보받은 때에는 지체 없이 지급 전 사전점검 후 요양기관의 금융기관 계좌번호로 요양급여비용을 송금하고 그 내역을 요양급여비용 지급통보서에 의하여 요양기관에 통보하여야 한다.

(2) 공단은 제1항의 규정에 의한 지급 전 사전점검결과 지급불능사항이 있을 경우에는 당해 요양기관이 납득할 수 있도록 항목별 사유별 내역을 요양기관에 통보하여야 한다.

(3) 심사기간은 서면청구 및 전산기록장치에 의한 자기매체(diskette)청구는 40일 이내, 전자문서교환방식(EDI)에 의한 청구는 15일 이내, DRG의 경우 3일 이내에 심사하여 그 내용이 기재된 요양급여비용 심사결과통보서를 공단 및 해당 요양기관에 각각 송부하여야 하며, 요양급여비용 심사결과통보서를 받은 공단은 지

체 없이 요양급여비용 지급명세가 기재된 요양급여비용 지급통보서에 따른 요양급여비용을 해당 요양기관에 지급하여야 한다.

### 요양급여비용 진료비지급방법

(1) 요양급여비용 지급기관은 의료보장의 유형에 따라 상이하며 건강보험은 국민건강보험공단, 의료급여는 시 · 군 · 구청, 자동차보험은 각 자동차보험 손보사, 산재는 근로복지공단으로 나누어져 있다. 의료급여진료비는 건강보험과 동일하게 시 · 군 · 구청에서 국민건강보험공단에 예탁한 진료비에서 지급하고 있으며, 산재보험의 경우에는 요양기관을 관할하는 근로복지공단 지역본부나 지사에서 심사하고 요양기관으로 지급하고 있다. 자동차보험의 경우는 심평원의 심사결과에 따라 각 보험사별로 진료비를 요양기관에 지급하고 있다.

(2) 건강보험의 경우 요양기관에서 진료비를 청구하였을 때는 건강보험심사평가원 진료비청구명세서 접수일로부터 15일 이내(EDI 청구기관은 10일 이내)에 진료비의 90%를 개산불로 지급하고 나머지는 심사 후 지급함을 원칙으로 하고 있다.

## (4) 건강보험진료비 지급현황

건강보험 진료비는 69조 3,352억 원으로 전년대비 7.4% 증가했고, 급여비는 51조8,225억 원으로 전년대비 7.2% 증가한 것으로 나타났다.

**표 8-6** 건강보험 진료비 (단위: 억 원, %)

| 구분 | 2013년 | 2014년 | 2015년 | 2016년 | 2017년 |
|---|---|---|---|---|---|
| 진료비<br>(전년대비 증감률) | 509,552<br>(6.5) | 544,272<br>(6.8) | 579,546<br>(6.5) | 645,768<br>(11.4) | 693,352<br>(7.4) |

자료출처: 국민건강보험공단 통계연보

**그림 8-10** 진료비심사 점유율 및 종별 심사 진료비

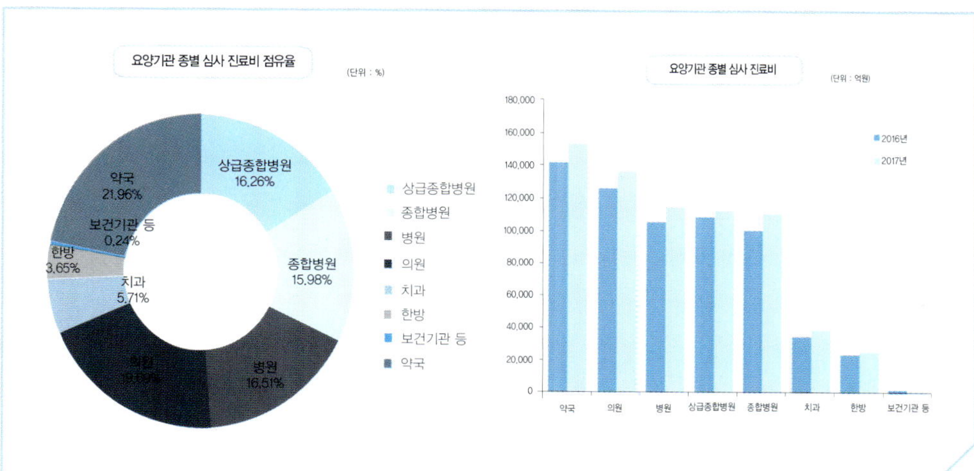

# 8-3 심사지급 분석 및 이의신청 · 재심청구

**{ 학습목표 }** 1. 보험자의 심사지급에 대한 진료비 조정내역을 분석할 수 있다.
2. 진료비심사 결정사항에 대한 이의신청이나 재심청구, 심사청구를 요청할 수 있다.

## 1. 심사관리 및 이의신청

### 1) 심사관리

#### (1) 심사사후관리

심사사후관리란 요양급여비용 심사청구에 대하여 심사가 종결되고, 그 결과를 건강보험공단 및 요양기관에 통보한 후 심사가 심사기준에 의하여 정확하게 이루어졌는지를 재점검 하여 부당청구 및 지급된 금액이 확인된 경우 이를 환수하고, 점검결과를 추후 심사과정에 반영하는 것을 말하며, 세부업무로는 고액진료건 청구착오 점검, 중복청구건 점검, 소멸시효완료건 점검, 요양기관현황(변경)신고에 대한 점검 등이 있다.

#### (2) 이의신청 및 권리구제

이의신청이란 심사평가원처분에 대한 권리구제절차로서 요양급여비용 심사 및 요양급여의 적정성에 대한 평가 등에 관한 심사평가원의 처분에 불복하여 법령에서 정한 서식에 의거 처분의 취소나 변경을 신청하는 것이며, 이의신청은 일종의 행정심판으로써 이는 행정기관이 행하는 행정법상의 분쟁해결의 절차이다.

① 이의신청은 요양기관 또는 공단은 심사평가원의 요양급여비용의 심사결과에 이의가 있을 때에는 법 제76조제3항의 규정에 의하여 처분이 있음을 안 날부터 90일 이내에 문서로 이의신청을 하여야 하며 처분이 있은 날부터 180일이 경과하면 이를 제기하지 못한다. 다만, 정당한 사유에 의하여 그 기간 내에 이의신청을 할 수 없었음을 소명한 때에는 그러하지 아니하다. 아울러, 제8조제2항의 규정에 의한 새로운 조정사유에 대한 이의신청일 경우에는 조정사유를 통보받은 날로부터 가산한다.

② 이의시청 후 결과통보는 심사평가원이 제1항의 규정에 의한 이의신청을 받은 때에는 영 제51조의규정에 의하여 60일 이내에 이의신청결과를 통보하여야 한다. 단, 부득이한 사정이 있을 경우에는 30일의 범위 안에서 그 기간을 연장할 수 있으며, 기간을 연장한 때에는 결정기간이 만료되기 7일 전까지 이의신청인에게 이를 통지하여야 한다.

③ 이의신청 및 이의신청의 결정서식은 규칙 제43조의 규정에 의한 서식(별지 제34호 및 제35호)에 의한다.

### (3) 재심청구

재심청구란 요양급여비용의 심사결과에 이의가 있을 때에는 요양급여비용 심사결과 통보서를 받은 날로부터 90일 이내 재심사조정청구를 할 수 있으며, 신청방법은 서면 또는 웹(Web)으로 신청할 수 있다. 심사평가원은 30일 이내에 재심사조정 결과를 통보한다. 단 부득이한 경우에는 30일의 범위 안에서 그 기간을 연장할 수 있다. 또한 재심사조정청구에 대한 심사평가원의 결정에 불복이 있는 경우 심사평가원에 이의신청을 할 수 있다.

### (4) 심판청구

심판청구는 이의신청에 대한 결정에 불복이 있는 자는 보건복지부 건강보험분쟁조정위원회에 심사청구를 할 수 있다. 심사청구는 처분이 있는 날로부터 90일 이내에 하여야 하며, 건강보험분쟁조정위원회는 심사청구를 받은 날로부터 60일 이내에 그 결정을 해야 한다. 부득이한 사정이 있는 경우 30일 범위 내에서 연장가능하다.

### (5) 행정소송

행정소송은 공단 또는 심사평가원의 처분에 이의가 있는 자와 제87조에 따른 이의신청 또는 제88조에 따른 심판청구에 대한 결정에 불복하는 자는 「행정소송법」에서 정하는 바에 따라 행정소송을 제기할 수 있다. 권리구제방법은 다음과 같다.

**그림 8-11** 권리구제방법

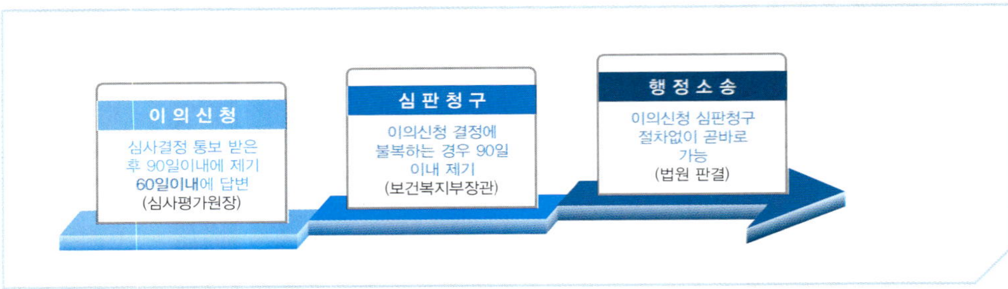


## 2. 요양급여비용 심사결과 통보 및 요양급여비용 지급

### (1) 요양급여비용 심사결과 통보

심사평가원은 요양급여비용의 심사를 한 경우에는 지체없이 심사내역을 요양급여비용 심사결과통보서에 기재하여 요양기관 및 공단에 통보하여야 한다.

### (2) 요양급여비용 지급

공단은 심사평가원의 요양급여비용의 심사결과를 통보받은 때에는 지체 없이 지급 전 사전점검 후 요양기관의 금융기관 계좌번호로 요양급여비용을 송금하고 그 내역을 요양급여비용 지급통보서에 의하여 요양기관에 통보하여야 한다. 요양급여비용의 청구과정 및 심사, 지급 흐름도는 다음과 같다.

**표 8-7** 요양급여비용의 청구, 심사, 지급 흐름도

| 요양기관 | 건강보험심사평가원 | 국민건강보험공단 | 금융기관 |
|---|---|---|---|
| ①가입자 진료<br>②요양급여비용심사 청구서 및 명세서 작성<br>③관할 심사평가원 본원 또는 지원에 요양급여비용 심사 청구 | ④청구요양급여비용 접수 및 심사<br>⑤요양급여비용 심사 결과통보(공단, 요양기관) | ⑥심사평가원의 심사 결정내역 인수<br>⑦지급전 사전점검 자료생성 및 점검(공제내역처리 및 소득세, 주민세 등 원천징수 및 납부)<br>⑧요양급여비용 지급 의뢰<br>⑨지급내역 홈페이지 게시, 지급통보서 발송(지역본부) | ⑩요양급여비용 해당 청구 요양기관 지정 계좌 송금<br>⑪청구 요양급여비용 수령(요양기관) |

# 3. 요양급여비용 심사결과통보서 및 정산심사내역서

## (1) 요양급여비용 심사결과통보서

요양기관이 청구한 요양급여비용을 심평원에서 심사한 후 그 내용이 기재된 요양급여비용 심사결과통보서를 국민건강보험공단 및 당해 요양기관에 각 각 송부한다.

## (2) 요양급여비용 정산심사내역서

요양급여비용의 심사 · 지급 후 요양기관이 심사결과에 대한 이의를 제기(이의신청 또는 재심사조정청구)하여 정산(환급)이 발생하는 경우 또는 심평원이 사후 점검 후 정산(환수)을 하는 경우 정산결과에 대한 정산 심사내역서를 국민건강보험 공단 및 당해 요양기관에 각각 송부한다.

## (3) 심사결과통보서 및 정산심사내역서 송부방법

EDI(전자문서교환방식) 청구기관은 EDI로 송부하고 서면 청구기관은 서면으로 출력하여 우편으로 송부한다.

## (4) 진료비 심사조정코드 및 상세설명 내역

요양기관에서 건강보험심사평가원으로 요양급여비용 청구 후 진료비 심사결과에 대한 통보시 심사조정코드 및 상세내역은 다음과 같다.

표 8-8 요양급여비용 심사(조정)내역 빈도 높은 사유별 코드

| 코드 | 내역 |
|---|---|
| A | 행위, 약제, 치료재료의 금액 산정착오 |
| B | 요양급여비용 산정기준 적용착오 |
| C | 요양급여기준 범위 초과 진료, 처방내역 미확인 조제 |
| D | 계산착오 |
| E | 비급여대상, 요양급여비용의 100분의100 본인부담항목 청구 |
| F | 증빙자료 미제출 |
| G | 중복청구 |
| H | 소멸시효기간이 경과된 요양급여비용청구 |

## 4. 의료기관의 심평원 진료비조정(삭감)분석

심사평가원에서 청구된 진료비에 대해 심사가 이루어지는 과정에서 보건복지부 고시나 심사기준, 약가신고, 재료대 신고, 청구경향에 의해 삭감 처리한 진료비 내역을 확인하는 과정으로 삭감된 진료내역을 분석하여 진료비 관리기준 및 이의신청을 하기 위한 작업이다.

### (1) 분석하는 방법

① 요양급여비용 심사결정금액의 정산내역서 - 삭감금액, 줄번호별 심사조정코드 확인

② 요양급여비용 삭감 금액 - Ⅰ항, Ⅱ항 확인

표 8-9 보험유형별 청구현황 및 심사조정률 (단위: 건, 백만원%)

| 구분 | | 전월 | | | 금월 | | |
|---|---|---|---|---|---|---|---|
| | | 건수 | 총 진료비 | 조정율 | 건수 | 총 진료비 | 조정율 |
| 전체 | 총계 | | | | | | |
| | 외래 | | | | | | |
| | 입원 | | | | | | |

## 5. 보완청구 및 추가청구 요령

### (1) 보완청구

요양기관에서 요양급여비용을 청구하였으나, 심사평가원에서 심사불능 처리된 건(반송건)에 대하여는 해당사유를 보완하여 명세서를 재작성하고, 심사청구서에 첨부하여 다시 청구한다. 주로 보완청구건 대상은, 가입자 및 수진자 성명 누락, 보험증번호 누락, 수진자의 주민번호누락 및 착오, 상병병 누락, 진료일자 미기재 등의 사유에 해당된다.

### (2) 추가청구

요양기관이 요양급여비용을 지급받은 명세서 중 진료내역의 일부가 당초 청구시 누락되어 누락된 진료내역만을 추가로 청구하는 경우에는 심사청구서 및 명세서의 청구구분란에는 추가청구 구분코드("2")를 기재하고, 명세서의 청구구분란에 이미 통보된 원청구서의 접수번호,명세서 일련번호를 기재하여야 하며,이 경우 반드시 진료기록부 사본을 첨부하여야 한다. 추가청구대상은 수술료 및 검사료, 약제료 등을 1차 청구시 누락된 경

우이다.

### (3) 정산진료비 환수 및 재청구

정산진료비란 건강보험심사평가원이 요양기관에서 청구한 요양급여비용명세서에 의거 1차 진료비 심사결과 지불한 금액에 대하여 보험자단체나 요양기관의 이의신청에 의하여 진료비를 추가로 지급하거나 환수하는 것을 의미한다. 진료비정산에 따른 환수의 대부분은 진료비명세서 기재착오( 보장기관 기호, 보험증 번호, 주민번호착오), 수진자의 수급자격확인소홀(자격상실자 진료, 미등재자 진료, 자격취득 전 진료), 진료비용의 이중청구, 진찰료 중복청구 등으로 자격관리에 보다 관심을 가지고 관리하면 정산진료비 환수를 사전에 예방할 수 있다.

### (4) 분리청구, 추가청구건의 심사불능시 청구방법

① 당초 분리청구 명세서가 심사불능된 경우, 「분리청구」건으로 청구

당초 청구명세서의 접수번호 및 명일련은 이전 진료분 접수번호 및 명일련을 기재하고, 해당 심사불능사유를 보완한다.

② 당초 추가청구 명세서가 심사불능된 경우, 「추가청구」건으로 청구

당초 청구명세서의 접수번호 및 명일련은 원청구분 접수번호 및 명일련을 기재하고, 해당 심사불능사유를 보완한다.

### (5) 진료행위에 대한 청구 누락방지책

건강보험심사청구와 관련 진료행위에 대한 청구누락 방지책의 사례를 참고하여 사전에 효율적인 관리가 필요하다.

**표 8-10** 요양급여비용 심사(조정)내역 빈도 높은 사유별 코드

| 코드 | 진료행위에 대한 누락방지책 | 내용 |
|---|---|---|
| 1 | 의료진의 진료기록(처방입력) | 의무기록(경과기록, 수술기록, 상병 포함) |
| 2 | 진료항목(행위)별 수가산정기준 | 산정(적용)기준 및 인정기준, 유권해석 등 |
| 3 | 미수발생액(청구대상액)과 청구차액 | 청구차액 최소화 필요(청구전 자체조정액) |
| 4 | 보험교육 및 심사기준(지침)홍보 | 의료진 및 간호부서, 진료지원부서 등 |
| 5 | 수술 후 처치료 및 간호처치료 | 기준 및 인정범위, 산정방법 등 |
| 6 | 진찰료(초진 및 재진)산정 및 협진료 관리 | 산정기준과 지침에 의한 산정 |
| 7 | 산재 및 자동차보험 비대상 질환 | 승인된 상병 외 진료비는 건강보험으로 청구 |

| | | |
|---|---|---|
| 8 | 보험청구심사 기능의 전문화 | 보험청구심사 전문요원 양성 필요 |
| 9 | 특정진료재료 관리 | 처치 및 수술재료, 봉합사 인정기준 등 |
| 10 | 가산(율) 적용대상 관리 | 공휴일, 야간, 나이, 시간, 식사가산 기준 등 |
| 11 | 심사지급내역분석 사후관리 | 보완 및 추가청구, 부당한 조정 이의신청, |
| 12 | 처방입력누락(착오) 방지 | 행위, 코드, 수량, 일수, 시간, 재료 등 |
| 13 | 응급의료관리료 산정 | 응급증상(급여) 및 비해당증상(전액본인부담) |

자료출처: S병원 및 B병원 경영진단분석보고서(김회창)

## 9. 직원 보험교육

(1) 건강보험은 매년 보건복지부에서 건강보험요양급여비용이 개정 고시되고, 또한 심사기준과 지침, 유권해석, 질의회신, 진료분과위원회지침, 심사사례 등이 변경될 수 있으므로 보험심사 관리부서(적정진료팀 또는 보험심사실 등)에서는 변경된 주요 내용을 해당 직종별로 구분하여 보험교육이 필요하다.

(2) 병원에서 건강보험심사평가원으로 심사청구 후 심사지급내역서를 분석하여 주요 사항에 대해서는 해당 진료과 의료진 및 간호부서 등에 교육(또는 공지) 또는 협조요청이 필요하다. 교육 및 공지할 자료는 이해가 쉽게 자료를 요약하여 작성하여야 한다.

(3) 특히 신규약품 및 특정재료가 입고시는 보험심사기준을 미리 파악하여 자료를 정리 후 관련부서에 진료에 참고가 될 수 있도록 통보하여 사전 심사조정(삭감)을 방지하여야 한다.

(4) 대한병원협회 또는 대한의학협회 등에서 새로운 심사기준이 병원에 통보(신설 및 변경)시는 해당부분을 요약 · 정리하여 관련 부서에 알려서 진료에 참고가 되도록 한다.

(5) 건강보험심사평가원 홈페이지의 심사관련 사항 및 유사규모병원의 심사관련 자료를 수집하여 활용하도록 한다.

(6) 상기사항을 참고하여 진료행위에 대한 누락을 방지하고, 심사의 효율성을 제고할 수 있도록 관리가 필요하다.

## 제 8장. 건강보험 요양급여비용청구 요약정리 사항 및 예상문제

### 진료비심사청구

1. 요양급여비용 청구방법 및 청구서 제출처, 청구시기
2. 요양급여비용 명세서 작성요령 및 작성순서
3. 진료비명세서 작성 청구시 I항(란) 및 II항(란) 항목
4. 진료비 심사기준과 심사내용 및 방법, 절차
5. 진료비심사 및 청구용 의무기록 서식(이해)
6. 심사지급 분석 및 이의신청, 재심청구(대상, 기간), 보완청구 및 추가청구
7. 진료비 심사조정코드 및 상세설명 내역
8. 진료행위에 대한 청구 누락방지책

**01** 건강보험 요양급여비용의 심사청구서 제출처가 옳지 않은 것은?

① 상급종합병원: 건강보험심사평가원 본원
② 종합병원: 건강보험심사평가원 본원
③ 한방병원: 건강보험심사평가원 본원
④ 병원: 건강보험심사평가원 지원

**02** 다음 중 요양급여비용 명세서 작성시( I )란에 산정하여야 하는 항목은?

① 진찰료,약제료,치료재료　② 검사료,영상진단 및 방사선치료료
③ 이학요법료,정신요법료　④ 처치 및 수술료,캐스트료

**03** 요양급여 명세서 작성시 ( II )란에 기재하여야 할 항목이 아닌 것은?

① 진찰료, 입원료　② 검사료, 영상진단료
③ 처치료, 수술료　④ 주사료, 마취료

**04** 다음 중 요양급여비용(진료비 명세서) 청구시 필수 기재사항이 아닌 것은?

① 가입자 성명 및 보험증번호 ② 가입자의 주소,혈액형
③ 수진자 주민번호, 요양급여 개시일 ④ 상병명, 상병코드

**05** 요양급여비용명세서 작성시 처방전 교부번호란의 기재방법은?

① 교부일자순 ② 교부번호순 ③ 일련번호순 ④ 점검번호순

**06** 요양급여비용 명세서 작성시 진료결과란의 표기 중 잘 못 기재된 것은?

① 계속-(1) ② 이송-(2) ③ 사망-(3) ④ 회송-(3)

**07** 진료비청구 중 입원진료비는 퇴원일이 속한 날의 다음 주 ( )부터 청구할 수 있으며, 외래진료비(약국 포함)는 내원일이 속한 날의 다음 달 초일부터 ( )로 청구하거나, 내원일이 속한 다음 주 월요일부터 주단위로 구분하여 청구할 수 있다.

① 월요일/월별 ② 화요일/월1회 ③ 수요일/월2회 ④ 목요일/월3회

**08** 장기입원환자의 경우는 입원 며칠을 초과한 경우 월단위로 분할 청구할 수 있는가?

① 10일 ② 20일 ③ 30일 ④ 50일

**09** 한국표준질병 사인 분류 중 상해외인 기재시 사용되는 분류기호가 아닌 것은?

① X ② Y ③ V ④ Z

**10** 요양급여비용 명세서작성시 ( I )란에 산정하여야 할 항목 중 틀린 것은?

① 진찰료, 입원료 ② 약품, 검사재료
③ 필름료, 수술재료 ④ 검사료, 수술료, 주사수기료

**11** 건강보험에서 야간 또는 공휴일에 시행한 진료행위 중 행위료 가산율이 적용되지 않는 것은?

① 검사료 ② 처치 및 수술료 ③ 마취료 ④ 캐스트료

**12** 건강보험에서 요양급여행위 분류 중 "다" 항목에 해당하는 진료행위는?

① EKG ② Dressing
③ Chest-PA ④ H/S 500ML/IV(주사)

**13** 다음의 검사항목 중 요양급여비용 명세서 작성시 분류가 다른 검사항목은?

① Biopsy ② Gastroscopy ③ Chest-PA ④ EKG

**14** 다음 중 건강보험 요양급여비용 명세서 작성시 행위료 분류 중 다른 항목은?

① HBsAg, HBsAb ② EKG, EEG
③ Chest-PA, Mammography ④ SGOT, SGPT

**15** 요양급여비용 명세서 작성시 상병명을 기재할 때 가장 거리가 먼 항목은?

① Impression(imp) ② Rule OUT(R/O)
③ Chief Complaints(C/C) ④ Final Diagnosis

**16** 요양급여비용청구시 상병명기재는 통계청 고시에 의한 "한국표준질병 · 사인분류"의 분류기호에 의해 상병기재순위는 ( )순으로 기재한다.

① 주상병-부상병-배제진단 순 ② 부상병-추정상병-주상병
③ 추정상병-부상병-주상병 ④ 주상병-추정상병-부상병

**17** 다음 중 요양기관에서 정보통신에 의한 전자문서교환방식(EDI)으로 요양급여비용의 심사청구를 받은 심사평가원은 며칠 이내에 심사해서 통보해야 하는가?

① 7일 ② 15일 ③ 40일 ④ 30일

**18** 요양급여비용청구 후 심사지급에 대한 심사조정코드와 내용이 잘못 연결된 것은?

① A: 금액산정착오 조정/ B: 요양급여기준 적용착오비용 조정

② C: 요양급여기준 범위초과비용 조정/ D: 계산착오금액 조정

③ E: 비급여 또는 요양급여비용의 100분의 100본인부담 항목조정

④ F: 중복청구비용 조정/G: 구입증빙자료 미제출분 조정

**19** 요양급여비용의 "심사조정코드" 가 잘못 연결된 항목은?

① A:산정착오 ② B: 요양급여기준 적용착오

③ D:중복청구 ④ F:증빙자료 미제출

**20** 요양급여비용의 심사결과에 대한 이의신청은 심사결과 통보서를 받은 날로부터 ( ) 이내에 문서로 이의신청을 하여야 하며, 심사평가원은 이의신청을 받은 날부터 ( ) 이내에 결과를 통보하여야한다. 다만, 부득이한 사정이 있는 경우에는 ( )의 범위 안에서 그 기간을 연장할 수 있다. 순서대로 맞는 것은?

① 90일,60일,30일 ② 90일,30일,10일

③ 60일,30일,20일 ④ 60일,30일,10일

**21** 요양기관에서 요양급여비용을 청구하였으나 심사평가원에서 심사불능 처리로 지급불능 등으로 반송건에 대하여 해당사유를 기재하여 명세서를 재작성하여 청구하는 것을 ( )청구라고하고, 요양기관이 요양급여비용을 지급받은 명세서 중 진료내역의 일부가 당초청구에서 누락되어 청구하는 것을 ( )청구라고 한다.

① 재청구/보완청구 ② 재청구/누락청구

③ 보완청구/추가청구 ④ 추가청구/재청구

**22** 진료비청구 후 반송되어 자료를 보완하여 청구하는 것을 ( )라고 하며, 진료비 청구 후 누락되어 청구하는 것을( ) 청구라고 한다.

① 추가청구/보완청구
② 보완청구/추가청구
③ 보완청구/정기청구
④ 재청구/보완청구

**23** 요양급여비용청구 중 진료내역의 일부가 당월청구에서 누락되었을 때의 청구는?

① 누락청구 ② 추가청구 ③ 재청구 ④ 보완청구

**24** 다음 중 심사결과에 대한 요양기관의 이의신청은 심사결과 통지서 도착일로부터 며칠 이내에 해야 하는가?

① 15일 ② 30일 ③ 60일 ④ 90일

**25** 다음 ( )안의 숫자가 순서대로 바르게 기술된 것은?

> 심사평가원은 이의 신청을 받은 날부터 ( ) 일 이내에 결정을 하여야 한다.
> 다만 부득이한 사정이 있는 경우에는 ( ) 일의 범위 안에서 그 기간을 연장할 수 있다.

① 60, 30 ② 60, 60 ③ 90, 30 ④ 90, 60

**26** 요양급여비용 심사지급에서 국민건강보험공단은 심사평가원의 요양급여비용의 심사결과를 통보받은 때에는 ( )지급 전 사전점검 후 요양기관의 금융기관(채신관서 포함) 계좌번호로 요양급여비용을 송금하여야 한다.

① 심사 후 7일 이내
② 심사 후 10일 이내
③ 심사 후 15일 이내
④ 지체 없이

**27** 입원하여 진단, 치료, 퇴원까지 행하여진 진료과정에 대한 요약하는 문서로서 의무기록 맨 앞에 철하며, 또 다른 이름으로는 "Face Sheet" 또는 "Summary Sheet" 라 하는 것은?

① 입퇴원기록지(Admission Discharge Record)

② 퇴원요약지(Discharge Summary Sheet)

③ 병력기록지(Medical History)

④ 경과기록지(Progress Notes)

**28** 환자 병력은 의사가 임시진단명(Diagnostic Impression)을 내기 위하여 필요한 정보를 활용(환자, 보호자, 동반자)기록하는 문서이며, 입원 후 24시간이내 작성하는 것이 원칙이며, 수술이 예정된 환자는 수술전에 작성하여야 하는 의무기록지로서 주요기록내용은 주소(C/c), 현재질병상태(PI), 과거병력(PHX), 개인력(PH), 가족력(FH)등을 기록한 의무기록지는?

① 입퇴원기록지(Admission Discharge Record)

② 퇴원요약지(Discharge Summary Sheet)

③ 병력기록지(Medical History)

④ 경과기록지(Progress Notes)

**29** 주치의는 자기전문분야가 아닌 영역에 문제가 발생되거나 의심이 갈 때 보다 정확한 진단이나 치료를 위해 그 분야 전문의에게 진단 의뢰하는 경우에 기록하는 서식은?

① 병력기록지(Medical History)

② 협의진단기록지(Consultation Report)

③ 의사기록지(Doctors Order Sheet)

④ 경과기록지(Progress Notes)

**30** T.P.R Sheet라고 하며, 환자의 체온(Temperature), 맥박(Pulse), 호흡(Respiration)을 측정하는 기록지는?

① 병력기록지(Medical History)

② 그라프기록지(graphic record)

③ 의사기록지(Doctors Order Sheet)

④ 경과기록지(Progress Notes)

| 정답 | 1 | 2 | 3 | 4 | 5 | 6 | 7 | 8 | 9 | 10 |
|---|---|---|---|---|---|---|---|---|---|---|
| | ② | ① | ① | ② | ① | ③ | ① | ③ | ④ | ④ |
| | 11 | 12 | 13 | 14 | 15 | 16 | 17 | 18 | 19 | 20 |
| | ① | ③ | ③ | ③ | ③ | ① | ② | ④ | ③ | ① |
| | 21 | 22 | 23 | 24 | 25 | 26 | 27 | 28 | 29 | 30 |
| | ③ | ② | ② | ④ | ① | ④ | ① | ③ | ② | ② |

National

Health

Insurance

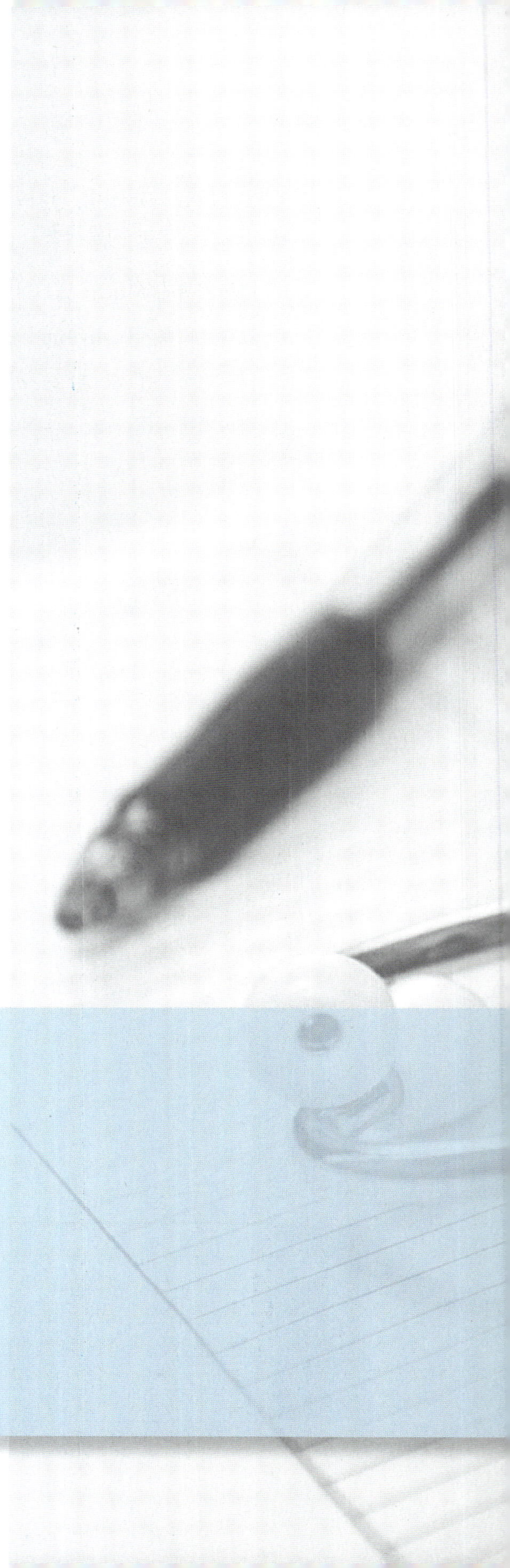

CHAPTER 09

# 요양급여 적정성 평가 및 현지조사 제도

# 9-1 요양급여의 적정성 평가

{ 학습목표 } 1. 요양기관의 현지조사의 개념과 관련 업무를 수행할 수 있다.

## 1. 요양급여의 적정성 평가

### (1) 평가 개요

요양급여 적정성 평가제도는 건강보험 가입자에게 제공되는 진찰 · 시술 · 투약 · 검사 등 요양급여에 대하여 의 · 약학적 측면의 타당성과 비용 · 효과적 측면을 평가하여 궁극적으로는 의료의 질 향상을 도모하는 것을 그 목적으로 한다. 또한, 그 결과를 공개함으로써 건강보험 가입자인 국민에게는 요양기관을 선택할 수 있도록 정보를 제공하며, 의료서비스 공급자에게는 질 향상에 필요한 비교 정보 등의 제공을 통해 자발적 노력을 유도하고 평가 결과를 보상과 연계하여 질 향상을 가속화할 수 있는 방법으로 활용하고 있다.

### (2) 요양급여의 적정성 평가

그림 9-1 건강보험심사평가원 평가정보 프로그램

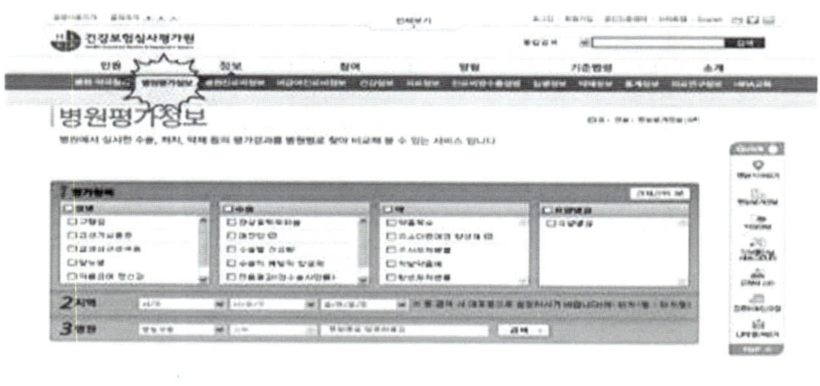

행위별수가제에서는 불필요한 서비스의 과다제공이 우려되고 이는 의료자원의 낭비 및 보험재정의 악화요인을 초래 할 수 있다. 따라서 의료의 질 문제를 개선하고 양질의 요양급여가 제공될 수 있도록 2000년 7월1일부터 건강보험법에 의한 요양급여의 적정성평가를 심사평가원에서 실시하고 있으며, 매년평가항목을 확대하여 시행하고 있다.

**표 9-1** 건강보험 심사평가원의 요양급여의 적정성 평가 현황

| 구분 | 2013(24)* | 2014(29)* | 2015(30)* | 2016(31)* | 2017(32)* |
|---|---|---|---|---|---|
| 평가영역 | • 약제급여(5종)<br>• 수술 진료량<br>• 급성심근경색증<br>• 급성기뇌졸중<br>• 관상동맥우회술<br>• 제왕절개분만<br>• 수술의 예방적 항생제<br>• 요양병원<br>• 혈액투석<br>• 의료급여 정신과<br>• 고혈압·당뇨병<br>• 대장암·유방암<br>• 유·소아 중이염 항생제<br>• 외래처방 인센티브<br>• 폐암 천식<br>• 허혈성심질환<br>• 7개 질병군 포괄수가 | • 약제급여(5종)<br>• 수술 진료량<br>• 급성심근경색증<br>• 급성기뇌졸중<br>• 관상동맥우회술<br>• 경피적관상동맥중재술<br>• 수술의 예방적 항생제<br>• 요양병원<br>• 혈액투석<br>• 의료급여 정신과<br>• 고혈압·당뇨병<br>• 대장암·유방암<br>• 유·소아 중이염 항생제<br>• 외래처방 인센티브<br>• 폐암 천식<br>• 7개 질병군 포괄수가<br>• 위암·폐렴·간암 진료 결과<br>• 만성폐쇄성폐질환<br>• 성분계열별 항생제 처방률<br>• 중환자실 | • 약제급여(5종)<br>• 수술 진료량<br>• 급성심근경색증<br>• 급성기뇌졸중<br>• 관상동맥우회술<br>• 경피적관상동맥중재술<br>• 수술의 예방적 항생제<br>• 요양병원<br>• 혈액투석<br>• 의료급여 정신과<br>• 고혈압·당뇨병<br>• 대장암·유방암<br>• 유·소아 중이염 항생제<br>• 폐암 천식<br>• 7개 질병군 포괄수가<br>• 위암·폐렴·간암 진료 결과<br>• 만성폐쇄성폐질환<br>• 성분계열별 항생제 처방률<br>• 중환자실<br>• 병원 표준화 사망비<br>• 위험도 표준화 재입원비 | • 약제급여(5종)<br>• 수술 진료량<br>• 급성심근경색증<br>• 급성기뇌졸중<br>• 관상동맥우회술<br>• 경피적관상동맥중재술<br>• 수술의 예방적 항생제<br>• 요양병원<br>• 혈액투석<br>• 의료급여 정신과<br>• 고혈압·당뇨병<br>• 대장암·유방암<br>• 유·소아 중이염 항생제<br>• 폐암 천식<br>• 7개 질병군 포괄수가<br>• 위암·폐렴·간암 진료 결과<br>• 만성폐쇄성폐질환<br>• 성분계열별 항생제 처방률<br>• 중환자실<br>• 병원 표준화 사망비<br>• 위험도 표준화 재입원비<br>• 환자 경험 | • 약제급여(5종)<br>• 수술 진료량<br>• 급성심근경색증<br>• 급성기뇌졸중<br>• 관상동맥우회술<br>• 경피적관상동맥중재술<br>• 수술의 예방적 항생제<br>• 요양병원<br>• 혈액투석<br>• 의료급여 정신과<br>• 고혈압·당뇨병<br>• 대장암·유방암<br>• 유·소아 중이염 항생제<br>• 폐암 천식<br>• 7개 질병군 포괄수가<br>• 위암·폐렴·간암 진료 결과<br>• 만성폐쇄성폐질환<br>• 성분계열별 항생제 처방률<br>• 중환자실<br>• 병원 표준화 사망비<br>• 위험도 표준화 재입원비<br>• 환자 경험<br>• 결핵 |

자료출처 : 건강보험심사평가원, 보건복지백서(2018)

### (3) 가감지급 사업

가감지급사업은 적정성 평가 결과를 보험급여 비용에 연계하여 진료 수준에 따른 차등적 진료비 보상 체계를 통해, 평가 결과가 우수한(낮은) 기관에는 경제적 인센티브(디스 인센티브)를 부여하여 의료서비스의 질 향상을 촉진하기 위한 사업이다. 2007년 7월부터 2010년 12월까지 상급 종합병원을 대상으로 급성심근경색증 및 제왕절개분만 2개 항목에 대해 가감지급 시범사업을 실시하였으며, 2011년에는 가감지급 시범사업을 본사업으로 확대하여 사업 대상도 상급 종합병원에서 종합병원까지로 늘리고, 급성기뇌졸중을 가감지급 항목으로 추가하는 등 총 3항목에 대해 가감지급을 실시하였다.

2012년에는 수술의 예방적 항생제가 가감지급항목으로 추가되고, 가감지급률도 최저 ±1%에서 최고 ±5%까지 확대하여 가감지급의 실효성을 제고하였으며, 고혈압·당뇨병의 만성질환 관리에 대한 인센티브제도가 마련되었다. 2013년에는 외래약제 적정성 평가 4항목을 추가하여 총 10개 항목에 대해 의원급까지 대상을 확대하였으며, 2014년에는 급성심근경색증(허혈성심질환 통합 평가에 따른 종료)과 제왕절개분만(평가 종료)이 가감지급 대상에서 제외되었다.

2016년에는 '외래약제처방(3항목), 고혈압 및 당뇨병' 총 5개 항목을, 2017년에는 '수술의 예방적 항생제 사용, 외래약제처방(3항목), 혈액투석, 고혈압, 당뇨병' 총 7개 항목에 대해 가감지급사업을 시행하였다.

**그림 9-2** 가감지급사업 체계도(예시: 급성기뇌졸중)

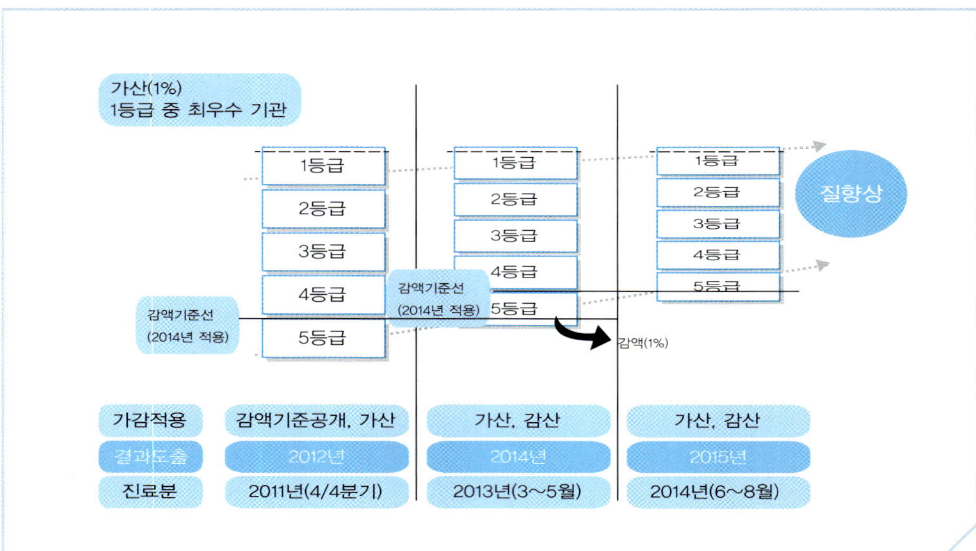

# 9-2 요양기관 현지조사

**{ 학습목표 }** 1. 요양기관의 현지조사의 개념과 관련 업무를 수행할 수 있다.

## 1. 요양기관 현지조사

### (1) 현지조사

#### ① 개요

현지조사란 요양기관이 지급받은 요양급여비용 등에 대해 세부진료니역을 근거로 사실관계 및 적법 여부를 확인 · 조사 하는 것을 말한다. 현지조사는 요양기관이 지급받은 요양급여 비용 등에 대해 세부 진료 내역을 근거로 진료 · 청구와 관련한 사실 관계를 현지에 출장하여 확인하는 것을 말하며, 매년 전체 요양기관 수 대비 약 1% 내외의 요양기관에 대하여 이루어지고 있다.

조사 결과 요양기관이 거짓 또는 부당 청구한 것으로 확인된 경우 해당 부당 금액을 환수하고, 부당 금액 및 비율에 따라 요양기관 업무 정지 또는 과징금 처분 등 행정 처분을 하고 있다. 또한, 거짓 청구 규모가 큰 기관에 대하여는 해당 요양기관의 명단을 보건복지부, 국민건강보험공단, 건강보험심사평가원 홈페이지 등에 공표하고, 수사기관에 고발하는 등의 조치도 취하고 있다.

#### ② 목적

현지조사의 목적은 요양기관의 건전한 요양급여비용 청구 풍토 조성 및 적정진료 유도와 건강보험 가입자의 수급권 보호 및 건전한 의료공급자 보호 및 불필요한 건강보험 재정 누수 방지하는데 있다.

#### ③ 법적근거

국민건강보험법 제97조(보고와 검사) 및 국민건강보혼법 제98조(업무정지), 제99조(

과징금) 및 시행령 제70조(행정처분기준)와 국민건강보험법 제115조(벌칙), 제116조(벌칙), 제119조(과태료) 등에 근거하고 있다.

### (2) 현지조사 및 내용

현지조사는 민원이나 제보, 국민건강보험공단 · 건강보험심사평가원의 급여 관리 과정 등을 통해 부당 청구가 확인되거나 부당 청구의 개연성이 높다고 판단되는 요양기관에 대하여 매월 정기조사를 실시하고 있으며, 건강보험제도 운용상 필요 분야나 사회적으로 문제가 발생한 사안 등에 대하여는 매년 항목을 특정하여 기획 조사를 실시하고 있다. 아울러, 요양기관의 거짓 · 부당 청구에 대해 선제적으로 대응하고, 올바른 요양급여비용 청구 풍토를 확립하고자 의료계와의 협력을 통해 합동설명회 개최, 부당 청구 사례 교육 홍보 등 사전 예방을 위한 노력도 지속적으로 추진하고 있다.

① 현지조사는 요양기관의 진료 및 청구내역이 법령, 각종 고시 등 심사기준에 맞는지, 허위부당 청구한 사실이 없는 지 등에 대해 현지에 출장하여 조사하는 것이다.(건강보험법 94조) 내용은 청구한 진료내역의 사실여부, 관계규정 준수여부, 본인부담금 적법 징수여부, 민원발생건수 증가 등이 있다.

② 방법 및 절차는 보건복지부장관이 건강보험심사평가원의 지원을 받아 현지조사를 실시한다. 심사상 문제기관 또는 민원 및 비위사실 제보기관, 2차의 자율시정통보에도 불구하고 시정하지 않은 기관, 검찰청 등 외부기관에서 조사 의뢰된 기관, 부당청구상시감시시스템에 의해 부당청구의 개연성이 높다고 예측된 기관, 공단의 진료내역통보 등의 과정에서 부당청구협의가 인지되어 조사 의뢰된 요양기관을 대상으로 선정한다. 조사결과에 따라 허위. 부당금액은 환수하고 건강보험법에 의한 업무정지 또는 과징금 처분,의료법 등에 의한 면허취소 또는 정지처분과 형법에 의한 형사처벌도 적용한다.

**표 9-2** 요양기관 현지조사 현황 (단위 : 개소, 억 원)

| 연도 | 조사 기관 수 | 부당사실확인 기관 수 | | | | | 부당금액 |
|---|---|---|---|---|---|---|---|
| | | 계 | 업무정지 | 과징금 | 부당이득금 환수 | 처분 절차 중 | |
| 계 | 2,357 | 2,042 | 286 | 210 | 328 | 1,218 | 1,040 |
| 2015 | 728 | 676 | 83 | 41 | 61 | 491 | 295 |
| 2016 | 813 | 740 | 12 | – | 37 | 691 | 448 |
| 2017 | 816 | | | | | | 297 |

### (3) 현지조사방법

① 현지조사방법에는 서면조사와 현장조사가 있다.

② 보건복지부 및 건강보험심사평가원의 현지조사과정은 다음과 같다.

그림 9-3 건강보험심사평가원의 현지조사과정

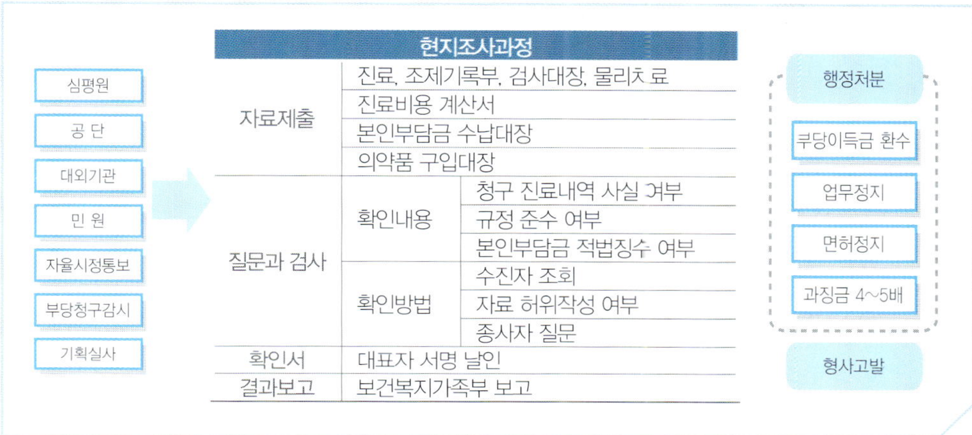


### (4) 현지조사유형

현지조사유형에는 정기조사 및 기획조사와 긴급조사, 이행실태 조사가 있다.

### (5) 행정처분 및 벌칙

부당 청구의 정도가 심한 요양기관에는 1년의 범위 내에서 업무 정지 처분을 명하되, 해당 요양기관을 이용하는 자에게 심한 불편을 주거나 기타 특별한 사유가 있다고 인정될 때에는 그 업무 정지에 갈음하여 부당 금액의 2~5배의 금액을 과징금으로 부과하고 있다.

## 제19장. 요양급여 적정성 평가 및 현지조사 요양사항 및 예상문제

### 요양급여적정성 평가 및 현지조사

1. 요양급여 적정성 평가 유형(항목) 및 대상과 가감지급
2. 현지조사의 종류와 조사방법

**01** 의료의 질적 수준향상 및 비용부담의 적정화 도모 등을 위해 건강보험 요양급여 적정성 평가를 시행하는 기관은?

① 국민건강보험공단
② 의료의 질 평가위원회
③ 대한병원협회
④ 건강보험심사평가원

**02** 다음 중 건강보험 요양급여 적정성 평가항목(진료영역별 포괄평가)이 아닌 것은?

① 1급 및 2급, 3급, 4급 법정감염병, 지정감염병
② 고혈압, 당뇨병, 천식, 만성폐쇄성질환, 혈액투석
③ 급성기뇌졸중, 폐렴, 관상동맥우회술, 허혈성심질환
④ 대장암, 유방암, 폐암, 위암, 항생제처방률, 제왕절개분만

**03** 보건복지부의 요양기관 현지조사결과 부당청구기관에 대한 국민건강보험법에 의한 행정처분(대물처분)에 해당되지 않는 것은?

① 업무정지 처분　② 과징금 처분
③ 부당이득금 환수　④ 의사면허취소 처분

**04** 요양급여 적정성평가에 대한 설명 중 관계가 먼 것은?

① 건강보험 가입자에게 제공되는 진찰 · 시술 · 투약 · 검사 등 요양급여에 대하여 의 · 약학적 측면의 타당성과 비용 · 효과적 측면을 평가하여 궁극적으로는 의료의 질 향상을 도모하는 것을 그 목적으로 한다.

② 요양급여적정성평가는 2000년 7월1일부터 건강보험법에 의한 건강보험심사평가원에서 실시하고 있다.

③ 요양급여 적정성평가결과는 비공개를 원칙으로 하고 있다.

④ 평가결과의 질병에 따라 진료비를 가감 및 인센티브를 지급하고 있다.

**05** 요양기관 현지조사 방법은?

① 일반조사와 특별조사

② 서면조사와 현장조사

③ 서류조사와 방문조사

④ 서면조사와 특별조사

| 정답 | 1 | 2 | 3 | 4 | 5 |
|---|---|---|---|---|---|
| | ④ | ① | ④ | ③ | ② |

National

Health

Insurance

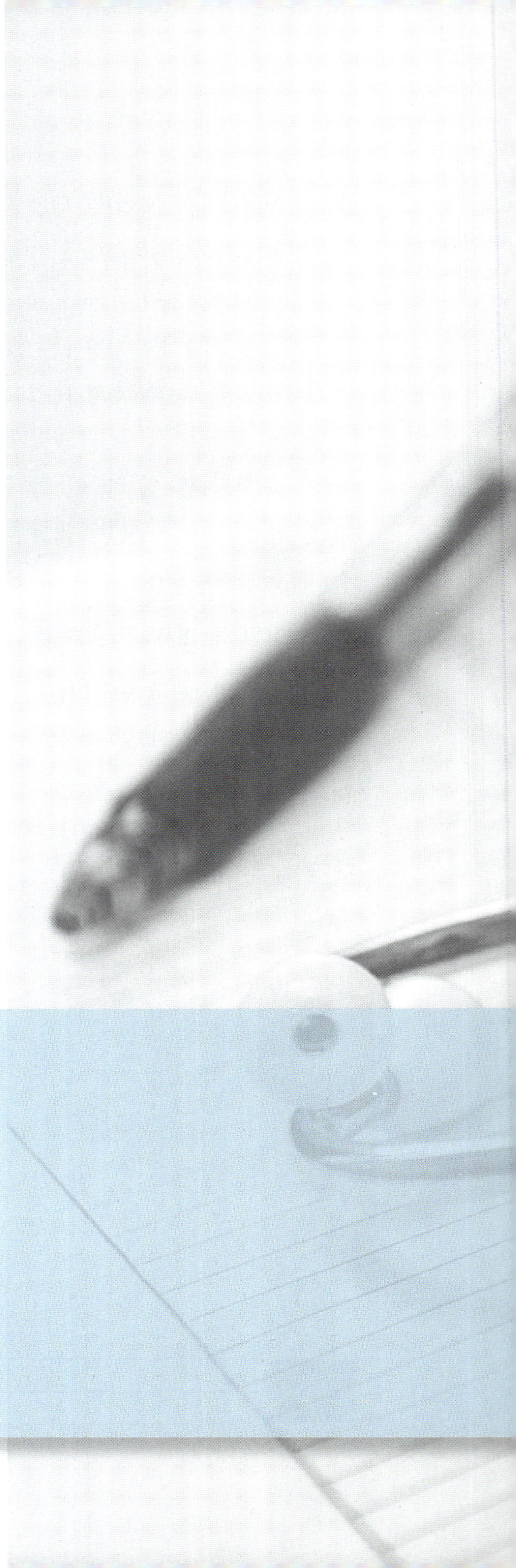

CHAPTER 10

# 국가건강검진제도

- 10-1. 국가건강검진 개요
- 10-2. 국가건강검진 관리

# 10-1 국가건강검진 개요

{ 학습목표 } 1. 국가건강검진의 제도와 실시 목적에 대하여 알 수 있다.

## 1. 건강진단의 개념

### 1) 건강의 개념

#### (1) 건강의 정의

세계보건기구(WHO)는 1948년 세계 보건기구헌장의 전문에서 건강의 정의를 "건강이란 단순히 질병이 없거나 허약하지 않을 뿐만 아니라 신체적, 정신적, 사회적 안녕이 완전한 상태이다(Health is a complete state of physical, mental, and social well-being and not merely the absence of disease or infirmity)" 라고 정의하였다.

#### (2) 건강의 중요성

건강이 중요하다는 것은 건강이 생명의 존엄성을 유지해가는 기본적 요소라는 점과 삶의 가치를 실현해 가는데 중요한 요소로 작용한다는 점에서 그 중요성을 찾아볼 수 있다. 19세기경 까지도 인간의 건강개념은 신체적 건강에 초점이 맞추어졌으나 19세기 중엽 이후에는 정신건강과 신체건강을 불가분의 관계로 이해하는 심신(정신, 신체)개념의 건강으로 이해되어 왔다. 그러나 20세기 중반 이후는 WHO가 규정한 바와 같이 정신, 신체개념의 건강은 물론 생활개념의 건강에 무게중심을 두고 있으며, 최근에는 영적건강의 개념이 도입되어야 한다는 주장도 제기되고 있다.

## 2) 건강검진

### (1) 건강진단의 개념

개인의 건강상태 및 질병이상 유무에 대하여 의사의 진찰과 검사 등을 통하여 건강을 진단하는 것을 의미한다. 따라서 건강진단의 목적은 체계적인 선별검사를 통하여 각종 질병을 조기예방과 조기발견 및 조기치료를 할 수 있게 하고, 생활습관을 개선하여 건강을 증진시키는 예방적 활동이라고 할 수 있다. 또한 조기예방과 조기진단을 통한 건강관리로 삶의 질을 향상시킬 수 있다.

**① 건진(健診)과 검진(檢診)**

건진(健診)은 건강진단(健康診斷)의 약어이며, 검진(檢診)은 검사(檢查)와 진단(診斷)의 약어이다.

**② 조기검진**

조기검진이란 특별한 자각증상이 없어서 치료를 받고 있지는 않지만 건강문제를 가지고 있는 사람들을 찾아내는 방법으로써 정의상 무증상자(no symptom)를 대상으로 하는 보건의료서비스(건강진단)를 의미한다.

**③ 정기검진**

정기검진이란 정기적으로 건강상태를 점검하여 질병의 조기발견과 그에 따른 대책과 치료를 목적으로 하는 의학적인 조사를 의미한다.

### (2) 건강검진의 종류(유형)

건강진단의 종류는 국가검진과 일반건강진단으로 구분할 수 있으며, 국가검진은 ① 일반건강검진(1,2차) ② 암검진 ③ 의료급여생애전환기 검진 ④ 영유아 건강검진 ⑤ 학생건강검진이 있다. 일반건강진단에는 ① 근로자건강진단 ② 신체검사 ③ 특수건강진단 ④ 일반건강진단 ⑤ 종합건강진단 등이 있다.

**① 일반건강검진 및 암검진**

국민건강보험법 제47조에 의거 국민건강보험공단 주관으로 건강브험가입자(피보험자 및 피부양자)를 대상으로 실시하는 건강진단이다. 일반건강검진(1차 및 2차)은 생활습관병(성인병)의 예방 및 조기발견을 목적으로 실시하고 있으며, 암검진은 국가차원의

**그림 10-1** 건강검진 사업수행 체계

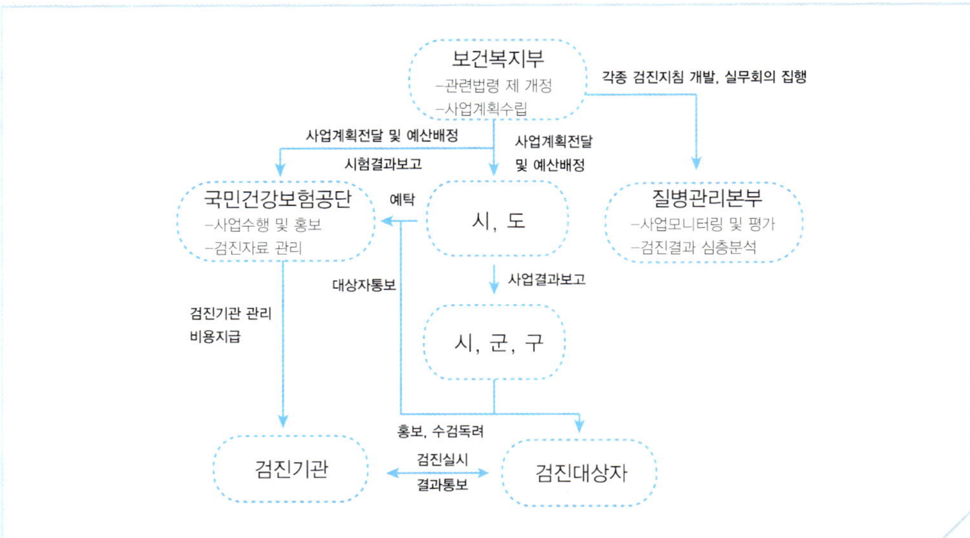


### (6) 건강검진 근거법규

- 국민건강보험법 제 47조 및 동법 시행령 제 26조
- 암 관리법 제 9조, 동법 시행령 제 9조 및 동법 시행규칙 제 7조
- 건강검진기본법 및 건강검진 실시기준(보건복지부고시 제 2019)

**그림 10-2** 건강검진

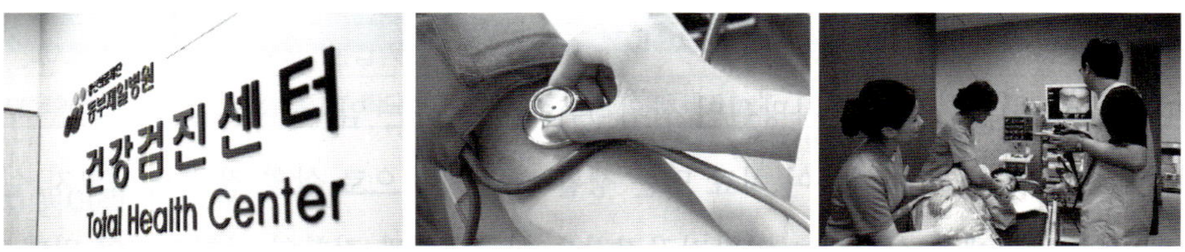


### (7) 국가 건강검진기관 현황

**표 10-2** 국가검진기관 현황

| 구분 | 계 | 종합병원 | 병원 | 의원 | 보건기관 | 치과병원 | 치과의원 |
|---|---|---|---|---|---|---|---|
| 지정기관수 | 20,072 | 329 | 1,108 | 7,872 | 162 | 158 | 10,443 |

(자료: 국민건강보험공단 통계연보)

### (8) 건강검진 수검현황

▣ 국민건강보험공단이 발표한 2016년 건강검진 수검률 추이는 다음과 같다.

- 2017년도 수검률은 일반건강검진 78.5%, 생애전환기건강진단(40세, 66세 대상) 79.8%, 암검진 450.4%, 영유아건강검진 72.1%로 나타났다.
- 최근 5년간 건강검진종별 수검률을 비교해 볼 때, 일반건강검진은 2012년 72.9%에서 2017년 78.5%로 5.6%p 증가하였으며, 생애전환기건강진단은 8.1%p 증가, 영유아건강검진은 16.7%p 증가하였다.

**표 10-3** 건강검진종류별 수검률 추이 (단위 : 천명, %, %p)

| 구분 | | 2012년 | 2013년 | 2014년 | 2015년 | 2016년 | 2017년 | 2012년 대비 2017년 증감 |
|---|---|---|---|---|---|---|---|---|
| 일반건강검진 | 수검률 | 72.9 | 72.1 | 74.8 | 76.1 | 77.7 | 78.5 | 5.6 |
| 암검진 | 수검률 | 39.4 | 43.5 | 45.8 | 48.3 | 49.2 | 50.4 | 11.0 |
| 생애전환기 건강진단 | 수검률 | 71.7 | 72.4 | 75.2 | 77.1 | 79.3 | 79.8 | 5.1 |
| 영유아건강검진 | 수검률 | 55.4 | 63.7 | 69.8 | 69.5 | 71.9 | 72.1 | |

(자료: 국민건강보험공단 통계연보)

**그림 10-3** 2011-2016년 건강검진종류별 수검률 현황(단위: %)

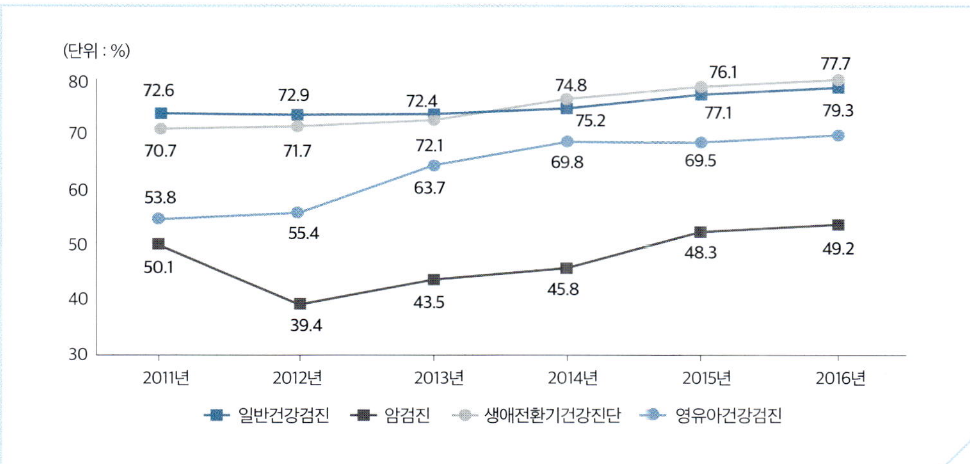


자료출처 : 국민건강보험 건강검진통계연보(2017)

#### (9) 건강검진 결과 판정현황

- 1차 일반건강검진의 종합판정 비율은 정상A 7.4%, 정상B(경계) 34.0%, 질환의심 36.7%, 유질환자 21.9%의 분포를 보이고 있다.
- 20대 이하는 정상판정비율(정상A, 정상B)이 74%로 나타났으나 70대 이상은 질환을 갖고 있는 사람(유질환자)이 약 59.4%를 차지했다. 연령이 높아질수록 정상 판정이 줄고, 질환의심이나 유질환자 판정 비율이 급격히 증가했다.
- 2017년 일반건강검진 1차 판정 비율은 2012년에 비해 정상(A+B) 6.4%p 감소했고 질환의심 1.3%p, 유질환자 5.0%p 증가했다. 이는 인구고령화에 따른 고령층 검진대상자가 늘어난 것으로 해석된다.
- 2차 검진대상 전체 수검인원은 49만6천명이며, 그 중 19만8천명이 당뇨병 검사를, 31만2천명이 고혈압 검사를 받았다.
- 당뇨병 판정 인원은 10만2천명으로 51.7%를, 고혈압 판정 인원은 16만7천명으로 검사인원의 53.5%를 차지했다. 연령별 판정비율은 당뇨병, 고혈압 모두 40대(54.5%, 57.9%)에서 판정비율이 가장 높게 나타났다.
- 2017년 당뇨병, 고혈압 판정비율은 2012년과 비교해 볼 때, 당뇨병 9.2%p, 고혈압 4.3%p 각각 증가한 것으로 나타났다. 또한 2017년 문진 결과 흡연율은 전체 21.5%로 나타났으며 남성 37.4%, 여성 3.4%로 각각 나타났다(자료출처: 국민건강보험공단 2017 건강검진통계연보)

### 2) 우리나라의 국가 건강검진 체계

#### (1) 국가 건강검진 체계

우리나라는 1988년부터 고혈압, 당뇨 등 암을 제외한 만성질환을 목표로 국가건강검진사업을 시행하기 시작했고, 2002년부터는 실제적인 국가 암검진사업을 추가로 시행하면서 가장 문제가 되는 질환들에 대하여 조기검진을 통한 사전 예방적 건강관리를 해 오고 있다. 또한 건강보험공단의 건강검진 빅데이터를 활용해 수요자에게 모바일, 인터넷 등을 통해 건강검진과 건강정보를 제공하고 있으며, 국가건강검진체계는 다음과 같다.

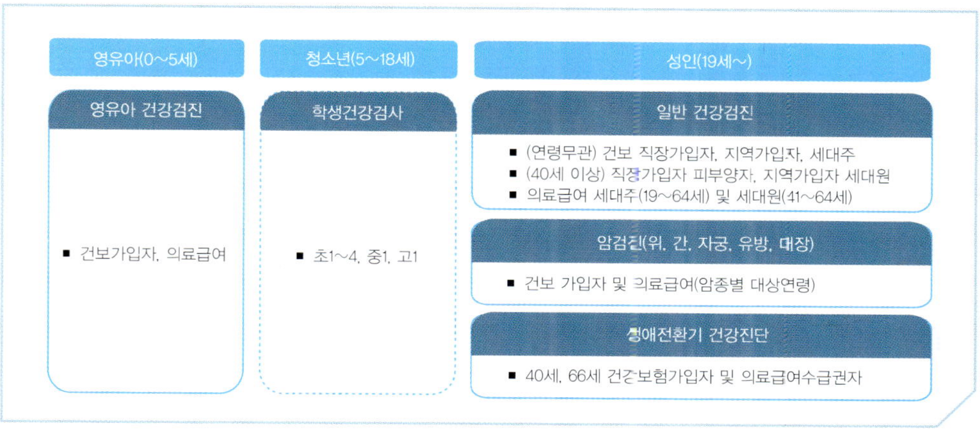


그림 10-4 국가건강검진체계

# 10-2 국가건강검진 관리

{ 학습목표 } 1. 국가건강검진의 제도와 실시 목적에 대하여 알 수 있다.
2. 국가건강검진의 예약 · 접수 · 수납업무를 수행할 수 있다.
3. 건강검진실시자의 검진비용을 청구하고, 실적을 분석 · 보고할 수 있다.

## 1. 건강검진기관의 구분 및 실시범위. 대상

### (1) 건강검진기관의 구분 및 지정기준 등

① 보건복지부장관은 법 제14조에 따라 검사항목을 고려하여 다음 각 호의 구분에 따라 건강검진기관을 지정한다. 이 경우 제1호의 일반검진기관으로 지정받거나 지정받으려는 검진기관만 제2호 가목부터 다목까지의 위암검진기관, 대장암검진기관 및 간암검진기관으로 지정할 수 있다.

㉮ 일반검진기관

㉯ 암검진기관: ①위암검진기관 ②대장암검진기관 ③간암검진기관 ④유방암검진기관 ⑤자궁경부암 검진기관 ⑥ 폐암검진기관

㉰ 영유아검진기관

㉱ 구강검진기관

**표 10-4** 검진기관의 지정기준

① 일반검진기관

| 일반검진기관 지정기준 | | | |
|---|---|---|---|
| 신청자격 | 인력기준 | 시설기준 | 장비기준 |
| 가. 종합병원<br>나. 병원(요양병원 포함)<br>다. 의원<br>라.보건소(보건의료원포함)<br>마. 의사를 두어 의과진료과목을 추가로 설치 · 운영하는 한방병원 및 치과병원 | 가. 의사: 연평균 일일 검진 인원 25명당 1명을 두되, 그 단수에는 1명을 추가한다.<br>나. 간호사(간호조무사포함) 1명 이상 | 가. 진찰실<br>나. 탈의실<br>다. 검진대기실<br>라. 임상검사(검체검사 및 진단의학검사 포함)를 하는 시설<br>마. 방사선촬영실 | 가. 신장 및 체중계<br>나. 혈압계<br>다. 시력검사표<br>라. 청력계기<br>마. 원심분리기<br>바. 혈액학검사기기<br>사. 혈액화학분석기기<br>아. 방사선촬영장치(직접촬영장치) |

| | | | |
|---|---|---|---|
| | 다. 임상병리사 1명 이상<br>※ 내원검진만 실시하는 의원은 연간 검진인원을 실진료일수로 나눈 검진인원(일일 평균 검진인원)이 15명 미만일 경우 임상병리사를 두지 않을 수 있다.<br>라. 방사선사 1명 이상<br>※ 내원검진만 실시하는 의원은 일일 평균 검진인원이 15명 미만일 경우 방사선사를 두지 않을 수 있다. | | |

### ② 암검진기관

| 암검진기관 지정기준 | | | | | |
|---|---|---|---|---|---|
| 구 분 | 신청자격 | 인력기준 | 시설기준 | 장비기준 | 그 밖의 사항 |
| 위암 | 일반검진기관 | 가. 의사 1명<br>나. 간호사 1명<br>다. 방사선사 1명 | 가. 내시경실<br>나. 회복실 | 가. 위내시경<br>나. 위장조영촬영기기(500㎃ 이상으로 위장조영검사를 실시하는 기관만 해당한다) | 조영촬영기기는 「진단용 방사선 발생장치의 안전관리에 관한 규정」에 따라 검사기준에 적합한 것으로 판정된 장비이어야 한다. |
| 대장암 | | | | 가. 대장내시경<br>나. 대장조영촬영기기(500㎃ 이상으로 대장조영검사를 실시하는 기관만 해당한다) | |
| 간암 | | | | 초음파영상진단기 | 초음파영상진단기는 식품의약품안전처장이 정하여 고시하는 시험기준 및 시험방법기준에 적합한 장비이어야 한다. |

| | | | | | |
|---|---|---|---|---|---|
| 유방암 | 가. 일반검진 기관<br>나. 종합병원<br>다. 병원<br>라. 의원<br>마. 보건소 | 가. 의사 1명<br>나. 간호사 1명<br>다. 방사선사 1명 | 가. 진찰실<br>나. 탈의실<br>다. 검진대기실<br>라. 방사선촬영실 | 유방촬영기기 (Mammography unit) | 유방촬영기기는 「진단용 방사선 발생장치의 안전관리에 관한 규칙」또는 「특수의료장비의 설치 및 운영에 관한 규칙」에 따라 검사기준에 적합한 것으로 판정된 장비이어야 한다. |
| 자궁 경부암 | 가. 일반검진 기관<br>나. 산부인과 진료과목이 개설된 병원 · 의원(산부인과 전문의가 개설한 경우만 해당한다) | 가. 의사 1명<br>나. 간호사 1명 | 가. 진찰실<br>나. 탈의실 | 가. 산부인과용 진료대<br>나.질경 (speculum) | 산부인과용 진료대는 식품의약품안전처장이 정하여 고시하는 의료기기 중 A01010 장비이어야 한다. |

[별지 제1호서식]

## 검진기관 지정신청서

※ [ ]에는 해당되는 곳에 √표를 합니다. (앞 쪽)

| 접수번호 | | 접수일자 | | 처리기간 | 10일 |
|---|---|---|---|---|---|

| 신청인 | 의료기관명 | 요양기관 기호 |
|---|---|---|
| | 개설자(대표자) | 생년월일<br>면허번호 |
| | 소재지<br>ㅁㅁㅁ－ㅁㅁㄱ | (전화번호: )<br>(팩스번호: ) |

| 지정신청 내용 | [ ]일반검진기관 [ ]영유아검진기관 [ ]구강검진기관<br>[ ]암검진기관<br>([ ]위암 [ ]대장암 [ ]간암 [ ]유방암 [ ]자궁경부암)<br>[ ]출장검진기관<br>([ ]일반검진 [ ]위암 [ ]대장암 [ ]간암 [ ]유방암 [ ]자궁경부암 [ ] 구강검진) |
|---|---|

「건강검진기본법」 제14조 및 같은 법 시행규칙 제5조제1항에 따라 검진기관 지정을 신청합니다.

년 월 일

신청인 의료기관장(인)

**국민건강보험공단 이사장 귀하**

| 신청인 제출서류 | 1. 검진 인력 · 시설 및 장비 현황 1부<br>2. 검진인력 자격과 채용관계 증명서류 1부<br>3. 진단용 방사선 발생장치 검사성적서, 방사선 방어시설 검사성적서, 진단용 방사선 발생장치 신고증명서 사본 각 1부(해당하는 기관만 제출합니다)<br>4. 유방촬영기에 대한 특수의료장비 등록증명서 및 특수의료장비 품질관리 검사성적서 사본 각 1부(해당하는 기관만 제출합니다)<br>5. 교육수료증(영유아검진기관, 일반검진기관 중 보건복지부장관이 정하여 고시하는 건강검진을 실시하는 기관 또는 구강검진기관의 지정을 신청하는 경우에만 제출합니다) | 수수료<br>없 음 |
|---|---|---|
| 담당 공무원 확인 사항 | 자동차등록증(해당하는 기관에 한정함) | |

### 행정정보 공동이용 동의서

본인은 이 건 업무처리와 관련하여 담당 공무원이 「전자정부법」 제36조에 따른 행정정보의 공동이용을 통하여 위의 담당 공무원 확인 사항을 확인하는 것에 동의합니다.

* 동의하지 않는 경우에는 신청인이 직접 관련 서류를 제출해야 합니다.

신청인 (서명 또는 인)

### (2) 실시 목적 및 범위

#### ① 일반건강검진

고혈압, 당뇨 등 심뇌혈관질환을 조기 발견하여 치료 및 관리로 연계함으로써 건강증진 도모하기 위함이다.

: 1차검진 및 2차검진

※ 2차검진은 1차검진 결과 고혈압, 당뇨병 질환의심 또는 만 70세, 만 74세 중 인지기능장애 고위험군 판정자가 대상

#### ② 의료급여 생애전환기검진

「의료급여법에 따른 의료급여수급권자 중 만 66세 이상 세대주 및 세대원에게 낙상, 치매 등 노인성 질환의 위험 증가 시기"인 만 66세에 생애전환기 검진을 실시하게 되었다. 뇌졸중 등 심 · 뇌혈관질환 위험요인 조기발견을 위해 고지혈증(중성지방, HDL-콜레스테롤), 노인신체기능(근력, 평형성), 일상생활 수행능력, 인지기능장애(치매), 골밀도 검사(골다공증) 등을 실시한다.

: 1차검진 및 2차검진

※ 2차검진은 1차검진 수검자 전체가 대상

#### ③ 암검진

우리 국민들에게 많이 발병하고, 조기진단 방법이 있으며, 치료할 수 있는 6대암(위암, 대장암, 간암, 유방암, 자궁경부암, 폐암)으로 구성하여 실시하고 있다. 따라서 검진기관 사정(예약 집중 등)에 따라 예약이 조기에 마감될 수 있으므로 반드시 사전 확인 및 예약 후 검진이 필요하다.

#### ④ 영유아건강검진

영유아 건강검진은 만 6세 미만 영유아에 대해 각 월령에 특화된 문진(시각 · 청각 문진 포함)과 진찰, 신체계측(신장 · 체중 · 머리둘레)을 공통 실시하고, 부모를 대상으로 3종의 건강교육(안전사고, 영양교육, 취학 전 교육 등)과 발달평가 및 상담을 실시하고 있다.

: 총 9회(일반검진 6회, 구강검진 3회) 실시

#### ⑤ 기타 위탁사업

의료급여수급자에 대한 국가암 조기검진사업, 생애전환기검진, 영유아건강검진이 있다.

## (3) 일반건강검진 및 암검진 대상

### ① 일반건강검진

| 구 분 | 대 상 | 실시주기 |
|---|---|---|
| 지역가입자 | 세대주 및 만 20세 이상 세대원 | 2년에 1회 |
| 직장가입자 | 비사무직 근로자 전체<br>사무직 근로자중 격년제 실시에 따름 | 비사무직 1년 1회<br>사무직 2년 1회 |
| 직장피부양자 | 만 20세 이상 직장피부양자 | 2년에 1회 |

※ 출생년도를 짝수 또는 홀수연도로 구분하여 실시하며, 2019년부터 만 20세 이상의 경우 아래 검사항목에 대해서는 일반건강검진을 실시함.

- 건강검진의 실시는 해당 연도에 실시하며, 다음 표에서 정한 검진항목의 검진 실시 시기는 이를 따른다.

**표 10-5** 일반건강검진 검진항목 및 실시시기

| 구분 | 검진항목 | 실시시기 |
|---|---|---|
| 일반건강검진 | 총콜레스테롤 | 남성 만 24세 이상, 여성 만 40세 이상 4년 마다 |
| | HDL 콜레스테롤 | |
| | 트리글리세라이드 | |
| | LDL 콜레스테롤 | |
| | B형간염 표면항원/표면항체 | 만 40세 |
| | 골밀도 검사 | 만 54, 66세 여성 |
| | 인지기능장애 | 만 66세 이상 2년 마다 |
| | 정신건강검사(우울증) | 만 20, 30, 40, 50, 60, 70세 |
| | 생활습관평가 | 만 40, 50, 60, 70세 |
| | 노인신체기능검사 | 만 66, 70, 80세 |
| 구강검진 | 치면세균막검사 | 만 40세 |
| 의료급여<br>생애전환기 검진 | 골밀도 검사 | 만 66세 여성 |
| | 인지기능장애 | 만 66세 이상 2년 마다 |
| | 정신건강검사(우울증) | 만 70세 |
| | 생활습관평가 | 만 70세 |
| | 노인신체기능검사 | 만 66, 70, 80세 |

### ② 암검진

- 당해 연도 건강검진 대상자로서 다음 기준에 해당 하는자(건강보험 및 의료급여 대상자)

**표 10-6** 암검진 종류 및 대상

| 구 분 | 대 상 |
|---|---|
| 위암 | 만 40세 이상인 자(2년 1회) |
| 간암 | 만 40세 이상 고위험군-1년에 2회(상,하반기) 간초음팡검사와 혈청알피태아단백검사(AFP혈액검사) 실시<br>[고위험군 기준]<br>1. 간경변증<br>2. B형 간염 바이러스 항원 양성<br>3. C형 간염 바이러스 항체 양성<br>4. B형 또는 C형 간염 바이러스에 의한 만성 간질환 환자 |
| 대장암 | 만 50세 이상인 자(1년 1회) |
| 유방암 | 만 40세 이상인 여성(2년 1회) |
| 자궁경부암 | 만 20세 이상인 여성(2년 1회) |
| 폐암검진 | 만 54-74세 남녀 중 30갑년 이상 흡연력을 가진 흡연자 등*을 대상으로 2년마다 폐암검진을 실시할 계획(2019.7월부터) |

**그림 10-5** 암검진 검사 실시과정

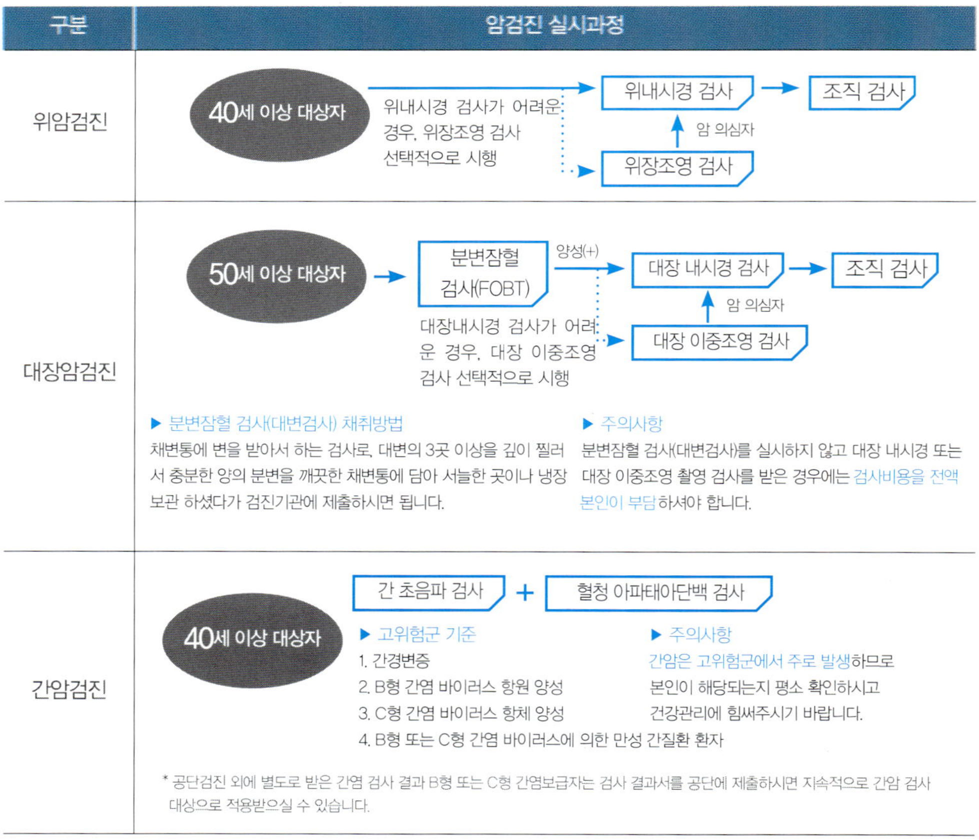

| | |
|---|---|
| 유방암 및 자궁경부암 검진 | **유방암 검진** 40세 이상 여성<br>유방 촬영 ▶ 2년마다 유방 촬영 검사<br>유방 촬영술은 유방질환의 진단에 있어 무증상 조기 유방암을 발견하는 가장 필수적인 방법으로 유방 압박으로 인한 고통이 수반될 수 있습니다.<br><br>**자궁경부암 검진** 20세 이상 여성<br>자궁경부 세포 검사 ▶ 2년마다 자궁경부 세포 검사<br>자궁적출술을 받았거나 성경험이 없으신 분은 검사 전에 반드시 검진의사와 상담하시기 바랍니다. |

자료출처: 국민건강보험공단: 2018 건강검진 안내

## 2. 건강검진 주요항목

건강검진 주요항목은 다음과 같다.

**표 10-7** 건강검진 주요항목

| 구분 (검진종류) | | 검진항목 | 비고 |
|---|---|---|---|
| 일반건강검진 | | 1. 문진과 진찰 2. 신체계측, 혈압측정, 시력 · 청력 측정<br>3. 흉부방사선 촬영, 요검사, 혈액검사<br>4. 구강검진 5. 심뇌혈관질환 위험평가<br>6. 인지기능장애 검사 7. B형 간염검사<br>8. 구강 치면세균막 검사<br>9. 골밀도 검사, 노인신체기능검사<br>10. 생활습관평가 11. 정신건강검사 | 나이에 따라 검사 항목이 다름 |
| 의료급여생애전환기검진 (만 66세) | | 1. 문진과 진찰 2. 신체계측, 시력 · 청력 측정<br>3. 인지기능장애 검사 4. 골밀도 검사, 노인신체기능검사<br>5. 생활습관평가 6. 정신건강검사(우울증에 대한 선별검사) | |
| 암검진 | 위암 | 위장조영검사, 위내시경검사, 조직검사 | |
| | 유방암 | 유방촬영(양측) | |
| | 대장암 | 분변잠혈반응검사,대장이중조영검사,대장내시경검사,조직검사 | |
| | 간암 | 간초음파검사, 혈청알파태아단백검사 | |
| | 자궁경부암 | 자궁경부세포검사 | |
| | 폐암 | 검사항목 별도 고시 | |
| 영유아 건강검진 | | 1. 문진과 진찰<br>2. 신체계측<br>3. 발달평가 및 상담(<br>4. 건강교육<br>5. 구강검진 | 1차에서 6차까지 검사항목이 다름 |

### (1) 1차 검진과 2차 검진

① 일반건강검진은 1차 검진을 실시한 후 고혈압, 당뇨병 질환 의심자 및 인지기능장애 고위험군에 대하여는 2차 검진을 실시한다.

② 의료급여 생애전환기 검진은 1차 검진 전체 수검자에 대하여 2차 검진을 실시한다.

### (2) 검사항목

① 일반건강검진은 다음 각 호의 검사항목을 실시한다.

㉮ 문진과 진찰

㉯ 신체계측, 혈압측정, 시력 청력 측정

㉰ 흉부방사선 촬영, 요검사, 혈액검사

㉱ 구강검진

㉲ 건강위험평가(문진과 검사 결과 등을 토대로 건강검진을 받은 자)

㉳ 인지기능장애 검사

㉴ 1차 검진 결과 상담

② 암검진은 위암, 간암, 대장암, 유방암, 자궁경부암, 폐암의 발견을 위해 필요한 검사항목을 실시한다.

③ 생애전환기 건강진단은 제1항 및 2항에 따른 검사항목과 다음 각 호의 검사항목을 추가로 실시한다.

㉮ 1. B형 간염검사, 구강 치면세균막 검사

㉯ 골밀도 검사, 노인신체기능검사

㉰ 생활습관평가(생활습관과 관련된 흡연, 음주, 운동, 영양, 비만 건강위험요인을 평가하고 평가 결과에 따라 생활습관 개선을 위한 상담 및 처방 등을 실시하는 것을 말한다. 이하 같다)

㉱ 정신건강검사는 우울증에 대한 선별검사를 실시하는 것을 말한다.

④ 영유아건강검진은 다음 각 호의 검사항목을 실시한다.

1. 문진과 진찰 2. 신체계측 3. 발달평가 및 상담 4. 건강교육 5. 구강검진

## 3. 건강검진의 실시시기 및 절차

### (1) 검진 실시시기

① 건강검진의 실시는 해당 연도에 실시한다. 다만, 2차 검진과 검사항목 선택에 따라 단계별로 실시하는 위암, 대장암의 2단계 이상 검진은 다음연도 1월말까지 실시할 수 있다.

② 영유아건강검진은 각 호에서 정한 시기에 각 1회 실시한다.

③ 의료급여 생애전환기 검진은 대상자가 만 66세 연령에 도달하는 해에 실시한다.

④ 의료수급권자에 대한 일반건강검진은 2년마다 1회 이상 실시한다.

### (2) 검진 실시절차

① 국민건강보험공단은 대상자에게 건강검진표를 미리 송부하고 건강검진 실시방법 절차 등을 안내하여야 한다. 이 경우 지역가입자에게는 각 세대에 통보하는 보험료고지서에 이를 수록하여 안내할 수 있다.

② 시장 군수 구청장은 관할 지역 의료급여수급권자 중 건강검진 대상자에게 보건복지부장관이 정한 지침에 따라 건강검진 실시에 대하여 안내할 수 있다.

③ 대상자는 제1항에 따른 건강검진표와 본인임을 확인할 수 있는 증명서 등을 지참하고, 검진기관에서 건강검진을 받는다.

④ 검진기관은 대상자가 제시한 건강검진표 및 본인임을 확인할 수 있는 증명서 등으로 본인 및 검사 항목별 대상자 여부 등을 확인하여야 한다.

㉮ 건강검진 공통 문진표(별지 제1호서식)

㉯ 만 66세 생애전환기 건강진단 추가 문진표(별지 제2호서식)

㉰ 구강검진 문진표(별지 제3호서식)

㉱ 암검진 문진표(별지 제4호서식)

㉲ 영유아건강검진 문진표(별지 제5호 서식)

㉳ 영유아 구강검진 문진표(별지 제6호서식)

㉴ 영유아건강검진 시기별 발달평가도구(K-ASQ 또는 DENVER-II)

⑤ 검진기관은 검진 실시에 앞서 문진표 등을 구비하여야 하고 대상자는 검진기관의 안내에 따라 해당 문진표 등을 작성하여 제출한다.

⑥ 검진기관은 제5조에 따른 2차 검진 대상자에 대해서는 1차 검진일로부터 15일 이내에 2차 검진을 받도록 안내하여야 한다. 이와 같은 검진기관의 안내에도 불구하고 2차 검진 대상자가 1차 검진일로부터 30일이 경과하여도 2차 검진을 받지 아니한 경우에는 1차 검진일을 건강검진 완료일로 본다.

⑦ 출장검진 실시를 희망하는 검진기관은 출장검진 3일전에 지역보건법 시행규칙 제11조(건강진단신고)에서 정하고 있는 건강진단등신고서에 다음 서류를 첨부하여 관할 보건소장에게 신고해야 한다.

▣ 국가건진(공단검진) 실시절차는 아래와 같다.

**① 지역가입자 및 직장피부양자**

- 대상자에게 검진대상임을 확인할 수 있는 건강검진표 개인별 발송
  (단, 영유아건강검진 대상자는 보호자에게 발송)
- 공단은 각종 매체를 활용하여 안내 및 홍보
- 대상자는 건강검진표를 지참하여 검진기관에서 검진실시
  (검진표 미지참 시 공단 홈페이지에서 대상여부 확인 가능)

**② 직장가입자**

- 사업장별 '00년도 건강검진 대상자명단 송부(영유아검진대상자는 개인별로 송부되므로 제외)
- 사업장(사용자)은 발송된 명부에 의해 건강검진 실시
- 다만, 필요한 경우에는 사업장 건강검진대상자 변경(추가 제외)신청서를 공단지사로 제출하고 명단을 재 수령한 후 검진 실시
- 사업장별 단체검진을 실시할 때에는 대상자명단(전산파일)을 검진기관에 제출하고, 개별검진을 실시할 때에는 검진대상자 확인서를 사용자가 근로자에게 교부하여 개인별로 검진기관에서 검진 실시
- 검진대상자 명단 또는 확인서에 국가암 조기검진 대상(본인부담 없음)여부를 표기하여 교부

### (3) 건강진단 결과 판정기준

**① 일반건강검진 및 의료급여 생애전환기검진**

건강진단 결과 판정기준은 다음과 같다.

**표 10-8** 건강검진 주요항목

| 판정 구분 | 판정기준 |
|---|---|
| 정상A | 일반건강검진 및 의료급여생애전환기검진 결과 건강이 양호한 자 |
| 정상B(경계) | 일반건강검진 및 의료급여생애전환기검진 결과 건강에 이상이 없으나 식생활습관, 환경개선 등 자가관리 및 예방조치가 필요한 자 |
| 일반 질환의심 | 일반건강검진 및 의료급여생애전환기검진 결과 질환으로 발전할 가능성이 있어 추적검사나 전문 의료기관을 통한 정확한 진단과 치료가 필요한 자 |
| 고혈압 · 당뇨병 질환의심(확진검사 대상자) | 일반건강검진 결과 고혈압, 당뇨병이 의심되어 진료와 검사 등이 필요한 자 |
| 유질환자 | 고혈압, 당뇨병, 이상지질혈증, 폐결핵으로 판정받고, 현재 약물 치료를 받고 있는 자 |

### (4) 건강검진 결과 통보

① 검진기관은 건강검진을 완료한 후 결과통보서를 작성하여 수검자에게 15일 이내에 건강검진 결과를 우편, 이메일, 모바일 등으로 통보하여야 한다.

㉮ 일반건강검진 결과통보서(별지 제7호 내지 제8호서식)

㉯ 의료급여생애전환기 건강진단 결과통보서(별지 제9호 내지 제11호서식)

㉰ 구강검진 결과통보서(별지 제12호서식)

㉱ 암검진 결과통보서(별지 제13호서식)

㉲ 영유아건강검진 결과통보서(별지 제14호서식) 다. 영유아 구강검진 결과통보서(별지 제15호서식)

② 영유아건강검진 및 구강검진을 실시한 검진기관은 수검자에게 전산출력물 등을 이용하여 결과통보서를 직접 교부하여야 한다.

### (5) 국가건강검진 사후관리

① 검진기관은 「건강검진기본법」제19조제1항에 따라 건강검진결과 건강을 위협하는 요인이나 질병을 의심할 수 있는 요인 등이 발견된 자에 대하여 상담 또는 전문 의료기관의 의뢰 등 필요한 조치를 취하여야 한다.

② 검진기관은 제2조에 따른 일반건강검진 결과 고혈압, 당뇨병 질환이 의심되는 수

검자는 확진검사를 받을 수 있도록 안내하고, 폐결핵이 의심되는 수검자는 해당분야의 진료를 받을 수 있도록 안내하여야 한다.

## 4. 검진비용 부담 및 청구, 지급

### (1) 검진비용의 부담

① 건강보험가입자 및 피부양자의 검진비용 부담은 다음 각 호와 같다.

㉮ 일반건강검진, 생애전환기 건강진단, 영유아건강검진, 암검진 중 자궁경부암 검진, 대장암검진은 공단이 전액 부담한다.

㉯ 암검진 중 위암, 유방암, 간암, 폐암 검진은 공단이 검진비용의 100분의 90을, 수검자가 100분의 10을 각각 부담한다. 다만, 생애전환기 건강진단 수검자의 본인부담 비용은 공단이 부담한다.

㉰ 「암관리법」에 따른 암검진사업 수검자의 본인부담 비용은 국가와 지방자치단체에서 부담한다.

② 의료급여수급권자의 검진비용은 국가와 지방자치단체에서 부담한다.

### (2) 검진비용의 청구 · 지급

① 검진기관은 건강검진을 완료한 날로부터 30일 이내에 검진비용을 국민건강보험공단에 청구하여야 한다.

㉮ 검진비용 청구서(별지 제18호서식)

㉯ 일반건강검진 결과통보서

㉰ 생애전환기 건강진단 결과통보서

㉱ 암검진 결과기록지

㉲ 구강검진 결과통보서

㉳ 영유아건강검진 결과통보서

㉴ 영유아구강검진 결과통보서

㉵ 문진표

② 검진비용을 청구할 경우에는 공단의 전산시스템(건강검진 포털) 등에 검진결과내역을 등록한 후 공단에 청구하여야 한다.

③ 국민건강보험공단은 검진비용 청구서가 접수된 날로부터 15일 이내에 해당 검진기관의 건강보험 요양급여비용 지급계좌로 검진비용을 지급하여야 한다.

④ 국민건강보험공단은 토요일 및 "관공서의 공휴일에 관한 규정"에 따른 공휴일에 검진을 실시한 기관에 대하여 건강검진 상담료 및 행정비용의 30%를 가산하여 지급할 수 있다.

## 5. 검진기관의 평가

(1) 보건복지부장관은 국가건강검진의 질 향상을 위하여 검진기관에 대하여 ①국가건강검진 업무 수행에 적절한 인력 · 시설 및 장비 등을 갖추었는지의 여부 ② 국가건강검진의 질 관리 실시 현황에 대하여 3년 마다 평가를 실시하고 있다.

(2) 검진기관의 평가 시기 · 범위 · 방법 · 절차 및 결과의 공개 등 그 밖에 필요한 사항은 보건복지부령으로 정하며, 검진기관 평가 결과를 공개할 수 있다.

## 6. 건강검진 관련 서식

(1) 건강검진 관련 양식에는 ①건강검진 공통 문진표 ②암검진문진표 ③일반건강검진 및 생애전환기검진 판정기준 ④ 건강검진결과통보서 ⑤ 건강검진비용청구서 등이 있다.

(2) 일반건강검진 건강검진 비용청구서는 다음과 같다.

<table>
<tr><th colspan="9">검진비용 청구서</th></tr>
<tr><td colspan="9">□ 일반건강검진 □ 의료급여생애전환기검진</td></tr>
<tr><td rowspan="2">청구기관</td><td colspan="3">기 관 명</td><td colspan="2">요양기관기호</td><td colspan="3">소 재 지</td></tr>
<tr><td colspan="3"></td><td colspan="2"></td><td colspan="3">(☎ )</td></tr>
<tr><td rowspan="2">청구처<br>(지사, 보건소)</td><td colspan="3" rowspan="2"></td><td colspan="2" rowspan="2">사업장 또는 기관<br>(학교)</td><td colspan="2">명 칭</td><td>관 리<br>번 호</td></tr>
<tr><td colspan="2"></td><td></td></tr>
<tr><td colspan="9">청 구 내 역 (총청구액 원)</td></tr>
<tr><td colspan="9">검진비용</td></tr>
<tr><td>항목</td><td>건강<br>검진비<br>(A)</td><td>실 시<br>인 원<br>(B)</td><td>청구<br>금액<br>(A×B)</td><td colspan="2">질 환 별</td><td>건강<br>검진비<br>(A)</td><td>실 시<br>인 원<br>(B)</td><td>청구<br>금액<br>(A×B)</td></tr>
</table>

| 구분 | | | | | |
|---|---|---|---|---|---|
| 검진 상담료 | | | | | |
| 토요일, 공휴일 검진 가산료 | | | | | |
| 구강검진 | 구강검진 | | | | |
| | 토요일, 공휴일 검진 가산료 | | | | |
| | ① 치면세균막검사 | | | | |
| 흉부방사선검사 | 직접촬영 | 14"x14" | | | |
| | | 14"x17" | | | |
| | 컴퓨터영상처리장치(CR), 디지털촬영장치(DR | | | | |
| | 영상저장 및 전송시스템(Full Pacs) | | | | |
| 요검사 | 요단백 | | | | |
| ② 혈액검사 | 혈색소 | | | | |
| | 공복혈당 | | | | |
| | 총콜레스테롤 | | | | |
| | HDL콜레스테롤 | | | | |
| | LDL콜레스테롤 | | | | |
| | 트리글리세라이드 | | | | |
| | AST(SGOT) | | | | |
| | ALT(SGPT) | | | | |
| | 감마지티피 | | | | |
| | 혈청크레아티닌 | | | | |
| | 신사구체여과율(e-GFR) | MDRD | – | | – |
| | | IDMS-MDRD | – | | – |
| ③ 골밀도검사(여자) | 양방사선골밀도검사 | | | | |
| | 양방사선말단골밀도검사 | | | | |
| | 정량적전산화단층골밀도검사 | | | | |
| | 말달골정량적전산화단층촬영골밀도검사 | | | | |
| | 초음파골밀도검사 | | | | |

| 구분 | | | | | |
|---|---|---|---|---|---|
| ④ 생활습관평가 | 기본(상담) | | | | |
| | 흡연 | | | | |
| | 음 주 | | | | |
| | 운 동 | | | | |
| | 영 양 | | | | |
| | 비 만 | | | | |
| ⑤ B형간염검사 | 항원 | 일반 | | | |
| | | 정밀 | | | |
| | | 정밀(핵의학적) | | | |
| | 항체 | 일반 | | | |
| | | 정밀 | | | |
| | | 정밀(핵의학적) | | | |
| ⑥정신건강검사(PHQ-9) | | | | | |
| ⑦인지기능장애(KDSQ-C) | | | | | |
| ⑧노인신체기능검사 | | | | | |
| 장애인 안전 · 편의관리비 | | | | | |
| 계 | | | | | |

※ 주 ① 만 40세에 한함
② 콜레스테롤 검사는 남자 만 24세 이상, 여자 만 40세 이상에 대하여 4년마다
③ 만 54, 66세 여성에 해당 ④ 만 40세, 50세, 60세, 70세에 해당 ⑤ 만 40세에 해당
⑥ 만 40세, 50세, 60세, 70세에 해당 ⑦ 만 66세 이상 2년마다 ⑧ 만 66세, 70세, 80세에 해당

우리기관에서 20 . . . ~ 20 . . . 까지 실시한 검진비용을 위와 같이 청구합니다.

청구일 : 20 년 월 일

대표자(청구인) : (인)

첨부 1. 건강검진 결과통보서 매
2. 문 진 표 매
3. 구강검진결과통보서(구강검진기관에 한함) 매

| ※접수번호 | ※접수일 | ※처리일 |
|---|---|---|
| | | |

# 7. 검진 절차 및 내용

### (1) 예약

예약은 ① 내원 ② 전화 ③ 인터넷 ④ 문서(주로단체건진 경우) ⑤ FAX 등의 예약을 실시하고 있으며, 대부분 전화 및 내원예약으로 이루어지고 있다. 고객편의를 위해 실무경험이 풍부한 건강관리전문 상담직원을 창구에 배치하는 것이 효율적이며, 24시간 음성안내시스템 및 모바일 서비스 등을 제공하는 것이 수진서비스 향상에 도움이 된다.

### (2) 접수 및 수납

사전예약 또는 당일 내원하여 신청한 검진 프로그램에 의한 등록 접수 및 검진료를 수납 후(추가검사 대상자) 직원의 안내를 받아 건강검진을 하게 된다.

### (3) 탈의

접수 및 수납 후 직원의 안내에 따라 탈의실에서 탈의를 하게 된다. 탈의 시 속옷(팬티)만 착용하며, 목걸이 및 귀걸이 등의 액세서리는 착용하지 않는다(※ 핸드폰은 응급상황 시를 제외하고는 개인보관함에 보관하여야 한다).

### (4) 일정관리

각 병원 및 전문센터 간 운영 System과 건강진단 실시 종류가 상이하므로 일일 적정 수진인원(오전, 오후), 검진종류(프로그램), 성별, 초 재진, 개인 및 단체 수진인원, 일반 및 특수검사 건수 등을 고려하여 효율적인 일정관리가 필요하다. 또한 건강검진 수진자는 쾌적한 공간에서 편안한 건강진단을 희망하고 있기 때문에 적정 수진인원에 대한 분산관리가 무엇보다도 중요하다.

### (5) 예약 부도율 관리

건강검진은 대부분 사전예약제로(적정수진인원) 운영하는 관계로 예약수진자에 대하여 부도율 최소화 관리가 무엇보다도 중요하다. 따라서 예약 수진자에게 건강검진 1~3일전 확인 전화 및 모바일서비스를 통하여 관리하는 것이 필요하며, 취소 및 변경이 많은 때는 예약대기수진자 대기프로그램을 운용하는 것이 관리에 효율적이다.

### (6) 사전준비

사전에 건강검진의 검사에 대한 안내문과 일반적인 주의사항, 문진표 작성준비가 필요하며, 또한, 대장내시경검사 및 진정(수면)내시경검사 등을 실시할 경우는 별도 준비(유의)사항이 필요하다.

#### ▣ 문진표작성

문진표 작성은 고객의 정확한 건강상태와 위험요인을 파악하고 건강검진결과를 평가하는데 중요한 자료가 되므로 검진 전 사전 작성하여 당일 검진시 제출하여야 한다.

### (7) 수진자의 개인정보관리

건강검진 신청 수진자에 대하여 개인정보와 결과관리에 대하여 신중을 기하여 관리하여야 한다.

### (8) 건강검진절차 및 소요시간

건강검진절차는 검진 프로그램의 유형에 따라 소요시간이 상이하며 통상 1시간~2시간 정도 소요되고 있으며, 특수검사가 추가로 실시할 경우는 시간이 더 소요될 수 가 있다.

**건강검진절차**

① 상담예약–② 검진일 내원–③ 접수 및 수납–④ 탈의 및 교육–⑤ 진찰(문진)–⑥검사–⑦ 검사종료–⑧ 결과상담(내원, 우편발송, 전화, 인터넷 등)

### (9) 검사 및 검사진행관리

검사는 직원의 안내를 받아 실시하게 되며, 검사순서는 검진프로그램별로 다소 차이가 있다. 검사진행에 있어서 건강검진 수진자는 검사대기시간이 짧고 신속, 정확한 검사를 희망하고 있기 때문에 각 검사실마다 병목현상이 없도록 "검사대기프로그램"을 개발(활용)하여 한 검사 시행 후 다른 검사를 안내하면 검사 대기시간을 최소화 할 수 있으며, 수진자 만족도가 향상되고 효과적이다.

### (10) 결과정리 및 결과상담 · 사후관리

① 검사가 완료되면 검진센터 내 자체검사는 담당직원이 관리하고, 검체검사(혈액, 소

변, 대변 등) 및 방사선 검사 등은 결과를 관련부서에서 통보받아 종합적으로 정리한 다음 건강검진결과표를 작성하게 된다. 결과표 작성이 완료되면 결과관리 담당자의 재확인과 점검을 거쳐 최종 종합결과표가 작성된다. 특히 유질환 발견자는 검사결과관리에 신중을 기하여 작성되고 관리되어야 한다.

② 검진결과표 작성이 완료되면 결과상담을 실시하게 되는 데 수진자의 희망에 의한 방문상담, 전화상담, 인터넷상담, 우편발송 등을 시행하고 있다.

③결과상담 후 유질환자에 대하여서는 추가 정밀검사 실시 및 관련 진료과 외래진료 예약 등을 실시하며, 또한 정기적으로 Check가 필요한 검사는 사후관리를 해 나가야 수진자의 만족도를 향상시킬 수 있다. 대형병원 등 활성화된 검진센터에서는 고객관리실을 별도 설치하고 수진자의 사후관리를 효율적으로 실시하여 병원의 신뢰도 향상은 물론 평생고객을 확보해 나가는데 중추적인 역할을 수행하고 있다.

### (11) 건강진단 관련 양식

건강진단 관련 양식으로는 ① 예약증 ② 안내문 ③ 건강 및 영양 문진표 ④ 검사별 실시 check 표 ⑤ 건강진단결과표(file) ⑥ 예약일보 ⑦ 수익 및 미수금 일보 ⑧ 영수증 ⑨ 검사별 유의사항 ⑩ 건진프로그램별 실시자 현황표 ⑪ 홍보팜프렛(브로슈어) 등이 사용되고 있다.

## 8. 직원교육 및 고객관리

### (1) 직원교육

건강검진을 담당하는 직원은 기본예절과 건강의학기초상식 등 소양(지식)의 직무교육이 필요하며 교육종류는 ① 기본예절(인사, 표정, 복장, 응대, 상담, 전화, 안내 등) ② 건강검진 일반관리 ③ 기초건강의학전문지식(질환, 의학용어, 암정보 등) ④ 일반 및 특수검사 전문지식(장비용도별) ⑤ 결과관리(정상 및 비정상 수치 등) 교육 등이 있다.

그림 10-6 건강검진 교육

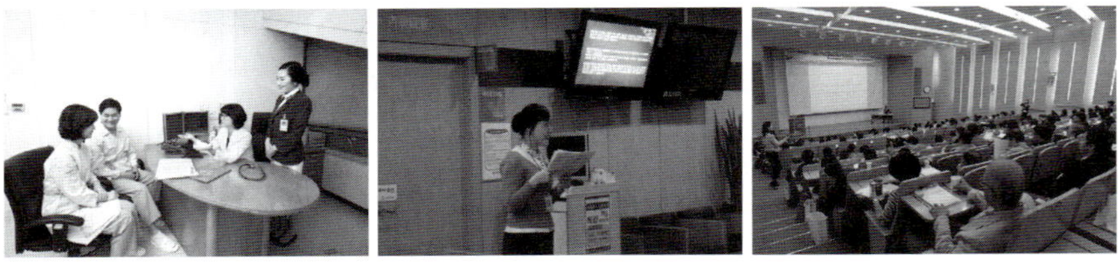

(2) 고객관리(CRM)

수진자에 대한 고객관리는 운영상 매우 중요하며 고객의 의견을 적극 반영하여 건강검진의 질적인 향상과 지속적인 서비스 개선이 필요하며 아래와 같은 방법을 활용하면 효과적이다.

고객관리(사례)

- 수진자만족도설문조사
- 건강진단 수진차수별 관리
- 암 의심자 발견시 신속조치 및 편의도모 등
- 건강관리지침서배부
- 건강진단 후 전화상담(불편, 불만, 건의사항 등)
- 인터넷결과조회
- 재진 수진자 맞춤형 건강진단
- 암 의심자 추적관리
- 건강관리홍보교육
- 정기건강진단대상자 홍보물발송 및 전문 상담
- 평생고객관리
- 가족건강관리
- 건강정보 리플렛 발송

그림 10-7 검사 및 고객대기실

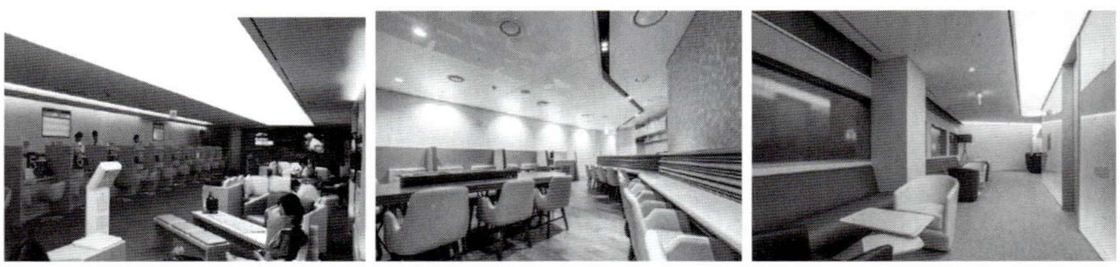

## 9. 건강검진 수가관리 및 검진홍보

(1) 건강진단 수가관리

건강검진의 수가관리는 기초의학지식을 갖춘 담당직원이 관리하고 정부에서 고시하여 시행중인 건강검진수가(종류 및 검사항목)를 제외하고 추가검사의 운영수가를 산정할 때는 산출 근거에 의거 수가를 산정하여야 한다.

### (2) 건강진단 홍보

건강검진홍보는 운영상 매우 중요하므로 홍보팜프렛을 자체 제작하여 병원 내 비치 활용하고, 또한 단체섭외와 고객배포용으로 활용토록 한다. 건강검진 브로슈어 제작은 일반인 및 수진자가 이해가 쉽도록 작성하는 것이 효과적이다. 병원 내 건강검진 브로슈어 비치장소는 종합안내창구, 외래 진료각과, 검진예약접수창구, 응급실 보호자 대기실, 병동 휴게실, 강당 앞, 교육실 앞 등의 장소에 비치하도록 한다.

## 10. 건강진단 주요검사 장비

건강검진에서 사용되는 주요 검사 장비는 아래와 같다

| 구분 | 장비명 |
|---|---|
| 일반검사 | 심전도, 폐기능, 청력, 안압, 안저, 신체계측, 혈압측정, 운동부하, 체력측정기, 자동혈액분석기, 핵의학장비(RIA) 등 |
| 내 시 경 | 내시경(위내시경, S상결장경, 대장내시경), 내시경세척기 등 |
| 영상의학 (방사선) | 흉부촬영, 위장관투시(UGI), 유방촬영, 골밀도(BMD), 치아촬영, MRI, CT, PET PET-CT, 초음파 및 Probe(복부, 심장, 갑상선, 전립선, 경동맥, 질, 골반, 유방 등) 등 |
| 진찰장비 | 치과 진찰대, 부인과 진찰대 등 |
| 기타 | 특수 및 진폐건강진단기관을 지정 실시할 경우는 별도 추가 장비 필요 |

## 11. 건강검진 발견 주요 질환

건강검진 후 결과판정에서 발견되는 빈도 높은 주요 질환은 아래와 같다.

| 구분 | 질환명 |
|---|---|
| 소화기계 | 위염 및 위궤양, 대장용종 및 대장질환, 간질환 등 소화기계 질환 |
| 호흡기계 | 폐결핵, 천식, 기관지염, 부비동염, 알레르기성 비염 등 |
| 심장 및 혈액질환 | 고혈압, 협심증, 부정맥, 심근경색, 빈혈, 백혈병 등 |
| 신장 및 비뇨기질환 | 신장염, 신결석, 요로결석, 전립선염, 전립선비대 등 |
| 내분비질환 | 당뇨, 갑상선질환, 골다공증 등 |
| 감각계질환 | 근시, 난시, 원시, 백내장, 녹내장, 망막질환, 중이염 등 |
| 부인과 질환 | 부인과질환(질염, 자궁근종), 요실금 등 |
| 각종 암 | 위암, 대장암, 폐암, 간암, 췌장암, 전립선암, 갑상선암, 자궁경부암, 유방암, 난소암, 식도암, 신장암 등 |

## 12. 건강진단(건강검진) 보험급여 대상 여부

### (1) 건강검진 급여대상여부

정부주관(국민건강보험공단)으로 실시하는 건강검진 및 암검진, 생애전환기 건강진단, 영유아건강검진은 보험급여대상이며, 정해진 검사항목 외에 수검자의 희망에 의한 추가검사는 전액 본인이 부담하여야 한다.

### (2) 건강진단 후 요양급여

건강검진 후 결과에 이상소견이 발견되어 상급종합병원에서 2단계 요양급여를 받아야 할 경우는 1차 의료기관 경유 없이 국민건강보험 요양급여기준의 요양급여절차 제2조 ④항에 의거 건강진단결과표(서) 소견에 의거 보험급여를 받을 수 있다. 따라서 상급종합병원에서 2단계 진료가 필요시는 "건강진단결과표"를 예약접수시 제출하면 된다(요양급여의뢰서로 갈음)

## 13. 건강검진사업이 병원운영에 미치는 영향

건강검진은 개인의 건강관리와 질병의 조기예방 및 조기발견(진단)을 목적으로 실시하고 있다. 병원의 운영 측면으로 볼 때 기대효과로서는 국민의 건강관리와 삶의 질 향상 및 평균수명 연장에 기여할 뿐만 아니라 병원의 홍보와 신뢰도 향상에 기여하고, 병원의 경영수익증대 및 환자증가(외래 및 입원)에 지대한 역할을 할 수 있다. 따라서 건강검진관리는 진료진의 협조와 부서 간 상호지원체계구축으로 체계적 관리운영이 필요하며, 경영진의 높은 관심과 지원이 필요하다. 또한 고객에게 편안하고 신속, 정확한 건강검진의 실시를 하기 위해서는 지속적인 연구와 건강검진의 질적인 향상 및 서비스개선활동이 요구된다.

## 제1편장. 국가건강검진제도 요약정리 사항 및 예상문제

### 건강검진관리

1. 국가건강검진의 종류 및 실시대상, 시기, 절차
2. 국가건강검진 종류별 검진료 부담(수진자, 공단)
3. 건강검진기관의 구분 및 지정기준
4. 약건강진단 결과 판정기준(구분)
5. 건강검진결과 통보 및 검진료 청구기간, 검진료 지급일정, 검진료 가산

**01** 건강검진의 접수시 등록사항이 아닌 것은?

① 수진자성명 및 주민번호
② 수진자 혈액형
③ 신청한 검진프로그램
④ 수진자주소, 전화번호
⑤ 검진일정

**02** 국민건강보험공단주관으로 실시하고 있는 국가건강검진에 대한 설명 중 관계가 먼 것은?

① 일반건강검진료는 전액 공단부담
② 의료급여생애전환기검진은 의료급여수급자에게만 시행
③ 영유아검진대상은 만 6세 미만 시행하고 전액공단부담
④ 6대암 검진료는 90%는 공단부담, 10% 본인부담

**03** 국민건강보험공단주관으로 실시하는 건강검진이 아닌 것은?

① 일반건강검진
② 학생건강진단
③ 영유아건강진단
④ 의료급여생애전환기검진
⑤ 암검진

**04** 건강진단 예약제의 효과와 관계가 먼 것은?

① 수진자분산 해소
② 지방수진자 우선검진
③ 대기시간단축
④ 의사와 수진자간 신뢰감 조성

**05** 국가건강검진으로 실시하고 있는 암검진 사업이 아닌 것은?

① 위암검진/대장암검진
② 전립선암검진/갑상선암검진
③ 유방암검진/ 자궁경부암검진
④ 간암검진/폐암검진

**06** 국가건강검진에 관한 국민의 권리 · 의무와 국가 및 지방자치단체의 책임을 정하고 국가건강검진의 계획과 시행에 관한 기본적인 사항을 규정함으로써 국민의 보건 및 복지의 증진에 이바지함을 목적으로 하는 법은?

① 국민건강증진법
② 건강검진기본법
③ 의료법
④ 산업안전보건법
⑤ 암 관리법

**07** 다음 중 우리나라의 의료기관에서 실시하고 있는 건강진단(건강검진)과 관계가 먼 것은?

① 국가건강검진(4종)
② 일반신체검사
③ 종합건강진단
④ 특수건강진단
⑤ 산업체 건강진단

**08** 일반적으로 고혈압의 정의는 이완기혈압 90mmHg 이상, 수축기혈압(　　)을 고혈압이라고 한다.

① 140mmHg 이상
② 160mmHg 이상
③ 180mmHg 이상
④ 200mmHg 이상
⑤ 250mmHg 이상

**09** 다음 중 B형 간염(HBV : hepatitis B virus)검사가 아닌 것은 ?

① HBsAg ② HBsAb ③ HBeAg ④ HCV-Ab

**10** 안과 검사 중 안압이 22mmHg 이상인 경우는 의심되는 질환은?

① 백내장 ② 원시 ③ 망막박리 ④ 녹내장 ⑤ 난시 ⑥ 황색병변증

**11** 다음 중 심장질환을 진단하기 위한 검사가 아닌 것은?

① EKG ② TMT ③ EMG ④ 24hrs Holter mornitoring

**12** 암을 진단하기 위한 종양표지자검사 중 관련질환과 관계가 먼 것은?

① CEA : 직장암, 결장암, 췌장암/AFP : 간세포암

② PSA: 전립선암/CA-19-9: 위장관암, 췌장암

③ PSA : 자궁경부암/CA-15-3 : 담석암

④ CA-125 : 난소암/ Ferritin: 악성빈혈 Examination : 소변검사

⑤ AFB: 결핵균객담검사

**13** 다음 중 대장내시경검사를 받아야 할 대상과 관계가 먼 것은?

① 위장관 출혈/ 검은색 대변

② 체중감소/변비, 설사

③ 40~50대 이후 대장암선별검사

④ 당뇨, 천식/고혈압, 심근경색

**14** 다음 중 내시경 검사명이 아닌 것은?

① GFS(Esophago- gastroduodenoscopy) : 상부소화관내시경검사

② CFS(Colonoscopy) : 결장경검사

③ Cystoscopy : 위장경검사/Arthroscopy : 대장경검사

④ Laryngoscopy : 후두경검사/ Bronchoscopy : 기관지경검사

**15** 영상진단검사(방사선촬영)의 약어 중 틀린 것은?

① 골밀도검사: BMD
② 신우조영촬영: IVP
③ 위장조영촬영: KUB
④ 초음파검사: SONO
⑤ 컴퓨터단층촬영: CT

**16** 국가 암검진의 종류별 실시대상 및 시기에 관한 설명 중 틀린 것은?

① 위암검진은 만 40세 이상 2년 1회

② 대장암검진은 만 50세 이상 2년 1회

③ 유방암검진은 만 40세 이상 2년 1회

④ 자궁경부암검진은 만 20세 이상 여성 2년 1회

**17** 건강검진 후 결과판정에서 이상소견이 발견되어 상급종합병원에서 건강보험으로 진료를 할 경우 제출해야할 서류는?

① 요양급여의뢰서 ② 건강검진결과표 ③ 소견서 ④ 진단서

**18** 국가건강검진을 토요일 및 공휴일에 실시한 경우 건강검진 상담료 및 (  )의 (  )를 가산 지급한다.

① 행정비용/50%
② 검사료/ 50%
③ 행정비용/30%
④ 검사료/ 30%
⑤ 진찰료/30%

**19** 국가건강검진의 결과통보는 검진완료 후 며칠 이내에 건강검진 결과통보를 우편 등으로 통보하여야 하는가?

① 10일 이내 ② 15일 이내 ③ 20일 이내 ④ 30일 이내

**20** 건강보험가입자의 국가건강검진 본인부담 설명 중 틀린 것은?

① 일반건강검진은 전액 공단부담

② 의료급여 생애전환기검진은 전액 지자체(지방자치단체) 부담

③ 영유아 건강검진은 전액공단부담

④ 위암, 자궁암, 대장암검진은 10% 본인부담

**21** 국가건강검진의 결과통보는 검진완료 후 며칠 이내에 건강검진 결과통보를 우편 등으로 통보하여야 하는가?

① 10일 이내 ② 15일 이내 ③ 30일 이내 ④ 60일 이내

**22** 일반신체검사의 종류가 아닌 것은?

① 채용신검/총포신검 ② 비자신검/이민신검

③ 특수검진/진폐검진 ④ 유학신검/선원신검

**23** 특수건강진단을 실시해야 되는 관련법과 실시 기관(주관)은?

① 건강검진기본법/국민건강보험공단

② 산업안전보건법/근로복지공단

③ 건강증진법/국민건강보험공단

④ 의료법/보건복지부

**24** 국가건강검진 중 일반건강검진(1차)에서 실시하는 검진항목이 아닌 것은?

① 흉부촬영, 소변검

② 혈액검사(혈색소,공복혈당, 콜레스테롤)

③ 혈액검사(SGOT,SGPT,r-GTP,크레아틴)

④ HbsAg/HbsAb

**25** 안과 질환 중 물체의 혼탁과 관계있는 질환은 (　　)이며, 안압상승으로 인해 시신경의 손상을 가져오고 시야가 좁아지는 질환은(　　)이다.

① 백내장/녹내장　② 홍채염/망막박리증　③ 원시/ 난시　④ 녹내장/백내장

**26** 국민건강보험공단은 검진비용 청구서가 접수된 날로부터 며칠이내에 해당 검진기관의 건강보험 요양급여비용 지급계좌로 검진비용을 지급하여야 하는가?

① 15일　② 20일　③ 30일　④60일

| 정답 | | | | | | | | | | |
|---|---|---|---|---|---|---|---|---|---|---|
| | 1 | 2 | 3 | 4 | 5 | 6 | 7 | 8 | 9 | 10 |
| | ② | ④ | ② | ② | ② | ② | ⑤ | ① | ④ | ④ |
| | 11 | 12 | 13 | 14 | 15 | 16 | 17 | 18 | 19 | 20 |
| | ③ | ③ | ④ | ③ | ③ | ② | ② | ① | ② | ④ |
| | 21 | 22 | 23 | 24 | 25 | 26 | | | | |
| | ③ | ③ | ② | ④ | ② | ① | | | | |

CHAPTER 11

# 의료급여제도

# 11–1 의료급여제도

**{ 학습목표 }**
1. 의료급여제도의 정의 및 목적과 수급권자의 유형에 대하여 알 수 있다.
2. 의료급여의 의료전달체계에 따라 수급권자의 자격을 관리할 수 있다.

## 1. 의료급여 개요

### (1) 의료급여제도의 개념.

의료급여제도는 생활유지 능력이 없거나 생활이 어려운 저소득 국민의 의료문제를 국가가 보장하는 공공(적)부조제도로서 건강보험과 함께 국민 의료보장의 중요한 수단이 되는 사회보장제도의 하나이다. 따라서 의료급여는 생활유지능력이 없거나 생활이 어려운 국민들에게 발생하는 의료문제 즉, 개인의 질병, 부상, 출산 등에 대해 의료서비스(진찰 검사, 치료 등)를 제공하는 제도이다.

### (2) 목적

생활이 어려운 자에게 의료급여를 실시함으로써 국민보건의 향상과 사회복지의 증진에 이바지함을 목적으로 하고 있으며, 국민기초생활 보장법에서는 생활이 어려운 자에게 필요한 급여를 행하여 이들의 최저생활을 보장하고 자활을 조성하는 것을 목적으로 한다고 의료급여법에 명시되어 있다.

### (3) 연혁

의료급여법의 모태는 국민기초생활보장법으로서 1961년 제정된 「생활보호법」으로 볼 수 있으며,「생활보호법」에 보호내용의 하나로 의료보호가 명기되어 있기 때문이다. 실질적으로 의료보호가 실시된 것은 1977년 「의료보호법」이 제정되어 의료보호가 「생활보호법」에서 분리 독립되면서부터이며, 이후 국민건강보험이 실시되고, 「국민기초생활보장법」이 시행됨에 따라「의료보호법」이 「의료급여법」으로 개정되었다. 주요연혁은 다음과 같다.

표 11-1 의료급여 주요 연혁

| 연도 | 내 용 |
|---|---|
| 1961.12 | 생활보호법 제정 |
| 1977.12 | 의료보호법 제정 |
| 1978.5~12 | 의료보호법시행령 및 규칙제정, 의료보호법 개정 |
| 1980.1 | 의료보호법 시행령 및 규칙 개정(1종, 2종, 3종 구분) |
| 1982.7 | 의료보호법 시행령 개정(3종대상자를 2종대상자에 통합) |
| 2000.7 | 선택의료급여기관제를 실시 |
| 2000. 12. | 종별가산률 확대(의원11%, 병원15%, 종합18%, 3차22%) |
| 2001. 5 | 의료보호법 폐지, 의료급여법 전면개정 |
| 2005. 1. | 의료급여법 시행령 개정(차상위계층 12세 미만 아동 2종 의료급여 실시) |
| 2010.12 | 의료급여수가 개정,등록 희귀난치성질환자 5년간 본인 일부부담금 면제 |
| 2012.6 | 의료급여법 및 시행령 일부개정(노숙인1종 자격, 75세이상 노인 틀니) |
| 2014.1 | 4대 중증질환 (암, 심장 · 뇌혈관질환, 희귀난치질환)보장 강화 |
| 2016.7 | 치과임플란트 보험급여 적용(만 65세 이상) |

### (4) 용어의 정의

① "수급권자"라 함은 이 법에 따라 의료급여를 받을 수 있는 자격을 가진 자를 말한다.

② "의료급여기관"이라 함은 수급권자에 대한 진료 · 조제 또는 투약 등을 담당하는 의료기관 및 약국 등을 말한다.

③ 의료급여기관 : 의료법 및 약사법 등에서 정하는 의료기관 및 약국 등을 말하며, 의료급여기관은 1차(의원급), 2차(병원, 종합병원급), 3차기관(보건복지부장관이 지정한 상급종합병원)으로 구분하고 있다.

## 2. 의료급여 수급권자의 구분 및 운영체계

### (1) 수급권자

① 이 법에 따른 수급권자는 다음 각 호와 같다.

㉮「국민기초생활 보장법」에 따른 의료급여 수급자

㉯.「재해구호법」에 따른 이재민으로서 보건복지부장관이 의료급여가 필요하다고 인정한 사람

㉰「의사상자 등 예우 및 지원에 관한 법률」에 따라 의료급여를 받는 사람

㉣ 「입양특례법」에 따라 국내에 입양된 18세 미만의 아동

㉤ 「독립유공자예우에 관한 법률」,「국가유공자 등 예우 및 지원에 관한 법률」및 「보훈보상대상자 지원에 관한 법률」의 적용을 받고 있는 사람과 그 가족으로서 국가보훈처장이 의료급여가 필요하다고 추천한 사람 중에서 보건복지부장관이 의료급여가 필요하다고 인정한 사람

㉥ 「무형문화재 보전 및 진흥에 관한 법률」에 따라 지정된 국가무형문화재의 보유자(명예보유자를 포함한다)와 그 가족으로서 문화재청장이 의료급여가 필요하다고 추천한 사람 중에서 보건복지부장관이 의료급여가 필요하다고 인정한 사람

㉦ 「북한이탈주민의 보호 및 정착지원에 관한 법률」의 적용을 받고 있는 사람과 그 가족으로서 보건복지부장관이 의료급여가 필요하다고 인정한 사람

㉧ 「5 · 18민주화운동 관련자 보상 등에 관한 법률」 제8조에 따라 보상금등을 받은 사람과 그 가족으로서 보건복지부장관이 의료급여가 필요하다고 인정한 사람

㉨ 「노숙인 등의 복지 및 자립지원에 관한 법률」에 따른 노숙인 등으로서 보건복지부장관이 의료급여가 필요하다고 인정한 사람

㉩ 그 밖에 생활유지 능력이 없거나 생활이 어려운 사람으로서 대통령령으로 정하는 사람

② 제1항제2호 및 제5호부터 제9호까지의 규정에 따른 수급권자의 인정 기준 등에 관한 사항은 보건복지부장관이 정하는 바에 따른다.

③ 제1항에 따른 수급권자에 대한 의료급여의 내용과 기준은 대통령령으로 정하는 바에 따라 구분하여 달리 정할 수 있다.

④ 제1항에 따른 수급권자에 대한 의료급여의 개시일 등에 관하여 필요한 사항은 대통령령으로 정한다.

### (2) 수급권자의 구분

수급권자는 법 제3조 제3항에 따라 1종수급권자와 2종수급권자로 구분한다.

**① 1종 수급권자(대상자)**

㉮ 의료급여법 제3조제1항제1호에 따른「국민기초생활 보장법」에 의한 수급자 중 다음 각목의 어느 하나에 해당하는 자

ⅰ 다음 각 항목의 어느 하나에 해당하는 자 또는 근로능력이 없거나 근로가 곤란하다고 인정하여 보건복지부장관이 정하는 자만으로 구성된 세대의 구성원

㉠ 18세 미만인 자

㉡ 65세 이상인 자

㉢ 「장애인고용촉진 및 직업재활법」 제2조 제2호에 해당하는 중증장애인

㉣ 「국민기초생활 보장법 시행령」 제7조 제1항 제2호에 해당하는 자

- 질병 · 부상 또는 그 후유증으로 치료나 요양이 필요한 자 중에서 근로능력평가를 통하여 시장 · 군수. 구청장이 근로능력이 없다고 판정한 자

㉤ 임신 중에 있거나 분만 후 6개월 미만의 여자

㉥ 「병역법」에 의한 병역의무를 이행중인 자

ⅱ 「국민기초생활 보장법 시행령」 제32조의 규정에 의한 보장시설에서 급여를 받고 있는 자

ⅲ 보건복지부장관이 정하여 고시하는 결핵질환, 희귀난치성질환 또는 중증질환을 가진 사람

㈏ 의료급여법법 제3조제1항제2호부터 제9호까지의 규정에 해당하는 자

㈐ 의료급여법 제2조제1호에 해당하는 수급권자

㈑ 의료급여법 제2조제2호에 해당하는 자로서 보건복지부장관이 1종의료급여가 필요하다고 인정하는 자

**② 2종 수급권자(대상자)**

㈎ 의료급여법 제3조제1항제1호의 규정에 해당하는 자중 제2항제1호에 해당하지 아니하는 자

㈏ 의료급여법 제2조제2호에 해당하는 자로서 보건복지부장관이 2종의료급여가 필요하다고 인정하는 자

### (3) 수급권자 수

2002년도에 142만 명이었던 의료급여 수급권자 수가 건강보험 차상위계층에 대한 의료급여 적용에 따라, 2005년도에 176만 명, 2006년 183만 명으로 확대되었으며, 2008년부터 복지 재원의 합리적 배분을 위해 단계적으로 차상위계층을 건강보험가입자로 전환

하였으며, 2015년 7월 맞춤형 복지제도 시행에 따라 2015년 말 기준으로 전체 수급권자 수는 154만 명까지 확대 되었다. 이후 수급권자 수는 일부 감소하여 2017년 말 기준 148만 5천명이다.

**표 11-2** 연도별 의료급여 수급권자 수 추이 (단위 : 명, %)

| 구분 | 2014년 | | 2015년 | | 2016년 | | 2017년 | |
|---|---|---|---|---|---|---|---|---|
| | 수급권자 | 증가율 | 수급권자 | 증가율 | 수급권자 | 증가율 | 수급권자 | 증가율 |
| 계 | 1,440,762 | –1.24 | 1,544,267 | 7.2 | 1,509,472 | –2.2 | 1,485,740 | –1.5 |
| 1종 | 1,036,713 | –0.3 | 1,078,412 | 4.0 | 1,065,551 | –1.2 | 1,065,398 | –0.0 |
| 2종 | 404,049 | –3.6 | 465,855 | 15.3 | 443,921 | –4.7 | 420,342 | –5.3 |

자료출처 : 보건복지백서(2018)

### (4) 수급권자의 유형별 선정절차

보건복지부장관이 수급권자의 선정기준, 시 · 도별 수급권자 수를 결정하여 시 · 도지사에게 통보하면, 시 · 도지사는 지역적 특수성을 고려하여 시 · 군 · 구별 수급권자 수를 확정하여 시장 · 군수 · 구청장에게 통보하며 수급권자의 유형별 선정 절차는 다음과 같다.

**① 국민기초생활보장 수급권자**

기초생활보장 신청(수급권자가 읍 면 동에 신청) → 행복e음 상담신청 등록(시 군 구 통합조사관리팀) → 소득 재산 조사(시 군 구 통합조사 관리팀) → 결정(시 군 구 의료급여사업팀) → 자격상실 사유 발생 시 자격상실 조치(시 군 구 의료급여사업팀)

**② 행려환자**

행려환자 치료중인 의료기관이 신청(시 군 구에 신청) → 행복e음 상담신청 등록(의료급여사업팀) → 심사 및 결정(시 군 구 의료급여사업팀) → 자격상실 사유 발생시 자격상실 조치(시 군 구 의료급여사업팀)

**행려환자 신고요령**

행려환자 발생 → 시 · 군 · 구 및 경찰관서에서 응급진료 조치 → 경찰관서의 신원파악 및 무연고자 확인 → 주민등록번호가 없으면 행려환자 관리번호 부여(시 · 군 · 구) → 건강이 회복되거나 퇴원 시 의료급여 자격상실 조치(시 · 군 · 구)

③ 타법 의료급여 대상자

㉮ 이재민, 의사상자, 입양아동, 5 18 민주화운동관련자

㉯ 국가유공자

㉰ 중요무형문화재 보유자

㉱ 북한이탈주민

㉲ 노숙인

▣ 의료급여기관은 수진자 자격확인을 통해 내원한 수급권자의 급여제한 여부를 확인 후 동 사실을 수급권자에 알리고 의료급여 수급권자로 진료할 수 없음을 설명한다. 수진자의 자격조회화면은 다음과 같다.

**그림 11-1** 의료급여기관 수신자 자격확인 조회화면

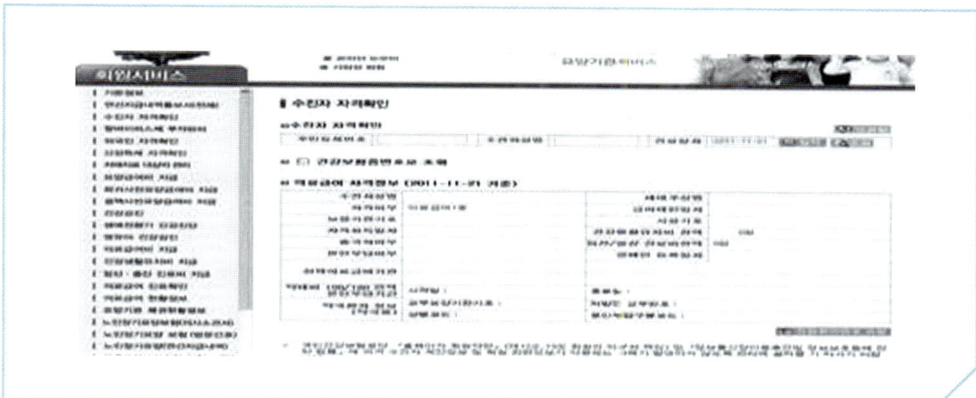

## (5) 급여개시일 및 종별 선정 요령

**① 의료급여 개시일**

㉮ 의료급여 수급권자는 원칙적으로 수급자로 결정된 날부터 의료급여를 실시한다.

㉯ 의료급여 개시일의 적용에서 국민기초수급자(시설수급자, 특례자 포함)는 국민기초수급자로 책정된 날로부터 개시하고, 이재민은 특별재난지역으로 선포된 원인이 된 재해가 발생한 날부터, 의사상자는 의사상 행위를 한 날부터, 행려환자는 진료를 시작한 날부터 개시한다.

② **의료급여 종료일**

의료급여 수급권자 요건에 해당되지 아니하게 된 때부터 종료되며 다만, 이재민 등 보장기관이 특별하게 기간을 정하는 경우에는 보장기관에서 정한 기간까지만 자격이 유지된다.

### (6) 의료급여증

① 시장 · 군수 · 구청장은 수급권자에게 의료급여증을 발급하여야 한다. 다만, 부득이한 사유가 있는 경우에는 의료급여증에 갈음하는 의료급여증명서를 발급할 수 있다.

② 의료급여증의 유효기간은 매년 1월 1일부터 12월 31일까지로 한다. 다만, 다른 법령에서 의료급여기간이 정하여진 경우에는 그 정하여진 기간으로 한다.

③ 제 ①항의 규정에 따라 의료급여증을 발급받은 자가 다음 해에 다시 수급권자로 선정된 경우에는 사용 중인 의료급여증에 시장 · 군수 · 구청장의 재사용 확인을 받아 계속 사용할 수 있다.

### (7) 의료급여사업의 운영체계

의료급여업무의 운영체계는 의료급여 사업기관인 보건복지부와 지방자치단체, 건강보험공단, 건강보험심사평가원으로 나누어 의료급여 수급권자가 원활한 의료급여를 받을 수 있도록 각각의 역할을 부여하고 있다. 보건복지부는 의료급여 주요 정책 개발 · 결정 및 의료급여사업의 총괄적인 조정 및 지도감독 업무를 수행하고, 시 · 도는 의료급여기금 관리 · 운영 및 보장기관에 대한 지도감독업무를 담당하고 있다. 보장기관인 시 · 군 · 구는 수급권자의 자격선정과 관리업무를 수행한다. 이외에 건강보험심사평가원은 진료비 심사 및 급여 적정성 평가를, 국민건강보험공단은 진료비 지급업무, 수급권자 자격 및 개인별 급여내역의 전산관리 등을 각각 위탁받아 업무를 수행하고 있다.

의료급여의 운영체계는 다음과 같이 의료급여 사업기관인 보건복지부와 지방자치단체, 국민건강보험공단, 건강보험심사평가원으로 나누어진다.

그림 11-2 의료급여 관리운영체

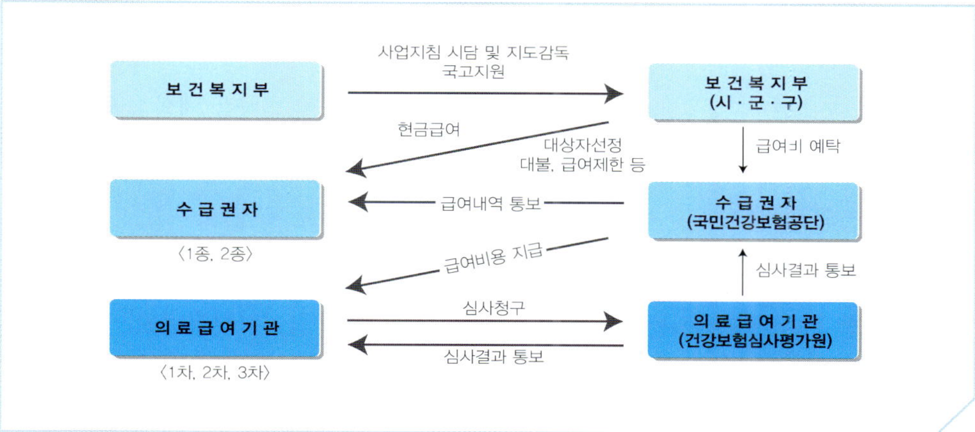


① **보장기관**

㉮ 의료급여에 관한 업무는 수급권자의 거주지를 관할하는 특별시장 · 광역시장 · 도지사 · 특별자치도지사와 시장 · 군수 · 구청장을 말한다.

㉯ 제1항의 규정에 불구하고 주거가 일정하지 아니한 수급권자에 대하여는 그가 실제 거주하는 지역을 관할하는 시장 · 군수 · 구청장이 행한다.

② **업무의 위탁**

시장 군수 구청장의 업무중 수급자의 관리, 급여비용의 심사 조정 및 지급업무 등 의료급여에 관한 업무 중 그 일부를 관계 전문기관에 위탁하는 제도이며, 위탁기관 중 진료비심사는 건강보험심사평가원이 담당하고 진료비지급은 국민건강보험공단이 담당하고 있다.

### 국민건강보험공단

국민건강보험공단에서는 의료급여법 제33조 및 동법 시행령 제20조에 의거 의료급여사업중 일부업무를 위탁받아 수행하고 있으며 위탁업무는 심사평가원의 심사 · 조정결과에 따른 급여비용의 지급과 전산기기에 의한 수급권자의 자격 및 개인별 진료받은 내용의 관리, 의료급여의 제한에 필요한 실태조사 및 자료수집 등을 담당하고 있다.

## 3. 의료급여의 지원범위 및 기준

### (1) 급여범위

① 법 제7조 제1항 각 호의 의료급여 : 제9조에 따른 비급여대상을 제외한 일체의 것

② 법 제7조 제1항 제2호의 의료급여 :「국민건강보험 요양급여의 기준에 관한 규칙」 제11조의2, 제12조 및 제13조에 따라 요양급여대상으로 결정 또는 조정되어 고시된 것

동규정에 따른 고시에는"치료재료급여 비급여목록 및 급여상한금액표", "건강보험 행위급여 비급여목록표 및 급여상대가치점수", "한약제제급여목록 및 상한금액표", "약제급여목록 및 급여상한금액표"가 있음

㉮ 급여범위는 건강보험과 유사(정신과 등 일부 수가체계 상이)하며, 다만, 건강보험에 제외되어 있는 영안실 안치료(3일)는 급여대상이다. 또한 장애인복지법에 의한 등록장애인의 의료보장구는 의료급여기관에서 구입하여 지급하고 상한가를 초과하는 금액은 본인이 부담한다.

㉯ 입원병상은 보건복지부 고시 요양급여기준에 준하여 기준병상에서 하여야 한다.

㉰ 의료급여기관이외의 장소에서 분만한 경우 요양급여기준에서 정한 출산비를 지급받을 수 있다.

### (2) 급여내용

의료급여법 제7조에 의한 수급권자의 질병 · 부상 · 출산 등에 대한 의료급여의 내용은 다음 과 같다.

**급여내용**

①진찰 · 검사 ② 약제 · 치료재료의 지급 ③ 처치 · 수술과 그 밖의 치료 ④ 예방 · 재활 ⑤ 입원 ⑥ 간호 ⑦ 이송과 그 밖의 의료목적의 달성을 위한 조치 등

### (3) 요양비

시장 · 군수 · 구청장은 수급권자가 보건복지부령이 정하는 긴급하거나 그 밖의 부득이한 사유로 인하여 의료급여기관과 동일한 기능을 수행하는 기관으로서 보건복지부령이 정하는 기관에서 질병 · 부상 · 출산 등에 대하여 의료급여를 받거나 의료급여기관외

의 장소에서 출산을 한 때에는 그 의료급여에 상당하는 금액을 보건복지부령이 정하는 바에 따라 수급권자에게 요양비로 지급한다.

### (4) 임신 · 출산 진료비의 지원

시장 · 군수 · 구청장은 임신한 수급권자가 보건복지부장관이 정하여 고시하는 기준에 해당하는 의료급여기관에서 받는 임신 및 출산과 관련된 진료에 드는 비용을 지원하되, 그 지급액은 60만원(둘 이상의 태아를 임신한 경우에는 100만원)의 범위에서 임신한 수급권자 본인이 부담하는 금액으로 한다.

### (5) 장애인에 대한 특례

① 시장 · 군수 · 구청장은 「장애인복지법」에 따라 등록한 장애인인 수급권자에게 보장구(補裝具)에 대하여 급여를 실시할 수 있다.

### (6) 건강검진

① 의료급여법 제14조 "시장 군수 구청장은 이 법에 의한 수급권자에 대하여 질병의 조기발견과 그에 따른 의료급여를 하기위하여 건강검진을 실시할 수 있다."

② 의료급여 수급권자 대상 건강검진 실시하고 있으며 의료급여 수급권자의 검진비용은 국가와 지자체에서 부담하고 있다

### (7) 건강생활유지비 지원

지원대상은 1종 수급권자로 1인당 매월 6천원지원, 병. 의원 이용시 본인부담금을 차감하고 잔액은 정산하여 보장기관에서 다음해에 본인의 생계급여계좌로 지급한다.

### (8) 의료급여의 적용기준 및 방법

의료급여의 적용기준 및 방법은 「국민건강보험 요양급여의 기준에 관한 규칙」 제5조 제2항 · 제3항 및 별표 1에 따른다.

### (9) 비급여대상

법 제7조제3항의 규정에 의하여 의료급여대상에서 제외되는 사항은 「국민건강보험 요양급여의 기준에 관한 규칙」 별표 2에 규정된 비급여대상으로 한다. 그러나 안치료는 의료급여의 경우에는 건강보험의 비급여와 달리 입원기간 중 의료급여 대상(3일간)에 포함된다.

그림 11-3 의료급여사업

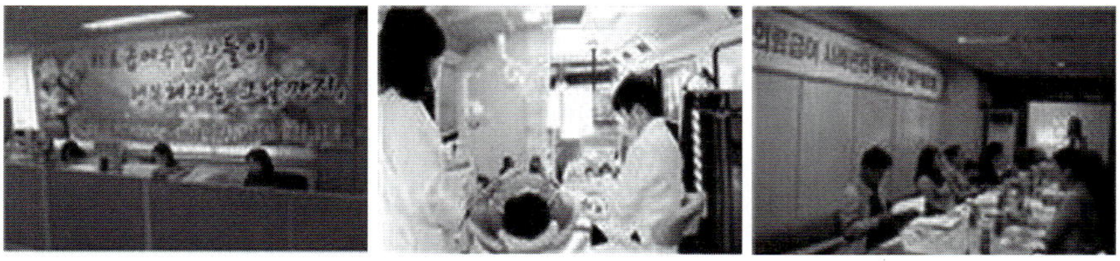

## 4. 대지급금 제도

### (1) 의의

대지급금제도는 2종 의료급여대상자 중 생계유지가 곤란하여 일시에 과중한 진료비의 부담에 따른 수급자의 어려움을 보호하기 위하여 본인부담비용이 많을 경우 보장기관에서 이를 대신 지불해 주고 나중에 수급권자로부터 회수하는 제도이다.

### (2) 대지급 신청

① 수급권자 또는 그 부양의무자가 기금에서 급여비용을 대지급받으려는 경우에는 별지 제19호서식의 급여비용대지급신청서를 의료급여를 행한 의료급여기관의 확인을 받아 시장 · 군수 · 구청장에게 제출하여야 한다.

② 급여비용의 대지급 신청을 받은 시장 · 군수 · 구청장은 지체 없이 대지급 여부를 심사 · 결정하고 대지급을 승인한 때에는 급여비용대지급승인서를 수급권자 또는 그 부양 의무자에게 발급하여야 하며, 수급권자 또는 그 부양의무자는 급여비용대지급승인서를 의료급여를 행한 의료급여기관에 제출하여야 한다.

③ 급여비용대지급승인서를 받은 의료급여기관은 시장 · 군수 · 구청장이 급여비용의 대지급을 결정한 금액을 의료급여비용명세서에 기재하여 심사평가원에 심사청구를 하여야 한다.

④ 대지급을 승인한 시장 · 군수 · 구청장은 심사평가원으로부터 심사결과를 통보받은 때에는 그 급여비용대지급금을 지체 없이 의료급여기관에 지급하여야 한다.

### (3) 대지급 신청 및 상환방법

① 대지급을 받은 수급권자 또는 그 부양의무자는 대지급금 총액을 다음의 구분에 따라 3월마다 같은 액수로 분할하여 상환하여야 한다.

㉮ 대지급금액이 10만원 미만은 3회

㉯ 대지급금액이 10만원 이상 30만원 미만은 8회

㉰ 대지급금액이 30만원 이상은 12회

② 시장 · 군수 · 구청장은 대지급금상환의무자의 경제적 사정을 고려하여 상환기간 및 상환횟수를 달리할 수 있다.

③ 대지급금을 받은 사람은 보건복지부령으로 정하는 바에 따라 대지급금을 그 거주지를 관할하는 시장 · 군수 · 구청장에게 상환하여야 한다. 이 경우 대지급금의 상환은 무이자로 한다.

### (3) 대지급의 범위

규칙 제27조의 규정에 의한 대지급은 2종수급권자가 의료급여기관에서 입원진료를 받은 경우, 본인이 부담하는 금액(제1장 의료급여수가의 기준 및 그 계산방법에 의한 급여비용 중 2종수급권자 본인이 부담하는 금액이 200,000원을 초과하는 경우에 그 초과하는 금액중 2종 수급권자 본인 또는 부양의무자의 신청에 의하여 보장기관이 승인한 금액으로 한다.

#### 이용범위 및 방법

의료급여비용 총부담액을 기준으로 본인부담진료비가 20만원을 초과하는 경우 20만원은 본인이 부담하고 초과하는 금액에 대하여 수급권자 본인 또는 부양의무자의 신청과 보장기관의 승인에 의해 대지급금이 이루어진다. 따라서 의료급여기관에서는 의료급여 수급권자의 퇴원시 본인부담 진료비가 부족한 경우에는 환자나 보호자가 서명한 대지급금신청서를 받아 의료보장기관으로 대지급금 승인을 신청하여 미수 진료비 발생을 예방할 수 있다.

## 급여비용대지급신청서

의료급여법 시행규칙 [별지 제19호서식]

| 접수번호 | | 접수일자 | 처리기간 | 즉시 |
|---|---|---|---|---|

| | | | |
|---|---|---|---|
| 신청인 | 성명 | | 주민등록번호 |
| | 주소 | | 전화번호 |
| 세대주 성명 | | | 주민등록번호 |
| 수급권자성명 | | | 주민등록번호 |
| 주소 | | | |
| 진료기간 | 년 월 일부터 년 월 일까지( 일간) | | |
| 의료급여기관명 | | | 주소 |
| 급여비용 | 급여비용총액 | | |
| | 본인부담금 | | |
| | 현금납부액 | | |
| | 대지급신청액 | | |

「의료급여법」 제20조 및 같은 법 시행규칙 제27조제1항의 규정에 따라 대지급을 신청하며 대지급금은 보장기관에서 정하는 바에 따라 상환할 것을 약속합니다.

년 월 일

성 명 : (서명 또는 인)
의 료 급 여 기 관 명 :
대 표 자 : ㊞

**특별자치시장 · 특별자치도지사 · 시장 · 군수 · 구청장** 귀하

### 유 의 사 항

이 신청서는 수급권자가 2부를 작성하여 진료를 한 의료급여기관의 확인을 받아 해당 특별자치시장 · 특별자치도지사 · 시장 · 군수 · 구청장에게 제출하여야 하고, 특별자치시장 · 특별자치도지사 · 시장 · 군수 · 구청장은 대지급 승인을 할 경우 대지급승인서 1부를 수급권자에게 발급하여야 하며, 수급권자는 대지급승인서를 의료급여기관에게 제출하여야 합니다.

## 급여비용대지급승인서

「의료급여법 시행규칙」 제27조제2항에 따라 위와 같이 대지급을 승인합니다.

년 월 일

**특별자치시장 · 특별자치도지사 · 시장 · 군수 · 구청장** [직인]

**의료급여기관 대표자** 귀하

# 5. 의료급여 절차

## (1) 진료체계

의료자원의 효율적 활용과 대형병원으로의 환자 집중현상 방지, 의료급여 기금의 재정안정화를 기하기 위하여 1단계-2단계-3단계체계로 운영하고 있다. 따라서 의료급여 수급권자가 의료급여를 받고자 하는 경우에는 의료급여법 시행규칙 제3조의 규정에 따라 제1차 의료급여기관 → 제2차 의료급여기관 → 제3차 의료급여기관에서 단계적으로 이용하여야 하며, 반드시 "의료급여의뢰서"(별지 제3호 서식)를 발급받아 단계별로 제출해야 한다. 의료급여의뢰서는 그 발행일로부터 7일 이내(공휴일 제외)에 의료급여기관에 제출하여야 한다.

제1차 의료급여기관은 의료법 에 따라 시장 · 군수 · 구청장에게 개설 신고한 의료기관, 보건소 · 보건의료원 및 보건지소, 약국이 포함되며, 제2차 의료급여기관은 의료법에 따라 시 · 도지사가 개설 허가한 의료기관이다. 아울러, 아울러 제3차 의료급여기관은 「의료법」 제3조의4에 따라 지정된 상급종합병원을 말한다. 응급환자 및 분만 등의 경우는 진료체계 관계없이 의료기관을 이용할 수 있다. 의료급여 절차에 의하지 않고(의료급여의뢰서 없이) 의료급여기관을 이용한 경우에는 진료비 전액을 본인이 부담해야 한다.

그림 11-4 의료급여 진료절차 체계도

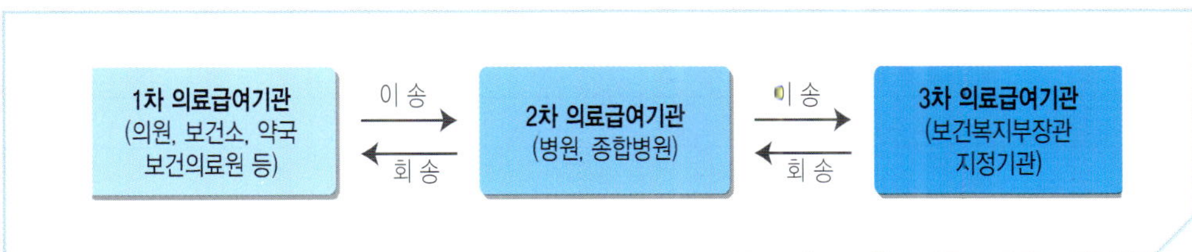

## 의료급여의뢰서

[별지 제3호서식]

(앞쪽)

| 사용 구분 (해당 항목 [ ]에 ✓표기) | |
|---|---|
| | [ ] 선택의료급여기관 미적용자를 다른 의료급여기관으로 의뢰하는 경우<br>(「의료급여법 시행규칙」 제3조제3항에 따른 의료급여 진료절차) |
| | ※ 노숙인진료시설인 경우 추가 표시<br>[ ] 노숙인진료시설인 제1차/제2차의료급여기관에서 다른 노숙인진료시설인 제2차의료급여기관으로 의뢰<br>[ ] 노숙인진료시설인 제2차의료급여기관에서 제3차의료급여기관으로 의뢰 |
| | [ ] 선택의료급여기관에서 다른 의료급여이고나으로 의뢰하는 경우<br>(「의료급여법 시행규칙」 별표 1 제1호다목에 따른 의료급여 진료절차) |
| | [ ] 선택의료급여기관으로부터 의뢰받은 후 다른 의료급여기관으로 재의뢰하는 경우<br>(「의료급여법 시행규칙」 별표 1 제1호라목에 따른 의료급여 진료절차) |

| 보장기관기호 | | 보장기관명 | |
|---|---|---|---|
| 세대주성명 | | 생년월일 | |
| 수급권자성명 | | 주민등록번호 | |
| 주소 | | | |
| 상병명 | | 상병분류기호 | |
| 진료기간 | | 진료구분 | 입원 · 외래 |
| 환자상태 및 진료의견 | | | |

「의료급여법」 제7조제2항과 같은 법 시행규칙 제3조제3항 및 별표 1에 따라 위와 같이 의료급여를 의뢰합니다.

년 월 일

| | | |
|---|---|---|
| 의료급여기관 기호 : | | |
| 소재지 : | | |
| 대표자 : | | (인) |
| 담당의사 : | | (서명 또는 인) |

의료급여기관 대표자 귀하

| 첨부서류 | 없음 | 수수료 없음 |
|---|---|---|

### 유 의 사 항

1. 환자상태 및 진료의견란에는 현재 증상, 검사, 투약 등 주요 진료내용을 구체적으로 적고, 여백이 부족하면 뒤쪽을 활용하기 바랍니다.
2. 수급자는 의사의 발급일로부터 7일 이내(공휴일 제외)에 의료급여기관에 제출하여야 합니다.

**3차의료급여기관과 이용방법 및 제출서류**

① 3차의료급여기관은 의료법 제3조의 4에 따라 보건복지부장관이 지정한 상급종합병원을 말한다.

② 3차의료급여기관에서 진료를 받아야 할 경우는 2차의료급여기관에서 발급한 '의료급여의뢰서'를 지참하여야 한다.

### (2) 관리 운영 체계

의료급여 업무의 운영 체계는 의료급여 사업기관인 보건복지부와 지방자치단체, 건강보험공단, 건강보험심사평가원으로 나누어 의료급여 수급권자가 의료급여를 원활하게 받을 수 있도록 각각의 역할을 부여하고 있다.

보건복지부는 의료급여 주요 정책 개발 결정 및 의료급여사업의 총괄적인 조정 및 지도 감독 업무를 수행하고, 보장기관인 시 도는 의료급여기금 관리 운영 및 보장기관에 대한 지도 감독 업무를 담당하며, 시 군 구는 수급권자의 자격 선정과 관리 업무를 수행한다. 이외에 건강보험심사평가원은 진료비 심사 및 급여 적정성 평가를, 국민건강보험공단은 진료비 지급 업무, 수급권자 자격 및 개인별 급여내역의 전산 관리 등을 각각 위탁받아 업무를 수행하고 있다.

### (3) 의료급여기관 유형 및 진료범위. 절차

**① 의료급여기관**

㉮「의료법」에 따라 개설된 의료기관

㉯「지역보건법」에 따라 설치된 보건소 · 보건의료원 및 보건지소

㉰「농어촌 등 보건의료를 위한 특별조치법」에 따라 설치된 보건진료소

㉱「약사법」에 따라 등록된 약국 및 같은 법 제91조에 따라 설립된 한국희귀 · 필수의약품센터

**② 의료급여기관의 유형**

의료급여기관은 다음 각호와 같이 구분하되, 의료급여기관별 진료범위는 보건복지부령으로 정한다.

㉮ 제1차 의료급여기관

ⅰ.「의료법」에 따라 시장 · 군수 · 구청장에게 개설신고를 한 의료기관(의원급)

ⅱ.「지역보건법」에 따라 설치된 보건소 · 보건의료원 및 보건지소

ⅲ.「농어촌 등 보건의료를 위한 특별조치법」에 따라 설치된 보건진료소

ⅳ.「약사법」에 따라 등록된 약국 및 같은 법 제91조에 따라 설립된 한국희귀 · 필수의약품센터

㉯ 제2차 의료급여기관:「의료법」에 따라 시 · 도지사가 개설허가를 한 의료기관(병원급 이상)

㉰ 제3차 의료급여기관 : 제2차의료급여기관 중에서 보건복지부장관이 지정하는 상급종합병원

㉱의료급여기관에서 제외되는 의료기관

ⅰ.「의료법」 제35조에 따라 개설된 부속의료기관

ⅱ.「의료법」 제66조 또는「약사법」 제79조 제2항에 따른 면허자격정지처분을 5년 동안에 2회 이상 받은 의료인 또는 약사가 개설 · 운영하는 의료기관 또는 약국

ⅲ. 법 제28조 또는 법 제29조의 규정에 의한 업무정지 또는 과징금 처분을 5년 동안에 2 회 이상 받은 의료기관 또는 약국

ⅳ. 법 제28조의 규정에 의한 업무정지처분의 절차가 진행 중이거나 업무정지처분을 받은 의료급여기관의 개설자가 개설한 의료기관 또는 약국

**③ 의료급여기관별 진료범위**

법 제9조제2항의 규정에 의한 의료급여기관별 진료범위는 다음 각 호와 같다.

㉮ 제1차 의료급여기관(약국 제외)에서 행할 수 있는 진료의 범위

ⅰ. 간단한 외과적 처치 그 밖의 통원치료가 가능한 질병의 진료

ⅱ. 장기치료가 필요한 만성질환으로서 입원할 필요가 없는 질병의 진료

ⅲ. 질병상태 · 이송거리 및 이송시간을 고려할 때 환자를 다른 의료급여기관으로 이송을 하여서는 환자의 생명에 위험이 초래되는 경우의 입원진료

ⅳ. 제1차 의료급여기관에서 입원진료를 받는 것이 수급권자에게 유리하다고 판단하여 보건복지부장관이 정하여 고시하는 입원진료

ⅴ.「지역보건법」에 의한 보건의료원에서의 입원진료

vi. 제3조제4항의 규정에 의하여 제2차의료급여기관 또는 제3차의료급여기관으로부터 회송받은 환자의 진료

㉯ 약국에서 행할 수 있는 조제의 범위

ⅰ. 처방전에 의한 조제

ⅱ. 「약사법」 제23조제3항 단서의 규정에 의하여 처방전에 의하지 아니한 직접 조제

㉰ 제2차 의료급여기관에서 행할 수 있는 진료의 범위

ⅰ. 제3조제1항 각호의 1에 해당하는 경우의 진료

ⅱ. 제3조제2항의 규정에 의하여 제1차 의료급여기관 또는 다른 제2차 의료급여기관으로부터 의뢰받은 환자의 진료

ⅲ. 당해 의료급여기관에 입원하였던 환자로서 퇴원후 경과의 관찰이 필요한 환자의 진료

ⅳ. 제3조제5항의 규정에 의하여 제3차 의료급여기관으로부터 회송 받은 환자의 진료

㉱ 제3차 의료급여기관에서 행할 수 있는 진료의 범위

ⅰ.제3조제1항 각호의 1에 해당하는 경우의 진료

ⅱ. 제3조제3항에 따라 제2차의료급여기관 또는 다른 제3차의료급여기관으로부터 의뢰받은 환자의 진료

ⅲ. 당해 의료급여기관에 입원하였던 환자로서 퇴원 후 경과의 관찰이 필요한 환자의 진료

**④ 의료급여의 절차**

수급권자가 의료급여를 받고자 하는 경우에는 「의료급여법」 제9조 제2항 제1호의 규정에 의한 제1차의료급여기관에 의료급여를 신청하여야 한다. 다만, 다음 각 호 중 제1호부터 제5호까지의 어느 하나에 해당하는 경우에는 동항제2호 또는 제3호의 규정에 의한 제2차의료급여기관 또는 제3차의료급여기관에 의료급여를 신청할 수 있고, 제7호부터 제11호까지의 어느 하나에 해당하는 경우에는 제2차의료급여기관에 의료급여를 신청할 수 있다.

㉮「응급의료에 관한 법률」제2조제1호에 해당하는 응급환자인 경우

㉯ 분만의 경우

㉰ 영 제3조제2항제1호라목에 따라 보건복지부장관이 정하여 고시하는 결핵질환, 희귀난치성질환 또는 중증질환을 가진 사람이 의료급여를 받고자 하는 경우

㉱ 제2차의료급여기관 또는 제3차의료급여기관에서 근무하는 수급권자가 그 근무하는 의료급여기관에서 의료급여를 받고자 하는 경우

㉲「장애인복지법」제32조에 따라 등록한 장애인이 장애인 보장구를 지급받고자 하는 경우

㉳ 감염병의 확산 등 긴급한 사유가 있어 보건복지부장관이 정하여 고시하는 기준에 따라 의료급여를 받고자 하는 경우

㉴ 단순물리치료가 아닌 작업치료 · 운동치료 등의 재활치료가 필요하다고 인정되는 자가 재활의학과에서 의료급여를 받고자 하는 경우

㉵ 한센병환자가 의료급여를 받고자 하는 경우

㉶「장애인복지법」제32조에 따라 등록한 장애인이 의료급여를 받고자 하는 경우

㉷「국민건강보험법 시행령」제43조의3 제1호에 해당하는 지역의 의료급여수급권자가 의료급여를 받고자 하는 경우

㉸「국가유공자 등 예우 및 지원에 관한 법률 시행령」제14조에 의한 상이등급을 받은 자가 의료급여를 받고자 하는 경우

㉹ 8세미만의 소아가 보건복지부장관이 정하여 고시하는 야간 · 공휴일에 의료급여를 받으려는 경우

* 8세 미만 소아(만 7세 까지)의 경우 야간(평일 오후 6시부터 익일 오전 9시까지), 토요일(오후 1시부터 익일 오전 0시까지), 공휴일은 2차의료급여기관에 신청가능(3차의료기관 신청불가)

* 상기 1~6호의 경우 제2차또는 제3차 의료급여기관에 신청가능하고 7~12호의 경우 제2차의료급여기관에 신청 가능하다.

### (4) 제3차의료급여기관의 지정

① 제3차의료급여기관은「의료법」제3조의4에 따라 지정된 상급종합병원으로 한다.

②보건복지부장관은 제1항의 규정에 의하여 제3차의료급여기관을 지정한 때에는 별지 제10호서식의 제3차의료급여기관지정서를 교부하여야 한다. ③보건복지부장관은 법 제28조제2항의 규정에 의하여 제3차의료급여기관의 지정을 취소한 때에는 제2항의 규정에 의한 지정서를 지체없이 회수하여야 한다.

### (5) 선택의료급여기관 제도

상한일수를 초과하여 의료급여를 받으려는 자 중 중복투약으로 인하여 건강상 위해가 발행할 우려가 있는 자로서 보건복지부 장관이 정하여 고시하는 기준에 해당하는 자에 대하여 의료급여를 받을 수 있는 의료급여기관의 선택범위를 차기연도 말까지 제한하는 것을 조건으로 승인하는 제도이다. 의료기관의 중복방문이나 약물오남용 등으로 건강상의 위해가 발생할 위험이 높은 급여상한일수 초과자는 의료급여기관을 어느 한 곳으로 선정하여 이용토록 하고 있다.

선택의료급여기관별 본인부담 여부는 ① 1종 수급권자는 제1, 2 선택의료급여기관 이용시 본인부담 없으나, 제 3, 4 선택의료급여기관 이용시 본인부담 있다. ② 2종 수급권자는 선택의료급여기관 이용시 본인부담 있다. ③ 선택의료급여기관에서 진료의뢰 받아 진료시 본인부담 있으며, 의뢰서 없이 다른 병의원 이용시 전액 본인부담으로 한다.

# 11-2 의료급여 관리 및 수가적용 기준

{ 학습목표 } 1. 의료급여의 종별 가산율과 수급권자의 본인부담금을 관리할 수 있다.

## 1. 의료급여 관리

### (1) 소멸시효

다음 각 호의 권리는 3년간 행사하지 아니하면 소멸시효가 완성된다.

① 의료급여를 받을 권리 ② 급여비용을 받을 권리 ③ 대지급금을 상환 받을 권리

### (2) 의료급여의 개시일

수급권자에 대한 의료급여는 제4조제3항의 규정에 의하여 수급권자로 선정된 날부터 개시한다. 다만, 제2조 제1호의 규정에 해당하는 무연고자는 행정기관이 응급진료를 받게 한 날부터, 법 제3조 제1항 제3호의 규정에 해당하는 의상자 또는 의사자의 유족은 의상자 또는 의사자가 다른 사람의 생명、신체 또는 재산을 구하다가 신체의 부상을 입거나 사망한 날부터 개시한다.

### (3) 급여의 제한

시장 · 군수 · 구청장은 수급권자가 다음 각호의 1에 해당하는 경우에는 이 법에 의한 의료급여를 행하지 아니한다. 다만, 보건복지부장관이 의료급여의 필요가 있다고 인정하는 경우에는 그러하지 아니하다.

① 수급권자가 자신의 고의 또는 중대한 과실로 인한 범죄행위에 기인하거나 고의로 사고를 발생시켜 제7조의 규정에 의한 의료급여가 필요하게 된 경우

② 수급권자가 정당한 이유 없이 이 법의 규정이나 의료급여기관의 진료에 관한 지시에 따르지 아니한 경우

### (4) 구상권

① 시장 · 군수 · 구청장은 제3자의 행위로 인하여 수급권자에게 의료급여를 한 때에는 그 급여비용의 범위 안에서 제3자에 대한 손해배상청구의 권리를 얻는다.

② 제1항의 경우 의료급여를 받은 자가 제3자로부터 이미 손해배상을 받은 때에는 시장 · 군수 · 구청장은 그 배상액의 한도 안에서 의료급여를 하지 아니한다.

### (5) 서류의 보존

① 의료급여기관은 의료급여가 끝난 날부터 5년간 보건복지부령이 정하는 바에 따라 제11조의 규정에 의한 급여비용의 청구에 관한 서류를 보존하여야 한다.

② 제1항의 규정에 불구하고 약국 등 보건복지부령이 정하는 의료급여기관은 처방전을 급여비용을 청구한 날부터 3년간 보존하여야 한다.

### (6) 전산시스템 활용

**① 사회복지통합관리망을 통한 업무처리**

㉮ (정의) 사회복지통합관리망(이하 "행복e음"이라 함)은 각종 사회복지 급여 및 서비스 지원 대상자의 자격 및 이력에 관한 정보를 통합관리하고, 지방자치단체의 복지업무 처리를 지원하기 위한 정보시스템

㉯ (의료급여 업무 활용)

의료급여 수급자 선정 및 자격관리 업무, 본인부담면제 선택의료급여기관, 중증환자등록, 의료급여 제한 등이 있다.

**② 의료급여 종합정보지원시스템을 통한 업무처리**

㉮ (정의) 의료급여 종합정보지원시스템(이하 "DW"이라 함)은 의료급여 자격관리시스템」을 통하여 축적된 자료를 바탕으로 수급자별, 질환별, 병의원별 의료이용행태 및 건강생활유지비 사용현황 등 각종 의료급여 정보를 사용자(보건복지부, 보장기관, 국민건강보험공단)에게 제공하는 시스템

㉯ (업무 활용)

자격, 급여일수 등 의료급여 자격관리시스템 등록정보 열람 확인, 연장승인 신청서, 동일성분의약품 중복투약 사실통지서 등 업므추진에 필요한 각종 서식 출력 활용

**그림 11-5** 의료급여 자격관리 전산시스템

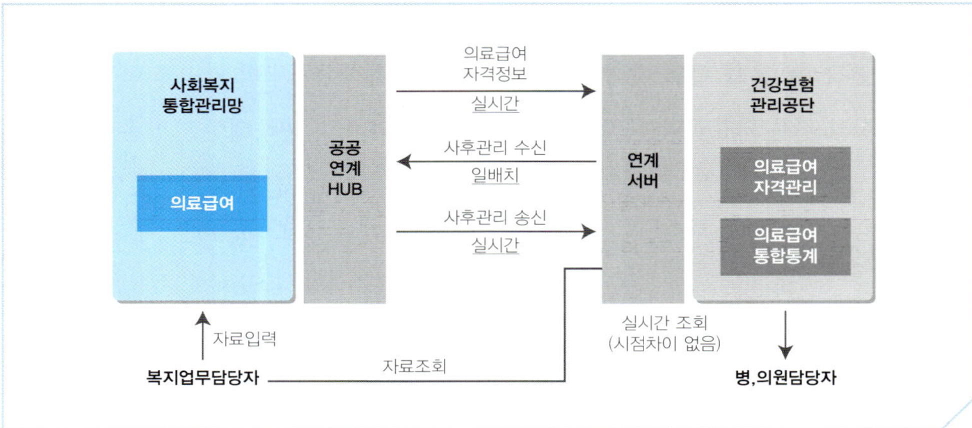


### (7) 의료급여의 본인부담 및 본인부담금 보상금제도

#### ① 본인부담

급여비용은 그 전부 또는 일부를 의료급여기금에서 부담하지만, 일부를 부담하는 경우 그 나머지 비용은 본인이 부담한다. 이 본인부담금은 의료급여기관의 청구에 의하여 수급권자가 의료급여기관에 지급한다. 1종과 2종 수급권자에 대한 의료급여기관 및 의료급여의 내용에 따른 본인부담금은 다음과 같다.

㉮ 1종 수급권자의 본인부담금

i. 입원진료 시 본인부담금 : 없음(의료급여기금에서 전액 부담)

ii. 외래진료시 의료급여기관 및 의료급여의 내용에 따른 본인부담금

iii. 1종 수급권자 중 본인부담금 면제자

㉠ 사유발생 시 당연 적용 : 18세 미만인 자, 행려환자, 등록 희귀난치성질환자, 선택의료급여기관 적용자

㉡ 신청에 의한 적용(외래진료 본인일부부담 면제 신청서 제출 시) : 20세미만 재학자, 임산부, 가정간호대상자, 장기이식환자(2007년 7월부터 1종 수급권자에게 매월 6,000원의 건강생활유지비를 지원하면서 외래진료 시 본인부담금을 납부하도록 하고, 중복투약 등으로 건강에 위험이 있는 수급권자를 대상으로 병의원을 한 군데 지정하여 의료이용을 할 수 있도록 하는 선택병의원제도를 도입함)

### (2) 2종 수급권자의 본인부담금

① 입원진료 시 본인부담금

㉮ 급여비용의 10% (다만, 약제는 구입금액의 10% )

㉯ 자연분만한 산모와 6세 미만의 아동 : 본인부담금 면제

② 암 등 중증질환자 본인부담금 경감(5% 적용), 다만 약제는 구입금액의 5%

③ 외래진료 시 의료급여기관 및 의료급여의 내용에 따른 본인부담금

㉮ 1 · 2종 수급권자의 보건기관(보건소, 보건지소, 보건진료소) 본인부담금-본인부담금 없음

**표 11-3** 외래진료시 본인부담(수준)

| 구분 | | | 의료급여 종별 | | |
|---|---|---|---|---|---|
| | | | 1종 | 2종 | |
| | | | | 일반 | 장애인 |
| 보건기관(보건소, 보건지소, 보건진료소) | | | 무료 | 무료 | 무료 |
| 제1차 의료급여기관<br>(보건의료원포함) | 의원 | 원내 직접조제 | 1,500원 | 1,500원 | 750원 |
| | | 그 이외의 경우 | 1,000원 | 1,000원 | 250원 |
| | | 특수장비촬영<br>(CT, MRI, PET) | 특수장비총액의<br>5/100 | 특수장비총액의<br>15/100 | 특수장비총액의<br>15/100 |
| 제2차 의료급여기관<br>(병원, 종합병원) | | 원내 직접조제 | 2,000원 | 의료급여비용<br>총액의 15%<br>(예외사항 : 주 3 참조) | 무료<br>(장애인의료비<br>에서 지원 |
| | | 그 이외의 경우 | 1,500원 | | |
| | | 특수장비촬영<br>(CT, MRI, PET) | 특수장비총액의<br>5/100 | | |
| 제3차 의료급여기관<br>(상급종합병원) | | 원내 직접조제 | 2,500원 | 의료급여비용<br>총액의 15% | 무료<br>(장애인의료비<br>에서 지원 |
| | | 그 이외의 경우 | 2,000원 | | |
| | | 특수장비촬영<br>(CT, MRI, PET) | 특수장비총액의<br>5/10 | | |

**표 11-4** 입원 진료시 본인 일부부담금

| 구분 | 의료급여 종별 | | |
|---|---|---|---|
| | 1종 | 2종 | |
| | | 일반 | 장애인 |
| 제1, 2, 3차 의료급여기관 | 무료 | 급여비용 총액의 10% | 무료 (장애인의료비에서 지원) |

**표 11-5** 식대 본인부담금 : 1, 2종 모두 입원식대의 100분의 20을 본인이 부담

| 구분 | 일반식 (산모식 포함) | 치료식 (완제품으로 된 경관유동식 포함) | 멸균식 | 분유 |
|---|---|---|---|---|
| 금액(1식당) | 3,900원 | 5,060원 | 15,150원 | 2,180원 |

**표 11-6** 의료급여 수급권자의 본인부담(요약)

| 구분 | | 1차 (의원) | 2차 (병원,종합병원) | 3차 (지정병원) | 약국 | 특수장비 (PET,MRI,CT) |
|---|---|---|---|---|---|---|
| 1종 | 입원 | 없음 | 없음 | 없음 | – | 없음 |
| | 외래 | 1,000원 | 1,500원 | 2,000원 | 500원 | 5% |
| 2종 | 입원 | 10% | 10% | 10% | – | 10% |
| | 외래 | 1,000원 | 15% | 15% | 500원 | 15% |

* 보건복지부장관이 고시하는 경증질환으로 종합병원 이상급 기관에서 원외처방전을 발급받아 약국에서 조제받는 경우급여비용의 3%

※ 본인부담금은 급여청구분에 대한 것이며, 비급여 청구분은 전액 본인이 부담해야 함.

▣ 노인 틀니 및 치석제거 본인부담금

| 구분 | 1종 | 2종 | 비고 |
|---|---|---|---|
| 노인완전틀니 본인부담 | 20% | 30% | |
| 치과임플란트본인부담 | 20% | 30% | |
| 치석제거 본인부담 | 1천원/1.5천원/2천원 | 1천원/15%/15% | |

▣ 65세 이상 치과임플란트 의료급여 수급권자 본인부담율(1종 10%, 2종 20%)

▣ 종합병원 · 상급종합병원 상급병실(2 · 3인실) 입원료 급여전환에 따른 본인부담률

▣ 의료기관 종별(종합병원 · 상급종합병원) 및 인실별(2인실 · 3인실) 본인부담률

| 구분 | 2인실 | 3인실 | 구분 | 2인실 | 3인실 |
|---|---|---|---|---|---|
| 종합병원 | 40% | 30% | 상급종합병원 | 50% | 40% |

### (3) 수급권자가 전액부담(100분의 100)하는 경우

① 의료급여 절차에 의하지 아니하고 의료급여기관을 이용한 경우

② 다음의 경우에 보건복지부장관이 정하여 고시하는 기금부담 급여비용의 상한금액을 초과하는 비용

㉮ 의료급여의 필요성이 의학적으로 인정되는 약제 · 치료재료로서 그 약제 · 치료재료의 상한금액이 대체 가능한 약제 · 치료재료의 상한금액의 2배 이상인 경우

㉯ 「국민건강보험법 시행규칙」별표5 제1호 나목(2)에 해당하는 약제 · 치료재료의 경우

③ 「국민건강보험법 시행규칙」별표5 제1호다목부터 아목에 해당하는 경우 또는 항목의 비용

④ 수급권자(무연고자 제외)가 입원 시 발생하는 식대 등 보건복지부장관이 정하는 비용
⑤ 상한일수를 초과하여 의료급여를 받은 경우, 그 초과일수에 대한 급여비용
⑥ 경구투여가 가능함에도 불구하고 보건복지부장관이 고시하는 진통 · 진양 · 수렴 · 소염제인 외용제제를 처방 · 조제 받은 경우, 그 외용제제 비용

**② 본인부담금 보상금 제도**

㉮ 의료급여기관에 지급한 본인부담금이 1종의 경우 매 30일간 2만원, 2종의 경우 20만원을 초과 시 시장 · 군수 · 구청장을 그 초과금액의 절반을 수급권자에게 보상한다.

㉯ 보상제를 선적용한 후에도 본인부담금이 일정 수준(상한 기준)을 초과한 경우 본인부담금 상한제를 적용, 그 초과금액 전부를 보상(입원진료비 외에 외래진료비 · 약제비도 포함, 다만 2천 원 미만인 경우는 수급권자가 부담)

**③ 의료급여 수급권자 본인부담 산정특례제도 및 본인부담 인허 적용**

㉮ 의료급여 수급권자가 본인부담 산정특례(암. 희귀난치성질환, 중증화상, 결핵, 치매 등) 대상자일 경우는 의료급여 산정특례 등록(지원) 신청서(별지 20호서식)에 신청하여 해당 시, 군, 구청에 신청하여 승인을 받아야 한다.

㉯ 의료급여 수급권자가 만 65세 이상 노인틀니 및 치과임플란트을 할 경우 대상자는 사전에 서식을 활용(별지 21호서식, 22호서식) 해당 시, 군, 구청에 신청하여 승인을 받아야 한다.

## 2. 의료급여 수가 적용기준

### (1) 급여비용 산정

① 의료급여기관의 급여비용 산정은 「국민건강보험법 시행령」 제21조제2항 및 제3항, 「국민건강보험 요양급여의 기준에 관한 규칙」 제8조제2항 및 제4항의 규정에 의하여 고시한 "건강보험 행위 급여 비급여 목록표 및 급여 상대가치점수"에 국민건강보험법 제45조제4항의 규정에 의하여 고시한 "건강보험요양급여비용의내역"의 단가를 곱한 금액과 국민건강보험법시행령 제22조에 따라 결정된 금액을 합하여 산

정한다. 다만, 제2조 부터 제14조의2에서 정하는 급여비용의 산정에 대하여는 그러하지 아니하다.

② 「의료급여법 시행규칙」제20조제2항의 의료급여비용 청구방법 및 심사청구서 명세서서식 작성요령은 별표1에 의한다.

### (2) 의료급여기관 종별가산율

① 상대가치점수 제1편 제1부 행위 급여 일반원칙에 의하여 적용되는 의료급여기관 종별에 따른 가산비율은 다음 각 호와 같이 적용한다. 다만, 조산원, 보건소, 보건지소, 보건진료소, 약국 및 정신건강의학과 정액진료비, 혈액투석 정액수가를 산정하는 경우에는 종별가산율을 적용하지 아니한다.

**의료급여기관 종별가산율**

① 「의료급여법」 제9조 제2항 제3호에 따른 다음 각목에 해당되는 의료급여기관은 22%

㉮. 제3차 의료급여기관으로 지정된 종합병원

㉯.제3차 의료급여기관으로 지정된 종합병원과 동일 구내에 설치되어 있는 치과대학부속치과병원

② 제1호에 해당되지 아니하는 종합병원, 치과대학부속치과병원, 허가병상수가 30병상 이상으로 한방 6개과가 설치되어 있는 한의과대학부속 한방병원 및 국립병원 한방진료부는 18%

③ 제1호 또는 제2호에 해당되지 아니하는 병원, 치과병원, 한방병원 또는 요양병원은 15%

④ 의원, 치과의원, 한의원, 보건의료원은 11%

② 제1항의 규정에도 불구하고 제1항 제2호의 종별가산율을 적용받는 종합병원이 의료법 제3조의3의 기준에 부적합한 경우에는 3월 이내의 범위 내에서 기간을 정하여 시정하도록 하고 동 시정기간 내에 시정하지 아니한 경우에는 시정기간 만료 익일부터는 제1항 제3호의 규정에 의한 종별가산율을 산정한다.

**표 11-7** 의료급여의 요양기관 종별가산율(요약)

| 구 분 | 3차 의료급여기관<br>(상급종합병원) | 종합병원 | 병원 | 의원 |
|---|---|---|---|---|
| 의료급여가산율 | 22% | 18% | 15% | 11% |
| 건강보험가산율 | 30% | 25% | 20% | 15% |

### (3) 진찰료

① 진찰료(약국의 경우에는 조제료, 약국관리료, 기본조제기술료, 복약지도료를 말한다)의 경우에는 상대가치점수 제1부 일반원칙 "Ⅲ. 차등수가"는 적용하지 아니한다.

② 상대가치점수 제1편 제2부 제1장 기본진료료〔산정지침〕 "5. 의료질평가지원금, 6. 전문병원 관리료 등(전문병원 관리료 · 전문병원 의료질지원금)"은 의료급여비용의 산정에 적용하지 아니한다.

### (4) 입원진료 범위

① 제1차의료급여기관(보건의료원 제외)에서는 입원진료비용을 산정할 수 없다. 다만, 의료급여법 시행규칙 제16조 제1호 라목에 의한 다음 각 호의 경우는 입원진료비용을 산정할 수 있다.

㉮ 긴급수술을 요하는 경우

㉯ 분만, 충수염수술, 항문수술, 서혜 및 대퇴부탈장수술, 자궁과 자궁부속기 수술, 안 이비인후과수술

㉰ 정신질환, 한센병환자의 치료, 골절로 인하여 입원치료가 불가피한 경우

㉱ 입원진료 중 의료급여수급권자로 자격이 변동된 경우

㉲ 말기암환자에 대한 입원 진료가 필요한 경우

② 입원은 진료상 필요하다고 인정되는 경우에 적절한 기간에 한하며, 단순한 통원불편 간병인력부재 등의 사유로 입원지시를 하여서는 아니 된다.

### (5) 검체검사 위탁기준 중 급여비용 청구 · 심사 및 지급절차

"상대가치점수(부록)검체검사 위탁에 관한 기준" 중급여비용 청구 심사 및 지급절차는 다음 각 호와 같다.

① 검체검사를 의뢰한 기관은 검사의뢰 내역과 수탁검사기관의 의료급여기관기호를 의료급여비용명세서 "진료내역"란에 기재하고, 검사위탁비용을 별표 1 "의료급여비용 청구방법 및 심사청구서 명세서서식 작성요령"의 관련규정에 따라 건강보험심사평가원에 청구한다.

② 심사평가원은 상병명 및 진료내역과 관련이 없는 검사를 실시한 경우에는 검사의뢰기관의 급여비용에서 심사조정 한다.

③ 급여비용지급기관은 해당 급여비용을 검사의뢰기관에 지급한다.

### (6) 혈액투석수가

① 만성신부전증환자가 외래 혈액투석시에는 의료급여기관 종별에 불구하고 1회당 146,120원(코드 O9991)의 정액수가로 산정한다. 다만, 약사법 제23조제4항에 해당되지 아니하여 처방전을 발행하여 진료한 경우에는 제1조에 의한다.

② 외래 1회당 혈액투석 정액수가에는 진찰료, 혈액투석수기료, 재료대, 투석액, 필수경구약제 및 Erythropoietin제제 등 투석당일 투여된 약제 및 검사료 등을 포함한다. 다만, 혈액투석을 위한 정맥내 카테타삽입술 비용은 별도로 산정할 수 있다.

③ 혈액투석을 받는 만성신부전증 환자가 동일날 다른 상병으로 다른 진료 과목의 전문의에게 진료를 받는 경우, 이에 대한 급여비용은 제1조의 규정에 의하여 별도로 산정한다.

### (7) 정신질환 수가 기준

한국표준질병사인분류항목 중 정신 및 행동장애와 뇌전증에 해당하는 질병으로 정신건강의학과 전문의료급여기관(병원 및 종합병원급의 정신건강의학과 포함)에서 입원 진료한 경우에는 1일당 정액수가로 산정한다.

### (8) 정신질환 외래수가 등

정신건강의학과 전문의료급여기관에서 한국표준질병사인분류항목 중 정신질환에 대한 외래진료 시 급여비용은 제1조에 따라 산정하며 약제는 직접 조제 · 투여하여야 한다.

### (9) 정신질환 입원 및 낮병동 수가 등

정신질환에 대한 입원수가는 1일당 정액수가(식대 포함)로 정신건강의학과 전문의가 상근하는 경우에 산정한다.

### (10) 식대 중 본인일부부담

"수급권자가 입원시 발생하는 식대 중 보건복지부장관이 정하는 비용"은 제12조의 규정에 따른 식대의 100분의 20에 해당하는 금액으로 하되, 암 환자 등 보건복지부장관이 고시하는 중증질환자의 경우에는 제12조에 따른 식대의 100분의 5에 해당하는 금액으로 하고, 자연분만 및 6세 미만의 아동의 입원진료의 경우에는 식대 본인부담금을 면제한다.

### (11) 가정간호

① 가정간호 전담부서가 설치되어 있는 의료급여기관에서 가정간호 의료급여를 실시하는 경우에는 상대가치점수 제1장 기본진료료 중 '4.가정간호 기본방문료"에 의하여 산정한다.

② 가정간호 의료급여 대상자 범위는 국민건강보험 요양급여의 기준에 관한 규칙 제5조제2항에 의한 "요양급여의 적용기준 및 방법에 관한 세부사항"에 의한다.

③ 가정간호 의료급여는 연 96회를 한도로 산정하며, 가정간호 교통비는 1회 방문당 6,000원을 수급권자가 부담한다.

### (12) 안치료

영안실 안치료는 1일 3,750원으로 하되, 영안실 안치기간은 3일이나로 한다. 환자 측의 귀책사유로 안치기간이 3일을 초과하는 경우에는 초과일분의 안치료는 그 보호자가 부담한다.

### (13) 입원병상기준

수급권자에 대한 입원진료는 국민건강보험 요양급여의 기준에 관한구칙 별표 2 중 제4호가목에 의한 병상에서 하여야 하며, 의료급여기관이 환자진료상 필요로 하여 수급권자를 일반병상보다 우수한 상급병상에 입원시킨 경우 병상간의 입원료 차액은 별도 산정하지 아니한다.

### (14) CT, MRI 및 PET 본인부담

#### CT, MRI 및 PET 본인부담률

① 1종수급권자의 외래 : 의료급여비용의 5%

② 2종수급권자의 입원 : 의료급여비용의 10%(중증질환자의 경우 본인부담 '0', 6세 이상 15세이하 아동의 경우 3%, 치매질환의 경우 5%)

외래 : 의료급여비용의 15%(등록 조산아 및 저체중 출생아, 임신부 및 치매질환의 경우 5%)

### (15) 급여비용의 심사청구

① 법 제11조제2항의 규정에 의하여 의료급여기관이 급여비용의 심사청구를 하고자 하는 때에는 의료급여비용심사청구서에 의료급여를 받은 자에 대한 의료급여비용

명세서를 첨부하여 「국민건강보험법」 제55조의 규정에 의한 건강보험심사평가원에 제출하여야 한다.

② 의료급여기관은 제1항에 따른 의료급여비용명세서에 다음 각 호의 사항을 기재하여야 한다.

**의료급여비용명세서에 기재사항**

① 세대주 성명 ②의료급여를 받은 자의 성명, 주민등록번호 및 보장기관 기호 ③ 질병 또는 부상명 ④ 진료개시일 및 의료급여일수 ⑤ 의료급여비용의 내용 ⑥ 본인부담금 및 비용청구액 ⑦ 처방전 내용 등

### (16) 급여비용의 심사 · 지급

① 심사평가원은 제20조의 규정에 의하여 급여비용의 심사청구를 받은 때에는 그 심사청구내용이 법 제7조 제2항 및 제3항의 규정에 의한 의료급여의 기준 및 의료수가기준에 적합한 지를 심사한다. 이 경우 심사평가원의 원장은 제20조 또는 법 제32조제4항의 규정에 의하여 제출받은 자료에 대한 사실여부를 확인할 필요가 있다고 인정하는 때에는 소속직원으로 하여금 현지 출장하여 확인을 하게 할 수 있다.

② 심사평가원의 원장은 제20조의 규정에 의하여 급여비용의 심사청구를 받은 때에는 그로 부터 40일(제22조의 규정에 의한 전자문서교환방식에 의한 경우에는 15일) 이내에 심사하여 그 내용이 기재된 의료급여비용 심사결과통보서를 시장 · 군수 · 구청장, 공단 및 그 의료급여기관에 지체 없이 송부하여야 한다. 이 경우 심사기간을 산정함에 있어서 해당 의료급여기관에 대하여 심사에 필요한 자료를 요청한 경우 등 특별한 사유가 있는 경우에는 그에 소요되는 기간을 제외한다.

## 3. 의료급여 비용청구 및 심사지급내역서 분석

### (1) 의료급여비용청구서 작성요령

의료급여비용청구서 작성시는 먼저 ①〔접수번호〕 ②〔의료급여기관 기호 및 명칭〕 ③〔진료구분〕 ④〔건수〕 ⑤〔10원미만의 절사〕 ⑥〔수취인〕 등을 확인 점검한다.

### (2) 의료급여비용명세서 기재사항

기재사항에는 ① 세대주 성명 ② 의료급여를 받은 자의 성명, 주민등록번호 및 보장기관 기호 ③ 질병 또는 부상명 ④ 진료개시일 및 의료급여일수 ⑤의료급여비용의 내용 ⑥ 본인부담금 및 비용청구액 ⑦ 처방전 내용 등이 있다.

### (3) 요양급여기준 및 진료수가산정지침에 의해 청구비용(명세서)을 자체 심사

① 건강보험 요양급여비용 및 건강보험심사평가원의 심사기준, 약제 · 치료재료인정기준 등을 참고한다.

② 건강보험심사평가원의 진료비청구 포털서비스((MCPoS)를 활용한다.

* 청구오류 수정(통보)대상 항목은 ▲보장기관기호 착오 ▲상병기호 착오 ▲요양개시일, 조제투약일 누락 및 착오 ▲수진자성명 또는 주민번호 착오 ▲요양일수 착오 ▲처방전교부번호 착오 ▲상병과 성별 상이 ▲입원개시일 착오 ▲청구명세서 구분 불일치 ▲의료급여 정신과 정액 정신질환이외 상병기재 등 ▲조제투약일 '처방전사용기간' 초과(약국) ▲사망자 진료 후 청구 ▲'처방전발행기관기호' 누락 및 착오(약국) ▲의료급여 진료확인번호(서면은 진료확인번호 개수)기재 누락 또는 착오 ▲주민번호 착오 등이다.

그림 11-6 건강보험심사평가원 진료비청구 포털서비스 이용 방법

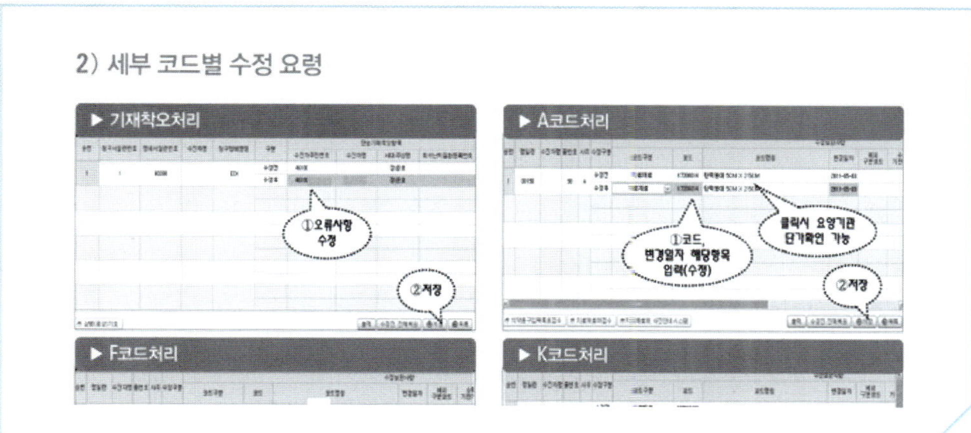


### (4) 진료비지급 심사내역서 분석 및 미수금 정리

① 건강보험심사평가원에서 심사지급내역서가 통보되면 심사지급내역을 분석 후 지급불능건(반송건)은 보완청구를 하고, 청구 누락건에 대하여서는 추가청구를 한다.

② 심사지급내역서를 분석 후 부당 사감에 대해서는  서식을 사용 이의신청을 한다.

③ 의료급여 청구 미수금발생액과 청구차액(자체조정액)에 대한 자료를 정리하고 미수금을 정리한다.

## 제 11장. 의료급여제도 요약정리 사항 및 예상문제

### 의료급여관리

1. 의료급여 수급권자 구분(1종, 2종) 및 신청절차
2. 의료급여 관리운영체계(보건복지부, 지방자치단체) 및 역할
3. 의료급여 비급대상 및 항목
4. 대지급금제도(대상, 신청절차 및 방법, 범위, 상환)
5. 의료급여 진료체계 및 1차, 2차, 3차 의료급여기관 이용절차
6. 의료급여기관 종별가산율 및 진료비 본인부담(1종과 2종, 외래 및 입원)
7. 의료급여 비용청구 및 심사지급 분석

**01** 생활이 어려운 사람에게 의료 급여를 함으로써 국민 보건을 향상하고 사회 복지를 증진하는 데 이바지함을 목적으로 제정한 법률은?

① 의료급여법 ② 건강보험법 ③ 사회복지법 ④ 보건의료기본법

**02** 의료급여법에 명시된 3차 의료급여기관은?

① 종합병원 ② 상급종합병원 ③ 대학병원 ④ 특수병원

**03** 의료급여법에 명시된 의료급여 수급자 구분은?

① 1종 ② 1종과 2종 ③ 1종, 2종, 3종 ④ 1종, 2종, 3종, 4종

**04** 다음 중 의료급여 비급여 대상이 아닌 것은?

① 상급병실차액　② 진단서발급료
③ 안치료　④ 종합건강진단

**05** 다음 중 의료급여 입원진료를 받은 경우 대지급금 신청 대상 수급권자와 본인부담금액이 얼마를 초과하는 경우에 신청할 수 있는가?

① 1종 수급권자, 10만원　② 2종수급권자, 20만원
③ 1종 및 2종 수급권자, 20만원　④ 2종 수급권자, 30만원

**06** 의료급여수급권자가 1차 진료 후 2차 또는 3차의료급여기관에 요양급여 신청시 제출할 서류는?

① 요양급의뢰서　② 의료급여의뢰서　③ 진단서　④ 소견서

**07** 의료급여기관의 서류의 보존은 의료급여가 끝난 날부터 몇 년간 보건복지부령이 정하는 바에 따라 보관하여야 하는가?

① 1년　② 2년　③ 3년　④ 5년

**08** 의료급여 2종 수급권자의 일반적인 경우(CT, MRI 제외) 진료비 본인부담은?

① 외래 및 입원 진료비용은 본인부담 없음
② 외래 진료는 15%, 입원진료는 10%
③ 외래 진료는 10%, 입원진료는 15%
④ 외래 진료는 본인부담 업고, 입원진료는 10%

**09** 의료급여 수권권자가 의료전달체계에 의한 진료 절차를 거치지 않고(의료급여의뢰서 미제출) 2차진료 및 3차의료급여기관을 이용 경우 진료비 부담은?

① 수급권자가 전액(100:100)부담
② 병원의 일반수가 적용 부담
③ 보험급여의 50% 부담
④ 보험급여의 70% 부담

**10** 의료급여권자의 요양급여 후 진료비 청구처 및 심사기관은?

① 국민건강보험공단 ② 건강브험심사평가원
③ 시 · 군 · 구청 ④ 관할 보건소

**11** 3차 의료급여기관의 종별 가산율은?

① 45% ② 37% ③ 22% ④ 20%

| 정답 | 1 | 2 | 3 | 4 | 5 | 6 | 7 | 8 | 9 | 10 | 11 |
|---|---|---|---|---|---|---|---|---|---|---|---|
| | ① | ② | ② | ③ | ② | ② | ④ | ② | ① | ② | ③ |

# National

# Health

# Insurance

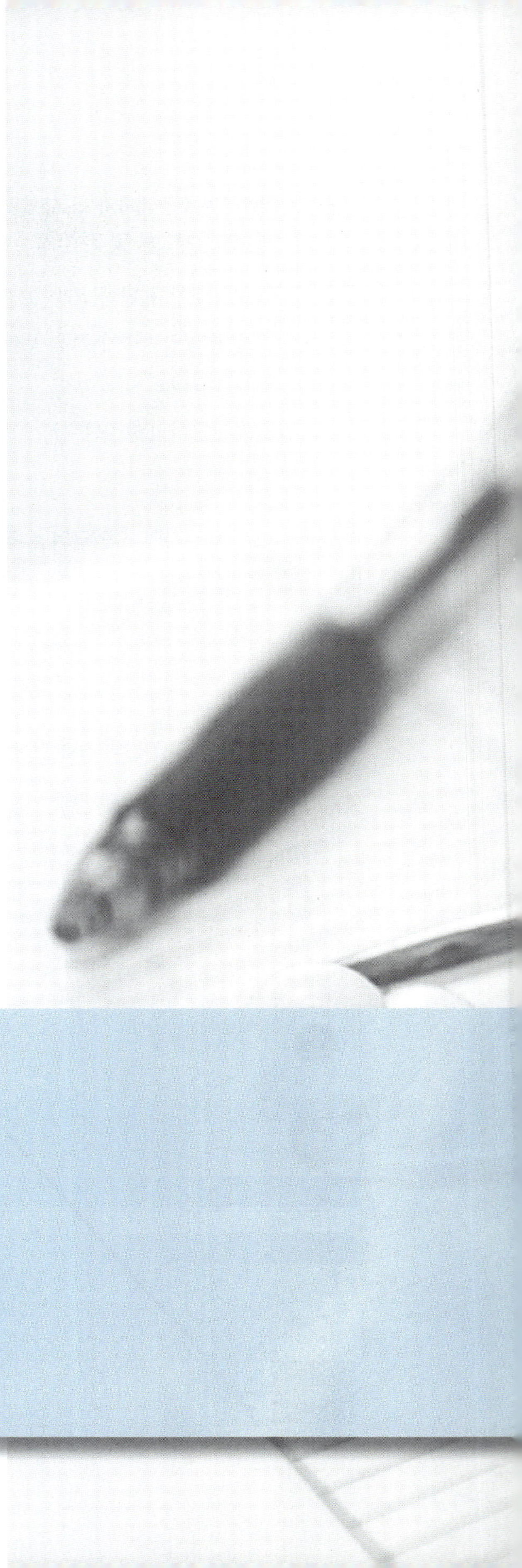

CHAPTER 12

# 산업재해보상보험

▌12-1. 산재보험제도

▌12-2. 산재보험 급여관리 및 요양급여 기준

▌12-3. 공무상요양제도 및 국가배상제도

# 12-1 산재보험제도

{ 학습목표 } 1. 산업 재해의 발생 및 안정 기준을 이해하고 적용할 수 있다.

## 1. 산재보험의 개요

### (1) 개요

산업재해보상보험은 피재 근로자가 근로 중에 입은 신체상의 피해와 그로 인한 경제적 손실을 신속하고 공정하게 보상을 위해 사업주의 보험 가입을 국가가 책임지는 강제보험으로, 보험가입을 전제로 하여 근로기준법에 규정하고 있는 사용자가 피재 근로자에 부담해야 하는 형사 및 보상 책임을 담보하는 제도이다.

### (2) 목적

재해 근로자에게는 신속하고 공정한 보상을 시행함으로써 근로자 및 가족의 생활 안정을 도모하고, 재해가 일어난 사업장의 사업주가 피재 근로자의 치료와 보상을 위해 일시에 과중하게 부담해야 하는 비용을 보험 기능을 통하여 분산시켜 기업을 안정적으로 운영할 수 있게 하며, 국가적으로는 건전한 노동력을 확보하고 보전하는 동시에, 기업도 보호함으로써 국가의 경제발전과 국민복지를 향상시킬 수 있는 기반을 갖추고자 하는 데 있다. 또한 이 법은 산업재해보상보험 사업을 시행하여 근로자의 업무상의 재해를 신속하고 공정하게 보상하며, 재해근로자의 재활 및 사회 복귀를 촉진하기 위하여 이에 필요한 보험시설을 설치 · 운영하고, 재해 예방과 그 밖에 근로자의 복지 증진을 위한 사업을 시행하여 근로자 보호에 이바지하는 것을 목적으로 한다.

### (3) 연혁 및 적용사업장 확대

산업재해보상보험제도가 처음 시행된 1964년에는 상시근로자 500인 이상을 고용하는 대규모의 광업 및 제조업 부문에만 적용하고 근로기준법 에 규정한 재해 보상을 행하였으나 그 후 산재보험 적용범위가 점차 확대되어 2000.7.1 부터는 근로자 1인 이상을 고용하는 사업장의 근로자에게까지 적용이 확대되었고 2005.1.1 부터는 고용보험 및 산업재해보상보험의 보험료를 통합징수하기 위한 고용보험 및 산업재해보상보험의 보험료 징수 등에 관한 법률 이 제정되어 시행되고 있다.

### ① 연혁〈 표12-1 〉

| 연도 | 내용 |
|---|---|
| 1963.11 .5 | 산업재해보상보험법 제정, 공포 |
| 1964. 7 .1 | 산업재해보상보험 실시(상시근로자 500인 이상) |
| 1981.12.1 | 산업안전보건법 제정 |
| 1987.12.1 | 한국산업안전보건공단 설립 |
| 1992.7.1 | 산재사업장 확대( 5인 이상 사업장) |
| 1995. 5.1 | 근로복지 공단 설립(업무이관) |
| 2000. 7 .1 | 산재 사업장 확대 (1인 이상) |
| 2003.12.1 | 대통령령이 정하는 사업 제외 모든 사업 또는 사업장에 적용 |
| 2005.1.1 | 산재보험과 고용보험 보험료 통합징수 |
| 2009.1.1 | 공사금액 2천만원 이상, 연면적 100㎡ 초과 건축 또는 연던적 200㎡ 초과 건축물 수선 공사 당연가입 확대 |
| 2010.4.28 | 근로복지공단, 한국산재의료원 통합 |
| 2012.1.22 | 자영업자 고용보험(실업급여)사업 확대, 택배, 퀴서비스 산재보험 적용 |
| 2014.3.25 | 근로복지공단 본사 울산 이전 |

### ② 산재보험 연도별 적용규모 확대 과정 〈표12-2〉

| 연도 | '64 | '65 | '66 | '67 | '68 | '72 | '73 | '76 ~'81 | '82 ~'91 | '92 | '96 | '98 | 2000. 7.1 |
|---|---|---|---|---|---|---|---|---|---|---|---|---|---|
| 적용규모 | 500인 | 200인 | 150인 | 100인 | 50인 | 30인 | 16인 | 5~ 16인 | 5~ 10인 | 5인 | 5인 | 5인 | 1인 |

### ③ 연도별 산업재해 발생현황 〈표12-3〉

| 연도 | 적용사업장수(개수) | 대상 근로자수 (명) | 재해자수(명) | | | | | 재해율 (%) | 경제적손실추정액 (단위 : 백만원) | | | 근로 손실 일수 (일) |
|---|---|---|---|---|---|---|---|---|---|---|---|---|
| | | | 계 | 사망 | 부상 | 신체 장해자 | 업무상 질병 요양자 수 | | 계 | 산재 보상금 | 간접 손실액 | |
| 2015년 | 2,367,186 | 17,968,931 | 90,129 | 1,810 | 80,999 | 34,158 | 7,064 | 0.50 | 20,395,540 | 4,079,108 | 16,316,432 | 47,538,877 |
| 2016년 | 2,457,225 | 18,431,716 | 90,656 | 1,777 | 81,548 | 32,914 | 7,068 | 0.49 | 21,400,275 | 4,280,055 | 17,120,220 | 47,035,222 |

자료출처 : http/www.kcomwel.or.kr산업재해통계

## 2. 적용범위 및 운영체계

### (1) 적용대상사업

#### ① 당연적용(가입)사업

사업이 개시되어 적용요건을 충족하게 되었을 때 사업주의 의사와는 관계없이 자동적으로 보험관계가 성립하는 사업을 말하는 것으로 적용제외 사업을 제외한 근로자를 1인 이상 사용하는 모든 사업 또는 사업장은 당연가입대상에 해당된다.

#### ② 임의적용(가입) 사업

당연가입 대상 사업이 아닌 사업으로서 보험가입여부가 사업주의 자유의사에 일임되어 있는 사업을 말한다. 산재보험 적용제외 사업의 사업주는 근로복지공단의 승인을 얻어 보험에 가입할 수 있다.

#### ③ 특례적용사업

우리나라사업주에 의한 국외사업에 우리나라근로자가 취업한 경우, 지정보험회사가 산재법상의 보험사업을 관장하고 자기의 계산으로 영위할 수 있다.

### (2) 적용제외사업

다른 법률에 의하여 재해보상이 보장되는 경우 또는 사업의 위험률, 규모 및 사업장소 등을 참작하여 산재보험 적용을 제외하고 있는 사업장은 다음과 같다. (다만, 법적용제외 사업장이라 하더라도 근로복지공단의 승인을 얻어 보험에 임의 가입할 수 있다)

**사업 또는 사업장적용 제외대상**

①농업 · 임업(벌목업 제외) · 어업 · 수렵업 중 법인이 아닌 자의 사업으로서 상시근로자수가 5명 미만인 사업

② 가구내 고용활동

③ 「주택법」에 의한 주택건설사업자, 「건설산업기본법」에 의한 건설업자, 「전기공사업법」에 의한 공사업자, 「정보통신공사업법「에 의한 공사업자, 「소방법」에 의한 소방시설공사업자 또는 「문화재보호법」에 의한 문화재수리업자가 아닌 자가 시공하는 다음 각 호의 공사

가. 「고용보험 및 산업재해보상보험의 보험료 징수 등에 관한 법률 시행령」에 따른 제2호제1항제2호에 따른 총 공사금액이 2천만원 미만인 공사

나. 연면적이 100제곱미터 이하인 건축물의 건축 또는 연면적이 200제곱미터 이하인 건축물의 대수선에 관한 공사

④ 「공무원연금법」 또는 「군인연금법」에 따라 재해보상이 되는 사업

⑤ 「선원」 · 「어선원 및 어선재해보상보험법」 또는 「사립학교교직원연금법」에 따라 재해보상이 되는 사업

⑥ 제 ②호 부터 제 ⑤호까지의 사업외의 사업으로서 상시근로자 수가 1명 미만인 사업

### (3) 운영체계 및 근로복지공단의 업무

**① 운영체계**

산재보험사업을 관장하는 관리 주체인 고용노동부장관과 산업재해보상보험업무를 실제로 담당하는 일선 집행기관인 근로복지공단 및 산재보험법에 규정하고 있는 보험료 납부 등 제반의무를 이행하는 보험가입자, 그리고 보험급여를 받을 권리가 있는 수급권자의 관계로 기본구조를 형성하고 있으며, 이를 도식화하면 다음과 같다.

그림 12-1 운영체계

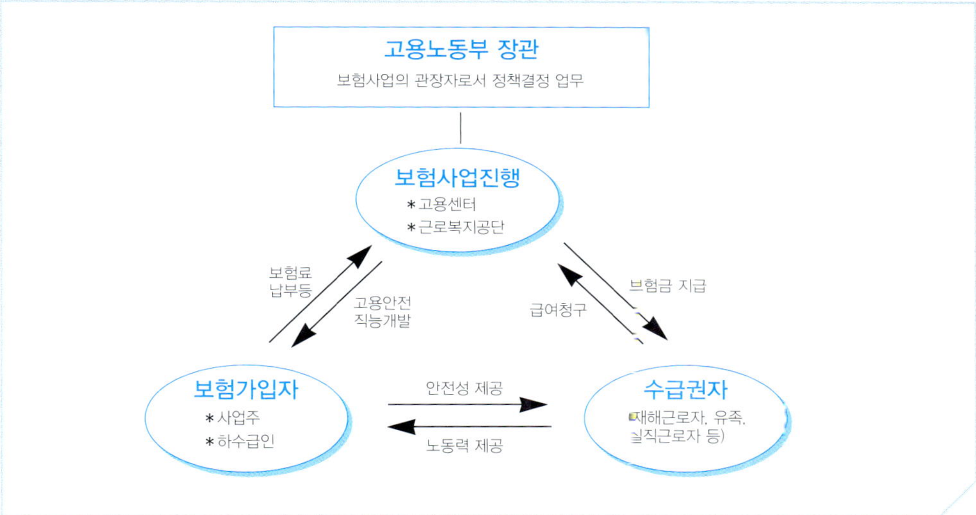


**② 근로복지공단의 주요사업(업무)**

고용노동부장관의 위탁을 받아 사업을 효율적으로 수행하기 위하여 근로복지공단(1995년 5월 1일 설립, 본부 울산 소재)을 운영하며 주요사업(업무)은 아래와 같다.

㉮ 보험가입자와 수급권자에 관한 기록의 관리 · 유지

㉯ 보험료징수법에 따른 보험료와 그 밖의 징수금의 징수

㉰ 보험급여의 결정과 지급

㉱ 보험급여 결정 등에 관한 심사 청구의 심리 · 결정

㉲ 산업재해보상보험 시설의 설치 · 운영 (5의 2) 업무상 재해를 입은 근로자 등의 요양 및 재활 (5의 3) 재활보조기구의 연구개발 · 검정 및 보급

㉥ 근로자의 복지 증진을 위한 사업

㉦ 그 밖에 정부로부터 위탁받은 사업

㉧ 제5호 · 제5호의2 · 제5호의3 · 제6호 및 제9호에 따른 사업에 딸린 사업 제5호부터 제7호까지의 규정에 따른 사업에 딸린 사업

### (5) 산재보험의 보험료(율)

#### ① 산재보험의 보험료

산재보험료는 고용주(사업주)만 부담하며, 기업의 산재예방 노력에 인센티브(incentive)를 부여하기 위해 산업별 전년도 산재발생률에 비례하여 산정한다(사업주가 경영하는 사업의 보수총액에 산재보험료를 곱한 금액으로 산정) 따라서 「고용보험 및 산업재해보상보험의 보험료징수 등에 관한 법률」 제14조제3항 및 제4항, 제7항 같은 법 시행령 제13조 및 같은 법 시행규칙 제12조 및 제12조의2에 따라 적용할 "사업종류별 산재보험료율"과 "통상적 경로와 방법으로 출퇴근하는 중 발생한 재해에 관한 산재보험료율" 고용노동부장관이 고시하고 있다.

#### ② 업종별 산재보험료(율)

보건 및 사회복지사업의 경우는 2019년 기준 산재보험료율은 6%(출퇴근재해보험 1.5% 포함시 7.5%)이다.

## 3. 산업재해보상보험의 특징

### (1) 고용주 보험

보험료는 수급권자가 부담하지 않고 고용주(사업주)만이 부담하고 보험계약관계에서 노동자가 아니라 고용주가 보험가입자이다.

### (2) 무과실 책임주의

민사배상의 과실책임주의와는 달리 업무상으로 인해 발생한 모든 재해에 대하여 사용자의 고의나 과실 유무와 상관없이 사용자의 무과실 책임을 인정하기 때문에 사용자와 근로자의 과실상계를 하지 않고 보상한다.

### (3) 자진신고 및 자진납부의 원칙

산재보험 가입대상 사업주는 보험가입에 필요한 제반 절차를 자발적으로 이행하고 보험료도 스스로 납부하는 것을 원칙으로 한다.

### (4) 정률(定率)보상 방식

보험급여는 재해발생에 따른 손해전체를 보상하는 것이 아니라 평균임금을 기초로 하는 정률보상방식으로 현물 및 현금급여를 모두 제공한다.

### (5) 가입자와 수혜자의 불일치

수혜자(노동자)와 보험료 납부자(고용주)가 다르다.

### (6) 수지상등(收支相等)의 원칙

철저히 민간보험의 기본원칙인 수지상 등의 원칙을 준수한다.

### (7) 보험료가 위험발생률, 즉 산재발생률에 비례

### (8) 사업장 중심 관리

사업장 근로자를 개별로 관리하지 않고 보험에 가입한 사업장을 대상으로 보험료의 산정과 자격관리를 집행한다.

### (9) 강제사회보험

사업주의 보험료를 가지고 정부가 사업을 시행하는 강제보험의 성격을 가지며, 정부는 근로복지공단을 통해 사업주의 의무가입을 시행하여 보험료를 부과한다(사업주가 전액 보험료 부담)

### (10) 신속 · 공정 · 확실성 보장을 위한 독립된 심사기구

특별히 제정된 산재심사제도(심사 및 재심청구제도)에 의한 심사전치(前置)주의를 채택한다.

## 4. 산업 재해의 발생 및 인정기준

산재보험의 발생요인에는 (1) 일반적요인 (2) 기술적요인 (3) 교육적요인 (4) 관리적요인이 있다.

| 구분 | 내 용 |
|---|---|
| 일반적 요인 | 단순 반복 작업으로 인한 신경 피로, 숙련공의 자기과신, 안전 부주의, 능력급제와 같은 자극적 책임 제도의 도입, 심신 피로에 의한 판단력 (주의력, 반응 속도) 저하, 안전시설 미비, 규율 해이 등 |
| 기술적 요인 | 건물 및 기계 불량, 부적합한 재료, 부적당한 생산 방법, 점검 및 정비 불량 등 |
| 교육적 요인 | 안전의식 부족 또는 오해, 경험과 훈련 부족, 작업 방법 및 유해 요인에 관한 교육 부족 등 |
| 관리적 요인 | 불충분한 조직체계, 작업 수칙 미 제정, 부족한 인원 배치, 부당한 작업 지시, 불충분한 작업 준비 등 |

산업재해(産業災害)란 주어진 작업 환경 하에서 작업을 수행하기 위해 근로자가 물체, 물질, 타인과 접촉하는 과정에서 장해를 입게 된 상태를 말하며, 산업재해와 관련된 용어의 정의와 인정기준은 다음과 같다.

### 1) 업무상 재해의 기본원칙 및 인정기준

#### (1) 업무상 재해의 기본원칙

임금(賃金)을 목적으로 근로를 제공하는 근로자가 사용자의 지휘 · 감독 아래, 업무를 수행하는 과정에서 발생된 재해가 업무와 관련성이 있는지 혹은 없는 지를 판단하는 기준은 노사 쌍방에 있어 보상 책임과 보험 적용 여부를 결정하는 중요한 사항이기 때문에, 당사자 사이에 심각한 이해관계를 유발하는 문제이다. 근래에 들어, 업무상 재해는 폭 넓게 인정하는 추세이지만, 불인정 사례에 대해 불복하여 소송을 제기하는 경우도 폭발적으로 늘어나고 있는 것이 현실이다. 산업재해보상법에는 업무상 재해의 범위를 업무상 사고와 업무상 질병으로 구분하고 있다.

근로자가 다음의 어느 하나에 해당하는 사유로 부상 · 질병 또는 장해가 발생하거나 사망하면 업무상의 재해로 본다. 다만, 업무와 재해 사이에 상당인과관계(相當因果關係)가 없는 경우에는 그러하지 아니하다.

#### (2) 업무상재해의 기준

근로자가 다음 각 호의 어느 하나에 해당하는 사유로 부상 · 질병 또는 장해가 발생하거나 사망하면 업무상의 재해로 본다. 다만, 업무와 재해 사이에 상당인과관계(相當因果關係)가 없는 경우에는 그러하지 아니하다.

**① 업무상 사고**

업무상 사고(業務上事故)는 근로자가 업무와 관련한 일로 인하여 사망하거나 부상을 당하는 일을 말하며 아래와 같다.

㉮ 근로자가 근로계약에 따른 업무나 그에 따르는 행위를 하던 중 발생한 사고
㉯ 사업주가 제공한 시설물 등을 이용하던 중 그 시설물 등의 결함이나 관리소홀로 발생한 사고
㉰ 사업주가 주관하거나 사업주의 지시에 따라 참여한 행사나 행사준비 중에 발생한 사고
㉱ 휴게시간 중 사업주의 지배관리 하에 있다고 볼 수 있는 행위로 발생한 사고
㉲ 그 밖에 업무와 관련하여 발생한 사고이다.

② **업무상 질병**

㉮ 업무상 질병(業務上疾病)은 근로자가 업무로 인하여 시간의 연속성을 갖고 일정 시간이 경과된 후에 걸린 질병을 말하며 산재보험법에 명시된 사항은 아래와 같다.

ⅰ. 업무수행 과정에서 물리적 인자(因子), 화학물질, 분진, 병원체, 신체에 부담을 주는 업무 등 근로자의 건강에 장해를 일으킬 수 있는 요인을 취급하거나 그에 노출되어 발생한 질병
ⅱ. 업무상 부상이 원인이 되어 발생한 질병
ⅲ. 그 밖에 업무와 관련하여 발생한 질병이다.

㉯ 업무상질병의 인정기준은 다음과 같다.

ⅰ. 사고성 질병

업무상 사유에 의한 부상원인이 되어 발생하는 질병뿐만 아니라 그 부상으로 인하여 발생하는 속발성 질병, 기타 최초 부상과의 사이에 상당인과관계가 있는 질병을 포함하여 업무상질병이라 한다.

ⅱ. 직업성 질병

근로자가 업무수행 중에 각종 유해 · 위험한 물질에 장기간 접촉하고 있거나 건강에 유해한 근로조건이나 작업환경에서 근로를 계속함으로써 유해 · 위험한 인자가 서서히 가중 축적되어 점진적으로 건강이 악화되어 발생하는 질병이다.

ⅲ. 과로성 질병

일을 지나치게 한 결과 피로가 누적되어 발생된 질병으로 이로 인해 사망에 이를 수 있는 것으로 뇌질환이나 심장혈관질환이 좋은 예이다.

## 2) 업무상 재해의 세부 인정기준

### (1) 업무수행 중의 사고

① 근로자가 다음 각 호의 어느 하나에 해당하는 행위를 하던 중에 발생한 사고는 법 제37조제1항제1호가목에 따른 업무상 사고로 본다.

㉮ 근로계약에 따른 업무수행 행위

㉯ 업무수행 과정에서 하는 용변 등 생리적 필요 행위

㉰ 업무를 준비하거나 마무리하는 행위, 그 밖에 업무에 따르는 필요적 부수행위

㉱ 천재지변 · 화재 등 사업장 내에 발생한 돌발적인 사고에 따른 긴급피난 · 구조행위 등 사회통념상 예견되는 행위

② 근로자가 사업주의 지시를 받아 사업장 밖에서 업무를 수행하던 중에 발생한 사고는 법 제37조제1항제1호가목에 따른 업무상 사고로 본다. 다만, 사업주의 구체적인 지시를 위반한 행위, 근로자의 사적(私的) 행위 또는 정상적인 출장 경로를 벗어났을 때 발생한 사고는 업무상 사고로 보지 않는다.

③ 업무의 성질상 업무수행 장소가 정해져 있지 않은 근로자가 최초로 업무수행 장소에 도착하여 업무를 시작한 때부터 최후로 업무를 완수한 후 퇴근하기 전까지 업무와 관련하여 발생한 사고는 법 제37조제1항제1호가목에 따른 업무상 사고로 본다.

### (2) 시설물 등의 결함 등에 따른 사고

① 사업주가 제공한 시설물, 장비 또는 차량 등의 결함이나 사업주의 관리 소홀로 발생한 사고는 법 제37조 제1항 제1호 나목에 따른 업무상 사고로 본다.

② 사업주가 제공한 시설물 등을 사업주의 구체적인 지시를 위반하여 이용한 행위로 발생한 사고와 그 시설물 등의 관리 또는 이용권이 근로자의 전속적 권한에 속하는 경우에 그 관리 또는 이용 중에 발생한 사고는 업무상 사고로 보지 않는다.

### (3) 행사 중의 사고

운동경기 · 야유회 · 등산대회 등 각종 행사에 근로자가 참가하는 것이 사회통념상 노무관리(勞務管理) 또는 사업운영상 필요하다고 인정되는 경우로서 다음의 어느 하나에 해당하는 경우에 근로자가 그 행사에 참가하여 발생한 사고는 업무상 사고로 본다.

① 사업주가 행사에 참가한 근로자에 대하여 행사에 참가한 시간을 근무한 시간으로 인정하는 경우

② 사업주가 그 근로자에게 행사에 참가하도록 지시한 경우

③ 사전에 사업주의 승인을 받아 행사에 참가한 경우

④ 그 밖에 제1호부터 제3호까지의 규정에 준하는 경우로서 사업주가 그 근로자의 행사 참가를 통상적 · 관례적으로 인정한 경우

### (4) 특수한 장소에서의 사고

사회통념상 근로자가 사업장 내에서 할 수 있다고 인정되는 행위를 하던 중 태풍 · 홍수 · 지진 · 눈사태 등의 천재지변이나 돌발적인 사태로 발생한 사고는 근로자의 사적 행위, 업무 이탈 등 업무와 관계없는 행위를 하던 중에 사고가 발생한 것이 명백한 경우를 제외하고는 업무상 사고로 본다.

### (5) 요양 중의 사고

업무상 부상 또는 질병으로 요양을 하고 있는 근로자에게 다음의 어느 하나에 해당하는 사고가 발생하면 업무상 사고로 본다.

① 요양급여(療養給與)와 관련하여 발생한 의료사고(醫療事故)

② 요양 중인 산재보험 의료기관(산재보험 의료기관이 아닌 의료기관에서 응급진료 등을 받는 경우에는 그 의료기관) 내에서 업무상 부상 또는 질병의 요양과 관련하여 발생한 사고

### (6) 제3자의 행위에 따른 사고

제3자의 행위로 근로자에게 사고가 발생한 경우에 그 근로자가 담당한 업무가 사회통념상 제3자의 가해행위를 유발할 수 있는 성질의 업무라고 인정되면 업무상 사고로 본다.

### (7) 자해행위에 따른 업무상의 재해의 인정 기준

① 업무상의 사유로 발생한 정신질환으로 치료를 받았거나 받고 있는 사람이 정신적 이상 상태에서 자해행위를 한 경우

② 업무상의 재해로 요양 중인 사람이 그 업무상의 재해로 인한 정신적 이상 상태에서 자해행위를 한 경우

③ 그 밖에 업무상의 사유로 인한 정신적 이상 상태에서 자해행위를 하였다는 것이 의학적으로 인정되는 경우

### 3) 업무상재해의 판단기준

업무상재해란 임금을 목적으로 근로를 제공하는 근로자가 업무상의 원인에 의해 부상이나 질병, 신체장해 또는 사망한 경우로써 근로자가 사업주와 근로계약 후 사업주의 지배 · 관리하에서 업무수행 중 업무를 원인으로 발생된 재해를 말한다.

#### (1) 업무수행성(業務遂行性)

업무수행성이라 함은 당해 근로자가 사업주의 지휘, 명령하에서 업무를 행하는 것을 말한다. 업무에 종사하고 있는 경우는 물론, 업무에 종사하고 있지 않더라도 휴식시간중과 같이 여전히 사업주가 지휘 감독할 여지가 있는 범위내에서 사업주의 지배하에 있는 경우나 출장 중과 같이 사업주의 관리하에 없더라도 업무에 종사하거나 사업주의 지배하에 있는 경우에도 업무수행성은 인정된다.

#### (2) 업무기인성(業務起因性)

업무기인성이라 함은 업무와 재해로 인한 상병 등과의 사이에 상당인과관계가 인정되는 것을 말한다. 업무상의 행동, 작업내용 또는 작업환경과 당해 재해간에 사회통념상 상당한 정도로 인과관계가 인정되어야 한다. 즉 업무와 재해 사이에 그 업무에 종사하지 않았더라면 당해 재해는 발생하지 않았을 것이라든가 또는 그 재해발생의 원인이 된 상황 아래서 그와 같은 업무에 종사한다면 그 재해가 발생할 수 있다고 인정될 때에 업무기인성을 인정한다. 이와 같은 업무기인성은 업무와 재해 간에 상당한 정도의 인과관계가 존재하느냐의 여부를 업무상 재해의 인정기준으로 삼고 있는 것이다.

#### (3) 업무수행성과 업무기인성과의 관계

일반적으로 업무수행성에 의하여 업무기인성은 추정된다. 업무수행성이 있으면 업무기인성은 그 반증사유가 없는 한 업무상 재해로 추정되므로 업무수행성은 업무상 재해의 1차적 판단기준이 된다. 따라서 업무수행성이 인정되는 대부분의 재해는 특별한 반증이 없는 한 업무상 재해로 인정하므로 업무수행성은 업무기인성 유무를 판단하는 기준 또는 조건이 된다고 할 수 있다. 그러나 업무수행성이 인정되는 경우라도 사적행위

또는 자해행위로 인한 재해의 경우에는 업무기인성이 부인되므로 업무상 재해로 볼 수 없다.

### 4) 출퇴근 재해

#### (1) 출퇴근 재해

출퇴근 중 발생한 재해에 대해서는 관련법을 제정하여 2018년 1월 1일부터 시행하고 있다.

① 출퇴근 재해

가. 사업주가 제공한 교통수단이나 그에 준하는 교통수단을 이용하는 등 사업주의 지배관리 하에서 출퇴근하는 중 발생한 사고를 말한다.

나. 그 밖에 통상적인 경로와 방법으로 출퇴근하는 중 발생한 사고를 말한다.

② 근로자의 고의 · 자해행위나 범죄행위 또는 그것이 원인이 되어 발생한 부상 · 질병 · 장해 또는 사망은 업무상의 재해로 보지 아니한다. 다만, 그 부상 · 질병 · 장해 또는 사망이 정상적인 인식능력 등이 뚜렷하게 저하된 상태에서 한 행위로 발생한 경우로서 대통령령으로 정하는 사유가 있으면 업무상의 재해로 본다.

③ 제1항제3호나목의 사고 중에서 출퇴근 경로 일탈 또는 중단이 있는 경우에는 해당 일탈 또는 중단 중의 사고 및 그 후의 이동 중의 사고에 대하여는 출퇴근 재해로 보지 아니한다. 다만, 일탈 또는 중단이 일상생활에 필요한 행위로서 대통령령으로 정하는 사유가 있는 경우에는 출퇴근 재해로 본다.

④ 출퇴근 경로와 방법이 일정하지 아니한 직종으로 대통령령으로 정하는 경우에는 제1항제3호나목에 따른 출퇴근 재해를 적용하지 아니한다.

⑤업무상의 재해의 구체적인 인정 기준은 대통령령으로 정한다.

#### (2) 출 · 퇴근 중 발생하는 재해의 산재보험적용기준(통상의 출퇴근 재해 인정기준)

- 출퇴근 중에 발생한 사고이어야 한다. 출퇴근'이란 취업과 관련하여 주거와 취업장소 사이의 이동 또는 한 취업장소에서 다른 취업장소로의 이동을 말하는 것이며, 출퇴근재해'는 이동 중 경로상에서 발생한 재해로서 경로이동 중 특정장소(마트, 유치원 건물 등)에서 머무는 동안 발생한 재해는 해당되지 않는다.
- 통상적인 경로와 방법으로 출퇴근 중 발생한 사고이어야 한다. 통상적인 경로란

주거와 취업장소 또는 취업장소와 취업장소를 사회통념상 이용할 수 있다고 인정되는 경로를 말한다.

* 최단, 최소거리가 아니더라도 일반적으로 선택할 수 있는 경로, 공사 시위 집회 등 도로사정에 따라 우회하는 경로, 카풀을 위해 우회하는 경로 등 포함된다.

- 통상적인 방법이란 대중교통, 자가용, 오토바이, 자전거, 도보, 그 밖의 교통수단을 사회통념상 인정되는 합리적인 방법으로 이용하는 것을 말한다.

• 통상적인 경로의 일탈(출퇴근길에 경로를 벗어나는 행위) 또는 중단(출퇴근 경로 상에서 사적행위를 위해 출퇴근행위를 멈춘 경우)이 없어야 한다.

- 일탈 중단은 개인적인 사유로 인해 발생한 것으로서 원칙적으로는 출퇴근재해가 불인정되나, 일탈 중단의 사유가 일상생활에 필요한 행위로서 인정되는 경우*는 예외로 그 행위를 위한 전 후 이동 중 사고를 출퇴근재해로 인정된다.

### 5) 기타

① 근로자의 고의 · 자해행위나 범죄행위 또는 그것이 원인이 되어 발생한 부상 · 질병 · 장해 또는 사망은 업무상의 재해로 보지 아니한다. 다만, 그 부상 · 질병 · 장해 또는 사망이 정상적인 인식능력 등이 뚜렷하게 저하된 상태에서 한 행위로 발생한 경우로서 대통령령으로 정하는 사유가 있으면 업무상의 재해로 본다.

② 업무상의 재해의 구체적인 인정 기준은 대통령령으로 정한다.

# 12-2 산재보험 급여관리 및 요양급여 기준

{ 학습목표 } 1. 산재보험환자에게 해당 급여신청을 안내하고 관리할 수 있다.

## 1. 산재보험 급여관리

### 1. 보험급여의 종류와 산정 기준

산재보험급여란 산업재해보상보험에 가입한 사업장에 소속된 근로자가 업무로 인하여 부상이나 질병, 장해를 입거나 사망한 경우에, 근로자에게 진료와 임금을 제공하거나, 가족의 생활 보호를 위하여 지급하는 일체의 급여(현물 또는 현금)을 말한다.

산재보험급여의 종류는 1.요양급여 2.휴업급여 3.장해급여 4.간병급여 5.유족급여 6.상병(傷病)보상연금 7.장의비(葬儀費) 8.직업재활급여가 있으며, 산재보험급여별 지급사유 및 급여기준 요약하면 다음과 같다.

**표 12-4** 산재보험급여별 지급사유 및 급여기준 요약

| 보험유형 | 입원일수 및 입원료 산정 | | |
|---|---|---|---|
| 건강보험/의료급여 | 1~15일 | 16~30일 | 31일 이후 |
| | 100% | 90% | 85% |
| 산업재해보상보험/자동차보험 | 1~50일 | 51~150일 | 151일 이후 |
| | 100% | 90% | 85% |
| 요양병원 | 1~180일 | 181~360일 | 361일 이후 |
| | 100% | 95% | 90% |

#### (1) 요양급여

요양급여(療養給與: Medical benefit)는 공단이 설치 또는 지정한 의료기관에서 요양을 하고 비용을 의료기관에 직접 지급하는 것을 원칙으로 하고 있지만, 부득이한 사유로 인해 근로자가 요양을 먼저하고 진료를 부담한 경우 및 급여의 성격상 근로자에게 직접 지급하여야 할 비용을 근로자에게 직접 지급하는 제도이다.

① 요양급여는 근로자가 업무상의 사유로 부상을 당하거나 질병에 걸린 경우에 그 근로자에게 지급한다.
② 요양급여는 산재보험 의료기관에서 요양을 하게 한다. 다만, 부득이한 경우에는 요양을 갈음하여 요양비를 지급할 수 있다.
③ 부상 또는 질병이 3일 이내의 요양으로 치유될 수 있으면 요양급여를 지급하지 아니한다.
④ 요양급여의 범위는 1. 진찰 및 검사 2. 약제 또는 진료재료와 의지(義肢) 그 밖의 보조기의 지급 3. 처치, 수술, 그 밖의 치료 4. 재활치료 5. 입원 6. 간호 및 간병 7. 이송 8. 그 밖에 고용노동부령으로 정하는 사항으로 하고 있다.
⑤ 요양급여의 범위나 비용 등 요양급여의 산정 기준은 고용노동부령으로 정한다.
⑥ 업무상의 재해를 입은 근로자가 요양할 산재보험 의료기관이 제43조제1항제2호에 따른 상급종합병원인 경우에는 「응급의료에 관한 법률」 제2조제1호에 따른 응급환자이거나 그 밖에 부득이한 사유가 있는 경우를 제외하고는 그 근로자가 상급종합병원에서 요양할 필요가 있다는 의학적 소견이 있어야 한다.

### (2) 휴업급여

휴업급여(休業給與 Sick leave benefit)는 업무상 재해를 당하거나 업무상 질병에 걸린 근로자가 요양으로 인하여 취업하지 못한 기간에 대하여 피재근로자와 그 가족의 생활보호를 위하여 지급하는 보험급여이다. 따라서 휴업급여는 업무상 사유로 부상을 당하거나 질병에 걸린 근로자에게 요양으로 취업하지 못한 기간에 대하여 지급하되, 1일당 지급액은 평균임금의 100분의 70에 상당하는 금액으로 한다. 다만, 취업하지 못한 기간이 3일 이내이면 지급하지 아니한다.

**그림 12-2** 휴업급여 지급절차

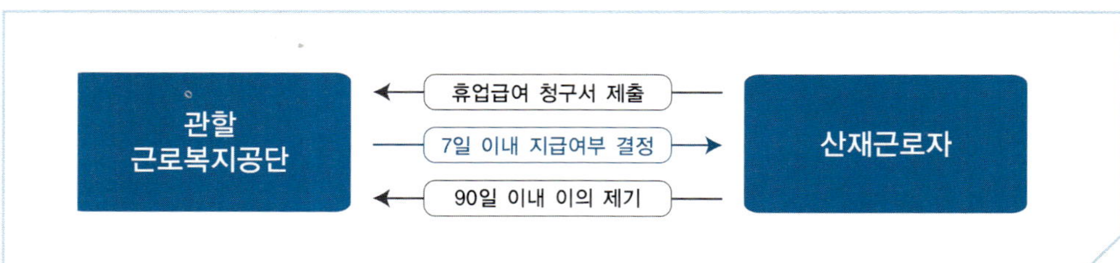

▣ 평균임금산정방법과 통상임금

① 평균임금은 휴업급여, 장해급여, 유족급여, 상병보상연금 및 장의비 등의 산재보험급여를 지급할 때에 그 금액을 계산하기 위하여 일급개념으로 산출하는 임금을 말한다. 산정방법은 다음과 같다.

$$\text{평균임금} = \frac{\text{산정사유발생일 이전 3개월 동안 지급된 임금총액}}{\text{산정사유발생일 이전 3개월 동안 총일 수}}$$

※ 3개월간의 총일 수 : 이전 3개월 동안은 90일이 아니라 실제 근로를 제공하였는지 여부와 관계없이 사유가 발생한 날의 전일부터 소급하여 월력상으로 3개월간을 말한다(업무상 사고 : 사고가 발생한 날. 업무상 질병 : 진단에 의하여 질병이 발생되었다고 확정된 날을 의미)

② 통상임금은 근로자에게 정기적 일률적으로 소정근로 또는 총 근로에 대하여 지급하기로 정하여진 시간급금액 일급금액 주급금액 월급금액 또는 도급금액을 말한다.

### (3) 장해급여

장해급여(障害給與, Disability benefit)는 업무상 재해를 당한 근로자가 요양 후 치유되었으나 정신적 또는 신체적 결손이 남게 되는 경우 그 장해로 인한 노동력손실보전을 위하여 지급되는 보험급여이다.

**그림 12-3** 장해급여 지급절차

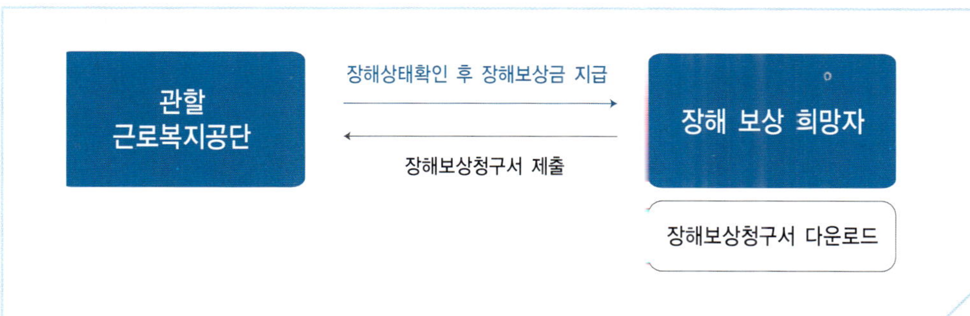


### (4) 간병급여

간병급여는 요양을 종결한 산재근로자가 치유 후 의학적으로 상시 또는 수시로 간병이 필요하여 실제로 간병을 받는 자에게 보험급여를 지급하는 제도이다.

① **적용대상 및 종류**

㉮ 상시간병급여

ⅰ. 신경계통의 기능, 정신기능 또는 흉복부 장기의 기능에 장해등급 제1급에 해당하는 장해가 남아 일상생활에 필요한 동작을 하기 위하여 항상 다른 사람의 간병이 필요한 사람

ⅱ. 두 눈, 두 팔 또는 두 다리 중 어느 하나의 부위에 장해등급 제1급에 해당하는 장해가 남고, 다른 부위에 제7급 이상에 해당하는 장해가 남아 일상생활에 필요한 동작을 하기 위하여 항상 다른 사람의 간병이 필요한 사람

㉯ 수시간병급여

ⅰ. 신경계통의 기능, 정신기능 또는 흉복부 장기의 기능에 장해등급 제2급에 해당하는 장해가 남아 일상생활에 필요한 동작을 하기 위하여 수시로 다른 사람의 간병이 필요한 사람

ⅱ. 장해등급 제1급(제53조제2항에 따른 조정의 결과 제1급이 되는 경우를 포함한다)에 해당하는 장해가 남아 일상생활에 필요한 동작을 하기 위하여 수시로 다른 사람의 간병이 필요한 사람

그림 12-4 간병급여 지급절차

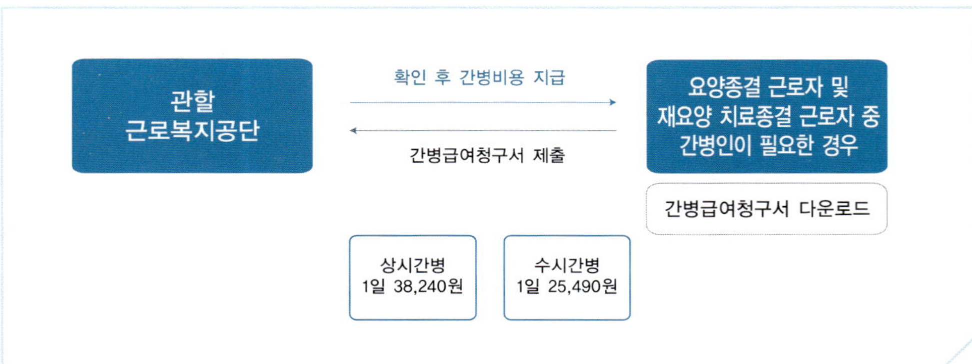


② **의료기관이 간병을 직접 제공하는 경우 간병료 지급기준**

의료기관에서 간병을 제공하는 경우에는 「산업재해보상보험법 시행규칙」 제12조제1항 제1호 또는 제2호에 해당하는 사람만이 간병을 할 수 있다.

| 보험유형 | 간병 1등급 | 간병 2등급 | 간병3등급 |
|---|---|---|---|
| 「국민건강보험법 시행령」 제21조제2항 및 「국민건강보험 요양급여의 기준에 관한 규칙」 제8조제2항부터 제4항에 따라 보건복지가족부장관이 고시하는 간호인력 확보수준이 1등급부터 4등급까지인 의료기관(요양병원 제외) | 82,190원 | 71,000원 | 59,810원 |
| 간호인력 확보수준이 5등급부터 7등급까지인 의료기관 및 요양병원 | 80,670원 | 69,480원 | 58,290원 |

단, 근로자가 간병인을 지정하여 간병을 받는 경우에는 간병 필요등급에 따라 지급되는 간병료 금액을 산정(지급)한다.

### (5) 유족급여

유족급여(遺族給與, survivor benefit)는 업무상 재해를 당하거나 업무상 질병에 걸린 근로자가 요양으로 인하여 취업하지 못한 기간에 대하여 피재근로자와 그 가족의 생활보호를 위하여 지급하는 보험급여이다. 따라서 유족급여는 근로자가 업무상 사유로 사망 시 또는 사망으로 추정되는 경우 그 근로자와 생계를 같이 하고 있던 유족들의 생활보장을 위하여 지급되는 보험급여이며, 장의비는 그 장제에 소요되는 비용으로 실비의 성질을 가진다.

그림 12-5 유족급여 신청 및 지급

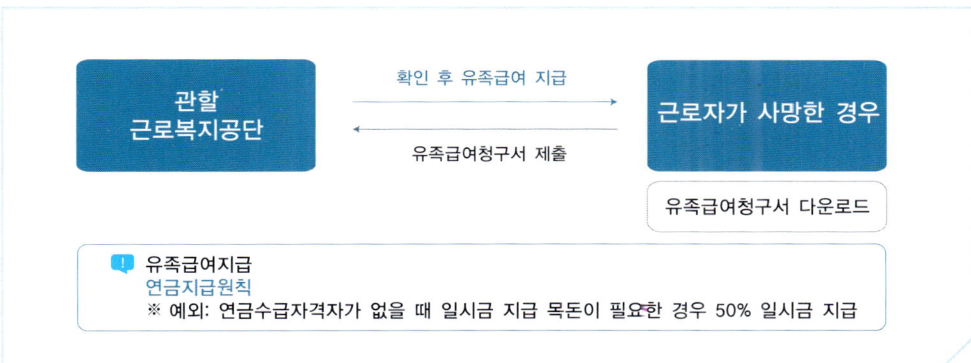


### (6) 상병보상연금급여

상병보상연금급여(傷病補償年金給與: injury-disease compensation annuity benefit)는 요양개시 후 2년이 경과하여도 치유되지 아니하고 요양이 장기화됨에 따라 해당 피재근로자와 그 가족의 생활안정을 도모하기 위하여 휴업급여 대신에 보상수준을 향상시켜 지급하게 되는 보험급여이다. 따라서 요양급여를 받는 근로자가 요양을 시작한지 2년이 지난 날 이후에 다음 각 호의 요건 모두에 해당하는 상태가 계속되면 휴업급여 대신 상병보상연금을 그 근로자에게 지급한다.

### (7) 장의비

장의비는 근로자가 업무상의 사유로 사망한 경우에 지급하되, 평균임금의 120일분에 상당하는 금액을 그 장제(葬祭)를 지낸 유족에게 지급한다. 다만, 장제를 지낼 유족이 없거나 그 밖에 부득이한 사유로 유족이 아닌 자가 장제를 지낸 경우에는 평균임금의 120일분에 상당하는 금액의 범위에서 실제 드는 비용을 그 장제를 지낸 자에게 지급한다.

그림 12-6 장의비 청구 및 지급절차

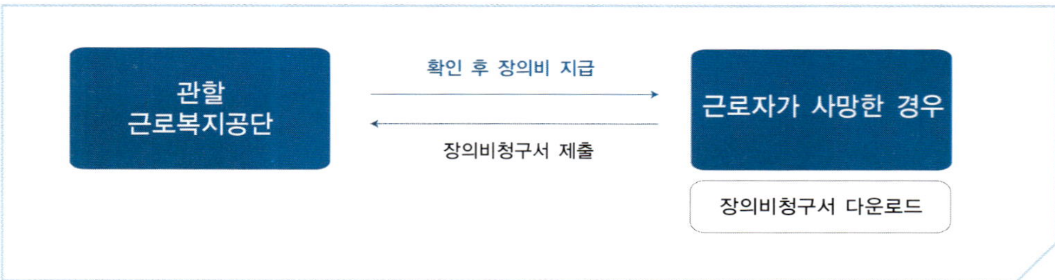


### (8) 직업재활급여

직업재활급여(職業再活給與: Vocational rehabilitation benefit)는 직업훈련이 필요한 산재근로자에게 직업훈련에 드는 비용과 직업훈련수당을 지급하는 직업훈련지원과 업무상 재해가 발생할 당시사업장에 복귀한 산재근로자에 대하여 사업주가 고용을 유지하거나 직장적응훈련 또는 재활운동을 실시하는 경우 직장복귀지원금, 직장적응훈련비 및 재활운동비를 지원하는 제도를 말한다.

# 2. 요양급여범위 및 신청절차

## 1) 요양급여의 범위

### (1) 요양급여의 범위 및 비용

요양급여의 범위나 비용 등 요양급여의 산정 기준은 「국민건강보험법」 및 「국민건강보험 요양급여의 기준에 관한 규칙」, 같은 법에 따라 보건복지부장관이 고시하는 요양급여 비용의 기준, 같은 법 및 같은 법 시행규칙 제18조에 따른 기준에 따른다. 다만, 요양급여의 범위나 비용 중 건강보험 요양급여기준에서 정한 사항이 근로자 보호를 위하여 적당하지 않다고 인정되거나 건강보험 요양급여기준에서 정한 사항이 없는 경우 등 고용노동부장관이 법 제8조에 따른 산업재해보상보험 및 예방심의위원회의 심의를 거쳐 기준을 따로 정하여 고시하는 경우에는 그 기준에 따른다.

**요양급여의 범위**

(1) 진찰 및 검사 (2) 약제 또는 진료재료와 의지(義肢) 그 밖의 보조기의 지급 (3) 처치, 수술, 그 밖의 치료 (4) 재활치료 (5) 입원 (6) 간호 및 간병 (7) 이송 (8) 그 밖에 노동부령으로 정하는 사항.

### (2) 요양급여의 신청

① 요양급여를 받으려는 자는 소속 사업장, 재해발생 경위, 그 재해에 대한 의학적 소견, 그 밖에 고용노동부령으로 정하는 사항을 적은 서류를 첨부(별지2호 및 3호 서식)하여 공단에 요양급여의 신청을 하여야 한다. 이 경우 요양급여 신청의 절차와 방법은 고용노동부령으로 정한다.

② 근로자를 진료한 산재보험 의료기관은 그 근로자의 재해가 업무상의 재해로 판단되면 그 근로자의 동의를 받아 요양급여의 신청을 대행할 수 있다.

**그림 12-7** 요양급여신청절차

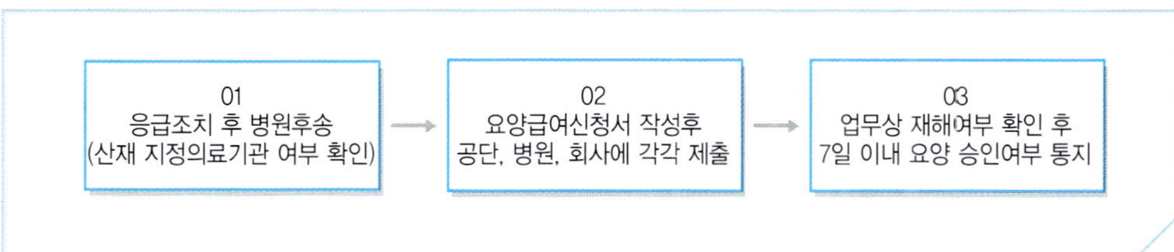

**그림 12-8** 요양급여 신청과정

**1. 요양급여신청서 작성**

- 재해자의 인적사항, 재해목격자, 사고 경위 등 기재하고 사업주와 신청인(재해자)날인
  - 신청서 제출 위임란에 날인하면 의료기관이 토탈서비스를 통해 접수 가증
  만약, 사업주 날인 거부 시 거부사유를 구체적으로 기재하면 사업주 날인 없이 제출 가능
- 병원에 제출하여 요양급여신청서 뒷면에 의사소견서 작성
- 사업장 소재지 관할 근로복지공단 지사, 병원, 회사에 각 한부씩 제출
- 또한, 업무상질병(일부상병 제외) 업무상질병판정위원회에서 심의
  - 신청서를 제출 받은 소속기관장은 업무상 질병에 대하여 7일이내에 판정위원회에 심의를 의뢰하고, 판정위원회는 20일이내)1차 10일 이내 연장 가능)에 심의하여 그 결과를 해당 소속기관장에게 통지

**2. 업무상 재해여부 확인 및 결과통지**

- 업무상 사유에 의한 재해여부가 명확한 경우 7일 이내에 요양승인여부 결정 통지
- 업무내용이나 사고 경위 등에 대한 구체적 사실관계 확인이 필요할 경우 처리기간이 지연될 수 있으며 업무상 질병의 경우 업무와의 인과관계 확인에 오랜 기간이 소요될 수 있음

**3. 업무상 재해여부 확인 및 결과통지**

요양불승인 처분을 받았을 경우 그 처분에 이의가 있을 때 처분이 있음을 안 날 로부터 90일 이내에 처분지사를 경유하여 공단 산재심사실에 심사청구하거나 관할 행정법원에 행정소송제기. 단, 업무상질병판정위원회의 심의를 거처 불승인 결정된 경우에는 처분지사를 경유하여 고용노동부 산재보험재심사위원회에 재심사청구하거나 관할 행정법원에 행정소송 제기

### ▣ 요양급여비용 청구절차 및 제출서류

① 산재보험 의료기관이 요양급여의 신청을 대행하는 경우에는 제1항에 따른 서류 외에 해당 근로자가 요양급여의 신청 대행에 동의하였음을 확인할 수 있는 서류를 첨부하여야 한다.

② 산재보험으로 처리를 하려면 요양신청서 앞면에 인적사항과 사고가 난 경위를 작성하고, 뒷면에 담당의사의 소견을 받은 후 회사가 있는 곳(건설은 공사현장)을 관할하는 근로복지공단 지사에 제출하면 된다.

③ 요양신청서에 사업주(회사)의 날인을 받아서 제출해야 하지만, 회사에서 날인을 거부할 경우에는 다른 용지에 날인을 받지 못한 사유를 간단히 적어서 요양신청서에 첨부하여 제출하면 된다.

④ 치료기간(요양기간)이 더 필요하면 산재보험 의료기관은 요양급여를 받고 있는 근로자의 요양기간을 연장할 필요가 있는 때에는 그 근로자의 상병경과, 치료예정기간 및 치료방법 등을 적은 진료계획을 공단에 제출하여야 한다(진료계획은 반드시 이전 치료기간(요양승인기간)이 끝나기 전 7일 전 까지 공단에 제출해야 한다.

⑤ 요양 중 다른 병원으로 옮기려면 의료기관(병원 등)을 옮기는 것을 전원이라 하며, 전원이 필요한 경우에는 옮기려는 의료기관을 지정하여 전원 신청을 하여야 한다(전원은 수술이 필요하거나 생활근거지에서의 요양 등 타당한 사유가 있어야 하며, 반드시 공단의 승인을 받은 후 옮겨야 한다)

⑥ 요양기간 중 합병증 등이 발생하였을 경우 애초 승인된 상병에 의하여 합병증이 발생하거나 재해로 인한 상병 중 일부가 누락된 경우 주치의사의 소견을 첨부하여 추가로 상병신청을 하면 된다.

**표 12-5** 요양급여 신청사유 및 제출서류

| 구분 | 신청사유 | 제출서류 |
|---|---|---|
| 요양신청 | 산재보험 의료기관에서 요양을 받고자 할 때 | – 최초요양급여신청서 3부 작성 · 제출 (공단소정양식)<br>– 공단, 회사, 의료기관에 제출 |
| 요양비 청구 | 긴급 기타 부득이한 사유로 요양승인을 받지 아니하고 자비로 치료한 경우 | – 요양비청구서 작성, 공단 제출<br>• 구비서류<br>• 청구내용에 관한 증빙서류<br>• 대체지급보험금여금지급청구서 (수급권의 대우 경우) |
| 비고 | 산재보험 지정의료기관은 최초 산재요양급여신청시 환자(근로자)의 동의를 받아 신청을 대행하고 있음. | |

요양승인에는 최초요양신청서나 요양연기신청서, 재요양신청서, 요양비청구서, 전원신청서 등이 있으며 해당양식을 사용한다.

<table>
<tr><td colspan="5">산업재해보상보험</td></tr>
<tr><td colspan="5">요양급여 및 휴업급여(최초분) 신청(청구)서 [별지 제2호 서식]</td></tr>
<tr><td colspan="5">※ 공통란은 모두 기재하시고, 해당 신청란에 [V] 하고 기재하시기 바랍니다.</td></tr>
<tr><td colspan="2">접수번호</td><td>접수일</td><td colspan="2">처리기간 : 7일</td></tr>
<tr><td rowspan="13">공<br>통</td><td rowspan="13">재 해<br>근로자</td><td>성 명</td><td colspan="2">주민등록번호</td></tr>
<tr><td colspan="3">주 소 : 휴대전화: 전화번호:</td></tr>
<tr><td colspan="3">재해발생일시 년 월 일 시 분</td></tr>
<tr><td>채용일자: 년 월 일</td><td>국 적:</td><td>직 종:</td></tr>
<tr><td>출근시간:</td><td>퇴근시간:</td><td>작업개시시간:</td></tr>
<tr><td colspan="3">보험가입자와의 관계: □실제사업주 □하수급인 □동업자 □배우자 □부모 □자녀 □형제자매<br>□기타 친인척( ) □해당없음</td></tr>
<tr><td>종사상 지위: □상용 □임시 □일용</td><td colspan="2">고용형태: □정규직 □비정규직</td></tr>
<tr><td>평균급여액: 원(□1개월 □1일)</td><td colspan="2">〈사업장의 산재보험 담당자〉<br>성명: 직책: 연락처:</td></tr>
<tr><td colspan="2">향후 치유(치료종결)후 동 사업장에서 계속 근무할 의사가 있습니까?</td><td>□ 예 □ 아니오</td></tr>
<tr><td colspan="2">본인은「산업재해보상보험법」에 따라 근로복지공단이 산재보험 관련 안내와 고객만족도 조사를 위하여 본인의 개인정보를 수집 · 이용하는 것에 동의합니다.</td><td>□ 예 □ 아니오</td></tr>
<tr><td colspan="2">본인은「산업재해보상보험법」에 따라 근로복지공단이 산재보험 관련 안내와 SMS 서비스 및 고객만족도 조사를 위하여 본인의 주민번호, 성명, 전화번호 등 개인정보를 제3자(위탁발송)에게 제공하고 조회정보 및 조회결과를 수집 · 이용함에 동의합니다.</td><td>□ 예 □ 아니오</td></tr>
<tr><td rowspan="14">[ ]<br>요양</td><td colspan="4">신청구분 □최초요양 □재요양 □전원 □병행진료 □진폐<br>※ 최초요양 및 재요양 신청시 휴업급여(뒷면)를 함께 청구하실 수 있습니다.</td></tr>
<tr><td colspan="4">사업장관리번호<br>– – – (사업개시번호: )</td></tr>
<tr><td colspan="4">재해원인 및 발생상황</td></tr>
<tr><td colspan="3">① 위 재해와 관련하여 음주 또는 음주운전으로 관공서에 신고(접수)한 사실이 있습니까?</td><td>□ 예 □ 아니오</td></tr>
<tr><td colspan="3">② 위 재해와 관련하여 119 또는 소방서에 구조구급 · 재난 신고(접수)한 사실이 있습니까?</td><td>□ 예 □ 아니오</td></tr>
<tr><td colspan="3">③ 위 재해와 관련하여 경찰서에 사고(사건) 신고한 사실이 있습니까?</td><td>□ 예 □ 아니오</td></tr>
<tr><td colspan="4">※ 재해경위 등 주요사항을 사실과 달리 기재하여 보험급여를 지급받은 경우에는「산업재해보상보험법」제84조에 따라 배액징수 등 불이익 처분을 받게 되오니 사실대로 · 구체적으로 기재하셔야 합니다.<br>※ 작성방식: 어디에서( · 구체적장소), 무엇을 하기 위해(작업내용, 목적), 무엇을 사용하여(작업도구, 취급물질) 어떻게 하다가(경위, 동작, 움직임), 어떤 이유 때문에 어떻게 재해를 당하였는지 작성하여주시기 바랍니다.</td></tr>
<tr><td colspan="4">목격자가 있는 경우: 성명( ), 연락처( ), 재해자와의 관계( )</td></tr>
<tr><td colspan="4">가해자가 있는 경우: 성명( ), 연락처( ), 재해자와의 관계( )</td></tr>
<tr><td rowspan="2">재요양을 받는 사유</td><td>사유</td><td colspan="2">□금속내 고정물 제거 □증상악화로 인한 요양 □물리치료<br>□증상악화로 인한 수술적 가료 □의지장착을 위한 요양 □기타</td></tr>
<tr><td>수술할 경우 기재</td><td colspan="2">수술부위: 수술예정일자: 년 월 일</td></tr>
<tr><td colspan="4">재해 발생 후 현재 요양 중인 의료기관 전에 진료(치료) 받은 의료기관<br>• 의료기관명: • 소재지:</td></tr>
<tr><td colspan="4">• 전원의료기관명: • 소재지: • 신청사유:<br>※ 전원이란 생활근거지 또는 전문적 치료 등을 위해 현재 요양 중인 의료기관에서 다른 의료기관으로 변경하는 것을 말합니다.</td></tr>
<tr><td colspan="4"></td></tr>
<tr><td colspan="5">(뒷면에 휴업급여 청구서가 있습니다)</td></tr>
</table>

<table>
<tr><td rowspan="3">[ ]<br>휴<br>업<br>급<br>여</td><td colspan="2">[〈근로자 확인사항〉<br>① 휴업급여 청구기간에 대하여 이미 사업주로부터 급여를 받았습니까? 1.예( ) 2.아니오( )<br>※ '휴업급여'에 상당하는 금액을 사업주로부터 받은 경우 근로자는 중복으로 휴업급여를 받으실 수 없습니다.<br>※ 사업주는 휴업급여에 상당하는 금품을 근로자에게 지급한 경우에는 지급 사실을 증명하는 서류(급여대장, 계좌이체내역 등)를 첨부하여 공단에 휴업급여를 대체청구 할 수 있습니다.<br>② 휴업급여를 청구한 기간 중 취업한 사실이 있습니까? 1.취업 함 ( ) 2.취업하지 못함 ( )<br>③ 휴업급여 자동지급을 신청하겠습니까? 1.예( ) 2.아니오( )<br>※ '휴업급여 자동지급제도'란 입원 요양기간 동안(통원기간 제외)에는 본 청구로 휴업급여가 매월 10일내에 자동지급 되는 제도입니다. (부분휴업급여 대상자는 자동지급신청에서 제외됩니다)</td></tr>
<tr><td>휴업급여 청구기간</td><td>. . . ~ . . .</td></tr>
<tr><td>수령희망은행 및 계좌번호</td><td>은행명: 계좌번호: (예금주: )</td></tr>
<tr><td colspan="3">〈요양급여 신청 구비서류〉<br>1. 초진소견서(최초요양 또는 재요양) 1부<br>2. 목격자 및 행정기관(경찰서) 등에서의 관련 진술서 사본 등 재해경위와 사실 확인을 위한 관계인의 진술 또는 관련 서류 1부.<br>3. 「민법」또는 다른 법령에 의거 보상이나 배상을 받은 경우 및 사업주(보험가입자) 또는 제3자 등으로부터 보험급여에 상당한 금품을 받은 경우 금품의 내역 및 금액을 알 수 있는 판결문 · 합의서 등의 서류<br>〈휴업급여 청구 구비서류〉<br>1. 재해가 발생한 달을 포함하여 이전 4개월간의 임금대장(단, 연차수당 및 상여금이 있는 경우에는 12개월간의 임금대장)<br>2. 일용근로자의 경우 일용근로계약서 또는 일당을 확인할 수 있는 자료<br>※ 유의사항 ※<br>1. 요양기간이 아닌 기간 또는 취업한 기간에 허위 기타 부정한 방법으로 휴업급여를 받은 경우에는 받은 급여액의 2배에 해당하는 금액을 부당이득금으로 공단에 납부하여야 합니다.<br>2. 휴업급여 청구서의 처리기한내에 평균임금을 산정하기 곤란한 경우에는 산재근로자의 생계보호를 위하여 최저임금액을 1일당 휴업급여 지급액으로 산정하여 우선 지급하며 평균임금 산정 후 지급 차액이 있는 경우에는 추가 지급합니다.<br>3.「산재보험법 시행령」제23조에 따른 일용근로자는 일당에 0.73을 곱한 금액이 평균임금으로 적용됩니다.</td></tr>
</table>

<table>
<tr><td rowspan="10">공<br><br>통</td><td rowspan="6">본 재해와 동일한 사유로 민법, 기타 법령의 규정에 의하여 수령한 보상 또는 배상내역(산업재해보상보험법 제80조)</td><td>수령일자</td><td>수령금액</td><td>보상 또는 배상내역(수령근거)</td></tr>
<tr><td></td><td></td><td></td></tr>
<tr><td></td><td></td><td></td></tr>
<tr><td></td><td></td><td></td></tr>
<tr><td>첨부서류</td><td colspan="2">1. 합의서 2. 판결문 3. 영수증 4. 기타</td></tr>
<tr><td></td><td colspan="2"></td></tr>
<tr><td colspan="4">〈확인서〉 본인은 최초요양 또는 재요양을 신청하기 전에 보험가입자 또는 제3자 등으로부터 보험급여에 상당한 금품을 받지 아니하였음을 확인합니다.<br>청 구 인 (서명 또는 인)</td></tr>
<tr><td colspan="2">요양급여 신청 및 휴업급여 청구에 관한 기재 사실이 틀림없음을 확인합니다.<br>년 월 일<br>사업장명 ☎<br>소 재 지<br>보험가입자(사업주) (서명 또는 인)</td><td colspan="2">위와 같이 신청(청구)합니다.<br>년 월 일<br>신청인(청구인) (서명 또는 인)<br>대 리 인 (서명 또는 인)</td></tr>
<tr><td colspan="4">근로복지공단 지역본부(지사)장 귀하</td></tr>
<tr><td colspan="4"></td></tr>
<tr><td colspan="5">〈요양급여 신청 및 휴업급여 청구 대행에 대한 위임(동의)장〉<br>위 본인은 □요양급여 신청, □휴업급여 청구를 아래 산재보험 의료기관이 대행하여 근로복지공단 (고용 · 산재보험 토탈서비스(total.kcomwel.or.kr) 제출포함)에 제출하는 것에 대하여 동의합니다.<br>위임하는 자(신청인) (서명 또는 인) 위임받는 자 (서명 또는 인)</td></tr>
</table>

(210mm×297mm, 백상지 80g/㎡)

[별지 제3호 서식]

※굵은 선 안은 의료기관에서 기입하지 않습니다. (앞 면)

# 산 업 재 해 보 상 보 험

초진소견서 (□최초요양 □재요양)

| ①성명 | ②주민등록번호 □□□□□□-□□□□□□□ | ③재해일자 □□□□년□□월□□일 |
|---|---|---|
| ④의료기관 최초 도착일시 년 월 일( : ) | ⑤내원방법 | □걸어서 □부축해서 □들것 □휠체어 |
| ⑥재해당시 의식소실 □ 없었음 □ 약 시간(분) □ 계속 | | |
| ⑦재해 후 최초 진료개시일 년 월 일 ( : ) ▫본원 ▫ 타의료기관 | | |

⑧상병명과상병코드

| 진단명 | 상병코드(KCD) | 진단명 | 상병코드 (KCD) |
|---|---|---|---|
| | | | |
| | | | |
| | | | |
| | | | |
| | | | |

⑨귀하가 알고 있는 재해경위 (재요양 신청일 경우 재요양 대상 상병 및 사유 기재)

⑩환자가 호소하는 증상 (환자의 표현대로)

⑪주요검사: □X-ray □MRI □CT □초음파□근전도□관절경□적외선체열검사□정신상태검사□심리학적검사□기타( )

※주요소견 기재 또는 결과지 첨부

※통증부위를 "X"로 표시하고 통증정도(시각통증척도 1~10)기재, 외상명, 상처크기 기재

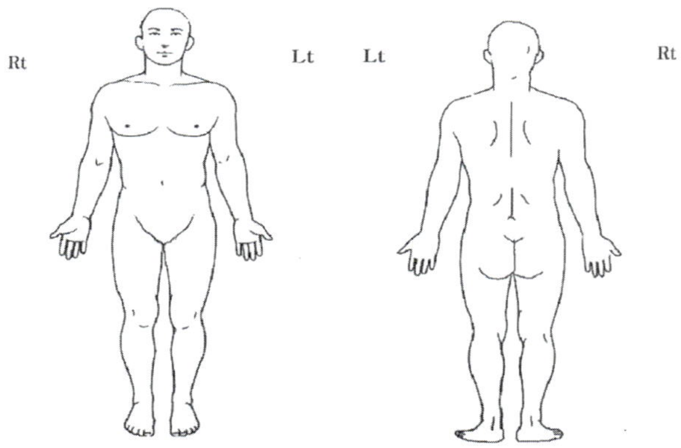


| 〈첨부서류〉 | 1. 신청 상병을 확인할 수 있는 각종 검사자료 및 결과지 각1부.<br>2. 절단, 화상, 좌멸창, 욕창은 환부 칼라사진<br>3. 정신질환의 경우 진단의 근거를 의학적으로 입증할 수 있는 응급진료 또는 초진기록지 등 의무기록 및 각종검사 결과지 각1부.(뇌영상 검사, 뇌파 검사, 심전도 검사, 정신상태 검사, 심리학적 검사, 갑상선 기능검사등) |
|---|---|

(210mm×297mm, 백상지 80g/㎡)

### (3) 요양급여의 결정

근로복지공단은 법 제41조에 따른 요양급여의 신청을 받으면 그 신청을 받은 날부터 7일 이내에 요양급여를 지급할지를 결정하여 신청인(법 제41조제2항에 따라 산재보험 의료기관이 요양급여의 신청을 대행한 경우에는 산재보험 의료기관을 포함) 및 보험가입자에게 알려야 한다.

### (4) 자비(사업주부담)로 치료 받았을 경우 (의료비) 처리요령

근로복지공단 병원 또는 산재지정 의료기관에서 치료를 받는 현물급여가 원칙이며, 부득이하게 본인이 먼저 부담한 경우 산재환자에게 현금으로 지급 가능 진료비는 공단이 의료기관에 직접 지급. 다만, 산재보험요양급여산정기준에서 정하지 아니한 비급여 항목 등 일부 본인 부담이 발생할 수 있다.

**그림 12-9** 자비(사업주부담)로 치료 받았을 경우 (의료비) 처리요령

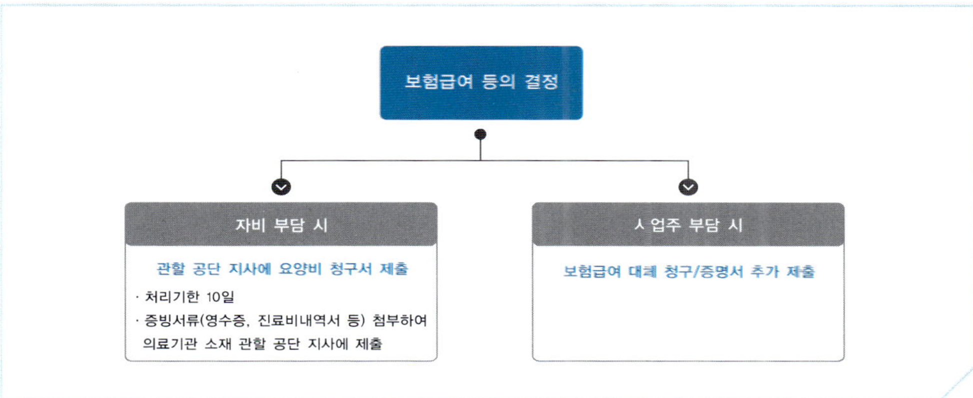


### (5) 건강보험의 우선 적용

① 요양급여의 신청을 한 자는 공단이 이 법에 따른 요양급여에 관한 결정을 하기 전에는 「국민건강보험법」 제41조에 따른 요양급여 또는 「의료급여법」 제7조에 따른 의료급여를 받을 수 있다.

② 건강보험 요양급여 등을 받은 자가 「국민건강보험법」 제44조 또는 「의료급여법」 제10조에 따른 본인 일부 부담금을 산재보험 의료기관에 납부한 후에 이 법에 따른 요양급여 수급권자로 결정된 경우에는 그 납부한 본인 일부 부담금 중 요양급여에 해당하는 금액을 공단에 청구할 수 있다.

### (6) 전원 요양

① 근로복지공단은 다음 각 호의 어느 하나에 해당하는 사유가 있으면 요양 중인 근로자를 다른 산재보험 의료기관으로 옮겨 요양하게 할 수 있다.

㉮ 요양 중인 산재보험 의료기관의 인력 · 시설 등이 그 근로자의 전문적인 치료 또는 재활치료에 맞지 아니하여 다른 산재보험 의료기관으로 옮길 필요가 있는 경우

㉯ 생활근거지에서 요양하기 위하여 다른 산재보험 의료기관으로 옮길 필요가 있는 경우

㉰ 제43조 제1항 제2호에 따른 상급종합병원에서 전문적인 치료 후 다른 산재보험 의료기관으로 옮길 필요가 있는 경우

㉱ 그 밖에 대통령령으로 정하는 절차를 거쳐 부득이한 사유가 있다고 인정되는 경우

② 요양 중인 근로자는 제1항 제1호부터 제3호까지의 어느 하나에 해당하는 사유가 있으면 공단에 전원(轉院) 요양을 신청할 수 있다.

### (7) 추가상병 요양급여의 신청

업무상의 재해로 요양 중인 근로자는 다음 각 호의 어느 하나에 해당하는 경우에는 그 부상 또는 질병에 대한 요양급여를 신청할 수 있다.

① 그 업무상의 재해로 이미 발생한 부상이나 질병이 추가로 발견되어 요양이 필요한 경우

② 그 업무상의 재해로 발생한 부상이나 질병이 원인이 되어 새로운 질병이 발생하여 요양이 필요한 경우

### (8) 재요양

① 요양급여를 받은 자가 치유 후 요양의 대상이 되었던 업무상의 부상 또는 질병이 재발하거나 치유 당시보다 상태가 악화되어 이를 치유하기 위한 적극적인 치료가 필요하다는 의학적 소견이 있으면 다시 제40조에 따른 요양급여를 받을 수 있다.

② 재요양의 요건과 절차 등에 관하여 필요한 사항은 대통령령으로 정한다.

그림 12-10 재요양절차

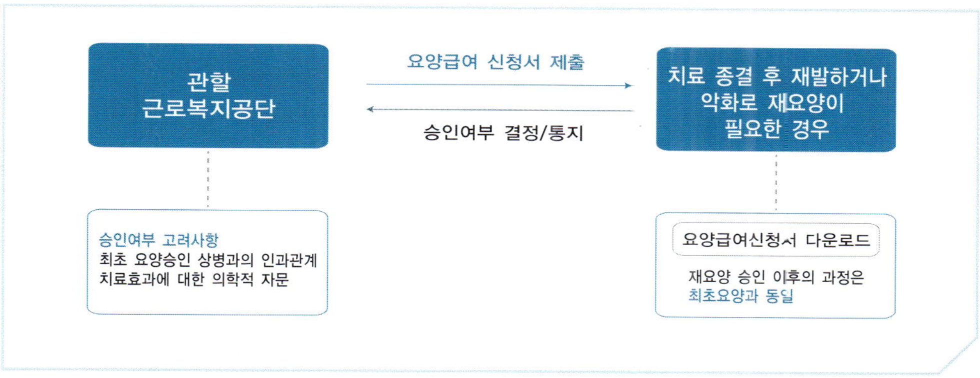


### (9) 진료계획의 제출

산재보험 의료기관은 요양급여를 받고 있는 근로자의 요양기간을 연장할 필요가 있는 때에는 그 근로자의 상병경과(傷病經過), 치료예정기간 및 치료방법 등을 적은 진료계획을 대통령령으로 정하는 바에 따라 공단에 제출하여야 한다.

## 2) 요양급여의 신청 절차

### (1) 요양급여의 신청

법 제41조제2항에 따라 산재보험 의료기관이 요양급여의 신청을 대행하는 경우에는 제1항에 따른 서류 외에 해당 근로자가 요양급여의 신청 대행에 동의하였음을 확인할 수 있는 서류를 첨부하여야 한다.

### (2) 요양급여의 결정

공단은 법 제41조에 따른 요양급여의 신청을 받으면 그 신청을 받은 날부터 7일 이내에 요양급여를 지급할지를 결정하여 신청인 및 보험가입자에게 알려야 한다.

### (3) 요양비의 청구

산재보험 의료기관이 아닌 의료기관에서 응급진료 등 긴급하게 요양을 한 경우의 요양비를 청구할 수 있다.

#### (4) 2종 요양비 청구

2종 요양비는 부득이한 사유로 피재근로자가 산재 요양급여를 받지 못하고 자신이 직접 부담한 요양 진료비를 근로복지공단에 직접 청구하는 현금급여 이다.

산재 환자가 2종 요양비를 청구할 수 있는 부득이한 사유는 ① 진료를 받고자 하는 지역인근에 지정 진료기관이 없거나 특수 의료기술이 필요한 경우 ②응급 치료 중 긴급하게 요양이 필요하게 된 경우 ③ 피재 근로자가 요양신청 절차를 거치지 않았을 경우 ④ 이송료, 개호료, 의지(義肢), 보철료 등을 부담한 경우 등이 해당된다.

이 때, 피재 근로자가 진료비를 일반수가로 납입한 경우는 요양비 청구서 3부와 진료를 받은 병원에서 진료소견서와 진료비 내역서를 작성하고 영수증을 첨부하여 근로복지공단에 청구한다. 또한, 건강보험으로 진료한 경우는 요양비 청구서 3부와 병원에서 국민건강보험공단에 제출한 요양급여비용 청구명세서 사본을 첨부하고, 건강보험공단이 병원에 지급한 부담금을 건강보험공단에 먼저 납부한 영수증과 본인 부담금 영수증을 함께 첨부하여 근로복지 공단에 요양비를 청구한다.

### 3) 보험급여의 지급제한 및 구상권

#### (1) 보험급여 지급의 제한

공단은 근로자가 다음의 어느 하나에 해당되면 보험급여의 전부 또는 일부를 지급하지 아니할 수 있다.

① 요양 중인 근로자가 정당한 사유 없이 요양에 관한 지시를 위반하여 부상 · 질병 또는 장해 상태를 악화시키거나 치유를 방해한 경우

② 장해보상연금 또는 진폐보상연금 수급권자가 제59조에 따른 장해등급 또는 진폐장해등급 재판정 전에 자해(自害) 등 고의로 장해 상태를 악화시킨 경우

#### (2) 부당이득의 징수

근로복지공단은 보험급여를 받은 자가 다음 각 호의 어느 하나에 해당하면 그 급여액에 해당하는 금액(제1호의 경우에는 그 급여액의 2배에 해당하는 금액)을 징수하여야 한다. 이 경우 공단이 제90조제2항에 따라 국민건강보험공단 등에 청구하여 받은 금액은 징수할 금액에서 제외한다.

① 거짓이나 그 밖의 부정한 방법으로 보험급여를 받은 경우

② 수급권자 또는 수급권이 있었던 자가 제114조 제2항부터 제4항까지의 규정에 따른 신고의무를 이행하지 아니하여 부당하게 보험급여를 지급받은 경우

③ 그 밖에 잘못 지급된 보험급여가 있는 경우

#### (3) 제3자에 대한 구상권

근로복지공단은 제3자의 행위에 따른 재해로 보험급여를 지급한 경우에는 그 급여액의 한도 안에서 급여를 받은 자의 제3자에 대한 손해배상청구권을 대위(代位)한다.

### 4) 산재보험수급권의 보호와 권리구제

#### (1) 수급권의 보호

근로자의 보험급여를 받을 권리는 퇴직하여도 소멸되지 아니하며, 또한 보험급여를 받을 권리는 양도 또는 압류하거나 담보로 제공할 수 없다.

#### (2) 소멸시효

산업재해보상법에 의해 보험급여를 받을 권리를 3년간 행사하지 아니하면 소멸시효가 만료되어 보험급여가 지급되지 않으므로 3년 이내에 공단에 청구하여야 한다.

#### (3) 심사(재심사)청구 및 행정소송

근로복지공단이 행한 보험급여 등의 결정에 불복이 있는 자는 이의제기를 할 수 있으며 이를 「심사청구」라 하고, 심사청구 결과 결정된 내용에 대하여 다시 이의를 제기하는 것을 「재심사청구」라 한다. 심사(재심사)청구는 보험급여 등의 결정이 있음을 안 날부터 90일 이내에 그 보험급여 등의 결정을 행한 우리공단 지역본부 또는 지사에 접수하여야 한다. 또한 심사청구, 재심사청구를 거치지 않고 바로 행정법원에 소송을 제기할 수도 있다.

그림 12-11 심사(재심사)청구 및 행정소송 절차

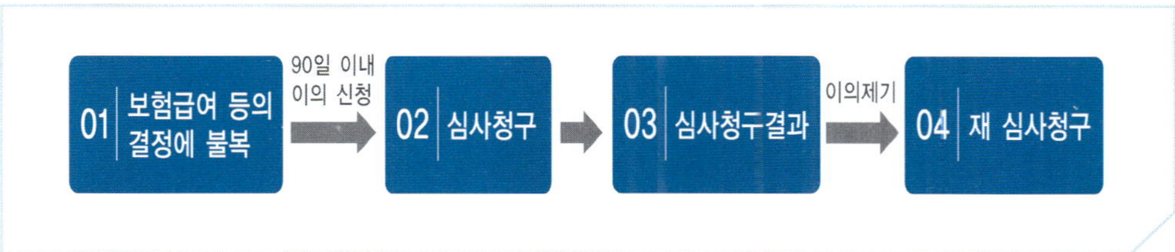

**표 12-6** 산재보험 심사청구 및 재심사

| 구분 | 내 용 |
|---|---|
| 심사청구 | 급여결정에 대한 불복은 그 결정이 있음을 안 날로부터 90일 이내에 근로복지공단의 지역본부(지사)에 청구 |
| 근로복지공단의 결정 | 공단은 심사청구서를 받은 날로부터 90일 이내에 산업재해보상보험심사위원회의 심의를 거쳐 결정 |
| 재심사청구 | 공단의 심사청구에 대한 결정의 불복은 산업재해보상보험재심사위원회에 90일 이내에 재심사청구 |
| 재심사 | 산업재해보상재심사위원회는 청구 받은 후 60일 이내에 결정 |
| 행정소송 | 재심결정에 불복이 있는 경우 90일 이내에 제기 |

# 3. 산업재해보상보험 요양급여 산정기준

## 1) 요양급여 산정기준

### (1) 요양급여의 범위 및 비용산정

① 업무상의 재해를 입은 근로자(산재근로자)에 대한 요양급여의 범위는 「국민건강보험법」제41조제2항 및 제3항에 따라 보건복지부령으로 정한 「국민건강보험 요양급여의 기준에 관한 규칙」제5조(요양급여의 적용기준 및 방법) 및 제8조(요양급여대상의 고시), 「국민건강보험법」제49조제1항에 따라 보건복지부령이 정한「국민건강보험법 시행규칙」제23조제1항에 따른다.

② 제1항에 따른 요양급여의 비용은 「국민건강보험법」 제45조 및 제49조, 「국민건강보험법 시행규칙」제23조제4항,「국민건강보험 요양급여의 기준에 관한 규칙」에 따라 보건복지부장관이 고시하는 요양급여의 내역 및 기준에 따른다.

### (2) 산재보험 의료기관에 대한 지원

① 근로복지공단 이사장은 산재보험 의료기관 중 산재근로자의 재활치료를 전문적으로 담당하는 재활치료전문 산재보험 의료기관(재활인증의료기관)을 따로 지정하여 운영할 수 있다.

② 공단 이사장은 제1항에 따른 재활인증의료기관, 산재근로자를 재활인증의료기관으로 전원 요양하게 한 산재보험 의료기관 및 법 제50조제1항에 따른 평가점수가 높은 산재보험 의료기관에 대하여 별도의 규정을 정하여 재정적으로 우대 지원할 수 있다.

### (3) 산재 전문의사에 대한 지원

① 근로복지공단 이사장은 산재보험 의료기관 중에서 산재보험에 대한 전문지식을 가지고 있는 의사, 치과의사, 한의사를 산재전문의사로 임명할 수 있다.

② 공단 이사장은 산재전문의사의 자격, 임명절차, 행정적 또는 재정적 지원에 관하여 별도로 규정할 수 있다.

### (4) 요양기관 종별 가산율

① 행위 및 상대가치점수 제1부 Ⅱ. 요양기관 종별가산율은 다음과 같이 적용한다.

**요양기관 종별 가산율**

1. 상급종합병원 : 45%　　2. 종합병원 : 37%　　3. 병원 : 21%　　4. 의원 : 15%

② 제1항을 적용함에 있어 공단에 두는 의료기관에 대해서는 법 시행규칙 제10조제2항에 따라 고용노동부장관의 승인을 얻어 조정한 등급을 적용한다.

### (5) 입원료

① 행위 및 상대가치점수 제2부 제1장 제2호 다목 및 제2부제1장 분류번호 가-2, 가-9, 가-10에 따라 입원료를 산정함에 있어 다음 각 호의 어느 하나에 해당하는 경우에는 보건복지부장관이 정한 산정지침에도 불구하고 다음 각 호에 따른다.

　㉮ 상급종합병원 및 공단에 두는 의료기관 : 입원기간에 관계없이 행위 및 상대가치점수중 소정점수의 100분의 100에 병원관리료의 100분의 100을 가산하여 산정

　㉯ 종합병원 : 입원기간에 관계없이 소정점수의 100분의 100을 산정

　㉰ 병원 및 의원 : 입원일부터 50일째까지는 소정점수의 100분의 100, 입원 51일째부터 150일째까지는 소정점수의 100분의 90, 입원 151일째부터는 소정점수의 100분의 85를 산정하며, 체감제(遞減制)가 적용된다.

② 제1항에 따른 입원료 산정시 공단에 두는 의료기관에 대해서는 법 시행규칙 제10조 제2항에 따라 고용노동부장관의 승인을 얻어 조정한 등급을 적용한다.

표 12-7 산재보험의 입원료산정 및 체감제

| 구분 | 입원기간 | | |
|---|---|---|---|
| | 1-50일 | 51-150일 | 151일 이후 |
| 상급종합병원 | 해당점수의 100%에 병원관리료 100%를 가산 | | |
| 종합병원 | 100%(입원료체감제 미적용) | | |
| 병 · 의원/한방 병 · 의원 | 100% | 90% | 85% |

### (6) 응급의료관리료

응급환자의 진료에 소요된 응급의료관리료의 산정은 보건복지부장관이 고시한 「응급의료수가기준」에 따른다. 다만, 휴일 야간 근로 등으로 인하여 발생한 업무상재해의 진료를 위하여 부득이 휴일 또는 야간에 응급의료센터 및 응급의료기관을 이용한 경우에는 응급의료관리료 산정대상 응급증상에 해당하지 아니하더라도 "응급의료관리료"를 지급한다.

### (7) 이송료

법 시행규칙 제16조제2항의 이송비는 다음 각 호에 따라 산정하여 지급한다.

① 의료기관 등의 구급차를 이용하여 환자를 이송한 경우 구급차 이용비용을 지급하되, 비용은 보건복지부장관이 고시하는 「응급의료수가기준」중 "이송처치료 기준금액"에 따라 산정

② 구급차 이외의 교통비, 숙박료 및 식대는 별표 제11절에 따라 산정

### (8) 재활치료

행위 및 상대가치점수 제7장 이학요법료(기본물리치료료, 단순재활치료료, 전문재활치료료)를 산정함에 있어 진료상 반드시 필요하다는 의사의 소견서가 있는 경우 보건복지부장관이 정한 산정횟수 제한에도 불구하고 이를 추가로 인정할 수 있다.

### (9) 의약품관리료

행위 및 상대가치점수 제2부제1장 분류번호 가-11 나. 입원환자 의약품관리료에도 불구하고 산재보험 입원환자 의약품관리료는 다음과 같이 산정한다.

입원환자 의약품관리료 = 건강보험 입원환자의 초일분 의약품관리료 × 투약일수

### (10) 자기공명영상진단 Magnetic Resonance Imaging)

자기공명영상진단에 관한 요양급여의 범위 및 산정기준은 보건복지부장관이 고시한 「요양급여의 적용기준 및 방법에 관한 세부사항」Ⅰ.제3장 영상진단 및 방사선치료료에 따른다.

### (11) 산소치료

보건복지부장관이 고시하는 「요양비의 보험급여 기준 및 방법」제3조 관련 별표 5 요양비 지급 대상자 기준에도 불구하고 진폐 합병증 등으로 통원요양하고 있는 경우에 시행한 동맥혈 가스검사 결과가 어느 하나에 해당하여 산소치료서비스를 제공받는 경우에도 그 비용을 지급한다.

### (12) 초음파검사

초음파 검사에 관한 요양급여의 범위 및 산정기준은 보건복지부장관이 고시한「요양급여의 적용기준 및 방법에 관한 세부사항」Ⅰ. 행위 제2장 검사료에 따른다.

### (13) 치과임플란트

치과임플란트에 관한 요양급여의 범위 및 산정기준은 행위 및 상대가치점수 제2부제18장 치과의 보철료 산정지침 분류번호 찬-11치과임플란트(1치당)에 따른다.

### (14) 보청기

보건복지부장관이 고시하는「장애인보장구 보험급여 기준 등 세부사항」제3조제1항 별표2 보험급여 지급대상자 기준에도 불구하고, 업무상 재해로 승인된 청각장애 산재근로자에게는 연령과 관계없이 보청기를 인정한다.

### (15) 신경인지기능검사

신경인지기능검사에 대한 요양급여의 범위 와 산정기준은 행위 및 상대가치점수 제2부제2장 산정지침 분류번호 나-628 신경인지기능검사에 따른다.

### (16) 산업재해보상보험에서 추가로 인정하는 요양급여의 범위 및 비용산정기준

국민건강보험에서 요양급여로 정하지 않은 사항 중 산업재해보상보험에서 추가로 인정하는 요양급여의 범위는 별표와 같다. 이 경우 요양급여의 비용은 별표에서 정한 금액의 범위에서 산재보험 의료기관이나 산재근로자가 구입한 가격 또는 실제 소요된 금액으로 한다.

## 2) 비급여대상

### (1) 비급여

비급여(非給與)란 요양급여에서 제외되는 범위는 질병, 부상의 치료목적이 아니거나, 업무 또는 일상생활에 지장이 없는 질환, 기타 보험급여의 원리에 부합하지 않는 것으로서 보험급여가 되지 않고 전액 환자가 부담하는 것을 의미한다. 비급여 대상의 항목에는 행위 · 약제 및 치료재료 등이 있다. 산재보험이 적용되지 않는 항목 등에 대해 의료기관이 고지하는 비용의 전액을 환자가 부담하는 것을 말한다. 비급여의 유형은 ① 치료적 비급여 ② 제도 비급여 ③ 선택 비급여로 크게 3종류로 분류할 수 있다.

### (2) 비급여 대상

산업재해보상보험법 제40조에 따른 요양급여의 범위에서 제외되는 사항은 다음 각 호의 어느 하나와 같다.

① 업무상 부상 또는 질병의 치료목적이 아닌 진료 또는 투약

② 제2조제1항 및 제2항의 규정에서 정하지 않은 요양급여

③ 상급병실 사용료 차액. 다만, 다음 각 목의 어느 하나에 해당하는 경우에는 그러하지 아니하다.

㉮ 종합병원 이상에서 요양하는 경우로서 상병상태가 응급진료, 수술 등으로 입원요양이 필요하나 일반병실이 없어 부득이하게 특실을 제외한 상급병실을 사용하는 경우에 7일의 범위에서 인정. 다만, 상급병실 사용 중 그 차급 또는 일반병실이 있음에도 병실을 옮기지 않은 경우에는 불인정한다.

㉯ 증상이 위중하여 절대 안정이 필요하고, 의사 또는 간호사가 상시 감시하면서 수시로 적절한 조치를 해야 할 필요가 있다고 인정되나, 중환자실 · 격리실 등 집중치료실이 없거나 여유 병상이 없어 불가피하게 상급병실을 사용한 경우

# 4. 산재보험 의료기관 지정기준 및 환자관리

### (1) 산재보험 의료기관의 지정

업무상의 재해를 입은 근로자의 요양을 담당할 의료기관(산재보험 의료기관)은 다음 각 호와 같다.

① 근로복지공단에 두는 의료기관

② 「의료법」 제3조의4에 따른 상급종합병원

③ 「의료법」 제3조에 따른 의료기관과 「지역보건법」 제7조에 따른 보건소(「지역보건법」 제8조에 따른 보건의료원을 포함)로서 고용노동부령으로 정하는 인력 · 시설 등의 기준에 해당하는 의료기관 또는 보건소 중 공단이 지정한 의료기관 또는 보건소

**근로복지공단 산하 직영 산재병원**

근로복지공단은 전국의 10개 직영병원에서 산재상병에 풍부한 임상경험을 가진 전문의 진료와 첨단의료장비를 바탕으로 건강관리센터 및 재활전문센터를 운영하여 근로자의 건강예방과 질병치료, 재활을 통해 산재근로자의 조속한 직업 · 사회복귀를 지원하고 있다.

근로복지 공단 인천병원, 안산병원, 창원병원, 대구병원, 순천병원, 대전병원, 태백병원, 동해병원, 정선병원, 경기요양병원

㈜ 산재보험 의료기관 지정병원에는 근로복지공단 산하 직영병원(10개)과 근로복지공단이 지정하는 지정병원(약 5,450개)이 있다.

### (2) 산재보험 의료기관의 지정 절차

① 산재보험 의료기관으로 지정받으려는 의료기관 또는 보건소는 다음 각 호의 서류를 첨부하여 공단에 신청하여야 한다.

㉮ 의료기관 개요서

㉯ 의료기관 개설허가증 또는 신고필증 사본

㉰ 진료과목의 전문의 자격증 사본

㉱ 사업자등록증 사본

② 근로복지공단은 제1항에 따른 지정 신청을 받은 경우에는 그 지정 신청을 받은 날부터 15일 이내에 지정 여부를 결정하여 지정 신청을 한 의료기관 또는 보건소에 알려야 한다.

### (3) 산재 환자 관리

**① 초진환자**

외래 또는 응급실로 내원한 환자는 사고 내용을 파악하여 업무상 재해 여부를 확인하고, 산재보험 처리가 가능할 것으로 판단되면, 피재 근로자의 사업장 담당자에게 요양 신청서 3부를 작성하여 제출할 것을 요청한다. 피재 근로자가 내원한 상황은 근로복지 공단의 요양 승인 결정이 확정되지 않은 상태에서 필요한 의료서비스는 계속 제공되어야 하므로, 회사 담당자와 보호자에게 진료비 납입과 관련한 지불보증을 요구해야 한다. 특히, 입원 수속이 진행되는 과정에서 지불보증인 설정이나 치료비 지불 보증에 관한 서류를 완비하는 업무를 신중하고 철저하게 설정해야한다.

**② 타 의료기관에서 전원 환자**

타 의료기관에서 진료 능력 부족이나 환자의 거주 문제 등으로 전원을 희망할 경우는 먼저, 공단의 전원지시서를 확인하고 접수한다. 전원지시서가 접수되면, 기재된 상병에 대한 소견서를 담당 의사에게 의뢰하여 작성한 후 이를 공단 및 사업장으로 송부하며, 추가 진료가 필요할 경우는 담당 의사의 추가 소견서를 받아 근로복지공단에 승인을 요청해야 한다.

**③ 타 의료기관으로 전원 환자**

진료의 목적이나 환자의 희망에 따라 다른 의료기관으로 산재환자를 전원 시킬 수 있는데, 환자의 질환이 호전되어 하급 의료시설로 이송하거나 환자가 희망하는 경우는 환자 연고지 관할 공단(지사)로 전원 요청하며, 피재 근로자의 상병 상태를 담당할 능력이 없는 경우는 상급 의료시설로 이송하게 되는데, 담당의사는 전원소견서를 작성하여 전원 요청서를 제출하여 공단의 승인을 받은 후, 전원 한다.

**④ 외래 통원 환자**

외래로 통원하며 진료를 받는 산재환자의 요양관리를 위해서는 환자 별로 관리철을 만들어 통원 요양승인서를 포함하여, 승인기간의 확인, 제반 행정업무 관리 및 검사, 투약, 처치 등의 내역을 정확하게 기록함으로써, 진료비 청구 및 확인 과정에 누락되지 않도록 하는 것이 중요하다.

### (4) 병행진료

소속기관장은 산재근로자가 다음 각 호의 어느 하나에 해당하면 자문의사에게 자문을 하여 서로 다른 2개의 산재보험 의료기관에서 병행진료를 하게 할 수 있다. 다만, ②의 경우에는 자문의사의 자문을 생략할 수 있다.

① 요양 중인 산재보험 의료기관에 치과, 안과, 이비인후과, 비뇨기과, 정신건강의학과, 피부과, 신경과, 흉부외과, 내과, 마취통증의학과가 없어 다른 산재보험 의료기관에서 통원 진료가 필요한 경우

② 수술 후 상병상태를 확인하기 위하여 수술을 한 산재보험 의료기관에 통원 진료가 필요한 경우

③ 진폐로 요양급여를 받고 있는 산재근로자가 폐암진료를 위하여 상급종합병원에서 요양이 필요한 경우 등

### (5) 산재보험 추가 인정 요양급여 범위 및 비용

산재보험 추가 인정 요양급여 범위 및 비용에는 ①치과-보철 ②재활보조기구 ③의지 및 보조기 장착후 통합재활훈련 ④초음파 ⑤보험급여청구서 확인 및 진단서 발급수수료 ⑥ 화상환자에게 인정하는 약제 및 치료재료 ⑦ 재활보조기구 처방 및 검수료 ⑧이송료 ⑨치료보조기구 ⑩한방 첩약 및 탕전료 ⑪ 재활치료료 ⑫ 언어전반진단 검사 및 발음 · 발성검사 등이 있다.

### (6) 산재보험환자 병원도착시 급여관리 업무

**① 요양급여절차**

㉮ 산재보험가입확인

산재로 부상 및 질병을 진료하기 위해 처음 방문하는 환자가 산재보험진료를 요구할 경우에는 업무상의 부상 · 질병 및 산재적용사업장 여부와 4일 이상의 진료를 요하는지를 우선적으로 확인한다. 또한 타 의료기관에서 전원되어 온 환자는 전원신청서 사본과 전원승인통지여부를 확인한 다음 진료를 받도록 한다.

㉯ 진료비 지불각서 접수

근로자가 업무수행 중 사고나 질병으로 의료기관에서 진료가 필요한 경우에는 진료비지급에 대한 지불보증서를 받아야 한다.

ⅰ. 부상과 동시에 내원한 경우는 근로복지공단의 산재승인여부가 불투명할 뿐만 아니라 사업주와 환자사이에 다툼이 발생할 수 있다.

ⅱ. 산재가 승인되더라도 산재사고(승인질환)와 관련이 없는 기왕증이나 만성질환이 있어 진료를 받는 경우가 있다.

ⅲ. 산재보험에서 급여가 제공되지 않는 선택진료비, 특수검사, 상급병실료, 환자측의 희망에 의한 단백아미노산제(영양제)투여가 발생할 수 있기 때문이다.

㉰ 초진소견서 발급

ⅰ. 산재보험으로 신청하기 위해서는 소속회사가 작성한 최초요양신청서(전원의 경우는 전원요양신청서)의 뒷면에 담당의사가 초진소견서를 작성하여야 한다.

ⅱ. 초진소견서는 3부를 발급하고 원본은 병원에 보관하고 1부는 근로복지공단에, 1부는 소속회사로 발송한다.

ⅲ. 근로복지공단 산하에는 6개의 지역본부와 약 40개의 지사가 있으며, 제조업은 소재지별로, 건설업은 현장중심별로 관할 지사가 결정되며 타 지역에 전입된 환자는 의료기관이 위치한 지역본부의 지사가 관장한다(근로복지공단 홈페이지 참조).

㉱ 요양연기 신청

입원 또는 통원치료 중인 산재보험환자 중에서 병원의 최초 요양신청이 끝난 후 추가 요양기간이 필요한 경우에는 기존 요양승인 만료일 전에 반드시 치료연기의 원인이나 사유에 대한 구체적인 담당의사의 손견서와 추가요양기간을 기록한 요양연기신청서를 작성하여 근로복지공단의 승인을 득하여야 한다.

㉲ 추가상병 승인요청

산재환자의 요양기간 중 처음 진료할 때 발견하지 못한 병명이 추가되거나 누락된 상병에 있을 경우에는 근로복지공단에 추가승인을 신청하여야 한다.(단 산재보험과 관련이 없는 기왕증 질병의 진료는 건강보험이나 의료급여로 진료하고 본인부담을 납부하도록 한다).

㉳ 재요양 신청

하나의 상병에 대한 요양이 종결되고 당해 상병이 재발하거나 당해 상병에 기인한 합병증이 발생된 경우에는 재요양이 인정되므로 "재요양신청서"를 작성하여 근로복지공단에 접수를 하여야 한다.

㉳ 전원신청서

요양 중인 피재근로자의 상병상태가 당해 의료기관에서 요양을 담당할 능력이 없거나, 가족들의 간호 또는 통원치료에 지장이 있다고 인정되어 다른 의료기관으로 전원하는 경우에는 회사 및 의료기관의 확인을 거쳐 전원을 할 수 있으므로 의료기관의 관할 근로복지공단(지사)의 승인을 받아야 한다.

㉴ 특별진찰 의뢰

진찰의뢰는 타 의료기관에서 요양 중인 환자가 그 병원에서 어려운 질병이나 장애판정, 추가상병에 대한 요양급여 여부 등을 위하여 필요할 때 보다 전문적인 의료기관에 특별진찰을 의뢰한다.

## 5. 산재보험 진료비 청구

### (1) 진료비의 청구

산재보험 의료기관이 요양을 실시하고 그에 드는 비용을 받으려면 근로복지공단에 청구하며, 산재보험 의료기관이 진료비를 청구하는 경우에는 다음 각 호의 서류를 첨부하여야 한다.

① 개인별 진료비 명세서

② 「의료법 시행규칙」 제12조에 따른 처방전(고용 · 산재정보통신망 또는 정보통신망으로 청구하는 경우에는 처방전의 내용을 입력한 것으로 갈음할 수 있다)

그림 12-12 산재보험 진료비청구과정

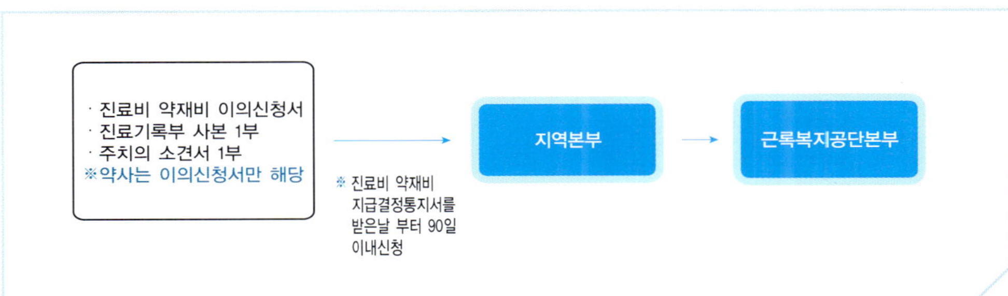

### (2) 진료비 심사 및 지급결정, 진료비 지급내역 분석

근로복지공단은 지정된 요양기관으로부터 진료비 청구를 받은 경우에는 진료비를 심사하여 지급 여부 및 지급 금액을 결정하여야 한다.

- 근로복지공단에서 지급한 진료비 지급내역을 분석하고 미수금을 정리한다.
- 근로복지공단 각 지역본부(지사)에서 행한 산업재해보상보험법상의 보험급여에 관한 결정에 불복이 있는 자는 권리구제를 위해 심사청구를 제기할 수 있다

그림 12-13 심사청구절차

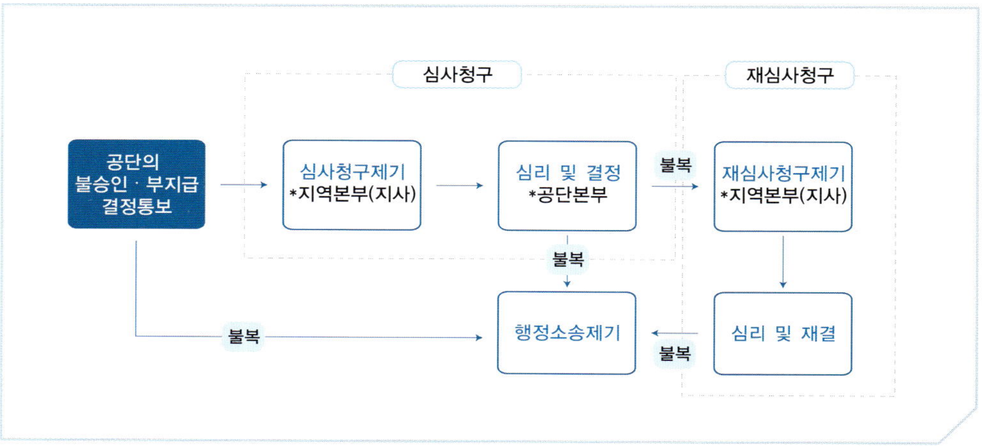

# 12-3 공무상요양제도 및 국가배상제도

{ 학습목표 } 1. 공무상요양 및 국가배상에 대하여 안내하고 업무를 수행할 수 있다.

## 1. 공무상요양제도

### (1) 공무상요양제도의 개요

공무상요양제도는 공무원연금법과 사립학교교직원연금법에 의하여 공무상 사망 및 부상, 질병, 폐질 등이 발생할 경우에 요양급여를 하며, 그에 관한 비용을 공무원연금공단이나 사립학교교직원 연금공단에 청구하도록 하고 있는 급여제도이다. 따라서 공무상 질병 또는 부상을 입은 공무원이나 사립학교교직원이 공단으로부터 공무상요양(기간연장)승인을 받고 요양기관에서 소정의 요양을 하는 때는 요양에 소요되는 비용을 정부(국가 또는 지방자치단체)에서 지급하는 비용을 말한다.

### (2) 공무상 요양에 관한 법률

① 공무원연금법 공무원 연금법은 1982년 12월 제정되더 공무원연금관리공단이 발족되면서 공무원의 퇴직 또는 사망과 공무로 인한 부상, 질병 및 폐질에 대하여 적정급여를 실시함으로서 공무원 및 그 가족의 생활안정과 복리증진에 기여하는데 그 목적이 있다.

② 사립학교교직원연금법 1974년 12월에 제정되어 1975년 1월에 사립학교교직원연금관리공단을 설립하여 사립학교교직원의 퇴직, 사망 및 직무상 질병, 부상, 폐질에 대한 적정급여를 확립하여 교직원과 그 가족의 성활안정과 복리향상에 기여함을 목적으로 하고 있다.

### (3) 공무상 요양의 범위

**① 요양급여 대상**

공무상요양급여는 공무상 절차에 의해 관련 공단으로부터 요양승인을 받은 경우에 해당이 되며, 공무상요양승인은 공무원연금공단이나 국방부로부터 그리고 직무상 요양승인은 사립학교교직원 연금공단으로부터 요양승인을 받은 경우에 요양급여비를 받을 수 있다.

**② 공무상 요양비**

공무원이 공무상 질병 또는 부상으로 인하여 요양승인을 받은 경우에, ① 진단, ② 약제 · 치료재료 및 보철구의 교부, ③ 처치 · 수술 기타의 치료, ④ 병원 또는 요양소에서의 수용, ⑤ 간호, ⑥ 이송의 요양을 하는 때에는 공무상 요양비를 지급한다. 공무상 요양비는 동일한 질병 또는 부상에 대하여 실제 요양기간이 2년(730일)을 넘지 아니하는 범위 안에서 그 요양에 소요된 금액으로 하고 있다.

### (4) 공무상 요양급여 신청 및 지급절차

**① 요양승인 신청**

요양승인 신청기한은 상병일 및 요양개시일로부터 1년 이내이며, 연금을 취급하는 소속기관을 경유하여 공단에 신청하는 절차를 거친다. 공무원이 요양기관에서 요양비를 받는 요양을 하고자 할 때에는 당해 공무원 또는 그의 위임을 받은 자가 공무상요양승인신청서에 치료기간을 명기한 진단서(요양기관이 발행)를 첨부하여 연금취급기관장에게 제출하고, 연금취급기관장은 그 질병 또는 부상의 경위를 조사한 후 7일 이내에 그 신청서에 공무원건강진단카드 사본과 상병경위조사서를 첨부하여 공단에 이송해야 한다. 따라서 공무수행 중 질병 또는 부상을 당하여 진료를 받고져 할 경우에는 본인 또는 위임받은 자는 공무상 요양승인신청서에 진단서를 첨부하여 연금취급기관 또는 학교기관에 재출하고 연금취급기관은 질병 및 부상의 경위를 조사하여 공무원연금공단 또는 사립학교교직원연금공단에 제출한다.

**제출서류**

① 공무상요양승인신청서 ② 요양기관발행 진단서(입원, 외래, 치료기간 명시)
③ 최초로 내원한 병원의 의무기록지 사본 ④ 상병경위조사서 ⑤ 재해유형별 추가 입증서류

② 요양연기 신청

요양기간을 초과하는 요양을 하고자 할 경우에는 공무상요양기간연장 승인신청서에 진단서를 첨부하여 연금취급기관장에게 제출하고 연금취급기관장은 이를 확인한 후 7일 이내에 공무원연금공단에 이송하여야 하며, 이를 송부 받은 공무원연금공단은 공무상요양승인여부 및 요양기간을 결정하여 그 결정서를 신청인 · 요양기관 및 연금취급기관장과 제31조의2의 규정에 의하여 공무상 요양급여업무를 위탁받은 국민건강보험공단에 송부하여야 한다.

또한 공무상 요양승인기간을 초과하여 요양시 공무상요양 연장승인을 득하여야 한다. 이때에는 기간 만료 전에 공무상요양기간연장신청서에 예상치료기간과 입원외래 구분 및 치료예상기간이 명시된 진단서를 첨부하여 연금공단에 제출하고 신청한다.

③ 공무상 요양비의 지급절차

요양비는 현물급여로 공상 공무원 본인에게 지급하지 않고 해당요양기관에서 국민건강보험으로 청구하여 지급받게 된다. 요양기관이 공무상요양을 실시한 경우에는 진료비 청구서에 그 명세서를 첨부하여 국민건강보험공단에 청구하고, 국민건강보험공단은 청구서에 의하여 당해 진료비를 지급한 때에는 공무상요양비청구서에 그 명세서를 첨

### (5) 공무상요양 절차

① 최초 요양승인 이후 계속적인 치료가 필요한 경우 공상공무원(소속기관경유)이 공단에 기간연장 신청을 통해 요양승인을 받도록 되어 있다.

② 공무상요양(기간연장)승인결정시 공단에서 해당 요양기관에 승인관련 사실을 통보하게 된다.

### (8) 청구 및 지급절차

① 요양기관에서 공무상요양승인을 받은 공상공무원에 대한 진료비 청구는 건강보험환자에 대한 진료비 청구절차와 유사하다.

② 즉, 요양기관에서 '공상'진료로 청구하는 경우 건강보험요양급여 전액(본인부담금 포함)을 건강보험심사평가원에 청구하고, 심사결과에 따라 국민건강보험공단에서 지급받게 되며, 사후 국민건강보험공단과 공무원연금공단이 비용을 정산하게 된다.

③ 건강보험 비급여 중 산재보험요양급여 및 공무상특수요양비에 해당되는 비용은 공

상공무원이 요양기관에 우선 납부하고 요양기관에서 발급된 진료비 영수증 등 구비서류를 첨부하여 공단 관할 지부에서 청구하여 지급받게 된다.

### (9) 요양기관의 범위

① 의료법에 의하여 개설된 의료기관, 약사법에 의하여 등록된 약국, 지역보건법에 의한 보건소 등의 요양기관은 공무원연금법 제37조에 의하여 공무원 및 사립학교교직원에 대한 요양을 실시할 수 있다.

② 공무상요양승인기간 중에는 전원 등의 사유로 요양기관 변경시 별도의 청구절차 등이 필요하지 않다.

– 지급기관 : 공무원연금공단/사립학교교직원 연금공단
– 진료비 심사기관 : 건강보험심사평가원

**표 12-8** 공상공무원 진료시 발급서류

| 구분 | 발급서류 | 비고 |
|---|---|---|
| 기본 발급서류 | • 진료비 영수증(계산서)<br>• 비급여 세부내역서<br>(건강보험 청구코드 기재요망) | |
| 추가 발급서류 | • 간호기간의 간호기록지 사본<br>• 간호 필요사유에 대한 소견서 | –입원기간 중 간호 필요시 |
| | • 상급병실 사용확인서 | –일반병실이 없어 상급병실을 사용한 경우 |
| | • 상급병실 사용에 대한 소견서 | –상병상태가 특수요양비 기준에 해당되어 상급병실 사용이 불가피한 경우<br>(예시 : 뇌혈종 제거술, 기관절개 상태 등) |
| | • 보철종류, 단가, 보철치아 갯수 등이 기재된 담당의사 소견서 | –승인상병에 대한 보철 치료시 |
| | • 치료재 등 거래명세서,<br>• 사용내역 및 가격이 명시된 진료비내역서 | –화상환자 치료시 |
| | • 담당의사 소견서 | –화상(반흔제거술), 성형수술시 |
| | • 자동차보험으로 처리한 경우<br>(본인과실에 의한 자기신체사고 보험) | –진료비 명세서 |
| | • 일반진료로 처리한 경우 | –건강보험수가로 환산한 진료비 명세서 |

## 2. 국가배상제도

### (1) 국가배상제도의 의의

국가배상제도는 공무원의 직무상 불법행위나 공공시설의 설치 또는 관리상의 잘못으로 손해를 입은 국민을 위하여 국가배상법에 의거 국가나 지방자치단체에서 적정한 배상을 하여주는 제도이다.

### (2) 배상책임

국가나 지방자치단체는 공무원 또는 공무를 위탁받은 사인(이하 "공무원")이 직무를 집행하면서 고의 또는 과실로 법령을 위반하여 타인에게 손해를 입히거나, 「자동차손해배상 보장법」에 따라 손해배상의 책임이 있을 때에는 이 컵에 따라 그 손해를 배상하여야 한다.

### (3) 배상신청 대상

배상금을 지급받으려는 자는 그 주소지 · 소재지 또는 버상원인 발생지를 관할하는 지구심의회에 배상신청을 하여야 한다.

① 국가(지방자치단체 포함)의 차량 · 군용차량에 의하여 신체상, 재산상 손해를 입은 때

② 공공시설물(도로, 교량, 상하수도 등)의 설치 또는 관리의 잘못으로 신체상, 재산상 손해를 입은 때

③ 군작전 훈련에 의하여 신체상, 재산상 손해를 입은 때

④ 공무원, 군인(군무원 포함)의 직무상 불법행위로 신체상, 재산상 손해를 입은 때

④ 주한 미군인(군무원 포함)의 불법행위나 미 군용차량 등으로 신체상, 재산상 손해를 입은 때 등이다

### (4) 배상신청 장소

① 군대, 군인의 불법행위가 아닌 경우의 신청장소(각 지방검찰청에 설치된 아래 배상심의회)

② 군대, 군인의 불법행위를 원인으로 신청하는 경우(국방부 각급사단 이상의 부대에 설치된 배상심의회)

### (5) 배상신청시 구비서류

① 모든 사건에 공통되는 구비서류

- 신청서 1통(배상심의회에 소정양식이 있음)
- 주민등록표 등본 1통

② 피해자가 사망한 경우

- 가족관계등록부
- 사망진단서,
- 월수입액증명서 진료비 영수증 또는 명세서(치료중 사망한 경우) 각 1통

③ 피해자가 상해를 입은 경우

- 진단서 또는 소견서
- 진료비 영수증 또는 명세서(향후 치료비 추정서 포함), 월수입증명서(수입손실이 있는 경우)각 1통

④ 건물, 차량, 선반 등 피해의 경우

- 등기부 또는 등록원부등본 수리비 영수증 또는 그 내역 명세서,월수입증명서(수입손실이 있는 경우)각 1통 토지피해의 경우
- 등기부등본 또는 토지(임야)대장등본
- 복구비 영수증 또는 그 내역명세서 각 1통

⑥ 기타 손실의 경우

손해의 내용을 명백히 하는 서류 1통

### (6) 배상심의회 배상신청에 대한 결정

① 배상결정 국가 또는 지방자치단체의 배상책임이 있음을 인정하는 결정

② 배상신청 기각결정 국가 또는 지방자치단체의 배상책임이 없어 배상금을 지급하지 아니한다는 결정

### (7) 지급시기

지방자치단체의 배상금 지급기관의 장은 배상결정에 대한 동의를 하고 신청인으로부터 배상금 지급청구를 받은 때에는 2주일이내에 배상금을 지급하여야 한다

### (8) 배상금 지급청구서 제출기관

① 각 지구배상심의회 해당 지방검찰청

② 각 지구배상심의회 해당 군부대

③각 특별회계기관(철도청 등)

### (9) 재심신청

지구심의회에서 배상신청이 기각(일부기각된 경우를 프함) 또는 각하된 신청인은 결정정본이 송달된 날부터 2주일 이내에 그 심의회를 거쳐 촌부심의회나 특별심의회에 재심(再審)을 신청할 수 있다

## 제 12장. 산업재해보상보험제도 요약정리 사항 및 예상문제

**산업재해보상보험**

1. 산업재해보상보험의 목적 및 관리운영체계와 특성
2. 산업 재해의 발생 및 인정기준
3. 산재보험의 종류와 지급사유 및 급여수준
4. 산재보험의 신청절차 및 사유, 제출서류, 2종요잉비청구
5. 산재보험요양기관 지정기준 및 신청절차
6. 산재보험요양기관 종별가산율 및 비급여 대상(항콕)
7. 산재환자 병원도착시 산재보험 급여관리 업무
8. 산재보험진료비 청구절차 및 지급내역 분석
9. 공무상요양제도 및 국가배상제도

**01** 산업재해보상보험험이 제정 · 공포되고 시행된 연도는 언제인가?

① 1950년 ② 1963년 ③ 1970년 ④ 1977년

**02** 산재보험적용사업장이 1인 이상으로 확대되어 사업이 시행된 시기는?

① 1980년 1월1일 ② 1990년 7월1일
③ 1995년 1월1일 ④ 2000년 7월1일

**03** 산업재해재보상보험 사업을 실제로 집행하는 고용노동부 산하기관은?

① 안전보건공단 ② 근로복지공단 ③ 산업안전협회 ④ 건설공제조합

**04** 다음 중 근로복지공단의 주요사업업무가 아닌 것은?

① 보험가입자와 수급권자에 관한 기록의 관리. 유지
② 보험료 징수 및 보험급여의 결정과 지급
③ 근로자의 복지 증진을 위한 사업
④ 보험급여 결정 등에 관한 심사청구의 심리.결정
⑤ 근로자의 산재보험료 납부

**05** 산재보험 보험료는 누가 부담하는가?

① 고용주(사업주) ② 고용주와 근로자 각각 부담
③ 고용노동부 ④ 가입자가 모두 부담

**06** 다음 중 산업재해보상보험의 특징에 해당되는 것은?

가. 고용주 보험 나. 무과실책임주의 다. 자진신고 및 자진납부원칙 라. 정률보상방식 마. 강제사회보험

① 가, 나 ② 가, 나, 다 ③ 가, 나, 다, 라 ④ 가, 나, 다, 라, 마

**07** 출퇴근 보험료가 징수되고 발생한 재해보험이 시행된 시기는?

① 2005년 1월1일 ② 2008년 7월 1일
③ 2015년 1월 1일 ④ 2018년 1월 1일

**08** 산업재해보험의 의료수가고시 기관은?

① 보건복지부 ② 고용노동부 ③ 국토교통부 ④ 기획재정부

**09** 산업재해보상법에 의해 보험급여를 받을 권리를 행사하지 아니하면 소멸시효가 만료되어 보험급여가 지급되지 않으므로 ( )에 공단에 청구하여야 한다.

① 1년 이내 ② 2년 이내 ③ 3년 이내 ④ 5년 이내

**10** 업무상 재해로 인한 부상 및 질병에 대한 산재보험의 요양기간의 적용은 ?

① 1일 이상 ② 2일 이상 ③ 3일 이상 ④ 4일 이상 ⑤ 7일 이상

**11** 다음 중 산재보험의 급여 종류가 아닌 것은?

① 요양급여, 휴업급여
② 장해급여, 유족급여
③ 상병보상연금급여, 장의비
④ 간병급여, 직업재활급여
⑤ 일반급여, 특별급여

**12** 휴업급여는 평균급여(임금)의 100분의 ( )에 상당하는 금액을 지급하는가?

① 50% ② 60% ③ 70% ④ 80% ⑤ 90%

**13** 업무상 재해가 요양개시 후 2년이 경과하여도 치유되지 않아 폐질의 정도에 따라 지급되는 급여는?

① 휴업급여 ② 장해급여 ③ 상병보상연금급여 ④ 직업재활급여

**14** 다음 중 산재보험의 비급여 항목은?

가. 상급병실차액 나. MRI 다. 진단서 라. 식대

① 가, 나 ② 가 ③ 나, 라 ④ 다, 라

**15** 산재보험환자의 근로복지공단의 승인상병이 아닌 기왕증을 진료시(건강보험증 소지) 설명 중 관계가 먼 것은?

① 본인부담율은 본인이 부담한다.
② 보험자부담금은 심평원으로 청구한다.
③ 산재보험대상이 아니므로 진료비 전액 본인이 부담한다.
④ 진료비지급은 국민건강보험공단이 한다.

**16** 산재보험의 진료비 및 약제비를 근로복지공단에 정보통신망을 이용 토탈서비스(전자문서청구)로 청구시 며칠이내에 지급하도록 되어있는가?

① 7일 이내 ② 10일 이내 ③ 20일 이내 ④ 40일 이내

**17** 다음 중 산재보험의 요양급여의 범위가 아닌 것은?

가. 진찰 및 검사 나. 약제 및 진료재료, 보조기 다. 처치 및 수술 라. 재활치료
마. 입원 바. 간호 및 간병 사. 이송 아. 교통비 자.특별활동비

① 가, 나 ② 가 ③ 나, 라 ④ 다, 라

**18** 다음 중 산재보험의 간병급여의 종류는 어떻게 구분되는가?

① 일반간병급여와 특별간병급여
② 내과적 간병급여와 외과적 간병급여
③ 상시간병급여와 수시간병급여
④ 외래급여와 입원급여

**19** 업무상 재해를 당하거나 업무상 질병에 걸린 근로자가 요양으로 인하여 취업하지 못한 기간에 대하여 피재근로자와 그 가족의 생활보호를 위하여 지급하는 보험급여는?

① 유족급여 ② 간병급여 ③ 직업재활급여 ④ 요양급여

**20** 요양개시 후 2년이 경과하여도 치유되지 아니하고 요양이 장기화됨에 따라 해당 피재근로자와 그 가족의 생활안정을 도모하기 위하여 휴업급여 대신에 보상수준을 향상시켜 지급하게 되는 보험급여는?

① 요양급여 ② 상병보상연금급여 ③ 직업재활급여 ④ 휴업급여

**21** 장의비는 근로자가 업무상의 사유로 사망한 경우에 지급하되, 평균임금의 (  )에 상당하는 금액을 그 장제(葬祭)를 지낸 유족에게 지급하는 것을 말한다.

① 80일분 ② 100일분 ③ 120일분 ④ 150일분

**22** 직업훈련이 필요한 산재근로자에게 직업훈련에 드는 비용과 직업훈련수당을 지급하는 직업훈련지원과 업무상 재해가 발생할 당시사업장에 복귀한 산재근로자에 대하여 사업주가 고용을 유지하거나 직장적응훈련 또는 재활운동을 실시하는 경우 직장복귀지원금, 직장적응훈련비 및 재활운동비를 지원하는 급여는?

① 장해급여 ② 상병보상연금급여 ③ 직업재활급여 ④ 휴업급여

**23** 요양급여를 받으려는 자는 소속 사업장, 재해발생 경위, 그 재해에 대한 의학적 소견, 그 밖에 고용노동부령으로 정하는 사항을 적은 서류를 첨부하여 근로복지공단에 요양급여의 신청하는 서류명은?

① 근로자 재해신청서

② 산업재해보험요양급여신청서

③ 근로자산재보험신청서

④ 산재보험 장해요양신청서

**24** 산업재해보험요양급여신청서를 근로복지공단에 제출하면 업무상재해 판정은 며칠 이내에 하여야 하는가?

① 5일 ② 7일 ③ 10일 ④ 2주일(14일)

**25** 산재 요양급여를 받지 못하고 자신이 직접 의료기관에서 부담한 요양 진료비를 근로복지공단에 직접 청구하는 현금급여를 무엇이라고 하는가?

① 본인부담보상제도 ② 일반요양비청구

③ 2종요양비청구 ④ 본인부담환급금

**26** 심사청구는 요양급여결정에 대한 불복은 그 결정이 있음을 안 날로부터 ( )이내에 근로복지공단의 지역본부(지사)에 청구해야 한다.

① 30일 ② 60일 ③ 90일 ④ 120일

**27** 산재보험요양기관의 종별가산율 적용이 잘 못된 것은?

① 상급종합병원: 45% ② 종합병원 : 35%

③ 병원 : 21% ④ 의원: 15%

**28** 산재보험의 진료비 지불 보증기관은?

① 대한병원협회
② 건강보험심사평가원
③ 국민건강보험공단
④ 근로복지공단

**29** 산재보험의 진료비청구 심사기관은?

① 대한병원협회
② 건강보험심사평가원
③ 국민건강보험공단
④ 근로복지공단

**30** 공무원이 공무상 질병 또는 부상을 입은 경우 공두상요양승인신청을 하는 기관은 ( )이며, 공상환자의 진료비청구처 및 심사기관은( )이다.

① 국민건강보험공단/근로복지공단
② 공무원연금공단/건강보험심사평가원
③ 근로복지공단/국민건강보험공단
④ 국민연금공단/근로복지공단

| 정답 | | | | | | | | | | |
|---|---|---|---|---|---|---|---|---|---|---|
| | 1 | 2 | 3 | 4 | 5 | 6 | 7 | 8 | 9 | 10 |
| | ② | ④ | ② | ⑤ | ① | ② | ④ | ② | ③ | ④ |
| | 11 | 12 | 13 | 14 | 15 | 16 | 17 | 18 | 19 | 20 |
| | ⑤ | ③ | ③ | ② | ③ | ② | ⑤ | ③ | ① | ② |
| | 21 | 22 | 23 | 24 | 25 | 26 | 27 | 28 | 29 | 30 |
| | ③ | ③ | ② | ② | ② | ③ | ② | ④ | ④ | ② |

# National

# Health

# Insurance

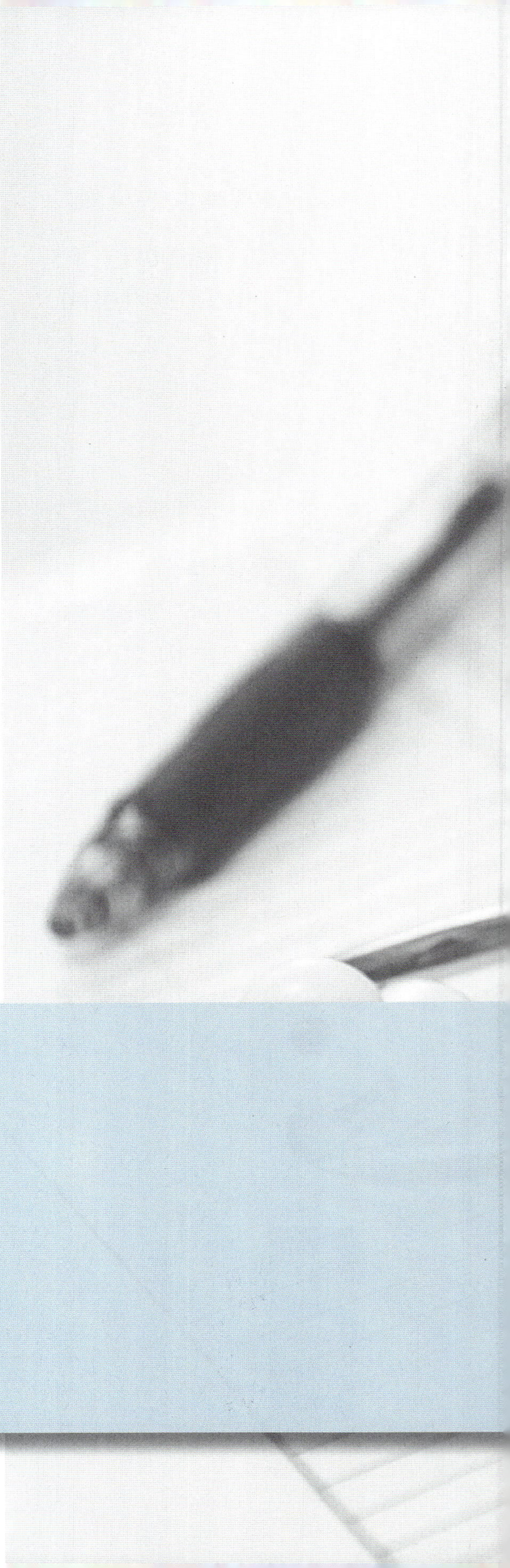

CHAPTER 13

# 자동차손해배상보장보험

# 13-1 자동차보험제도

{ 학습목표 } 1. 자동차보험의 보험종류와 신청요령에 대하여 안내할 수 있다.

## 1. 자동차보험의 개요

### (1) 의의

자동차를 소유하거나 사용 또는 관리하는 과정 중에 발생하는 불의의 사고 때문에 발생할 수 있는 사람이나 시설, 장비 등에 대한 손해를 보상하기 위한 것이다. 보험가입을 강제하는 건강보험이나 산업재해보상보험과 같은 사회보험과는 달리, 자동차보험은 자동차의 소유자 또는 운전자의 개인적 경제 사정에 따라 보험가입 여부를 자유의사에 맡기는 사(私)보험이다.

따라서 교통사고에 의한 사회적 손실을 방치할 수 없는 필요성에 따라, 책임보험은 모든 자동차의 소유자가 가입해야 하는 강제적 사항으로 공(公)보험적 성격을 지니고 있으며, 자동차보험은 자동차 소유자가 일정한 보험료를 보험회사에 납입하면, 보험회사는 가입 기간 내에 사고가 발생할 경우, 인명과 재산상에 발생한 손해를 보상해 주는 사보험 성격의 보험이라고 할 수 있다.

교통사고란 「도로교통법」에서 "차의 운전 등 교통으로 인하여 사람을 사상(死傷)하거나 물건을 손괴한 것"으로 정의하고 있다.

자동차보험(Automobile Insurance 自動車保險)이란 자동차를 보험의 목적으로 하고 그 소유, 사용, 관리로 발생한 손해를 보상하는 보험으로 자동차의 충돌이나 화재, 도난 등의 사고로 인한 차량의 손해나 운전 중의 사고로 남에게 피해를 끼쳤을 때 지급하는 보상(배상)하는 보험을 말한다. 보험의 종류에는 차를 가지 있는 소유자가 의무적으로 가입해야하는 책임보험(責任保險)과 운전자의 의사에 따라 추가로 가입할 수 있는 종합보험(綜合保險)으로 분류된다.

### (2) 목적

도로교통법에서 정하고 있는 도로에서 차량으로 인하여 발생한 인적 · 물적 피해가 따르는 사고를 의미하며, 자동차보험은 자동차를 소유 · 사용 또는 관리하는 동안에 발생하는 불의의 교통사고로 인하여 발생하는 인적 · 물적 손해를 보상하는데 목적이 있다.

### (3) 역사 및 발전과정

자동차보험은 1896년 미국에서 시작되었으며, 한국에서는 1924년 일본의 미쓰이물산(三井物産) 경성지점이 자동차보험 영업을 시작한 것이 자동차보험의 효시이다. 그 후 1937년 조선화재(현재의 메리츠화재해상보험(주)의 전신)가 최초로 자동차보험 영업인가를 받았다. 그 이후 1962년 한국자동차보험공영사(韓國自動車保險共營社:동부화재해상보험(주)의 전신)가 발족, 다음해 '자동차손해배상보장법'이 제정되어 책임보험으로 시행되었다. 자동차보험의 발전과정은 다음과 같다.

**표 13-1** 자동차보험 발전과정

| 구분 | 내용 |
|---|---|
| 1963. 4. 4 | 자동차 손해배상 보장법 제정 |
| 1963. 6. 1 | 자동차 손해배상 책임보험(강제보험) 시행 |
| 1981. 12. 31 | 교통사고 처리 특례법 제정 (1982.1.1 시행) |
| 1995. 6. 12 | 자동차보험 수가 고시 (1995.8.1 시행) |
| 1999. 10. 8 | 자동차보험 수가 가산율 변경 시행 |
| 2003. 10. 8 | 자동차보험 수가 가산율(산재보험과 동일한 수준) 변경 시행 |
| 2013. 7. 1 | 진료비청구 심사기관 위탁(건강보험심사평가원) |
| 2014. 4. 1 | 책임보험금 인상(사망 1억 5천만원, 부상 최고 3,000만원) |

### (4) 자동차보험의 특징

국민건강보험 및 산재보험과 비교한 자동차보험의 특징은 아래와 같다.

**표 13-2** 국민건강보험, 산업재해보상보험, 자동차보험 특징 비교

| 구분 | 국민건강보험 | 산업재해보상보험 | 자동차보험 |
|---|---|---|---|
| 운영주체 | 국가 (국민건강보험공단) | 국가 (근로복지공단) | 기업 (손해보험사, 공제조합) |
| 운영목적 | 사회보장 | 사회보장 | 이윤추구 |
| 보험가입 | 강제가입 | 사업주 강제가입 | 임의 가입<br>(책임보험은 강제) |
| 위험분산 | 전 국민 대상 | 사업주, 근로자 대상 | 자동차 운전자 대상 |
| 수급권 | 법적 수급권 | 법적 수급권 | 계약적 수급권 |

### (5) 주요 기능

자동차보험은 개인생활과 기업경영안정 등 사회보장적 성격을 가지며, 피해자에 대한 구제로 가해자의 경제적 손실에 따른 위험부담을 줄여주고, 보험료 할증 및 할인제도를 통한 안전의식을 고취시켜 사고 예방적 역할을 한다.

## 2. 자동차보험계약

### (1) 보험계약 및 자동차보험계약의 의의

① 보험계약은 '당사자 일방(보험계약자)이 약정한 보험료를 지급하고 상대방(보험자)이 피보험자의 재산 또는 생명신체에 관하여 불확정한 사고가 생길 경우에 일정한 보험금액을 지급할 것을 약정함으로써 효력이 생기는 계약'이다(상법 제638조)

② 자동차보험계약은 「상법」 제726조의 2에서 " 자동차보험계약은 피보험자가 자동차를 소유 · 사용 · 관리하는 동안에 발생한 사고로 인하여 생긴 손해의 보상을 목적으로 하는 손해보험계약이다"라고 명시하고 있다.

### (2) 자동차보험계약 요소

**① 보험회사(보험자)**

자동차보험을 영위하고 있는 보험회사로서 자동차사고 발생시 보험금 지급의무를 지는 자를 말한다.

**② 보험계약자**

보험회사와 자동차보험계약을 체결하는 계약 당사자로서 1차적 보험료 지급의무를 지는 자로서 자동차보험계약에서는 통상 보험계약자와 기명(記名) 피보험자가 동일인이 대부분이며, 보험계약자는 계약의 취소 또는 해지권을 행사할 수 있으나, 보험금 청구권은 없다.

**③ 피보험자**

손해보험과 인보험의 피보험자는 구별되는 데, 손해보험에서의 피보험자는 피보험이익(보험계약의 목적)의 주체로서 보험사고시 보험자에 대해 보험금 청구권을 갖는 자를 말한다. 인보험 계약에서의 피보험자는 생명 또는 신체에 관하여 보험에 붙여진 자이고,

보험금 청구권은 보험수익자가 갖는다. 자동차보험에서의 피보험자는 기명 피보험자, 친족 피보험자, 허락 피보험자, 사용피보험자, 운전 피보험자로 구분되어 있다.

④ **보험사고**

보험자의 책임을 구체화시키는 사고를 말하는 것으로 자동차보험에서의 보험사고는 배상책임보험의 경우 자동차사고를 보험사고로 보는 것이 통설이며 자기신체사고와 무보험자동차상해담보에서의 보험사고는 피보험자의 상해라 할 수 있다.

자기차량손해에서의 보험사고는 보통보험약관에서 열거하고 있는 것으로 충돌, 접촉, 추락, 전복, 침수, 화재, 폭발, 낙뢰, 낙하물, 풍력, 도난 등에 의한 손해를 말한다.

⑤ **보험기간**

보험회사가 피보험자(피해자)에 대해 보상책임을 지는 기간을 말한다. 일반적으로 보험증권에 기재된 보험기간의 첫날 24시부터 마지막 날 24시까지이다. 자동차보험에 처음으로 가입하는 자동차란 자동차판매업자 또는 기타 양도인 등으로 부터 매수인 또는 양수인에게 인도된 날로부터 10일 이내에 처음으로 동 매수인 또는 양수인을 기명 피보험자로 하는 자동차보험에 가입하는 신차(新車) 및 중고차를 말한다.

### (3) 자동차보험의 포상금제도

국토교통부장관은 자동차보유자를 알 수 없는 자동차의 운행으로 다른 사람을 사망하게 하거나 부상하게 한 자동차 또는 운전자를 목격하고 대통령령으로 정하는 관계 행정기관이나 수사기관(경찰관서 및 소방관서)에 신고 또는 고발한 사람에 대하여 그 신고되거나 고발된 운전자가 검거될 경우 1백만원의 범위에서 포상금을 지급할 수 있다.(정부조직법)

## 3. 자동차 보험의 종류 및 면책사유

자동차 보험은 자동차 손해배상 보장법에 의해 의무적으로 가입해야 하는 강제보험인 책임보험(대인배상)과 보험가입자의 자유로운 선택에 의하여 가입할 수 있는 임의보험으로 구분할 수 있으며, 임의보험은 개인용, 업무용, 영업용 자동차 보험 및 이륜자동차 보험으로 구분되고 기타 운전자 보험, 외화표시 자동차 보험, 자동차 취급업자보험 등으로 나눌 수 있다.

### (1) 자동차보험의 유형 및 가입대상

**① 개인용 자동차보험**

자동차등록원부상의 소유자가 개인(자연인 및 개인사업자)인 법정정원 10인승 이하의 개인소유 자가용 승용차 (단, 인가된 자동차학원 또는 자동차학원 대표자 소유의 자동차로서 운전교습, 도로주행교육 및 시험에 사용되는 승용차는 제외)

**② 업무용 자동차보험**

법정승차정원 10인승 이하의 개인 소유 자가용 승용차를 제외한 모든 비사업용자동차 및 인가된 자동차학원 또는 학원 대표자 소유의 자동차

**③ 영업용 자동차보험**

모든 사업용(영업용) 자동차 및 영업용건설기계

**④ 운전면허교습생자동차보험**

연습운전면허소지자

**⑤ 운전자보험**

자동차운전면허소지자, 건설기계조종면허소지자

**⑥ 외화표시자동차보험**

국내거주 외국인 및 외국기관과 관련하고 있는 국내 업체나 외국인 개인소유 자동차나 외국군부대에 용역납품 등을 위하여 출입하는 자동차

**⑦ 자동차취급업자보험**

자동차 탁송업자, 자동차판매업자, 제작회사, 자동차정비업자, 대리운전업자 등 자동차 취급업자

**⑧ 이륜자동차보험**

이륜자동차 및 원동기장치자전거

**⑨ 농기계보험**

농기계, 트랙터, 동력경운기, 농업용 트랙터 및 콤바인 등 농기계

그림 13-1 자동차보험의 종류

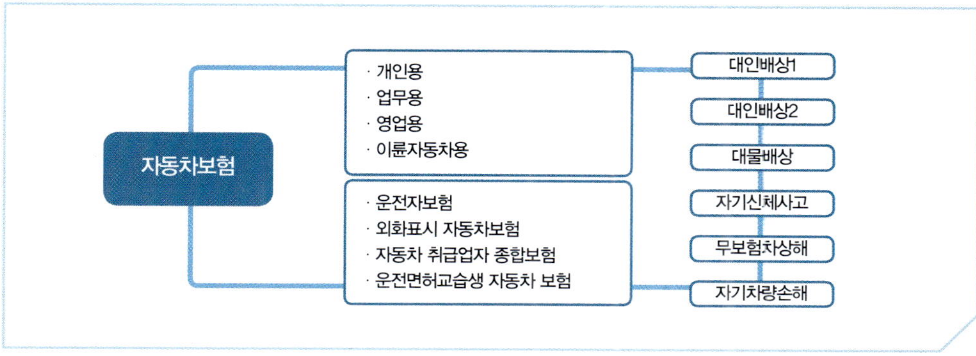


### (2) 자동차보험의 종류별 보장(담보종목)내역

현행 자동차보험은 대인배상Ⅰ, 대인배상Ⅱ, 대물배상, 자기신체사고, 무보험 자동차에 의한 상해, 자기차량손해의 6자지 담보종목과 특별약관으로 구성되어 있고, 보험계약자는 6개 담보종목 중 한 가지 이상 선택적으로 가입할 수 있다. 다만, 「자동차손해배상보장법」(이하 자배법이라 함)의 규정에 따라 자동차보유자는 대인배상 및 대물배상을 의무적으로 가입하여야 한다.

표 13-3 자동차보험의 보장담보 구분

| 구분 | 보장담보 |
|---|---|
| 대인1, 대인2 | 자동차사고로 다른 사람을 사망하게 하거나 다치게 한 경우에 보상하는 담보 |
| 대물 | 자동차사고로 상대방의 차량이나 재산에 손해를 입힌 경우에 보상하는 담보 |
| 자기신체사고(자동차상해) | 자동차사고로 피보험자 본인이 다친 경우에 보상하는 담보 |
| 무보험차량 상해 | 무보험차량이나 뺑소니 사고로 피보험자가 상해를 입은 경우 보상 |
| 자기차량 손해 | 본인의 과실로 인한 사고로 피보험자 본인의 차량이 파손된 경우 보상 |

#### ① 책임보험(대인배상Ⅰ)

자동차책임보험(liability insurance)이라함은「자동차손해배상보장법」 제5조에 의해 의무로 가입해야 하는대인배상1과 대물배상으로 이루어져 있으며, 대인배상1은 사고 발생 시 타인에 대한 보상을 의미하며 보상금 제한이 있으며 대물배상은 타인의 차량 및 재물(반려동물 포함)의 보상을 의미하고 있다.

책임보험은 최소한의 손해배상 이행이 보장되도록 자배법 상 가입이 강제되는 보험이다. 가입대상은 자동차, 배기량 500cc 이상의 이륜자동차 및 건설기계 중 6종 건설기계(덤

프트럭, 타이어식 기중기, 콘크리트믹서트럭, 트럭적재식 콘크리트펌프, 트럭적재식 아스팔트살포기, 타이어식 굴삭기)로 이들은 강제가입 대상이다. 보상한도는 1사고당 한도액은 없으나, 2016년 4월부터 피해자 1인당 한도는 사망 및 후유장해 시에는 최고 1억 5천만원, 부상시에는 부상등급에 따라 최고(1급) 3,000만원이다.

② **임의보험(종합보험 : 대인배상 II)**

의무적으로 가입해야 하는 책임보험 외에 운전자가 필요에 따라 선택해 가입할 수 있는 종합보험(綜合保險)을 말한다. 종합보험의 종류에는 대인배상II, 대물배상, 자기신체사고, 자기차량손해, 무보험자동차상해 등이 있다. 대부분의 운전자들은 책임보험 외에 자신에게 적합한 보험을 선택해서 가입하고 있다.

▣ 대물배상(강제)

대물배상이란 교통사고로 남의 자동차나 재산을 손상한 경우에 보상해 주는 것을 말하며,대물배상은 강제가입대상으로 피보험자가 자동차사고로 남의 재물을 멸실 파손 오손하여 피해자에게 생기는 수리비 등 직접적인 손해와 대차(貸車)료, 휴차료, 휴업료, 영업손실, 자동차시세하락손해 등 간접적인 손해에 대한 법률상 손해배상책임을 진다. 2016년 4월부터 대물배상은 2천만원 한도이상으로 가입하도록 의무화 되었으며, 따라서 가압금액은 2천만원, 3천만원, 5천만원, 1억원, 2억원, 10억원 등이 있다.

▣ 자기신체사고

자기신체사고는 차주와 운전자, 이들의 가족 등 피보험자가 피보험자동차의 사고로 사망하거나 부상을 당했을 경우에 보상하는 것을 말한다. 사망은 보험가입금액을 정액지급(1,500만~1억)/장해는 각 장해급별(1~14급)보험가입금액을 정액지급/부상은 각 부상급별(1~14급)보험가입금액 범위 내에서 실제 소요된 치료비를 보상한다.

▣ 자기차량손해

자기차량보험이란 피보험자의 자동차가 손괴된 경우 수리비 등을 보상받는 보험을 말하며, 이때 보험회사에서는 본인에게도 일정 금액을 부담하게 하는데 이를 '자기부담금'이라고 한다. 따라서 자기차량손해는 피보험 자동차에 생긴 사고로 인한 손해 중 직접손해만을 보상하며, 사고발생시 일정금액을 피보험자가 부담하는 자기부담금(deductible) 제도가 있다. 보상은 보험가입금액 한도 내에서 실(實)손해를 보상(5만원, 10만원, 20만원, 30만원, 50만원)한다.

▣ 무(無)보험차 손해

무보험자동차에 또는 보유불명차량에 의해 기명(記名) 피보험자 등 피보험자가 사상한 경우에 책임보험 초과부분에 대해 1인당 2억원을 한도로 실제 손해를 보상하고 다른 자동차를 운전 중에 생긴 대인 · 대물사고도 보상한다. 대인배상 Ⅰ · Ⅱ, 대물배상, 자기신체사고를 모두 가입하여야 계약이 가능하다.

▣ 운전자보험

운전자보험은 운전 중 사고 시 본인에게 발생한 사고에 대한 보장과 더불어 벌금, 방어비용(구속 또는 공소 제기 시 발생비용-변호사비용 등), 형사합의지원금 등의 형사상 발생한 비용을 보상한다.

### (3) 책임보험과 종합보험의 차이

책임보험(責任保險)은 자동차를 구매해서 소유한 사람이라면 의무적으로 가입해야하는 보험이며, 종합보험(綜合保險)은 의무적으로 가입해야 하는 책임보험만으로는 큰 사고의 경우 보상금액이 부족할 수 있기 때문에 대부분 운전자가 만약을 대비해 추가 보상범위를 정해 책임보험과 함께 종합보험에 가입하고 있다. 종합보험 안에는 의무적으로 가입해야 하는 책임보험 이외에 운전자가 필요에 따라 선택해서 가입할 수 있는 상품들이 있으며, 선택 가능한 보험의 종류에는 대인배상2, 대물배상, 자기신체사고, 자기차량손해, 무보험자동차상해 등이 있고 보험종류와 금액의 범위를 정해서 선택적으로 가입할 수 있다.

**표 13-4** 책임보험과 종합보험의 차이점

| 구분 | 책임보험 | 종합보장 |
|---|---|---|
| 강제성 | 강제보험 | 임의보험 |
| 담보종류 | 대인배상 I 대물배상 | 대인배상 II, 대물배상 자기신체사고, 자기차량사고,<br>무보험차사고 |
| 보상한도 | 대인배상 I : 최고 1억원5천만원<br>(최저 3천만원)<br>대물배상 : 최고 2천만원 | 대인배상 II : 5천만원부터 무한<br>대물배상 : 2천만원부터 무한<br>자기신체사고 : 1천5백만원부터 1억원<br>자기차량사고 : 보험가입 금액한도 실손보상<br>무보험차사고 : 책임보험 초과부터 2억원 한도 |

**자동차보험의 종류별 보장(담보종목)내역**

자동차보험은 대인배상 I, 대인배상 II, 대물배상, 자기신체사고, 무보험 자동차에 의한 상해, 자기차량손해의 6가지 담보종목과 특별약관으로 구성되어 있고, 보험계약자는 6개 담보종목 중 한 가지 이상 선택적으로 가입할 수 있다.

보험가입 상품에는 책임보험(강제보험), 종합보험(임의보험), 운전자보험(임의보험) 등이 있다. 무보험 · 뺑소니 등 자동차사고 책임보험 최대 보상한도는 사망 및 휴유장애시 1억5천만원, 부상시 3천만원으로 확대하고, 대물의무보험 보상한도를 2천만원이다.

### (3) 보험자의 면책사유

보험기간 중에 계약상의 우연한 사고가 발생하게 되면 보험자는 보험금을 지급할 진정한 의무를 지게 되나 보험계약법이나 약관상 일정한 사유가 있는 때에는 보험금 지급의무를 면제받게 되는 데 그 일정한 사유를 면책(免責)사유라 한다.

#### ① 고의사고

대인 I 을 포함한 전(全)담보 공통면책사유로 고의로 인한 손해가 있다. 고의란 일정한 결과가 발생할 것을 알면서 감히 이를 행하는 심리상태로 미필적 고의까지 포함하는 개념이다.

#### ② 이상위험(異常危險)

이상위험이란 통상의 위험을 초과하여 사고발생시 지급할 보험금이 막대하여 보험단체에 불이익한 영향을 줄 수 있는 위험을 말한다(전쟁, 혁명, 내란, 사변, 폭동, 소요 및 이와 유사한 사태에 기인한 손해/지진, 분화, 태풍, 홍수, 해일 등의 천재지변에 의한 손해) 단, 자기신체사고, 자기차량사고의 경우 자연재해로 인한 태풍, 홍수, 해일 등은 보상한다.

#### ③ 유상(有償)운송(자가용 영업)

「여객자동차운수사업법」에 비사업용 자동차의 영업행위는 물론 유상운송을 금지하고 있다

#### ④ 시험용 등으로 사용

피보험자가 도로경주나 서킷(circuit) 경주 등에 경기 중이거나 경기에 나가기 위하여 연습 중에 발생한 사고와 자동차 제조사나 자동차 부품 제조사 등이 자동차의 성능을

시험하기 위하여 시험운전 중 발생한 사고는 면책대상이다. 그러나 입사시험, 운전자 채용시험, 자동차수리업자 등의 시운전, 시승, 검사장 검사 등은 이에 포함되지 않는다.

**⑤ 제3자와의 다른 계약**

피보험자가 손해배상에 관하여 제3자와의 사이에 다른 계약을 맺고 있을 때 그 계약으로 말미암아 늘어난 손해는 보상하지 않는다.

**⑥ 무면허 운전**

피보험자 본인이 무면허 운전을 하였거나, 기명 피보험자의 명시적 · 묵시적 승인하에서 피보험자동차의 운전자가 무면허운전을 하였을 때에 생긴 사고로 인한 손해는 보상하지 않는다. 단, 대물배상의 경우 자배법상 자동차보유자가 의무적으로 가입하여야 하는 대물배상 보험가입금액(1천만원) 한도 내에서는 보상한다.

**무면허운전사고시 처벌기준**

운전면허 또는 건설기계 조종사 면허를 받지 않거나 국제면허증을 소지하지 않고 운전하다가 사고발생시는 5년 이하의 금고 또는 2천만원 이하의 벌금을 부과한다(교통사고처리특례법 제3조 제2항)

**⑦ 기왕증(旣往症)**

기왕증이란 과거에 앓았거나 현재 앓고 있는 질병을 말하며, 약관상 보험금 지급기준에 의해 대인배상 Ⅰ · Ⅱ, 자기신체사고, 무보험자동차에 의한 상해에 대한 보험금 산출시, 당해 자동차사고가 있기 전에 이미 가지고 있던 증상에 대해서는 보상하지 않는다.

### (4) 가입절차

① 보험가입자의 청약 → ② 보험자의 인수여부 결정 → ③ 보험료 영수증 발행교부 → ④ 보험증권 발급 순이다.

### (5) 자동차손해배상 보장사업 안내

자동차손해배상 보장사업은 자동차 보유자가 납부하는 책임보험료 중 1%를 정부가 분담금으로 징수하여 교통사고를 당하고도 보상 받지 못하는 피해자에 대하여 자동차손해배상보장 법에 따라 대인배상/책임보험 한도 내에서 손해를 보상하는 일종의 사회보장제도이다. 피해보상 대상은 뺑소니 자동차 피해자, 책임보험 미가입 자동차사고 피해자이다(단, 보유자가 피해자에 대한 손해배상책임을 면할 경우에 해당함)

**표 13-5** 청구서류 및 기한 안내

| 구비서류 | 발급처 | 청구기간 |
|---|---|---|
| 교통사고 사실확인원 | 경찰서/지구대 | 손해사실을 안 날(통상 사고발생일)로부터3년 이내 |
| 보장사업청구서 겸 위임장 | 서식 | |
| • 피해자의 진단서<br>• 피해자의 치료비 영수증/명세서 | 의료기관 | |
| • 피해자의 가족관계 증명서<br>• 기타손해액을 입증하는 서류 등 | 개인 | |

### (6) 자동차보험의 보험사업자 및 web site

**표 13-6** 자동차보험사

| 보험사 | 전화번호 | 홈페이지 |
|---|---|---|
| DB손해보험 | 1566-0000 | http://www.directdongbu.com |
| 롯데손해보험 | 1588-3344 | http://www.lotteins.co.kr |
| 삼성화재보험 | 1588-3339/1588-5114 | http://www.samsungfire.com |
| KB손해보험 | 1544-0114 | www.kbinsure.co.kr |
| 메리츠화재보험 | 1566-7711 | www.meritzfire.com |
| 현대해상하이카다이렉트보험 | 1577-1001 | http://www.hicardirect.com |
| LG 손해보험 | 310-2345, 778-7858 | http://www.lgins.co.kr |
| AXA다이렉트보험 | 1566-1566 | http://www.axa.co.kr |
| 한화손해보험 | 1566-8000 | www.hwgeneralins.com |
| MG손해보험 | 1588-5959 | www.mggeneralins.com |
| The-K손해보험 | 02-6670-8400 | www.educar.co.kr |

### (7) 자동차 보험금청구서류

**표 13-7** 자동차보험 보상항목 및 구비서류

| 보상항목 | 구비서류 | 비고 |
|---|---|---|
| 공통사항 | 청구서, 신분증, 통장사본 | |
| 입원실손의료비 | 진단서(20만원미만시 병명이 기재된 입퇴원확인서로대체가능)<br>입퇴원확인서 | |
| 통원실손의료비 | 병명확인이 가능한 서류(진단서, 통원확인서, 진료확인서, 소견서 등 택일), 계산서영수증(일자별계산서 또는 납입확인서) | 청구금액 20만원이 넘는 경우 진료비상세내역서 추가 |
| 처방실손의료비 | 처방전과 일자별 약제비 계산서(영수증) | |
| 사망 | 사망진단서(사체검안서) 원본 또는 사본, 제적등본 가족관계증명서 | |
| 휴유장애 | 휴유장애진단서, 정밀검사결과지, 장애인등록증 | |
| 암진단비 | 암확정진단서(수술명, 질병분류기재), 조직검사결과지 또는 조직병리검사결과보고서 | |

# 4. 자동차사고의 분류 및 책임

## (1) 자동차사고의 분류

자동차사고란 자동차를 소유, 사용, 관리하는 동안에 발생되는 사고로 사고발생의 객체에 따라 대인사고와 대물사고로 구분한다.

대인사고(對人事故)는 자동차사고로 사람의 생명이나 신체가 사상됨을 의미하며, 이는 다시 사고발생 주체인 자기가 사상된 자손사고와 타인이 사상된 대인사고로 분류된다.

대물사고(對物事故)는 자동차사고로 자기 또는 타인의 물건 또는 차량 등에의 재물이 손상되는 사고를 말하고, 이는 다시 자기 자신의 차량이 파괴되는 자차사고와 타인의 차량을 포함한 타인의 재물이 손상되는 대물사고로 분류된다.

교통사고의 인적피해 및  인명피해에 따른 교통사고의 구분은 다음과 같다.

**① 교통사고의 인적피해 구분**

㉮ 사망(死亡) : 교통사고 발생 시로부터 30일 이내에 사망한 경우를 말한다.

㉯ 중상(中傷) : 교통사고로 3주 이상이 치료를 요하는 부상을 입은 경우를 말한다.

㉰ 경상(經常) : 교통사고로 5일 이상 3주 미만의 부상을 입은 경우를 말한다.

㉱ 부상(負傷) : 5일 미만의 치료를 요하는 부상을 입은 경우를 말한다.

**표 13-8** 연도별 교통사고 발생 현황

| 구 분 | 발생건수 | 사망자수 | 부상자수 |
|---|---|---|---|
| 2016년도 | 220,917 | 4,292 | 331,720 |
| 2017년도 | 216,335 | 4,185 | 322,829 |

자료출처 : 경찰청, 교통사고 통계(www.police.go.kr)

**② 인명피해에 따른 교통사고의 구분.**

㉮ 대형사고 : 사망자가 3명 이상이거나 부상자(사망자 포함)가 20명 이상인 사고를 말한다.

㉯ 사망사고 : 사망자가 1명 이상인 사고를 말한다.

㉰ 중상사고 : 사망자 없이 중상자가 1명 이상인 사고를 말한다.

㉱ 경상사고 : 사망자, 중상자 없이 경상자가 1명 이상인 사고를 말한다.

㉲ 부상신고 사고 : 사망자, 중상자, 경상자 없이 부상신고자가 1명 이상인 사고를 말한다.

③ **자동차사고의 조사 및 처리과정**

교통사고(자동차사고)가 발생하면 당사자가 경찰서와 보험회사에 신고하며, 관할경찰서 교통사고조사계에서는 접수-배당-현장검증 및 사고원인을 조사한다.

▣ **가해자 · 피해자 구분**

① 일반사고 가해자 : 보험가입사실증명원 제출, 자동차보험 미가입시 합의서 제출→범칙금 부과 → 운전면허 행정처분(면허정지, 면허취소), 형사처벌 면제

② 일반사고 피해자 : 진단서, 차량수리 견적서 제출→보험회사와 치료비 보상

③ 사망, 도주, 특례11개항 사고 가해자 : 피의자 신문조서 작성 → 보험가입사실증명원 제출 → 합의시 합의서 제출 → 경찰에서 입건 → 검사에게 수사지휘(신병구속, 불구속) 건의→검찰, 법원 송치→금고, 벌금 등 처벌→자동차 및 운전면허 행정처분

④ 사망, 도주, 특례11개항 사고 피해자 : 피해진술서 작성 → 진단서, 차량수리 견적서를 제출한다.

④ **음주운전 관련 도로교통법**

㉮ 도로교통법 제44조(술에 취한 상태에서의 운전금지)에서는 술에 취한 상태에서의 운전을 금지하고 있으며, 술에 취한 상태의 기준은 혈중알콜농도 0.03% 이상인 경우를 말한다.

㉯ 음주운전사고시 처벌 관련 윤창호법 요약

음주운전자에 대한 처벌 기준을 강화하기 제정된 법안으로 [특정범죄 가중처벌 등에 관한 법률] 개정안과 [도로교통법] 개정안은 음주운전의 초범 기준을 기존의 2회에서 1회로 낮추는 것과 음주수치의 기준을 최저 0.03% 이상 ~ 최고 0.13% 이상으로 높이는 것을 말한다, 또한, 기존 3회 이상 음주운전이 적발되면 가중처벌 되었던 것이 2회 이상부터 적용돼 징역 2년에서 5년, 벌금 1천만원에서 2천만원에 처해지게 된다. 개정안은 2018년 11월 29일 국회를 통과했고, 2019년 6월 25일부터 시행된다.

**표 13-9** 주요내용

| 구분 | 내용 |
|---|---|
| 혈중알코올농도수치에 따른 처벌 | 0.03~0.09% 이하. 1년 이하 징역. 500만원 이하 벌금 |
| | 0.09~0.13%. 1~4년 이하 징역. 500~1,000만원 이하 벌금 |
| | 0.13% 이상. 4~10년 이하 징역. 1,000~3,000만원 이하 벌금 |
| 면허정지 기준 수치 | 0.03~0.08% |
| 면허취소 기준 수치 | 0.08% 이상 |
| 가중처벌 기준 | 2회 적발 시 가중처벌. 2~5년 이하 징역1,000~2,000만원 이하 벌금 |

### (2) 자동차사고의 법적책임

자동차 사고를 일으킨 운전자에게는 민사상, 형사상, 행정상 책임이 동시에 부과된다. 다만 교통사고처리특례법의 시행에 따라 자동차보험에 가입하였을 때 발생하는 사고 중 대부분은 형사책임과 민사책임은 면제되고 있다.

**① 형사상의 책임(刑事上責任)**

차의 운전자의 업무상 또는 중대한 과실로 인하여 사람을 사상에 이르게 한 자는 5년 이하의 금고 또는 2천만원 이하의 벌금에 처한다(형법 제268조 업무상과실 · 중과실 치사상)

**② 민사상의 책임(民事上責任)**

고의 또는 과실로 인한 위법행위로 타인에게 손해를 가한 자는 그 손해를 배상할 책임을 말하며, 자동차사고의 경우에도 운전자와 그 소유자가 고의 또는 과실로 타인의 신체나 생명을 사상케 하거나 재물손괴로 손해를 가한 가해운전자는 자동차손해배상보장법에 따른 피해자 측에 대한 손해배상(치료비. 수리비, 휴업손해, 상실수익 등) 책임이다. 즉 자동차를 운전한 사고운전자에게 발생되는 불법행위에 대한 책임이다(민법 제750조 불법행위의 내용)

**③ 행정상의 책임行政上責任)**

교통사고가 교통법규 위반 등으로 발생한 경우 사고 운전자는 민 형사상의 책임 외에 면허 취소나 면허정지 등의 행정처분을 받게 되는 데 이를 운전면허 행정에 따른 책임 즉, 벌점부과, 면허정지 및 취소 범칙금부과 등을 말한다.

## 5. 자동차보험의 관련 법규

### (1) 자동차 손해배상보장법

자동차의 운행으로 사람이 사망 또는 부상하거나 재물이 멸실 또는 훼손된 경우에 손해배상을 보장하는 제도를 확립하여 피해자를 보호하고 자동차운송의 건전한 발전을 촉진함을 목적으로 한다. 따라서 자동차의 운행으로 사람이 사망하거나 부상한 경우에 있어서의 손해배상을 보장하는 제도를 확립함으로써 피해자를 보호하고 자동차운송의 건전한 발전을 촉진함을 목적으로 하며, 자동차보유자를 알 수 없는 자동차의 운행으로 인하여 사망하거나 부상한 경우 또는 보험가입자 등이 아닌 자가 자동차를 운행하다 손해배상의 책임을 지게 되는 경우에 피해자의 청구에 따라 책임보험의 보험금의 한도 안에서 그가 입은 피해를 보상하는 보장사업을 주요 내용으로 하고 있다.

### (2) 교통사고처리 특례법

업무과실상 또는 중대한 과실로 교통사고를 일으킨 운전자가 피해자와 합의를 하거나 보험 등에 가입한 경우에는 가입한 운전자를 처벌할 수 없도록 형사처벌 등의 특례를 인정하는 제도이다.

#### ① 특례 및 제외사항

교통사고 외에 피해자가 사망하지 않고, 피해자와 가해자간에 손해배상에 대한 합의가 이루어졌을 때에는 피해자가 가해자의 처벌을 원하지 않는 것으로 간주하고 있다. 그러나 가해차량이 손해배상의 무한배상을 보장하고 있는 자동차종합보험 대인배상이나 공제조합에 가입되어 있을 경우에는 피해자와 합의가 이루어지지 않았을 경우라도 합의가 성립된 것으로 간주하여 형사처벌을 면제한다.

#### ② 처벌의 특례

㉮ 차의 운전자가 교통사고로 인하여 형법 제268조의 죄를 범한 경우에는 5년 이하의 금고 또는 2천만원 이하의 벌금에 처한다.

㉯ 차의 교통으로 제1항의 죄중 업무상과실치상죄(業務上過失致傷罪) 또는 중과실치상죄(重過失致傷罪)와 「도로교통법」 제151조의 죄를 범한 운전자에 대하여는 피해자의 명시한 의사에 반하여 공소를 제기할 수 없다. 다만, 차의 운전자가 제1항의

죄중 업무상과실치상죄 또는 중과실치상죄를 범하고 피해자를 구호하는 등 도로교통법 제54조 제1항의 규정에 의한 조치를 하지 아니하고 도주 하거나 피해자를 사고 장소로부터 옮겨 유기하고 도주한 경우, 같은 죄를 범하고「도로교통법」제44조 제2항을 위반하여 음주측정 요구에 따르지 아니한 경우(운전자가 채혈 측정을 요청하거나 동의한 경우는 제외)에는 그러하지 아니하다.

### (3) 형사처벌 유형

교통사고처리특례법의 형사처벌 면제에서 제외되는 11가지 조항은 다음과 같다.

**교통사고처리특례법의 형사처벌 면제 제외 사항**

① 운전자의 신호 위반(전경대원의 수신호 포함) ② 중앙선 침범 또는 고속도로상의 횡단, 회전, 후진 등 ③ 당해 도로 제한속도 20km 초과 ④ 앞지르기 방법 · 금지시기 · 금지장소 또는 끼어들기의 금지를 위반 ⑤ 철길건널목 통과 방법 위반 ⑥ 횡단보도에서의 보행자 보호의무 위반 ⑦ 무면허 운전 ⑧ 음주운전 또는 약물 복용 ⑨ 인도 돌진(人道突進) 사고 : 보도가 설치된 도로의 보도를 침범하거나 보도횡단방법에 위반하여 운전 ⑩ 승객의 추락 방지의무를 위반하여 운전 ⑪ 어린이 보호구역에서 어린이의 안전에 유의하면서 운전하여야 할 의무 위반

### (4) 업무상과실 · 중과실 치사상

업무상 과실 또는 중대한 과실로 인하여 사람을 사상에 이르게 한 자는 5년 이하의 금고 또는 2천만원 이하의 벌금에 처한다.

### (5) 특례사항 예외

**① 뺑소니 사고**

모든 자동차의 운전자가 업무상 과실치상죄 또는 중과실치상죄를 범하고 피해자를 구호하는 등 도로교통법 제59조 제1항(사고발생시의 조치)의 규정에 의한 조치를 하지 아니하고 도주하거나 피해자를 사고 장소로부터 옮겨 유기하고 도주한 뺑소니 사고인 경우에는 특례에서 제외된다. 따라서 자동차사고 발생 시에는 즉시 정차하여 피해자를 구호조치하고 경찰서 신고 등 하나라도 이행되지 않으면 뺑소니로 오해를 받을 수 있다.

**② 사망사고**

교통사고로 인한 사망 시에는 피해자와 합의한 경우라도 업무상 과실치상죄와 중과실치상죄 등 부상의 경우에 한하므로 사망의 경우에는 처벌의 특례에 속하지 않아 특례법의 적용을 받을 수 없다.

### (6) 국가배상법

국가 또는 지방자치단체는 공무원이 그 직무를 집행함에 당하여 고의 또는 과실로 법령에 위반하여 타인에게 손해를 가하거나, 자배법의 규정에 의하여 손해배상책임이 있는 때에는 이 법에 의하여 그 손해를 배상하여야 한다. 국가나 지방자치단체가 소유한자동차의 사고에 있어 국가나 지방자치단체의 책임발생 요건은 자배법에 의하여 판정하고, 손해배상 절차 · 군인 등의 특례조항은 「국가배상법」에 따른다.

## 6. 자동차사고 보상의 절차

① 피해자가 법 제30조 제1항에 따라 보상을 청구할 때에는 다음의 사항을 적은 청구서를 국토교통부장관(법 제45조제1항에 따라 국토교통부장관이 법 제30조 제1항에 따른 보상에 관한 업무를 보험회사 등 또는 보험 관련 단체에 위탁한 경우에는 그 위탁을 받은 자)에게 제출하여야 한다.

㉮ 청구인의 성명 및 주소

㉯ 청구인과 사망자의 관계(피해자가 사망한 경우만 해당)

㉰ 피해자 및 가해자의 성명 및 주소

㉱ 사고 발생의 일시 · 장소 및 개요

㉲ 해당 자동차의 종류 및 등록번호

㉳ 청구금액

② 제1항에 따른 청구서에는 다음 각 호의 서류를 첨부하여야 한다.

㉮ 진단서 또는 검안서

㉯ 제1항 제2호부터 제4호까지의 사항을 증명할 수 있는 서류. 이 경우 제1항 제4호의 사항을 증명할 수 있는 서류는 사고 장소를 관할하는 경찰서장의 확인이 있어야 한다.

③ 자동차의 운행으로 인한 사망 또는 부상 사고를 조사한 경찰서장은 그 사고가 법 제30조제1항 각 호의 어느 하나에 해당하는 경우에는 피해자에게 보상을 청구할 수 있음을 알려야 한다.

④ 국토교통부장관은 제1항에 따라 보상의 청구를 받으면 지체 없이 이를 심사한 후 보상금을 결정하고, 결정한 날부터 10일 이내에 지급하여야 한다.

# 13-2 자동차보험 급여관리 및 수가기준

{ 학습목표 } 1 자동차보험의 급여 및 수가기준을 관리할 수 있다.

## 1. 자동차보험 급여관리

### 1) 급여관리

#### (1) 업무 절차

**① 응급실 내원시 업무**

자동차 사고로 부상당한 환자는 대부분 응급실로 이송되는데, 원무 담당자가 수행해야 하는 업무 절차와 중점 사항은 다음과 같다.

첫째, 환자의 인적 사항과 사고내용을 파악해야 한다.

환자의 소지품을 파악하여 목록을 작성하고 별도로 구분하여 보관하는 동시에, 보호자에게 연락하여 후속 절차를 이행할 수 있게 하고, 교통사고가 발생한 장소, 시간, 차량번호, 운전자, 가족관계 여부, 목격자, 가해자, 환자 이송 · 인계자 등을 정확하게 확인한다.

둘째, 진료비 지급 보증인을 설정한다.

환자가 입원 진료를 받아야 하는 상황인 경우의 대부분은 사고 조사가 끝나지 않아 피해자가 불분명하기 때문에 자칫하면, 진료비 지불 책임이 불분명한 상황이 될 뿐 아니라, 병원이 진료비 분쟁에 휘말려 들 수 있으므로, 환자에게 있어 적기에 적정한 진료가 제공되는 것이 가장 중요한 사실을 설명하여 진료비를 책임질 수 있는 보증인을 설정하게 한다.

셋째, 운전자 및 보호자에게 경찰신고를 권유한다.

운전자나 보호자에게 경찰과 보험회사에 사고 발생 사실의 신고 여부를 확인하고, 신고가 되지 않았을 경우는 신속하게 접보할 것을 권유한다.

넷째, 보험회사에 지급(지불)보증서를 요구한다.

피보험자가 가입한 보험의 유형에 따라 진료비를 보상하는 범위가 달라지므로, 보험회사로부터 지급보증을 받을 경우는 보험회사 담당자가 아니라 보험회사 대표자 또는 해당지사의 진료비지급보증서(양식참조)를 요구한다.

**자동차사고로 응원실내원시 처리요령**

관공서의 공휴일에 관한 규정"에서 말하는 '공휴일'은 제2조에 따른 공휴일 및 제3조에 따른 대체공휴일을 포함하는 개념으로 판단됨. 따라서 "건강보험 행위 급여 · 비급여 목록표 및 급여 상대가치점수"에서 규정하는 '관공서의 공휴일에 관한 규정'에 의한 공휴일에는 대체공휴일이 포함됨

**② 환자의 의료보장 적용**

교통사고 환자라 하더라도, 다음과 같은 경우에는 건강보험이나 의료급여, 산재보험 등을 적용해야 한다. 다음과 같이 건강보험 및 의료급여를 적용해야 하는 경우는 보험자에게 급여 적용 사실을 통보한다.

- 가해차량 운전자 또는 피보험자의 부모, 배우자, 직계자녀의 부상
- 운전자 본인의 부상
- 뺑소니 차량에 의한 사고 (책임보험 범위 내 제외)
- 무보험 차량에 의한 사고로 가해자의 보상능력 부재 (책임보험 범위 초과분)
- 천재지변, 소요사태로 인한 사고

또한, 업무용이나 영업용 자동차를 직접 운전하다가 사고를 유발한 운전자나 피보험자가 부상을 당한 경우는 산업재해 보상보험을 적용하여야 한다.

그러나 고의의 범죄행위사고 및 무면허 운전자 본인사고, 음주운전시 사고는 건강보험급여가 제한되므로 민원발생의 소지를 없애기 위해 국민건강보험공단(또는 의료급여인 경우 시 · 군 · 구청)에 통보하여 급여여부를 결정하도록 한다.

**자동차사고로 응원실내원시 처리요령**

• 사고일시 및 사고장소 • 보험자 : 성명, 전화번호 • 피보험차량 : 번호, 차명 • 운전자 : 성명, 성별, 나이, 주민등록번호, 면허번호 • 피해자 : 성명, 성별, 나이, 치료병원명, 피해상태(부상, 사망) • 피해물 : 차량번호, 소유자명, 정비공장명 및 전화번호 • 사고내용 : 6하원칙에 의거 기록 • 책임보험 계약상황 : 가입회사, 계약번호, 보험기간(종합보험과 상이한 보험회사에 가입한 경우) • 신고 : 경찰서 신고여부, 경찰서명 등

### (2) 진료비 관리

#### ① 진료의 기준

의료기관은 교통사고 환자의 조속한 원상회복을 위하여 필요한 진료에 최선을 다하되, 그 진료는 보편, 타당한 방법 범위 및 기술 등에 따라 이를 행하여야 한다.

#### ② 진료수가의 인정 범위

교통사고 환자의 진료비는 보건복지부장관이 일반환자의 진료에 관하여 의학적으로 보편 타당한 방법, 범위 및 기술 등으로 인정한 진료기준(고시 및 지침 포함) 및 국민건강보험법 제24조 제1항과 동법 시행령 제24조의 규정에 의해 보건복지부장관이 고시하는 건강보험 요양급여 행위 및 그 상대가치 점수를 기준으로 한다.

#### ③ 급여 제한

자동차 보험으로 보장되지 않는 제한 범위는 다음과 같다.

- 당해 자동차사고와 인과관계가 없는 상병에 대한 진료비. 다만, 당해 자동차 사고 당시는 증상이 없었으나, 환자에게 고의 또는 중대한 과실이 없고, 의료기관 또한 고의 또는 과실 없이 진료 중에 발생한 증상(합병증)은 급여
- 당해 자동차 사고가 있기 전부터 있었던 증상(기왕증)에 대한 진료비. 단, 기왕증도 당해 자동차 사고 때문에 악화된 경우, 그 악화로 인하여 추가된 진료비는 급여
- 교통사고 환자의 요구에 의하여 상급병실을 사용하였거나 치료 이외의 목적 의 진료를 행한 경우에 일반 병실료와의 차액 및 치료 이외 목적의 진료로 인해 발생한 비용. 다만, 진료 상 필요한 경우나 의료기관의 병실 사정으로 부득이 상급병실을 이용할 경우(7일 이내)는 급여
- 자동차 보험 환자가 의료기관의 퇴원 또는 전원(轉院) 지시에 불응하는 경우에 그 지시일 다음 날부터 그 의료기관에 입원하여 증가된 진료비
- 인정범위에서 제외되는 비용은 교통사고 환자가 부담

#### ④ 환자관리의 주요 내용

재원환자를 관리하는 담당자는 다음의 주요 업무와 핵심 사항에 대하여 숙지하고 업무를 수행해야 한다.

• 보험회사 및 보호자의 보증 유무 확인과 보완 • 종합보험 미 가입 차량에 의한 사고 환자의 채권 확보 • 자동차 보험에 제외되거나, 책임보험을 초과하여 진료비가 발생한 경우의 수가 유형 관리 및 적용 • 사고와 무관한 질병, 질환 진료비 확인과 구분 및 본인 부담금 청구, 회수 • 진단서 발급 및 추가 상병 발생 확인과 진단 기간 관리

• 외출(원칙적 금지), 전실 · 전과 관리 • 장기 재원환자 관리 및 적기 퇴원 유도 • 의료진과 보험회사와의 협조 업무

**교통사고환자 진료비 안내문**

뜻하지 않은 교통사고로 고통을 겪고 계시는 귀하와 가족분들께 진심으로 위로의 말씀을 드리며, 조속히 쾌유하시길 바랍니다. 교통사고로 인하여 처리되는 진료비에 대한 이해를 돕고자 다음과 같이 안내를 드립니다.

– 다 음 –

> 교통사고로 인한 진료비는 보험회사에서 지급되고, 기존질병에 대한 진료비는 건강보험 등으로 처리됩니다.

1. 교통사고로 인해 발생된 진료비는 자동차보험으로 처리됩니다. 이 경우 의료기관은 이에 해당하는 진료비를 교통사고환자에게 직접 청구할 수 없습니다.
2. 기존 질병 및 해당 자동차사고와 관련이 없는 상병에 대한 진료비는 건강보험 등으로 처리되며 이 경우 환자측의 본인부담금이 발생합니다.
3. 다만, 기존질병이라고 하여도 당해 교통사고로 인하여 악화된 경우, 그 악화로 인한 진료비 또는 자동차사고와 인과관계가 없으나 고의 또는 과실 없이 진료 중에 발생한 합병증 진료비는 자동차보험으로 처리됩니다.

※ 관련규정

1. 「자동차손해배상보장법」제12조
2. 국토교통부 고시 「자동차보험진료수가에 관한 기준」제6조 제1항

손해보험협회 · 대한의사협회 · 대한병원협회 · 대한치과의사협회 · 대한한의사협회
(담당자 : ㅇㅇ 화재(공제), ㅇㅇㅇ, 전화 – )

#### (3) 자동차보험 미수금 관리

자동차보험 환자의 진료미수금 관리업무 수행과정의 가장 큰 어려움은 환자의 증상과는 상관없이 상급병실료와 선택진료비(청구대상의료기관에 한함)에 대한 지급 보증이 제외되기 때문에 환자와 병원 또는 관계기관과 병원간의 다툼이 발생할 수 있기 때문에 사전관리가 필요하다. 또한 보험회사 담당자의 잦은 교체로 인한 업무의 인계가 잘 되지 않아 업무처리에 상당한 어려움이 발생하기도 한다. 그리고 승인상병과 관계없는 기왕증에 대한 진료 및 외래환자의 소액 미수금관리에 문제가 없도록 관리가 필요하다.

### 2) 입원환자관리

#### (1) 교통사고환자 접수

1차적으로 접수한 보호자에게 교통사고 여부를 확인하고 보험가입여부, 차량번호, 피보험자를 확인하고 6하 원칙에 의해서 사고경위를 확인한다. 보험가입자의 경우에는 사고접수번호를 확인 후 해당보험사에 연락하여 "진료비지급보증서"를 Fax등을 이용하여 문서로 제공받아 진료비 처리를 후불로 처리할 수 있도록 조치하고 보험사와 연락을 취할 수 없는 경우에는 보호자에게 진료비를 수납 후 보험사에 청구할 수 있도록 안내한다. 자동차사고의 경우 보호자나 운전자의 진술만으로 보험급여 적용여부 확인이 불가능 하므로 병원근무자는 중간적인 입장에서 병원의 업무처리방침을 안내하여 주고 양측이 스스로 시비를 가리도록 한다.

#### (2) 입원환자의 관리

① 보험회사 등에 자동차보험진료수가를 청구할 수 있는 의료기관은 교통사고로 입원한 환자의 외출이나 외박에 관한 사항을 기록 · 관리하여야 한다.

② 입원환자는 외출하거나 외박하려면 의료기관의 허락을 받아야 한다.

③ 자동차보험진료수가의 지급 의사 유무 및 지급 한도를 통지한 보험회사 등은 입원환자의 외출이나 외박에 관한 기록의 열람을 청구할 수 있다.

#### (3) 입원환자의 외출 또는 외박에 관한 기록 관리

의료기관은 교통사고로 입원한 환자의 외출 또는 외박에 관한 사항을 기록 · 관리한다.

[별지 제3호의2서식] **외출 · 외박 기록표**

(20　년　월)

| 순번 | 환자 이름 | 생년월일<br>주소 | 환자 또는 그 보호자의 서명 | 외출 · 외박 사유 | 허락 기간 | 허락한 의료인 등의 서명 | 외출 · 외박 일시 | 귀원 일시 | 귀원을 확인한 의료인 등의 서명 | 비고 |
|---|---|---|---|---|---|---|---|---|---|---|
| | | | | | 월 일<br>시 분<br>～ 월 일<br>시 분 | | | | | |

### (4) 교통사고환자의 퇴원 · 전원 지시

의료기관은 입원 중인 교통사고환자가 수술 · 처치 등의 진료를 받은 후 상태가 호전되어 더 이상 입원진료가 필요하지 아니한 경우에는 그 환자에게 퇴원하도록 지시할 수 있고, 생활근거지에서 진료할 필요가 있는 경우 등 대통령령으로 정하는 경우에는 대통령령으로 정하는 다른 의료기관으로 전원(轉院)하도록 지시할 수 있다.

### (5) 교통사고환자 전원지시

전원은 "생활근거지에서 진료할 필요가 있는 경우 등 대통령령으로 정하는 경우"란 입원 중인 교통사고환자가 수술 · 처치 등의 진료를 받은 후 해당 의료기관 또는 담당의사의 의학적 판단 결과 상태가 호전되어 더 이상 진료 중인 의료기관에서의 입원진료가 필요하지 않아 생활근거지에 소재한 의료기관 또는 제2항에 따른 다른 의료기관으로 옮길 필요가 있는 경우를 말한다.

### (6) 진료기록의 열람

① 보험회사 등은 의료기관으로부터 자동차보험진료수가를 청구 받으면 그 의료기관에 대하여 관계 진료기록의 열람을 청구할 수 있다.

② 심사 등을 위탁받은 전문심사기관은 심사 등에 필요한 자료를 의료기관에 요청할 수 있다.

③ 의료기관은 정당한 사유가 없는 한 이에 응하여야 한다.

④ 보험회사 등은 보험금 지급 청구를 받은 경우 대통령령으로 정하는 바에 따라 경찰청 등 교통사고 조사기관에 대하여 교통사고 관련 조사기록의 열람을 청구할 수 있다.

⑤ 보험회사 등 또는 전문심사기관에 종사하거나 종사한 자는 진료기록 또는 교통사고 관련 조사기록의 열람으로 알게 된 다른 사람의 비밀을 누설하여서는 아니 된다.

#### (7) 교통사고 관련 조사기록의 열람 청구

① 법 제14조 제4항 전단에 따라 보험회사 등이 경찰관서에 열람을 청구할 수 있는 교통사고 관련 조사기록은 국가경찰공무원이 작성한 교통사고보고서 중 1. 교통사고 발생 일시, 장소 및 원인 2. 교통사고 유형 및 피해상황 3. 무면허운전 및 음주운전 여부에 관한 기록으로 한다.

② 보험회사 등이 법 제14조 제4항 전단에 따라 교통사고 관련 조사기록의 열람을 청구하는 경우에는 열람예정일 7일 전까지 열람청구서에 열람사유서를 첨부하여 경찰관서에 제출하여야 한다.

③ 제1항에 따른 열람의 청구를 받은 경찰관서는 수사에 지장을 초래하는 등 특별한 사유가 있는 경우를 제외하고는 열람방법, 열람장소 및 열람범위 등을 정하여 서면, 전자우편 또는 휴대전화 등의 방법으로 알려야 한다.

#### (8) 책임보험 등의 보상한도를 초과하는 경우에의 준용

자동차보유자가 책임보험 등의 보상한도를 초과하는 손해를 보상하는 보험 또는 공제에 가입한 경우 피해자가 책임보험 등의 보상한도 및 이를 초과하는 손해를 보상하는 보험 또는 공제의 보상한도의 범위에서 자동차보험진료수가를 청구할 경우에도 제10조부터 제13조까지, 제13조의2 및 제14조를 준용한다.

### 3) 자동차보험의 진료수가적용 및 비급여대상. 기타사항

(1) 자동차보험의 수가는 보건복지부장관이 고시한 건강보험수가를 근간으로 국토교통부장관이 고시한 수가를 적용한다.

(2) 요양기관종별가산율과 입원료적용은 산재보험적용과 동일하다.

- 요양기관 종별가산율은 상급종합병원 45%, 종합병원 37%, 병원 21%, 의원은 15% 적용한다.

(3) 기본진료료 중 진찰료는 건강보험수가를 적용하고 입원료는 별도산정기준에 의한다. 혈액 및 혈액성분제제의 수가도 건강보험수가를 적용한다.

(3) 약품 및 재료재 수가는 의료기관의 실구입가(약가의 경우 실구입가 또는 상한가

내 가중평균가)를 적용한다.

(4) 자동차보험의 비급여대상은 자동차보험 사고와 관련이 없는 질환의 진료 및 상급 병실차액. 등이 있다(단, 상급병실차액은 보험사 인정시는 급여)

**① 건강보험에서 보험급여가 되지 않는 사항 중 자동차보험 급여가 되는 사항**

건강보험에서 급여가 되지 않는 사항 중 자동차보험 급여가 되는 사항은 진단서발급료, 초음파 진단료, 보철, 보조기, 방사선검사 인정범위(MRI, PET)확대, 특수검사(수면다원 검사, 위장출혈검사, 임상심리검사 등), 피부성형술, 재활치료 등이 있다.

**② 자동차보험 급여제한사항 및 기타사항 관리**

㉮ 고의의 범죄행위사고 및 무면허 운전자 본인사고, 음주 운전시 사고는 국민건강보험공단에 "급여제한여부통보서"의 회신에 의거 처리한다.

㉯ 뺑소니 차량에 의한 사고는 책임보험 한도 내 에서는 자동차보험을 적용하고 초과분은 건강보험이나 의료급여로 처리한다.

㉰ 업무용이나 영업용 자동차를 직접 운전하다가 사고를 유발한 운전자나 피보험자가 부상을 당한 경우는 산업재해 보상보험을 적용한다.

**③ 자동차보험환자의 진료시 승인상병 외 진료시 보험적용 사항**

자동차사고와 관련이 없는 진료시(기왕증 및 만성질환 등)는 건강보험 또는 의료급여를 적용하여 본인부담을 수납하고 별도로 구분하여 보험자부담금을 청구한다.

**④ 자동차보험의 진료비청구(명세서 작성)**

㉮ 자동차진료비 청구기관은 건강보험심사평가원이며 진료비지급은 각 보험사가 지급한다.

㉯ 진료비청구는 건강보험과 동일(의과, 치과, 외래, 입원 구분)하며 청구매체는 EDI(전자문서교환방식)로 하고, 명세서작성방법은 건강보험과 동일하다.

㉰ 진료수가산정방법은 건강보험기준과 국토교통부장관의 고시에 따른다.

㉱ 자동차보험 진료비청구서식과 청구요령을 숙지한다.

## 2. 자동차보험 진료수가 기준 및 청구. 지급

### 1) 자동차보험진료수가에 관한 기준

이 고시(국토교통부 고시)는 자동차보험진료수가에 관하여 「자동차손해배상 보장법」 제15조 및 같은 법 시행규칙 제7조에서 위임한 사항과 그 시행에 관하여 필요한 사항을 규정함을 목적으로 한다.

### 2) 진료의 기준 및 진료수가의 인정범위

#### (1) 진료의 기준

의료기관은 교통사고환자의 조속한 원상회복을 위하여 필요한 진료에 최선을 다하되, 그 진료는 보편. 타당한 방법. 범위 및 기술 등에 따라 이를 행하여야 한다.

#### (2) 진료수가의 인정범위

① 교통사고환자에 대한 진료수가의 인정범위는 다음 각 호에 따른다.

㉮ 「국민건강보험법」제41조제3항 및 제4항에 따른 보건복지부장관(보건복지부장관이 그 권한을 위임하거나 위탁한 경우에는 그 위임 또는 위탁을 받은 자를 포함한다. 이하 같다.)이 정한 내역 및 기준

㉯ 「국민건강보험법」시행규칙 별표7에 따른 '장애인보장구에 대한 보험급여기준'

㉰ 「응급의료에 관한 법률」 제23조제1항에 따른 응급의료수가기준

② 제1항에서 정한 인정범위(건강보험기준)와 달리 정하는 사항에 대해서는 다음 각 호에 따른다.

㉮ 건강보험기준과 달리 적용할 필요에 의하여 별표 1에 규정된 사항

㉯ 건강보험기준에 규정되지 않았거나 요양급여로 정하지 아니한 진료항목에 대해 별표 2에 규정된 사항

㉰ 제2호에서 정하지 아니한 항목의 진료수가에 대하여 고용노동부장관이 고시한 「산업재해보상보험 요양급여 산정기준」의 별표 "산재보험에서 추가로 인정하는 요양급여의 범위 및 비용산정기준"에 규정된 사항. 다만, 제1절 치과보철의 [진료원칙] 중 제6호, 제7절 보험급여청구서 확인 및 진단서 발급수수료, 제10절 재

활보조기구 처방 및 검수료, 제11절 이송료, 제14절 전신해부에 따른 비용, 제15절 재활치료료 중 제3호는 제외한다.

③ 진료수가 적용기준 및 방법에 관한 세부사항은 별표 3에 따른다.

④ 제2항제2호 및 제3호에 명시된 항목이 건강보험기준의 개정으로 새로이 요양급여의 범위에 포함되는 경우에는 그 날부터 건강보험기준에 따른다.

⑤ 법 제31조제1항제1호에 따른 의료재활시설의 재활의학과 전문의가 다음 각 호의 어느 하나에 해당하는 환자의 동의를 받아 시범재활치료를 할 경우에는 별표 4에 따른다.

㉮ 사고 후 2년 이내의 기간 동안 치료 중인 환자로서 적극적인 재활치료의 효과가 기대되는 경우

㉯ 사고 후 2년이 경과하였으나 부적절한 치료(전문재활치료를 중단한 경우 등)를 받은 환자로서 적극적인 재활치료의 효과가 기대되는 경우

### (3) 진료수가 인정 제외대상

① 제5조에 따른 인정범위의 진료비에도 불구하고 다음 각 호에 해당하는 진료비는 그 인정범위에서 제외된다.

㉮ 명백히 해당 자동차사고와 인과관계가 없는 상병(傷病)에 대한 진료비. 다만, 해당 자동차사고 당시에는 증상이 없었으나 환자에게 고의 또는 중대한 과실이 없으며 의료기관 또한 고의 또는 과실 없이 진료 중에 발생한 증상(합병증)에 대한 진료비는 그러하지 아니하다.

㉯ 해당 자동차사고가 있기 전에 이미 가지고 있던 증상(기왕증)에 대한 진료비. 다만, 기왕증이라 하여도 해당 자동차사고로 인하여 악화된 경우에는 그 악화로 인한 진료비는 그러하지 아니하다.

㉰ 교통사고환자의 요구로 발생한 상급병실료(일반병실료와의 차액). 다만, 「보험업법」에 따라 인가된 자동차보험약관이 정하는 기준에 의하여 부득이하게 상급병실을 사용한 경우에는 그러하지 아니하다.

㉱ 교통사고환자가 제12조제1항에 따른 의료기관의 퇴원 또는 전원(轉院) 지시에 불응하는 경우에 그 지시일의 다음 날부터 그 의료기관에서 입원함으로 인하여

증가된 진료비. 다만, 퇴원 또는 전원 지시에 따라 통원치료 또는 다른 의료기관으로 전원하여 발생한 진료비는 그러하지 아니하다.

② 제1항에 따라 진료수가의 인정범위에서 제외되는 비용은 교통사고환자 등에게 청구할 수 있다. 다만, 제1항제1호 단서 중 의료기관의 고의 또는 과실로 인한 합병증에 대한 진료비는 그러하지 아니하다.

#### (4) 자동차보험 진료체계

보험가입자가 자동차사고를 당하였을 경우는 별도의 진료체계(1,2차) 없이 각 보험사의 지급보증에 의한 의료기관이 진료 후 진료비 심사위탁기관인 건강보험심사평가원으로 청구한다(자동차보험 지정병원 별도 없음)

### 3) 진료수가 산정방법

#### (1) 진료수가의 산정방법

① 제5조의 진료수가 인정범위는 다음 각 호의 비용으로 산정하되, 제4호 및 제5호는 각 호의 순서에 따라 적용한다.

㉮ 건강보험기준 중 상대가치점수, 금액이 정해진 행위 치료재료, 상한금액이 정해진 약제에 대해서는「국민건강보험법」제45조제4항 및 제46조, 같은 법 시행령 제21조제2항, 제3항제1호 제3호 및 제22조에 따른 요양급여의 상대가치점수 및 금액

㉯ 제5조제1항제2호에 의한 장애인보장구는「국민건강보험법」시행규칙 [별표7]에 의한 금액

㉰ 제5조제2항 제1호부터 제3호까지에서 정한 항목 및 제5조제5항에서 정한 항목에 대해서는 그 항목의 점수 및 금액

㉱ 제1호 및 제3호에서 비용이 정해지지 아니한 행위는「건강보험 행위 급여 비급여 목록표 및 급여 상대가치점수」"제2부 행위 급여목록 상대가치점수 및 산정지침" 중 가장 유사한 분류항목의 점수 및 금액

㉲ 건강보험기준의 비급여대상으로 상대가치점수가 정해지지 아니한 행위는 해당 진료에 소요된 실제비용, 비급여로 정해진 치료재료 및 상한금액이 정해지지 않은 약제는 의료기관의 실구입가

② 제1항에도 불구하고 제5조제2항 각 호의 인정범위 중 금액으로 정한 항목은 의료기관 종별가산율을 적용하지 아니하되, 별도로 가산을 인정하는 항목은 그러하지 아니하다.

③ 개별 의료기관이 제5조의 진료수가 인정범위에 해당하는 비용에 관하여 별도로 정한 금액 또는 실제 구입금액이 제1항제1호부터 제4호까지의 규정에 따라 정한 금액보다 낮은 경우에는 제1항제1호부터 제4호까지의 규정에도 불구하고 그 금액을 산정한다.

따라서 자동차보험 진료수가는 진료료, 약가, 진료재료대 및 기타 비용으로 구분하여 제7조 내지 제10조의 규정에 의하여 각각 산정된 금액의 합계로 한다.

### (2) 진료료의 산정

① 진료료는 건강보험기준에 정한 진료료에 대하여는 그 금액에 따른다. 이 경우 건강보험기준의 제1편 제1부 일반원칙 Ⅱ. 요양기관 종별가산율 제1항 중 가목(상급종합병원)의 가산율은 45%, 나목(종합병원)의 가산율은 37%, 다목(병원)의 가산율은 21%, 라목(의원)의 가산율은 15%로 하여 이를 산정한다.

② 제1항에 의한 진료료의 산정에 있어 건강보험기준의 산정지침중 별표 1에 열거된 진료항목에 대하여는 그 표에서 규정하는 바에 의하여 이를 달리 적용한다.

③ 건강보험기준에서 정하지 아니한 진료항목에 대한 진료료는 별표 2에 의하고, 별표 2에서도 규정되지 아니한 진료항목에 대한 진료료는 건강보험기준에서 가장 유사한 분류항목을 준용하여 진료료를 산정한다. 다만, 준용하기 곤란한 특수한 진료행위이거나 새로운 진료행위인 경우에는 심의회가 정한 진료료에 의하며, 심의회가 정한 진료료가 없는 경우에는 당해 진료에 소요되는 실제비용으로 이를 산정한다.

④ 개별 의료기관이 진료료에 관하여 별도로 정한 금액이 제1항 내지 제3항의 규정에 의하여 산정한 금액보다 낮은 금액인 경우에는 제1항 내지 제3항의 규정에 불구하고 그 금액을 진료료로 산정한다.

### (3) 약가의 산정

진료에 수반되어 사용된 의약품의 가격은 건강보험기준에 의하여 이를 산정한다.

### (4) 진료 재료대의 산정

진료에 사용된 재료대는 건강보험기준에서 별도로 산정할 수 있도록 규정한 경우에는 그 산정방법에 의한 가격에 의하여 산정하되, 복수의 가격이 존재하는 경우에는 순서에 의한다. 다만, 심의회가 별도의 가격을 정한 경우에는 그 가격에 의한다.

### (5) 기타 비용의 산정

제7조 내지 제9조의 규정에 의하여 정해지지 아니한 진료에 관한 비용은 당해 의료기관의 실제비용에 의한다. 다만, 심의회가 별도의 산정기준을 정한 경우에는 그 기준에 의한다.

## 4) 진료수가의 청구 · 지급절차 및 방법

### (1) 진료수가의 청구

① 「자동차손해배상 보장법 시행규칙」제6조의2 및 제6조의3에 따른 진료수가의 청구 · 지급절차 및 방법 등은 국토교통부장관이 정하여 고시하는 「자동차보험진료수가 심사업무처리에 관한 규정」을 따른다.

② 의료기관이 제1항에 따라 진료수가를 청구할 때에는 반드시 해당 교통사고환자에 대한 진료기록부 등의 기록내용에 근거하여 청구서 등을 작성하여야 한다.

③ 의료기관이 제1항에 따라 다음 각 호의 진료수가를 청구할 때에는 그 내용 근거 및 진료비용을 객관적으로 알 수 있도록 소명하여야 한다. 이 경우 그 소명이 없거나, 소명된 내용 근거 및 진료비용이 객관적으로 인정될 수 없는 부분의 진료비는 교통사고환자 진료비의 인정범위에서 제외된다.

㉮ 제6조제1항 각 호의 단서에 해당하는 진료비

㉯ 별표 1에 명시된 진료항목(종별가산율 및 입원료는 제외)에 대한 진료비중 건강보험기준을 초과하는 진료비

ⅰ. 보험금 등의 청구

㉠ 보험가입자 등에게 제3조에 따른 손해배상책임이 발생하면 그 피해자는 대통령령으로 정하는 바에 따라 보험회사 등에게 「상법」 제724조 제2항에 따라 보험금등을 자기에게 직접 지급할 것을 청구할 수 있다. 이 경우

피해자는 자동차보험진료수가에 해당하는 금액은 진료한 의료기관에 직접 지급하여 줄 것을 청구할 수 있다.

㉡ 보험가입자 등은 보험회사 등이 보험금 등을 지급하기 전에 피해자에게 손해에 대한 배상금을 지급한 경우에는 보험회사 등에게 보험금 등의 보상한도에서 그가 피해자에게 지급한 금액의 지급을 청구할 수 있다.

ii. 보험금 등의 지급청구 절차

㉠ 법 제10조 제1항에 따라 보험금 또는 공제금의 지급을 청구하거나 법 제11조제1항에 따라 가불금의 지급을 청구하려는 자는 보험회사 또는 공제사업자에 다음의 사항을 적은 청구서를 제출하여야 한다.

**청구서를 제출내용**

1. 청구인의 성명 및 주소 2. 청구인과 사망자의 관계(피해자가 사망한 경우만 해당한다) 3. 피해자 및 가해자의 성명 및 주소 4. 사고 발생의 일시 · 장소 및 개요 5. 해당 자동차의 종류 및 등록번호 6. 보험가입자(공제가입자를 포함한다. 이하 같다)의 성명 및 주소 7. 청구금액과 그 산출 기초

㉡ 보험회사 등은 보험금 등 또는 가불금을 적절하게 지급하기 위하여 필요하다고 인정하면 제2항 제1호에 따른 진단서를 제출하는 자에게 보험회사 등이 지정하는 자가 작성한 진단서를 제출하게 할 수 있으며, 이 경우 진단서 작성에 필요한 비용은 보험회사 등이 부담한다.

### (2) 진료기록의 확인청구

① 보험회사 등은 진료수가 지급을 위하여 관계 진료기록이 필요한 경우 법 제12조의2제1항에 따라 위탁한 심사평가원 또는 의료기관에게 진료기록의 확인을 청구할 수 있다. 이 경우 그 청구는 별지 제1호 서식에 의한다.

② 제1항에 따른 보험회사 등의 확인청구 내용이 진료에 관한 사실확인 및 진료수가 지급에 필요한 범위를 명백히 초과한 것으로 판단되는 경우 심사평가원 또는 의료기관은 관계진료기록의 일부만을 확인하게 하거나 그에 응하지 아니할 수 있다. 이 경우에는 보험회사 등에게 그 사유를 소명하여야 한다.

### (3) 전자문서교환방식의 표준화

① 국토교통부장관은 보험회사 등, 의료기관 및 심의회가 다음 각 호의 업무를 효율적으로 처리하기 위하여 필요한 경우에는 전자문서고환(Electronic Data Interchange, EDI)방식의 표준을 정할 수 있다.

② 보험회사 등, 의료기관 및 심의회가 제1항의 전자문서교환방식에 따라 통지 등을 행한 경우에는 법, 같은 법 시행령, 같은 법 시행규칙 및 이 고시에 적합한 것으로 본다.

### (4) 자동차보험진료수가의 심사 · 지급

① 건강보험심사평가원은 자동차보험진료수가를 청구 받은 때에는 그 청구 내용이 자동차보험진료수가에 관한 기준에 적합한 지를 심사하여야 한다.

② 건강보험심사평가원의 원장은 청구 받은 사실을 확인할 필요가 있다고 인정하면 해당 의료기관에 관련 자료의 제출을 요구할 수 있으며, 의료기관은 특별한 사유가 없으면 이에 따라야 한다.

③ 건강보험심사평가원의 원장은 자동차보험진료수가를 청구 받은 날부터 15일 이내에 해당 의료기관 및 보험회사 등에 그 심사결과를 알려야 한다.

④ 보험회사 등은 자동차보험진료수가 심사결과를 통보받은 때에는 해당 의료기관에 자동차보험진료수가를 지급하여야 한다.

### (5) 진료수가의 지급

① 보험회사 등은 의료기관의 제11조 제1항 및 제13조 제2항 전단의 지급청구에 이견이 없거나 제13조제2항 후단의 동의서를 받은 경우에는 법 제12조제4항 본문 및 영 제16조제1항의 규정에 의하여 그 지급청구액을 의료기관에게 지급한다.

② 보험회사 등과 의료기관은 법 제21조의 규정에 의하여 심의회의 심사 결정이 있는 경우에는 법 제19조 제2항 및 영 제16조 제2항의 규정에 의하여 그 때까지 지급되지 아니한 금액을 지급하거나 초과된 지급액을 반환한다.

③ 법 제20조 제1항 단서의 규정에 의하여 심의회의 합의의 권고를 받아 보험회사등과 의료기관간에 합의가 이루어진 경우에는 그 합의의 내용에 따른다.

### (6) 자동차보험진료수가의 심사 청구

보험회사 등은 제12조 제2항에 따른 지급 청구가 자동차보험진료수가기준을 부당하게 적용한 것으로 판단되면 그 지급 청구일로 부터 60일 이내에 심의회에 그 심사를 청구할 수 있다.

### (7) 이의제기

의료기관 및 보험회사 등은 건강보험심사평가원의 심사결과에 이의가 있는 때에는 심사결과를 통보받은 날부터 10일 이내에 건강보험심사평가원에 이의제기할 수 있다.

### (8) 자동차보험진료비 전문심사기관

① 자동차보험진료비청구의 전문심사기관은 건강보험심사평가원에서 담당한다(법 제12조의2 업무의 위탁)

② 건강보험 심사평가원 위탁으로 인한 기대효과로는 심사의 공정성 추구와일관성 유지 및 타당성 확보, 경제적 비용 절감 등이 있다.

### (9) 자동차보험진료수가 분쟁심의회

자동차보험진료수가와 관련된 분쟁의 예방 및 신속한 해결을 위하여 자동차손해배상보장법 제17조에 의해 1999년 7월 1일 설립되었다. 담당업무는 건강보험심사평가원의 심사결정에 불복하여 심사청구한 자동차보험진료수가의 심사 · 조정 및 국토교통부장관에 대하여 자동차보험진료수가에 관한 기준 조정에 대한 건의 등이다.

## 제13장. 자동차손해배상보장보험 요약정리 사항 및 예상문제

### 자동차손해배상보장보험

1. 자동차보험의 종류 및 가입대상
2. 자동차보험의 종류별 보장(담보종목)내역
3. 책임보험과 임의(종합)보험의 차이점
4. 자동차사고의 분류 및 법적책임
5. 음주운전 관련 도로교통법과 위반시 처벌규정(일명 윤창호법)
6. 교통사고처리 특례법의 형사처벌 면제 제외 사항
7. 자동차 사고시 보험(가입)회사 통보사항
8. 자동차보험 종별가산율 및 비급여 사항, 급여제한 사항
9. 자동차보험 진료비 청구절차 및 심사기관, 지급

**01** 자동차의 운행으로 사람이 사망 또는 부상하거나 재물이 멸실 또는 훼손된 경우에 손해배상을 보장하는 제도를 확립하여 피해자를 보호하고 자동차운송의 건전한 발전을 촉진함을 목적으로 하는 법은?

① 자동차보험법 ② 자동차손해배상보장법
③ 책임보험법 ④ 자동차사고보상법

**02** 업무상과실(業務上過失) 또는 중대한 과실로 교통사고를 일으킨 운전자에 관한 형사처벌 등의 특례를 정함으로써 교통사고로 인한 피해의 신속한 회복을 촉진하고 국민생활의 편익을 증진함을 목적으로 하는 법은?

① 교통사고처리특례법 ② 자동차손해배상보장법
③ 책임보험법 ④ 자동차사고보상법

**03** 자동차손해배상보장법이 제정되어 시행된 시기는?

① 1960년 1월 1일 ② 1963년 6월 1일
③ 1968년 1월 1일 ④ 1980년 7월 1일

**04** 교통사고처리 특례법이 제정되어 시행된 시기는?

① 1982년 1월 1일 ② 1985년 6월 1일
③ 1990년 1월 1일 ④ 1992년 7월 1일

**05** 자동차보험의 진료비청구 심사 위탁기관은?

① 국민건강보험공단 ② 각 보험사별
③ 건강보험심사평가원 ④ 손해보험사 단체

**06** 자동차보험 진료비 심사 후 지급기관은?

① 국민건강보험공단 ② 각 보험사별
③ 건강보험심사평가원 ④ 손해보험사 단체

**07** 자동차보유자와 「보험업법」에 따라 허가를 받아 보험업을 영위하는 자가 자동차의 운행으로 다른 사람이 사망하거나 부상한 경우 이 법에 따른 손해배상책임을 보장하는 내용을 약정하는 보험은?

① 책임공제 ② 책임보험
③ 종합보험 ④ 자동차특례보험

**08** 사업용 자동차의 보유자와 「여객자동차 운수사업법」, 「화물자동차 운수사업법」, 「건설기계관리법」에 따라 공제사업을 하는 자가 자동차의 운행으로 다른 사람이 사망하거나 부상한 경우 이 법에 따른 손해배상책임을 보장하는 내용을 약정하는 공제를 무엇이라고 하는가?

① 책임공제
② 책임보험
③ 종합보험
④ 자동차특례보험

**09** 자동차 보험기간은 보험회사가 피보험자(피해자)에 대해 보상책임을 지는 기간을 말하며, 일반적으로 보험증권에 기재된 보험기간의 첫날 (　　)부터 마지막 날 24시까지를 말한다.

① 9시부터　② 10시부터　③ 12시부터　④ 24시부터

**10** 개인용 자동차보험의 가입대상은 자동차등록원부상의 소유자가 개인 법정정원 (　　) 이하의 개인소유 자가용 승용차이다.

① 5인승　② 5인승　③ 10인승　④ 12인승

**11** 교통사고의 인적피해 구분 중 사망은 교통사고 발생 시로부터 (　　)이내에 사망한 경우를 말한다.

① 10일　② 15일　③ 20일　④ 30일

**12** 교통사고의 인적피해 구분 중 중상은 교통사고로 (　　)이상이 치료를 요하는 부상을 입은 경우를 의미한다.

① 1주　② 2주　③ 3주　④ 4주

**13** 교통사고의 인적피해 구분 중 경상은 교통사고로 5일 이상 (　　)미만의 부상을 입은 경우를 말한다.

① 1주　② 2주　③ 3주　④ 4주

**14** 교통사고의 인적피해 구분 중 부상은 (　　)미만의 치료를 요하는 부상을 입은 경우를 말한다.

① 3일　② 5일　③ 7일　④ 10일

**15** 다음 중 교통사고의 법적책임이 아닌 것은?

① 형사상 책임　② 민사상책임
③ 보상상책임　④ 행정상책임

**16** 자동차보험의 형사상책임에서 차의 운전자의 업무상 또는 중대한 과실로 인하여 사람을 사상에 이르게 한 자는 (　　)이하의 금고 또는 2천만원 이하의 벌금에 처하도록 되어 있다.

① 2년　② 3년　③ 5년　④ 7년

**17** 다음 중 자동차보험의 민사상의 책임이 아닌 것은?

① 치료비　② 벌점부과 납입　③ 수리비　④ 휴업손해

**18** 다음 중 자동차보험의 행정상의 책임이 아닌 것은?

① 벌점부과　② 면허정지
③ 면허취소　④ 자동차치료비 보상

**19** 책임보험금 지급대상으로 자동차사고로 사망한 경우 보상금 최고 한도액은?

① 1억　② 1억5천만원　③ 2억　④ 3억

**20** 교통사고처리특례법의 형사처벌 면제에서 제외되는 11가지 조항 사항에 포함되지 않는 것은?

① 운전자의 신호위반, 중앙선침범, 무면허 운전, 끼어들기 금지 위반
② 당해도로 제한속도 20Km초과, 철길건널목 통과방법 위반
③ 횡단보도 보행자 보호의무위반, 음주운전
④ 인도돌진 사고, 어린이 보호구역 안전의무위반
⑤ 과속운전 위반, 안전띠 착용 의무위반

**21** 업무상 과실 또는 중대한 과실로 인하여 사람을 사상에 이르게 한 자는 ( )의 금고 또는 2천만원 이하의 벌금에 처하도록 되어 있는가?

① 3년 이상　② 5년 이하　③ 7년 이하　④ 10년 이상

**22** 자동차사고의 보험금지급청구서를 제출할 때 서류가 아닌 것은?

① 청구인의 성명 및 주소, 청구인과 사망자의 관계
② 피해자 및 가해자의 성명 및 주소,
③ 사고발생일시. 장소 및 개요, 보험가입자(공제가입자 포함)의 성명 및 주소
④ 해당자동차의 종류 및 등록번호, 청구금액과 그 산출 기초
⑤ 보증인의 성명 및 주소

**23** 자동차보험의 포상금제도는 자동차보유자를 알 수 없는 자동차의 운행으로 다른 사람을 사망하게 하거나 부상하게 한 자동차 또는 운전자를 목격하고 대통령령으로 정하는 관계 행정기관이나 수사기관(경찰관서 및 소방관서)에 신고 또는 고발한 사람에 대하여 그 신고되거나 고발된 운전자가 검거될 경우 ( )의 범위에서 포상금을 지급할 수 있다.

① 50만원　② 1백만원　③ 2백만원　④ 3백만원

**24** 자동차보험수가고시 기관은?

① 보건복지부 ② 국토교통부 ③ 경찰청 ④ 고용노동부

**25** 자동차손해배상보장법 제12조제1항에 의거 교통사고환자에 대한 진료비 지급보증서의 발행기관은?

① 해당 보험사
② 손해보험협회
③ 경찰청
④ 자동차보험협회

**26** 교통사고환자에 대한 진료비 지급보증 중지 통보서의 발행기관은?

① 해당 보험사
② 손해보험협회
③ 경찰청
④ 자동차보험협회

**27** 교통사고환자가 병원에 입원 중에 부득이한 사유로 인하여 의사의 허락하에 외출 · 외박한 경우에 입원료청구는?

① 입원료 중 병원관리료만 청구한다.
② 입원료 중 의학관리료와 간호관리료만 청구한다.
③ 입원료 모두(의학관리료, 병원관리료,간호관리료) 청구한다.
④ 입원료 중 의학관리료만 청구한다.

**28** 교통사고환자가 병원에 입원 중에 부득이한 사유로 인하여 의사의 허락하에 외출 · 외박한 경우에 입원료청구는?

① 입원료 중 병원관리료만 청구한다.
② 입원료 중 의학관리료와 간호관리료만 청구한다.
③ 입원료 모두(의학관리료, 병원관리료,간호관리료) 청구한다.
④ 입원료 중 의학관리료만 청구한다.

**29** 다음 중 자동차보험환자의 비급여 대상항목은?

① 치료목적 성형수술 ② CT, MRI, PET
③ 식대, 보조기 ④ 상급병실차액

**30** 자동차보험으로 진료중인 환자(건강보험가입자)의 보험사의 승인상병이 아닌 기왕증을 진료시 진료비청구에 관한 설명 중 맞는 것은?

① 본인부담금(율)은 병원에 납부하고 보험자부담금은 병원이 심평원에 청구한다.
② 기왕증 진료비는 전액본인이 부담한다.
③ 외래인 경우는 전액본이 부담하고 입원진료는 병원이 심평원에 청구한다.
④ 기왕증진료비는 본인이 50% 부담하고 50%는 병원이 심평원에 청구한다.

**31** 자동차보험의 의료기관 종별가산율 적용 중 잘못된 것은?

① 의원: 15% ② 병원: 20%
③ 종합병원: 37% ④ 상급종합병원: 45%

**32** 자동차보험의 의료기관 종별 입원료산정에 대한 살경 중 잘 못된 것은?

① 상급종합병원과 종합병원을 제외한 의료기관의 입원료(가-2)는 입원 51일째부터 150일까지는 해당 점수의 90%를 산정하고, 입원 151일째부터 해당 점수의 85%를 산정한다.
② 종합병원의 입원료(가-2)는 입원기간에 관계없이 해당 점수의 90%를 산정한다.
③ 상급종합병원의 입원료(가-2, 가-9)는 입원기간에 관계없이 해당 점수의 100%에 병원관리료 100%를 가산하여 산정한다.
④ 병원의 입원료는 입원료(가-2)는 입원 51일째부터 150일까지는 해당 점수의 90%를 산정하고, 입원 151일째부터 해당 점수의 85%를 산정한다.

**33** 의료기관이 자동차보험진료수가를 청구하면 보험회사 등은 (   )이내에 그 청구액을 지급하여야 한다. 다만, 보험회사 등이 제12조의2제1항에 따라 위탁한 경우 전문심사기관이 심사결과를 통지한 날부터 (   )이내에 심사결과에 따라 자동차보험진료수가를 지급하여야 한다.

① 20일, 10일 ② 25일, 15일 ③ 28일, 20일 ④ 30일, 14일

**34** 건강보험심사평가원의 원장은 자동차보험진료수가를 청구 받은 날부터 (   )이내에 해당 의료기관 및 보험회사 등에 그 심사결과를 알려야 한다.

① 15일 ② 20일 ③ 25일 ④ 30일

| 정답 | | | | | | | | | | |
|---|---|---|---|---|---|---|---|---|---|---|
| | 1 | 2 | 3 | 4 | 5 | 6 | 7 | 8 | 9 | 10 |
| | ③ | ③ | ① | ④ | ② | ② | ② | ④ | ① | ④ |
| | 11 | 12 | 13 | 14 | 15 | 16 | 17 | 18 | 19 | 20 |
| | ① | ④ | ④ | ④ | ③ | ③ | ① | ① | ③ | ② |
| | 21 | 22 | 23 | 24 | 25 | 26 | 27 | 28 | 29 | 30 |
| | ④ | ② | ① | ② | ④ | ① | ④ | ④ | ③ | ④ |
| | 31 | 32 | 33 | | | | | | | |
| | ④ | ① | ③ | | | | | | | |

CHAPTER 14

# 요양병원 및 호스피스 완화의료

- 14-1. 요양병원
- 14-2. 호스피스 완화의료

# 14-1 요양병원

{ 학습목표 } 1. 자동차보험의 보험종류와 신청요령에 대하여 안내할 수 있다.
2. 급여산정기준에 의거 자격 및 환자를 관리할 수 있다.

## 1. 요양병원 급여

### 1) 요양병원의 개념

#### (1) 요양병원

요양병원이란 의사나 한의사가 의료를 행하는 곳으로서, 요양환자 30명이상을 수용할 수 있는 시설을 갖추고 의료서비스 제공을 목적으로 개설된 의료기관을 말하며, 주로 장기요양이 필요한 입원환자에게 의료를 행할 목적으로 개설하는 의료기관을 말한다. 다만 일반 병원과 달리 의사 및 간호사의 법정 배치기준 완화와 사회복지사나 물리치료사를 추가 배치토록 한 것이 특징이다. 이에 반해 요양시설은 의료서비스보다는 노인수발 제공을 목적으로 한다.(의료법 제3조 5항)

#### (2) 요양병원 입원대상

노인성질환, 만성질환자 및 외과적 수술 후 또는 상해후의 회복기간에 있는 자로서 주로 요양을 필요로 하는 자. 다만, 정신질환자(노인성치매 제외) 및 전염성 질환자는 입원대상으로 하지 아니한다.(의료법시행규칙 제28조의 4)

그림 14-1 현대시설의 요양병원

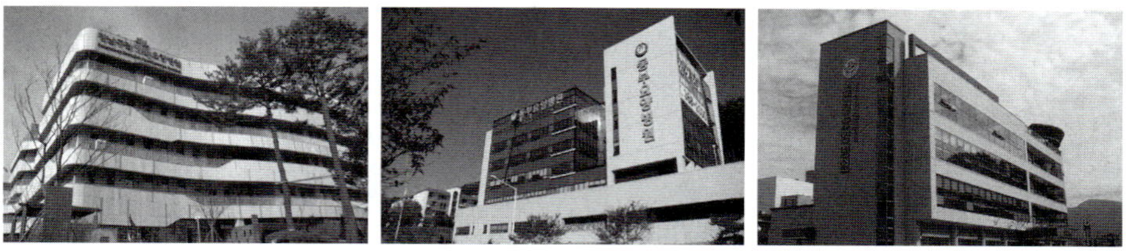

## 2) 진료수가 및 산정지침

(1) 환자군별 상대가치점수는 입원일당 정액으로 한다. 정액수가는 행위점수에 국민건강보험법 제 45조 제3항과 같은법 시행령 제21조 제1항에 따른 점수당 단가를 곱한 금액과 약제. 치료재료 금액을 합하여 10원 미만은 4사5입한 금액으로 산정한다.

(2) 정액수가는 행위.약제 및 치료재료 등을 포함한다.

## 3) 행위 급여목록. 상대가치점수 및 산정지침

### (1) 입원료 등의 소정점수에는 다음의 세부항목이 포함되어 있다.

**① 요양병원입원료 및 낮병동입원료**

요양병원입원료 및 낮병동입원료,격리실입원료의소정점수에는입원환자의학관리료(소정점수의31%),입원환자간호관리료(소정점수의16%),입원환자병원관리료(소정점수의53%)가 포함되어있다.

- 내과질환자,정신질환자,만 8세 미만 소아환자에대해서는소정점수의 30%를 가산한다.

**② 중환자실입원료**

중환자실입원료 소정점수에는 입원환자 의학관리료(소정점수의 40%),입원환자 간호관리료(소정점수의 25%),입원환자 병원관리료(소정점수의 35%)가 포함되어 있다.

### (2) 입원료(요양병원 입원료 및 중환자실 입원료, 격리실입원료)는 1일당으로 다음과 같이 산정한다.

① 1일이라 함은 12시(정오)부터 다음 날 12시(정오)까지를 의미한다.

② 0시~06시 사이에 입원하거나 18시~24시 사이에 퇴원하는 경우는 입원료 소정점수의 50%를 별도로 산정한다.

③ 6~12시 사이에 입원하거나 12~18시 사이에 퇴원하는 경우에는 동기간의 입원료는 별도 산정하지 아니한다.

④ 입원일과 퇴원이 24시간 이내에 이루어진 경우에는 전체 입원시간이 6시간 이상인 경우에 한하여 1일의 입원료를 산정한다.

⑤ 요양병원입원료는 입원 181일째부터 360일째까지는 해당점수의 95%를 산정하고, 입원 361일째부터는 해당점수의 90%를 산정한다.

⑥ 중환자실입원료는 입원 16일째부터 30일째까지는 해당점수의 90%를 산정하고, 입원31일째부터는 해당점수의 85%를 산정한다.

⑦ 입원중인 환자가 주치의의 허가를 받은 후 연속해서 24시간을 초과하여 외박한 경우에는 외박수가를 산정한다.

### (3) 낮병동입원료, 중환자실입원료를 산정할 수 있는 경우는 다음과 같으며 이때 요양병원 입원료를 중복하여 산정하지 아니한다.

**① 낮병동입원료**

㉮ 다음 각 호 1에 해당하는 경우

i 분만 후 당일 귀가 또는 이송하여 입원료를 산정하지 아니한 경우

ii 응급실, 수술실 등에서 처치 · 수술 등을 받고 6시간 이상 관찰 후 당일 귀가 또는 이송하여 입원료를 산정하지 아니한 경우

iii 정신건강의학과의 "낮병동"에서 6시간 이상 진료를 받고 당일 귀가한 경우

㉯ 낮병동 입원료를 산정하는 당일외래 또는 응급실에서 진찰을 행한 경우에는 진찰료를 함께 산정할 수 있다. 다만, 예정된 외래 수술을 위해 내원하는 경우 또는 정신건강의학과의 낮병동에서 매일 또는 반복하여 진료를 받는 경우에는 진찰료를 산정하지 아니한다.

㉰ 낮병동 입원료를 산정하는 당일의 본인일부부담금은 입원진료 본인일부부담률에 따라 산정한다.

**② 중환자실 입원료**

의료법시행규칙에서 정한 중환자실의 시설 · 장비를 갖춘 중환자실(ICU)이 설치된 요양병원에서 지극히 심각한 질환이나 손상을 입어 집중적인 치료 및 간호가 필요한 환자를 중환자실에서 진료한 경우

**② 격리실 입원료 : 다음 각 호의 1에 해당하는 경우**

㉮ 면역이 억제된 환자를 보호하기 위하여 일반 환자와 격리하여 치료한 경우

㉯ 일반 환자를 보호하기 위하여 전염력이 강한 전염성 환자를 일반 환자와 격리하여 치료한 경우

㉰ 3도 이상으로 36% 범위 이상의 화상환자를 진료에 반드시 필요하여 격리하여 치료한 경우

㉱ 기타 보건복지부장관이 반드시 격리가 필요하다고 인정하여 고시하는 경우

### (4) 의사인력확보수준에 따른 입원료 차등제

① 요양병원입원료, 낮병동입원료, 정액수가 산정시 적용한다.

② 직전분기 평균 환자수 대비 당해요양기관에 상근하는 의사수에 따라 의사인력확보수준을 다음 각 호의 1과 같이 1등급내지 5등급으르 구분하며, 1등급에 해당하는 요양병원은 내과,외과, 신경과, 정신건강의학과, 재활의학과, 가정의학과, 신경외과, 정형외과 전문의 수가 50% 이상인 경우와 50% 미만의 경우로 구분한다.

③ 환자수는 낮병동입원환자를포함한 요양병원입원환자전체를 말하며, 다만 중환자실입원환자, 격리실입원환자는 제외한다.

④ 의사인력확보수준에 따른 요양병원입원료 등은 등급별로 가감한다.

### (5) 간호인력확보수준에 따른 입원료 차등제

① 요양병원입원료, 낮병동입원료, 정액수가 산정시 적용한다.

② 직전분기 평균 환자수 대비 간호업무에 종사하는 즈 전분기 평균 간호인력(간호사 및 간호조무사)수에 따라 간호인력 확보수준을 1등급내지 8등급으로 구분한다.

③ 환자수는 낮병동입원환자를포함한 요양병원입원환자전체를 말하며,다만, 중환자실입원환자,격리실입원환자는 제외한다.

④ 간호인력확보수준에 따른 요양병원입원료 등은 등급별로 가감한다.

⑤ 1등급 내지 5등급에 해당하는 요양병원 중 간호사 비율이 간호인력의 3분의 2 이상인 경우는 1일당 2,000원을 별도 산정한다.

### (6) 간호인력확보수준에 따른 중환자실 입원환자 간호관리 차등제

기본진료료, 입원료 등 간호인력확보수준에 따를 성인 또는 소아 중환자실 입원환자 간호관리료 차등제의 등급별 산정방법에 따른다.

### (7) 필요인력 확보에 따른 별도 보상제

① 직전분기 당해 요양기관에 약사가 상근하고, 보건의료정보관리사(의무기록사), 방

사선사, 임상병리사, 물리치료사, 사회복지사 중 상근자가 1명 이상인 직종이 4개 이상인 경우, 일당 1,710원을 별도 산정한다. 다만, 약사는 환자수가 200명 미만인 경우 약사가 주 16시간 이상 근무한 경우에도 산정할 수 있다.

② 필요인력의 경우 해당 치료를 실시할 수 있는 일정한 면적의 물리치료실 임상병리실, 방사선실을 갖추고 실제 사용할 수 있는 해당 장비를 보유하고 있는 요양기관에 한하여 산정 할 수 있다.

#### (8) 요양병원 입원급여 적정성 평가결과 환류

위 (4)~(7)의 규정에도 불구하고 요양병원 입원급여 적정성평가결과 평가영역이 전체 하위 20%이하에 해당하는 요양병원은 평가결과 발표직후 2분기 동안 위 (4) 및 (5)의 입원료 가산과 (6)의 필요인력 확보에 따른 별도 보상을 적용하지 아니한다.

#### (9) 요양병원 인증조사 미 신청기관에 대한 가산 배제

의료법에 따른 인증을 정해진 기간 내 신청하지 아니하여 인증조사 미신청기관으로 통보받은 요양병원은 통보 직후 1분기동안 위(4)~(7)의 규정에도 불구하고 (4) 및 (5)의 입원료 가산과 (7)의 필요인력 확보에 따른 별도보상을 적용하지 아니한다.

#### (10) 요양병원 격리실 입원환자수와 간호인력수 산정 시 적용방법

건강보험 행위 급여 · 비급여 목록표 및 급여상대가치점수 제1편 제2부 제1장 기본진료료 [산정지침] 제2호 마목(2)에 따라 별도의 병동으로 구분 운영하지 않는 격리실에 입원한 환자수와 간호인력수는 모두 포함하여 산정한다(보건복지부 고시 제 2018-259호)

#### (11) 요양병원 격리실 입원환자수와 간호인력수 산정 시 적용방법

「의료법」제3조의5에 따라 전문병원으로 지정받은 요양병원은「의료질평가지원금 등 산정을 위한 기준」의 평가결과에 따라 제1편의 전문병원(병원 · 요양병원 · 한방병원) 의료질평가지원금(가-24-1)을 산정한다. 다만, 입원료 중 병원관리료만을 산정하는 경우에는 제외한다.

### 4) 검사도구 및 환자평가표

#### (1) 검사도구

① 일상생활능력(ADL : Activities of Daily Living)

환자평가표의 ADL 측정항목 중 4항목(식사하기, 체위변경하기, 옮겨 앉기, 화장실 사용하기)의 점수를 모두 합하여 산정. 문항별 점수는 완전자립 1점, 감독필요 2점, 약간의 도움 3점, 상당한 도움 4점, 전적인 도움과 행위발생 안함은 5점을 부여한다.

② MMSE-K (Mini Mental Sate Examination-Korea)

한국판 간이 정신상태 검사로 지남력, 세 단어의 기억등록, 집중력 계산, 단어회상, 언어 및 공간구성으로 이루어진 치매선별검사도구이다. 대부분의 노인요양시설에서 초기 상담시 이 도구를 이용해 치매선별검사를 실시하고 있다. 인지기능 선별검사로서 점수의 범위는 0~30점까지이며, 점수가 낮을수록 중증(重症)을 의미한다. 20~23점이면 치매가 의심되는 상태, 15~19점은 경증, 14점 이하는 중증의 치매로 평가된다.

#### (2) 환자평가표

환자평가표는 작성일을 포함하여 지난 7일간의 환자상태를 종합적으로 평가하여 작성하고, 작성일 기준으로 관찰기간 7일이 확보되었다면 반드시 작성한다. 환자평가표는 환자 담당 간호사가 의무기록을 근거로 작성한다.

#### (3) 정액수가를 적용하는 기간 동안 정액수가에 포함되지 않는 항목

제1편 제2부 각 장에 분류된 분류항목의 점수 및 약제. 치료재료 급여목록에 의하여 별도 산정할 수 있다(① 식대 ② CT, MRI ③ 전문재활치료 ④ 혈액투석 및 혈액투석액 · 복막투석액 ⑤ 다음의 전문의약품 등)

#### (4) 요양병원 입원료 및 중환자실 입원료는 1일당으로 산정한다.

#### (5) 정액수가 산정시 의사인력확보수준에 따른 입원료는 차등제(요양병원입원료, 낮병동 입원료)를 적용한다.

#### (6) 정액수가 산정시 간호인력확보수준에 따른 입원료는 차등제(요양병원입원료, 낮병동 입원료)를 적용한다.

# 14-2 호스피스 완화의료

{ 학습목표 } 1. 호스피스 완화의료의 개념을 이해하고 수가를 산정할 수 있다.

## 1. 호스피스의 개념

### (1) 호스피스의 정의

호스피스는 죽음을 앞둔 말기 환자와 그 가족을 사랑으로 돌보는 행위로, 환자가 여생 동안 인간으로서의 존엄성과 높은 삶의 질을 유지하면서 삶의 마지막 순간을 평안하게 맞이하도록 신체적 · 정서적 · 사회적 · 영적으로 도우며, 사별 가족의 고통과 슬픔을 경감시키기 위한 총체적인 돌봄(Holistic Care)을 의미한다.

### (2) 호스피스 의료

호스피스의료란 기대수명이 길지 않은 환자에게 삶의 질을 최대한 높이고, 최대한 자신의 품위와 인격을 가지고 고통 없이 남은 삶을 보내도록 도움을 주는 치료를 말한다. 호스피스에서는 도움을 치료의 초점을 완치가 아니라 증상 조절 등의 완화에 두고 있다. 이를 위하여 환자가 호소하는 통증 등의 주요한 증상에 초점을 맞추어 치료 계획을 수립하게 되는 것을 의미한다.

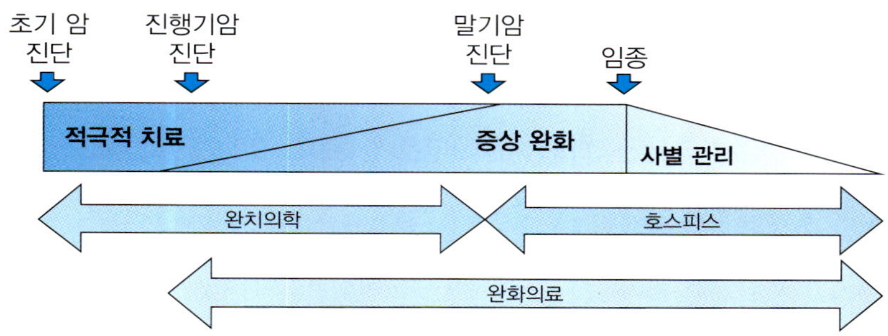

### (6) 호스피스완화의료

호스피스의료란, 치료가 어려운 말기 질환을 가진 환자와 가족을 대상으로 통증 및 신체적, 심리적, 사회적, 영적 고통을 완화하여 삶의 질을 향상시키는 전문적인 의료 서비스를 의미한다. 호스피스에서 제공하는 주요 돌봄은 ① 통증 및 신체적 돌봄 ② 심리적 돌봄 ③ 사회적 돌봄 ④ 영적 돌봄 ⑤ 임종 돌봄 ⑥사별가족 돌봄 등이 있다.

그림 14-2 호스피스 완화의료

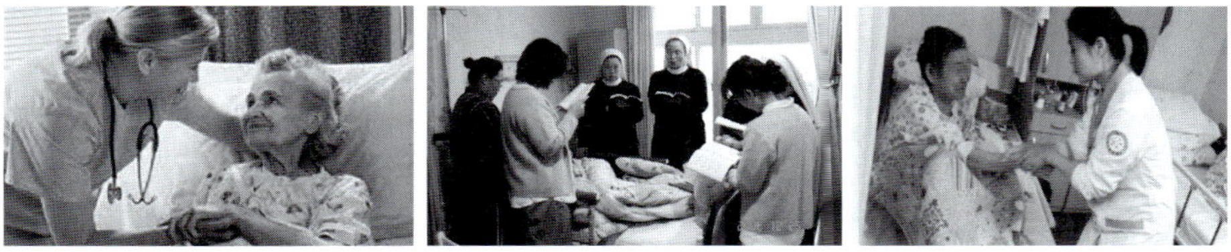

## 2. 호스피스 완화의료에 관한 보험급여

호스피스 완화의료는 2015년 7월1일부터 시행되었으며 보험급여에 관한 사항은 보건복지부 고시에 의한다.

### (1) 완화의료 진료수가 산정지침

① 말기암환자에 대한 완화의료 입원진료를 하는 경우 검수는 입원일당 정액(정액수가)으로 한다.

② 호스피스병동 입원환자에 대한 완화의료 보조활동 업무를 전담하는 호스피스완화의료병동도우미(완화의료도우미)가 호스피스 보조활동을 제공하는 경우에는 제1절에 의하여 산정하고, 그러하지 아니하는 경우에는 제2절에 의하여 산정하며 호스피스도우미의 인력기준 등은 장관이 별도로 정한다 다만, 제1절 호스피스 보조활동 포함 입원일당 정액과 제2절 완화의료 보조활동 미포함 입원일당 정액수가는 중복하여 산정하지 아니한다.

③ 제(1)호에 따른 정액수가에 포함된 (별표)호스피스 입원료의 소정점수에는 입원환자 의학관리료(소정점수의 26%), 입원환자 간호관리토(소정점수의 46%), 입원환자 병원관리료(소정점수의 28%)가 포함되어 있다.

④ 정액수가는 1일당으로 다음과 같이 산정한다.

㉮ 1일이라 함은 12시(정오)부터 다음 날 12시(정오)까지를 의미한다.

㉯ 0~6시 사이에 입원하거나, 18~24시 사이에 퇴원한 경우에는 정액수가 소정점수의 50%를 별도 산정한다.

㉰ 6~12시 사이에 입원하거나, 12~18시 사이에 퇴원한 경우에는 동 기간의 정액수가는 별도 산정하지 아니한다.

㉱ 외래(또는 응급실)를 통하여 호스피스병동에 입원하여 입원과 퇴원이 24시간 이내에 이루어진 경우에는 전체 입원 기간이 6시간이상 12시간미만은 정액수가의 50%산정, 12시간이상은 정액수가의 100%로 산정한다. 이 때 입원기간의 기산점은 외래를 통하여 입원한 경우에는 호스피스병동의 입원실을 점유한 시간을 기준으로 하며, 응급실을 통하여 입원한 경우에는 응급실에서 진료가 시작된 시간을 기준으로 한다.

㉲ 호스피스 입원실(완-1, 완-4), 호스피스 격리실(완-2, 완-5)은 입원 61일째부터는 완화의료 입원료 소정점수의 10%를 감산하여 산정한다.

㉳ 환자를 진료하는 중에 당해 요양기관에 인력 시설 또는 장비가 갖추어져 있지 아니하거나 기타 부득이한 사유로 해당 진료가 가능한 다른 요양기관에 의뢰할 수 있으며, 의뢰 당일은 일당 정액수가 소정점수의 30%를 산정한다.

㉴ 호스피스 입원실(완-1, 완-4)에 입원 중인 환자가 주치의의 허가를 받은 후 연속해서 24시간을 초과하여 외박한 경우에는 (별표) 호스피스 입원료 중 입원환자 병원관리료를 1일당으로 산정하되, 위 "마"의 기준을 적용하지 아니한다.

⑤ 간호사 및 사회복지사 인력 확보수준에 따른 정액수가는 다음과 같이 산정한다.

### (2) 호스피스 비급여 일반원칙 및 비급여 목록

요양급여기준 별표 2 비급여대상 제6호의 2에 의한 비급여 대상은 정액수가에 포함되지 않으며, 보건복지부장관이 정하여 고시하는 비급여 대상 행위 및 치료재료는 제2장 검사료 제4절 내시경, 천자 및 생검, 초음파 검사료 (1) 유도목적의 초음파 검사가 있다.

## 제 14장. 진료행위료 산정기준 및 지침 요약정리 사항 및 예상문제

### 요양병원 및 호스피스 완화의료

1 기본진료료(진찰료, 입원료 등) 산정기준
2 검사료 산정기준 및 지침
3 영상의학진단료 산정기준 및 지침
4 약제 및 주사료 산정기준 및 지침
5 의료급여 진료체계 및 1차, 2차, 3차 의료급여기관 이용절차
6 이학요법료, 정신요법료, 마취료산정기준 및 지침
7 처치 및 수술료 / 캐스트료 산정기준 및 지침
8 혈액 및 식대산정기준 및 지침

**01** 다음 중 요양병원의 입원대상이 아닌 환자는?

① 노인성질환
② 만성질환자
③ 외과적 수술 후 또는 상해후의 회복기간에 있는 자
④ 정신질환자 및 전염성질환자

**02** 요양병원의 입원료 산정기준에 대한 것중 옳은 것은?

① 요양병원 입원료는 병원의 입원료와 동일하다.
② 요양병원 입원료는 병원입원료 소정점수의 90%에 해당하는 점수로 산정한다.
③ 요양병원 입원료는 병원입원료 소정점수의 80%에 해당하는 점수로 산정한다.
④ 요양병원 입원료는 병원입원료 소정점수의 50%에 해당하는 점수로 산정한다.

**03** 요양병원의 입원환자의 진료수가 적용은?

① 상대가치점수 고시수가 ② 고시한 1일당 정액수가
③ 1일당 10 만원 ④ 1일당 12만원

**04** 건강보험에서 진찰료산정 중 평일 18시(토요일13시)-익일 09시 또는 공휴일에 진찰시는 기본진찰료 소정점수의 (　　)를 가산한다.

① 85%, 80% ② 90%, 95% ③ 95%, 90% ④ 100%, 95%

**05** 호스피스 완화의료 입원진료를 하는 경우 진료수가 산정은?

① 상대가치점수 고시수가 ② 고시한 1일당 정액수가
③ 1일당 10 만원 ④ 1일당 12만원

| 정답 | 1 | 2 | 3 | 4 | 5 |
|---|---|---|---|---|---|
| | ④ | ③ | ② | ③ | ② |

CHAPTER 15

# 노인장기요양보험

- 15-1. 노인장기요양보험 제도
- 15-2. 장기요양보험 신청 및 보험급여
- 15-3. 장기요양기관 지정기준 및 요양급여비용 청구

# 15-1 노인장기요양보험 제도

{ 학습목표 } 1. 우리나라의 노인장기요양보험제도에 대하여 알 수 있다.
2. 장기요양보험의 운영체계 및 건강보험과 장기요양보험의 차이점을 알 수 있다.

## 1. 노인장기요양보험의 개요

### (1) 개요

노인장기요양보험제도(老人長期療養保險制度)는 고령이나 노인성 질병 등의 사유로 일상생활을 혼자서 수행하기 어려운 노인에게 제공하는 신체활동 또는 가사활동 지원 등의 장기요양급여에 관한 사항을 규정하여 노후의 건강증진 및 생활안정을 도모하고 그 가족의 부담을 덜어줌으로써 국민의 삶의 질을 향상하도록 2007년 4월 「노인요양보험법」이 제정되었다. 따라서 2008년 7월부터 「노인 요양 보험법」을 근간으로 노인장기요양보험 제도가 시행되어 보험료 부과 및 급여 제공이 개시되었다.

특히 인구의 고령화에 따른 노인성질환 및 노화 등으로 거동이 불편한 사람에 대하여 신체활동이나 일상 가사활동을 지속적으로 지원해주는 문제가 사회적 이슈(issue)로 부각되고, 고령화의 진전과 함께 핵가족화, 여성의 경제활동 참여가 증가하면서 종래 가족의 부담으로 인식되던 장기요양문제가 이제 더 이상 개인이나 가계의 부담으로 머물지 않고 이에 대한 사회적 · 국가적 책무가 강조되고 있다.

### (2) 목적

고령이나 노인성 질병 등의 사유로 일상생활을 혼자서 수행하기 어려운 노인등에게 제공하는 신체활동 또는 가사활동 지원 등의 장기요양급여에 관한 사항을 규정하여 노후의 건강증진 및 생활안정을 도모하고 그 가족의 부담을 덜어줌으로써 국민의 삶의 질을 향상하도록 함을 목적으로 한다(노인장기요양보험법 제1조) The Long-term Care Insurance regulates items on long-term care benefit, which supports the physical activity or housework for the elderly who have difficulty taking care of themselves due to old age or geriatric diseases. It aims at promoting senior citizens' health and life stabilization as well as improving the quality of people's lives by mitigating the burden of care on family members. (Article 1 of the Act on Long-Term Care Insurance for Senior Citizens)

### (3) 도입의 필요성

장기요양보험제도의 도입의 필요성은 인구의 급속한 고령화와 가족의 부양의식의 변화 및 저출산 및 여성의 사회활동 참여로 가족 수발의 한계, 노인수발 비용의 과중한 부담 등으로 도입이 필요성이 제기되었다.

**그림 15-1** 도입의 필요성

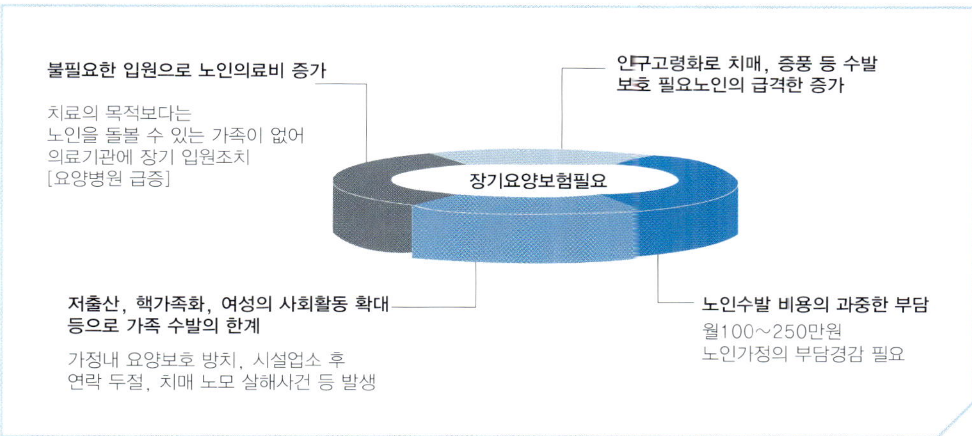


### (4) 우리나라의 노인인구

통계청 발표에 의하면 우리나라의 노인인구는 2018년 기준 전체인구 대비 14.3%(738만명)를 차지하여 고령사회에 진입하고 2026년에는 초고령사회에 진입할 것으로 예상하고 있다. 우리나라는 세계에서 가장 빠른 고령화가 진행되고 있으나 고령사회 관련 전문인력 양성 및 교육은 부족한 상황으로 노인요양에 대한 전문인력 양성을 통해 건강한 고령사회의 대응 기반을 마련이 필요하다.

### UN의 고령사회 분류 기준

고령화를 판단하는 기준은 일반적으로 UN이 정한 기준으로 노년인구를 세 유형으로 분류하여 한 국가의 총인구 중 65세 이상 노인인구비중이 7%이상인 국가를 고령화사회(Aging Society)라고 하고, 14%이상인 국가를 고령사회(Aged Society), 20% 이상인 국가를 초고령사회(Super-Aged Society)라고 하고 있다.

### (5) 변천과정 및 연혁

2001년 8월 고령화 시대에 대비하여 노인요양보장제도 도입을 발표하였고, 2004년에 노인요양보장제도의 시행 준비 체계가 구축되었다. 이후 2005년부터 2008년까지는 시범 사업이 실시되었으며, 2007년 4월「노인요양보험법」이 제정되었다. 2008년 7월부터 「노인 요양 보험법」을 근간으로 노인장기요양보험 제도가 시행되어 보험료 부과 및 급여 제공이 개시되었다.

**표 15-1** 약제 및 치료재료 별도 산정 품목

| 년 월 | 내 용 |
|---|---|
| 2001.08.15 | 고령화시대에 대비,「노인요양보장제도」도입 발표 |
| 2003.03 | 「공적노인요양보장추진기획단」설치, 운영 |
| 2004.03 | 「공적노인요양보장제도실행위원회」구성, 운영 |
| 2005.07 | 1차 시범사업실시(6개 시.구.군 65세 이상 기초생활보장 수급노인) |
| 2006.04 | 2차 시범사업실시(8개 시.군.구 65세 이상 노인 대상) |
| 2007.04.02 | 노인장기요양보험법 제정 및 공포 |
| 2007.05 | 3차 시범사업실시(13개 시.군.구 65세 이상 노인 대상) |
| 2008.07.01 | 노인장기요양보험제도 시행(보험료 부과 및 급여개시) |
| 2009.3 | 외국인 근로자 장기요양보험가입자 제외제도 도입 |
| 2009.5 | 농어촌지역거주 수급자 본인일부부담금 감경 도입 |
| 2010.03 | 장기요양기관장 의무 및 공단 장기요양기관 설치 근거 신설 |
| 2013.08 | 장기요양기관의 운영질서 확립 및 관리 강화 |
| 2014.07 | 노인장기요양 등급체계 개편: 3등급체계에서 5등급체계 전환 |
| 2018.08 | 노인장기요양 본인부담 경감대상 개편(중산층까지 확대) |

### (6) 노인장기요양보험 재원 및 방식

노인장기요양보험 운영에 소요되는 재원은 가입자가 납부하는 장기요양보험료 및 국가 지방자치단체 부담금, 장기요양급여 이용자가 부담하는 본인일부부담금으로 조달되고 있다.

**① 장기요양보험료 징수 및 산정(「노인장기요양보호법」 제8조, 제9조)**

장기요양보험 가입자는 건강보험 가입자와 동일하며, 장기요양보험료는 건강보험료액에 장기요양보험료율(2019년 현재 : 8.51%)을 곱하여 산정한다.

**② 국가의 부담(「노인장기요양보호법」 제58조)**

국고 지원금 : 국가는 매년 예산의 범위 안에서 당해 연도 장기요양보험료 예상 수입액의 100분의 20에 상당하는 금액을 공단에 지원하고 있다. 국가 및 지방자치단체 부담 : 국가와 지방자치단체는 의료급여수급권자에 대한 장기요양급여비용 의사소견서 발급비용, 방문간호지시서 발급비용 중 공단이 부담해야 할 비용 및 관리운영비의 전액을 부담하고 있다.

또한 실시배경 및 방식은 사회 환경의 변화와 이에 대처하기 위하여 이미 선진 각국에서는 사회보험방식 및 조세방식으로 그 재원을 마련하여 장기요양보장제도를 도입하여 운영하고 있으며, 선진국의 운영사례는 아래와 같다.

**표 15-2** 선진국 운영사례

| 구분 | 사회보험방식 | 조세방식 |
|---|---|---|
| 국가 | 한국(+조세), 독일, 헝가리, 일본(+조세),스위스(+조세), 미국(Medicare),네덜란드, 룩셈부르크 | 오스트레일리아,오스트리아,캐나다,아일랜드, 뉴질랜드, 노르웨이, 폴란드, 스페인,스웨덴, 영국, 미국(Medicaid) |

## 2. 노인장기요양보험의 주요특징

우리나라의 노인장기요양보험제도는 건강보험제도와는 별개의 제도로 도입 · 운영되고 있으며, 제도운영의 효율성을 도모하기 위하여 보험자 및 관리운영기관을 국민건강보험공단으로 일원화하고 있다. 또한 국고지원이 가미(加味)된 사회보험방식을 채택하고 있다.

### (1) 건강보험제도와 별도 운영

장기요양보험제도를 건강보험제도와 분리 운영하는 경우 노인 등에 대한 요양필요성 부각이 비교적 용이하여 새로운 제도 도입에 용이하며, 건강보험 재정에 구속되지 않아 장기요양급여 운영, 장기요양제도의 특성을 살릴 수 있도록 「국민건강보험법」과는 별도로 「노인장기요양보험법」을 제정하였다.

**국민건강보험제도와의 차이점**

국민건강보험은 질환의 진단, 입원 및 외래 치료, 재활치료 등을 목적으로 주로 병.의원 및 약국에서 제공하는 서비스를 보험급여대상으로 하는 반면, 노인장기요양보험은 치매, 중풍의 노화 및 노인성 질환 등으로 인하여 혼자 힘으로 일상생활을 영위하기 어려운 대상자에게 요양시설이나 재가 장기요양기관을 통해 신체활동 또는 가사지원 등의 서비스를 제공하는 제도이다.

### (2) 사회보험방식을 기본으로 한 국고지원 부가방식

우리나라 장기요양보장제도는 사회보험방식을 근간으로 일부는 공적부조방식을 가미한 형태로 설계 · 운영되고 있다. 국민건강보험법의 적용을 받는 건강보험가입자의 장기요양보험료 [건강보험료액 × 8.51%(2019년도 보험료 기준)] + 국가 및 지방자치단체 부담(장기요양보험료 예상수입액의 20% + 공적부조의 적용을 받는 의료급여수급권자의 장기요양급여비용)으로 운영되고 있다.

### (3) 보험자 및 관리운영기관의 일원화

우리나라 장기요양보험제도는 이를 관리 · 운영할 기관을 별도로 설치하지 않고 「국민건강보험법」에 의하여 설립된 기존의 국민건강보험공단을 관리운영기관으로 하고 있다. 이는 도입과 정착을 원활하기 위하여 건강보험과 독립적인 형태로 설계하되, 그 운영에 있어서는 효율성 제고를 위하여 별도로 관리운영기관을 설치하지 않고 국민건강보험공단이 이를 함께 수행하도록 하고 있다.

### (4) 노인중심의 급여

우리나라 장기요양보험제도는 65세 이상의 노인 또는 65세 미만의 자로서 치매、뇌혈관성 질환 등 노인성질병을 가진 자 중 6개월 이상 동안 혼자서 일상생활을 수행하기 어렵다고 인정되는 자를 그 수급대상자로 하고 있다. 여기에는 65세 미만자의 노인성질병이 없는 일반적인 장애인은 제외되고 있다.

## 3. 장기요양보험 재원 및 보험료

### (1) 재원조달

노인장기요양보험에 소요되는 재원(財源)은 장기요양보험료와 국가 및 지방자치단체 부담 그리고 장기요양급여 이용자가 부담하는 본인일부부담금으로 운영된다.

### (2) 장기요양보험료의 징수 및 보험료

① 장기요양보험료 징수국민건강보험공단은 장기요양사업에 사용되는 비용에 충당하기 위하여 장기요양보험료를 징수하며, 장기요양보험료는 「국민건강보험법」 제69조에 따른 보험료(건강보험료)와 통합하여 징수한다. 또한 국민건강보험공단은 장기요양보험료와 건강보험료를 구분하여 고지하여야 하며,통합 징수한 장기요양보험료와 건강보험료를 각각의 독립회계로 관리하여야 한다.

② 장기요양보험료의 산정장기요양보험료는 「국민건강보험법」 제69조제4항 및 제5항에 따라 산정한 보험료액에서 같은 법 제74조 또는 제75조에 따라 경감 또는 면제되는 비용을 공제한 금액에 장기요양보험료율을 곱하여 산정한 금액으로 하며, 장기요양보험료율은 제45조에 따른 장기요양위원회의 심의를 거쳐 대통령령으로 정하도록 되어있다. 장기요양보험료율은 법 제9조제1항에 따른 장기요양보험료율은 1만분의 738로 하고 있다.

| 보험료 산정방법 : 건강보험료 × 장기요양보험료율 |
|---|

③ 장기요양보험료(법 제8조 및 9조)

장기요양보험 가입자는 건강보험 가입자와 동일하며, 장기요양보험료는 건강보험료액에 장기요양보험료율을 곱하여 부과 징수한다. 건강보험공단은 건강보험료와 장기요양보험료를 통합 징수하되 이를 구분하여 고지한다. 장기요양보험 가입가가 지역가입자인 경우 100% 본인이 부담하지만, 직장가입자인 경우 그 사용자와 국가 · 지방자치단체 · 사립학교가 아래와 같이 부담한다.

▣ 장기요양보험료

㉮ 건강보험료액의 8.51%(2019년 기준 장기요양보험료율)에 해당하는 금액(보험료율은 장기요양위원회의 심의를 거쳐 대통령령으로 정함)

㉯ 장기요양보험료는 건강보험료와 통합하여 징수

| 대상 | 보험료(징수) |
|---|---|
| 근로자인 직장가입자와 그 사용자 | 각각 50% 분담 |
| 공무원 · 교직원인 직장가입자와 소속 국가 · 지방자치단체 · 사립학교 | 각각 50%분담(사립학교의 경우 당해 학교가 30%, 국가가 20% 분담) |

### (3) 국가 및 지방자치단체의 부담(법 제58조) (법 제58조)

국가는 매년 예산의 범위 안에서 당해 연도 장기요양보험료 예상수입액의 100분의 20에 상당하는 금액을 공단에 지원하며,국가와 지방자치단체는 대통령령으로 정하는 바에 따라 의료급여수급권자의 장기요양급여비용, 의사소견서 발급비용, 방문간호지시서 발급비용 중 공단이 부담하여야 할 비용(제40조제1항 단서 및 제3항 제1호에 따라 면제 및 감경됨으로 인하여 공단이 부담하게 되는 비용을 포함한다) 및 관리운영비의 전액을 부담하고 있다.

① 국고 지원금 : 국가는 매년 예산의 범위 안에서 당해 연도 장기요양보험료 예상 수입액의 100분의 20에 상당하는 금액을 공단에 지원한다.

② 국가 및 지방자치단체 부담 : 국가와 지방자치단체는 의료급여수급권자에 대한 장기요양급여비용, 의사소견서 발급비용, 방문간호지시서 발급비용 중 공단이 부담해야 할 비용 및 관리운영비의 전액을 부담한다.

㉮ 국가의 부담

ⅰ. 국가는 매년 예산의 범위 안에서 당해 연도 장기요양보험료 예상수입액의 100분의 20에 상당하는 금액을 공단에 지원한다.

ⅱ. 국가와 지방자치단체는 대통령령으로 정하는 바에 따라 의료급여수급권자의 장기요양급여비용, 의사소견서 발급비용, 방문간호지시서 발급비용 중 공단이 부담하여야 할 비용(제40조제1항 단서 및 제3항제1호에 따라 면제 및 감경됨으로 인하여 공단이 부담하게 되는 비용을 포함) 및 관리운영비의 전액을 부담한다.

ⅲ. 지방자치단체가 부담하는 금액은 보건복지부령으로 정하는 바에 따라 특별시 · 광

역시 · 특별자치시 · 도 · 특별자치도와 시 · 군 · 구가 분담한다.

㉯ 국가와 지방자치단체의 부담

ⅰ. 법 제58조제2항에 따른 의료급여수급권자에 대한 국가와 지방자치단체의 비용 부담은 다음 각 호의 기준에 따른다.

㉠「의료급여법」 제3조제1항제1호에 따른 의료급여를 받는 사람에 대한 비용: 지방자치단체가 부담한다.

㉡「의료급여법」 제3조제1항제1호외의 규정에 따른 의료급여를 받는 사람에 대한 비용: 다음 각 목의 구분에 따라 부담한다.가. 국가 부담분:「보조금 관리에 관한 법률 시행령」 별표 1의 기초생활보장수급자 의료급여 기준보조율에 따른 금액나. 지방자치단체 부담분: 가목에 따른 국가 부담분 외의 금액

ⅱ. 특별시장 · 광역시장 · 특별자치시장 · 도지사 · 특별자치도지사는 제1항에 따른 비용을 부담하기 위하여 보건복지부장관이 정하는 추정 급여비용을 공단에 지급하여야 한다.

## 4. 관리운영기관 및 운영체계

(1) 보건복지부는 장기요양보험사업 관장과 장기요양기본계획 수립 조정을 담당한다.

(2) 관리운영기관인 국민건강보험공단은 ① 장기요양보험가입자 및 그 피부양자와 의료급여수급권자의 자격관리 ② 장기요양보험료의 부과 · 징수와 신청인에 대한 조사 ③ 등급판정위원회의 운영 및 장기요양등급 판정 ④ 장기요양급여의 관리 및 평가 ⑤ 재가 및 시설 급여비용의 심사 및 지급 등의 업무를 수행한다.

(3) 장기요양기관은 장기요양급여 제공하고 제공한 장기요양급여에 대한 비용은 공단에 청구한다.

(4) 지방자치단체는 장기요양기본계획에 따른 세부시행계획 수립 · 시행 및 노인성질환예방사업과 장기요양기관 설치 및 지정 권한 등의 업무를 수행한다.

## 6. 국민건강보험과 노인장기요양보험의 차이점

### (1) 국민건강보험과 노인장기요양보험

국민건강보험(國民健康保險, National Health Insurance)은 질환의 진단, 입원, 외래 치료, 재활 등을 목적으로 주로 병원이나 약국에서 제공하는 서비스를 급여대상으로 하는 반면에 노인장기요양보험(老人長期療養保險)은 고령이나 노인성질병 등으로, 혼자 힘으로는 일상생활을 영위하기 어려운 분들에게 요양시설이나 재가기관을 통해 신체활동과 가사활동을 지원하는 서비스라는 차이가 있다. 또한 장기요양보험은 65세 이상의 노인 또는 65세 미만이지만 치매나 뇌혈관성 질환과 같은 노인성질병을 가진 분들 중에서 6개월 이상 혼자서 일상생활을 수행하기 어렵다고 인정되는 분들을 그 수급대상으로 하고 있다. 따라서 장기요양보험제도는 신체적 · 정신적 기능장애를 기준으로 수발비용을 지급하며, 주로 비의료적 서비스로 구성되어 있다는 점에서 질병치료를 목적으로 하는 건강보험과 차이가 있다.

### (2) 요양원과 요양병원의 차이점

요양원은 노인장기요양보험이 적용되고, 요양병원은 국민건강보험이 적용된다. 따라서 이용 실비적인 측면에서 상이한 부분이 많으나 요양병원의 경우 치료와 요양을 주된 목적으로 운영되는 반면, 노인요양원은 요양과 케어(Care)를 주목적으로 하고 있다.

또한 요양병원의 경우 누구나 필요에 따라 이용하실 수 있는 반면, 노인요양원은 공단에 등급신청을 하여 등급판정을 받으신 후 이용이 가능한 점이 있다. 기능적인 측면을 살펴보면 요양원은 생활시설로서 수급자(어르신)를 보호하는 돌봄서비스 기능을 하고 요양병원은 치료와 보호기능을 동시에 가지고 있다.

#### ① 요양원

요양원(療襄院: nursing home)은 노인복지법과 장기요양보험법을 적용을 받으며, 65세 이상 또는 노인성질환을 가진 노인이 아프거나 자신을 스스로 돌보지 못하는 사람들에게 요양을 받는 곳으로(입소)하는 곳으로 의료서비스보다는 노인의 수발 제공을 목적으로 하고 있다. 엄격한 의미로는 요양원은 의료기관이라기보다는 '돌봄 서비스의 성격을 가진 생활시설을 의미한다.

② **요양병원**

요양병원(療養病院)은 의사 또는 한의사가 의료를 행하는 곳으로 요양환자 30인 이상을 수용할 수 있는 시설을 갖추고, 의료서비스 제공을 목적으로 개설된 의료기관을 말하며 의료법과 건강보험법을 적용을 받는다. 또한 일반 병원과 달리 의사 및 간호사의 법정 배치기준 완화와 사회복지사나 물리치료사를 추가 배치토록 한 것이 특징이다. 또한 요양병원은 전염성질환자 및 정신질환자는 이용할 수 없으며 전문병원이나 급성기질환 병원을 이용해야 한다.

### (3) 의료수가 적용 및 본인부담

① **의료수가 적용**

요양원은 장기요양보험수가를 적용 받고 요양병원은 건강보험수가를 적용 받는다. 이용자 입장에서 보면 요양원은 보호를 목적으로 하고 요양병원은 치료를 목적으로 하고 있다. 요양원은 국민건강보험공단의 장기요양보험 등급판정 수급자(만 65세 이상의 노인)가 주로 이용하실 수 있으며, 등급별 월 한도를 적용 받는다. 그러나 요양병원은 건강보험공단의 건강보험 수가가 적용되며, 등급판정을 안 받으셔도 이용할 수 있다.

② **의사근무 및 진료기능**

요양원은 의사가 상근 근무를 하지 않고 수급자를 관리브호(케어) 하는 곳이지만, 요양병원은 의사가 상근근무를 하고 있으며, 응급의료행위가 가능하다.

간병사와 요양보호사의 차이는 간병사는 일정한 교육을 받으면 간병사가 되지만, 요양보호사는 일정기간의 교육(실습포함)을 이수하고 국가자격시험을 취득하여야 한다.

요양원은 요양보호사가 상근하여 간병을 담당하지만 요양병원은 간병사(요양보호사 포함)들이 주로 위탁으로 요양병원과 계약을 맺어 간병을 담당하고 있다.

③ **식사 본인부담**

식사는 요양원은 전액 본인이 부담(식사재료비)을 하고 있으며, 요양병원은 보험에서 본인이 50%을 부담하고 보험자(공단)가 50%부담한다.

④ **비용 본인부담**

요양원의 경우 노인장기요양보험법에 의거 장기요양등급을 받으신 분은 본인부담금액은 재가급여의 경우 15%를, 시설급여의 경우 20%를 수급자가 부담하며, 요양병원의 경우 장기요양등급, 나이 등에 상관이 없이  정액수가에 의한 본인부담은 20%를 적용하고 있다.

# 15-2 장기요양보험 신청 및 보험급여

{ 학습목표 }
1. 장기요양보험의 신청 및 등급판정 과정을 알 수 있다.
2. 장기요양보험 급여의 종류와 수급자의 본인부담을 알 수 있다.

## 1. 장기요양보험 신청 및 등급판정

### (1) 장기요양인정의 신청

장기요양인정을 신청하는 자(신청인)는 공단에 보건복지부령으로 정하는 바에 따라 장기요양인정신청서에 의사 또는 한의사가 발급하는 의사소견서를 첨부하여 제출하여야 한다. 다만, 의사소견서는 등급판정위원회에 자료를 제출하기 전까지 제출할 수 있다. 그리고 거동이 현저하게 불편하거나 도서 · 벽지 지역에 거주하여 의료기관을 방문하기 어려운 자 등 대통령령으로 정하는 자는 의사소견서를 제출하지 아니할 수 있다.

### (2) 장기요양인정의 신청자격

장기요양인정을 신청할 수 있는 자는 노인 등으로서 ① 장기요양보험가입자 또는 그 피부양자 ② 「의료급여법」 제3조제1항에 따른 수급권자(의료급여수급권자) 중 어느 하나에 해당하는 자격을 갖추어야 한다. 장기요양인정의 신청자격 및 제출서류는 아래와 같다.

**표 15-3** 신청자격 및 대상 제출서류

| 구분 | 내용 |
|---|---|
| 자격 | 장기요양보험가입자 및 그 피부양자, 의료급여수급권자 |
| 대상 | 만 65세 이상 또는 만 65세 미만으로 노인성 질병을 가진 자 |
| 노인성질병 | 치매, 뇌혈관성질환, 파킨슨 병 등 대통령령으로 정하는 질병 |
| 제출서류 | 장기요양인정신청서 및 의사소견서 |

▣ 장기요양인정 및 서비스 이용절차

① (공단 각 지사별 장기요양센터) 신청 → ② (공단직원) 방문조사 → ③ (등급판정위원회) 장기요양 인정 및 등급판정 → ④ (장기요양센터) 장기요양인정서 및 표준장기이용계획서 통보 → ⑤ (장기요양기관) 서비스 이용

그림 15-2 장기요양인정 및 서비스 이용절차

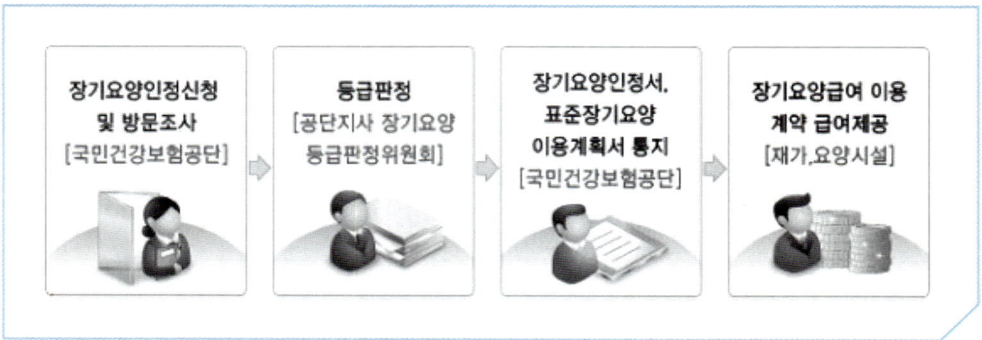


자료출처: 국민건강보험공단

### (3) 장기요양등급판정

1차적으로 건강보험공단의 조사요원이 방문조사를 통해 파악한 기능상태(5영역 52개 항목)결과를 수형분석도에 적용하여 장기요양인정 여부 및 장기요양등급을 산출하고, 그 다음 등급판정위원회에서 1차 판정결과와 특기사항 및 의사소견서, 기타 참고자료 등을 종합하여 최종 결정을 내린다.

### (4) 장기요양인정 유효기간

장기요양인정 유효기간은 1년으로 하며, 다만, 장기요양인정의 갱신 결과 직전 등급과 같은 등급으로 판정된 경우에는 그 갱신된 장기요양인정의 유효기간은 장기요양 1등급의 경우: 4년, 장기요양 2등급부터 4등급까지의 경우: 3년, 장기요양 5등급 및 인지지원등급의 경우: 2년이다.

## 2. 장기요양급여의 종류

장기요양급여의 종류는 노인장기요양보험법 제23조에 의거 크게 재가급여, 시설급여, 특별현금급여, 기타재가급여로 구분하고 있다.

### (1) 재가급여

재가급여(在家給與)는 재가 노인에게 노인 장기 요양 보험에서 방문요양, 방문목욕, 방문간호, 주 · 야간 보호, 단기보호, 기타재가급여(복지용구)를 제공해 주는 서비스 형태의 급여를 말한다.

**표 15-4** 재가급여의 종류

| 종 류 | 내 용 |
|---|---|
| 방문요양 | 장기요양요원이 수급자의 가정 등을 방문하여 신체활동 및 가사활동 등을 지원하는 장기요양급여 |
| 방문목욕 | 장기요양요원이 수 목욕설비를 갖춘 장비를 이용하여 수급자의 가정 등을 방문하여 목욕을 제공하는 장기요양급여 |
| 방문간호 | 장기요양요원인 간호사 등이 의사, 한의사 또는 치과의사의 지시서에 따라 수급자의 가정 등을 방문하여 간호, 진료의 보조, 요양에 관한 상담 또는 구강위생 등을 제공하는 장기요양급여 |
| 주 · 야간보호 | 수급자를 하루 중 일정한 시간 동안 장기요양기관에 보호하여 신체활동 지운 및 심신기능의 유지 · 향상을 위한 교육 · 훈련 등을 제공하는 장기요양급여 |
| 단기보호 | 수급자를 월 15일 범위 안에서 일정기간 동안 장기요양기관에 보호하여 신체활동 지원및 심신기능의 유지 · 향상을 위한 교육 · 훈련 등을 제공하는 급여 |
| 기타재가급여(복지용구) | 수급자의 일상생활 · 신체활동 지원에 필요한 용구를 제공하거나 가정을 방문하여 재활에 관한 지원 등을 제공하는 장기요양급여로서 대통령령으로 정하는 것 |

### (2) 시설급여

시설급여(施設給與)는 고령이나 노인성 질환으로 인하여 일상생활을 하기 어려운 노인에게 판정 등급에 따라 요양시설에서 간호, 목욕, 일상생활 지원 등의 서비스를 제공하는 일을 말한다. 따라서 시설급여는 장기요양기관이 운영하는 「노인복지법」 제34조에 따른 노인의료복지시설 등에 장기간 동안 입소하여 신체활동 지원 및 심신기능의 유지 · 향상을 위한 교육 · 훈련 등을 제공하는 장기요양급여를 말한다. 즉, 수급자가 노인요양시설과 노인요양공동생활가정의 장기요양기관에서 장기간 동안 입소하여 신체활동 지원 및 심신기능의 유지 · 향상을 위한 교육 · 훈련 등을 제공하는 급여를 뜻하며, 시설급여기관은 아래와 같이 구분하고 있다. 시설급여의 시설로는 노인요양시설과 노인요양공동생활가정시설이 있다.

그림 15-3 요양원 시설

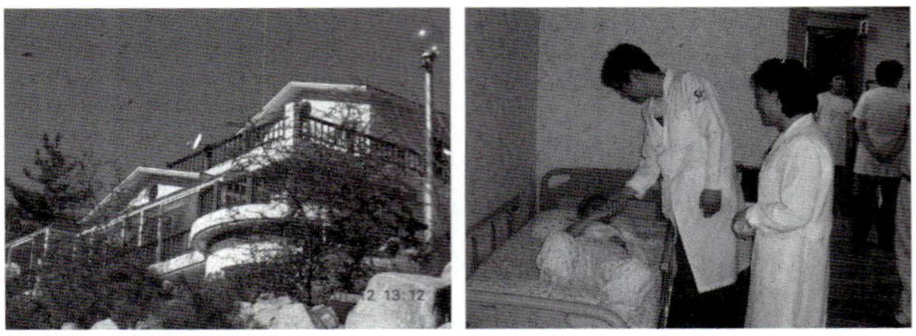

### (3) 특별현금급여

특별현금급여는 수급자가 섬이나 벽지에 거주하고나 천재지변, 신체정신 또는 성격등의 사유로 장기요양급여를 지정된 시설에서 받지 못하고 그 가족 등으로부터 방문요양에 상당하는 장기요양급여를 받을 때 지급하는 현금급여를 말한다. 특별현금급여의 유형에는 가족요양비, 특례요양비, 요양병원간병비가 있다.

## 3. 재가 및 시설 급여 본인부담

### (1) 본인일부부담금(법 제40조)

① 재가 및 시설 급여비용은 다음 각 호와 같이 수급자가 부담한다. 다만, 수급자 중 「의료급여법」 제3조제1항제1호에 따른 수급자는 그러하지 아니하다.

㉮ 재가급여 : 당해 장기요양급여비용의 100분의 15를 수급자가 부담한다.

㉯ 시설급여 : 당해 장기요양급여비용의 100분의 20을 수급자가 부담한다.

② 다음 각 호의 장기요양급여에 대한 비용은 수급자 본인이 전부 부담한다.

㉮ 이 법의 규정에 따른 급여의 범위 및 대상에 포함되지 아니하는 장기요양급여

㉯ 수급자가 장기요양인정서에 기재된 장기요양급여의 종류 및 내용과 다르게 선택하여 장기요양급여를 받은 경우 그 차액

㉰ 장기요양급여의 월 한도액을 초과하는 장기요양급여

③ 다음 각 호의 어느 하나에 해당하는 자에 대하여는 본인일부부담금의 100분의 50을 감경한다.

㉮ 「의료급여법」 제3조제1항제2호부터 제9호까지의 규정에 따른 수급권자

㉯ 소득 · 재산 등이 보건복지가족부장관이 정하여 고시하는 일정 금액 이하인 자. 다만, 도서 · 벽지 · 농어촌 등의 지역에 거주하는 자에 대하여 따로 금액을 정할 수 있다.

㉰ 천재지변 등 보건복지가족부령으로 정하는 사유로 인하여 생계가 곤란한 자

④ 제1항부터 제3항까지의 규정에 따른 본인일부부담금의 산정방법, 감경절차 및 감경방법 등에 관하여 필요한 사항은 보건복지가족부령으로 정한다.

### (2) 일반수급자 및 기초생활 수급자

**① 일반 수급자**

수급대상자가 실제 요양서비스를 받은 시점에서 장기요양기관에 본인일부부담금을 납부한다.(재가급여는 요양급여비용의 100분의 15%를 부담, 시설급여는 당해 장기요양급여비용의 100분의 20%를 부담)

**② 국민기초생활수급권자 및 의료급여수급권자**

국민기초생활보장법에 의한 수급자는 전액 면제되며, 의료급여수급권자, 소득 · 재산 등 보건복지부장관이 정하여 고시하는 일정금액 이하인 자는 본인일부부담금을 50% 경감하고 있다.

### (3) 수급자 전액 본인부담

① 노인장기요양보험법의 규정에 따른 급여의 범위 및 대상에 포함되지 아니하는 장기요양급여비용

② 장기요양인정서에 기재된 장기요양급여의 종류 및 내용과 다르게 선택하여 장기요양급여를 받은 경우 그 차액

③ 「노인장기요양보험법」 제28조에 따른 장기요양급여의 월 한도액을 초과하는 장기요양급여비용

④ 비급여 항목(시행규칙 제14조)

• 식사재료비 • 상급침실 이용에 따른 추가비용 • 이 · 미용비 • 그 외 일상생활에 통상 필요한 것과 관련된 비용으로 수급자에게 부담시키는 것이 적당하다고 보건복지부장관이 정하여 고시한 비용 전액 본인부담 항목에 따른 비용은 국민기초생활수급권자 및 의료급여수급권자의 경우에도 본인이 전액 부담한다.

## 4. 장기요양기관(시설급여) 입소절차

수급자는 장기요양급여를 받으려면 장기요양기관에 장기요양인정서(별지 제6호서식) 및 표준장기요양이용계획서(별지 제7호서식)의를 제시하여야 하며, 다만, 수급자가 장기요양인정서 및 표준장기요양이용계획서를 제시하지 못하는 경우 장기요양기관은 공단에 전화나 인터넷 등을 통하여 그 자격 등을 확인할 수 있다.

### (1) 입소대상(시설 대상)

노인 및 만성 노인성질환으로 노인 장기요양 인정등급 1~2등급을 받으신 어르신 3등급 · 4등급 · 5등급(치매 등) 등

- 치매, 중풍, 파킨슨 등 노인성 질환으로 장기요양등급 1, 2, 3, 4등급(시설급여) 판정을 받으신 어르신

### (2) 입소절차

그림 15-4 입소절차

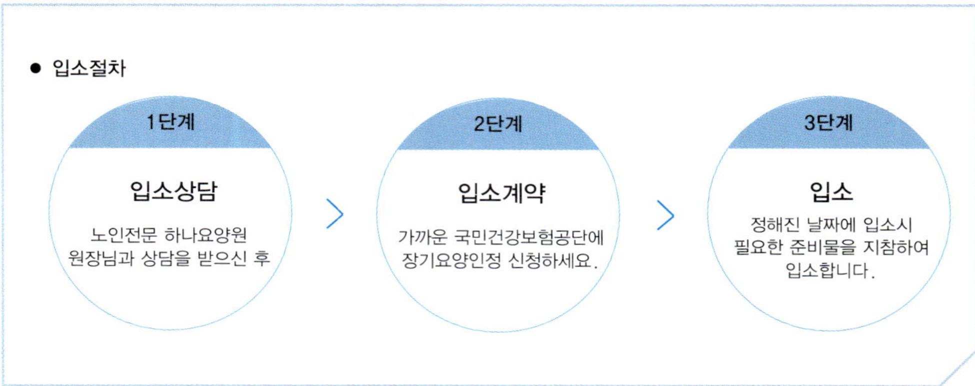


### (3) 제출(구비)서류

제출서류는 요양원에 따라 다소 차이가 있으며 다음과 같다.

① 장기요양인정서 1부 ② 표준장기 이용계획서 1부 ③ 병력에 대한 의사진단서(혹은 소견서) 1부 ④ 건강진단서 1부 ⑤ 주민등록등본 1부 ⑥ 가족관계증명서 1부 ⑦ 국민기초생활 수급자증명서 1부(해당자) ⑧ 입소자, 보호자 신분증(사본) ⑨ 현재 장기복용중인약의 처방전 ⑩ 통장사본 1부(보호자 등이 있다.

### (4) 입소시 개인 준비 물품

개인준비물은 용약, 개인칫솔, 개인 의류 및 속옷 3벌, 전기면도기(남자 어르신의 경우), 외출용 신발, 실내화(슬리퍼 또는 편한 실내화) 등이 있다.

▣ 장기요양급여 대상여부 수급자의 자격 확인.

국민건강보험공단 홈페이지(www.nhis.or.kr) ▶[요양기관정보마당](http://medi.nhis.or.kr) ▶ [공인인증서 로그인] ▶[노인장기] ▶ [노인장기요양보험(방문간호)] ▶ [장기요양 대상자조회] ▶ [성명+인정관리번호 입력] 후 검색하면 된다.

# 15-3 장기요양기관 지정기준 및 요양급여비용 청구

{ 학습목표 } 1. 장기요양보험기관의 지정기준 및 절차와 평가에 대하여 알 수 있다.
2. 장기요양보험비용의 청구 및 지급에 대하여 알 수 있다.

## 1. 장기요양기관의 지정기준 및 절차

### (1) 지정기준

특별자치시장 · 특별자치도지사 · 시장 · 군수 · 구청장은 장기요양기관을 지정하려면 「노인복지법」 제31조에 따른 노인복지시설 중에서 시설 및 인력을 갖춘 시설을 지정하여야 한다.

① 장기요양기관으로 지정받으려면 장기요양기관 지정신청서(별지 제19호서식)에 다음 각 호의 서류를 첨부하여 특별자치시장 · 특별자치도지사 · 시장 、군수 、구청장에게 제출하여야 한다.

㉮ 일반현황 · 인력현황 및 시설현황 각 1부

㉯ 사업자등록증 또는 고유번호증 사본 1부(특별자치시장 · 특별자치도지사 · 시장 · 군수 · 구청장이 「전자정부법」 제36조제1항에 따른 행정정보의 공동이용을 통하여 확인할 수 있는 경우에는 그 확인으로 첨부서류를 갈음한다)

② 장기요양기관 지정신청을 받은 특별자치시장 · 특별자치도지사 · 시장 、군수 、구청장은 제2항의 요건을 확인한 후 장기요양기관 지정서(별지 제20호서식)를 발급하여야 한다.

### (2) 장기요양기관의 종류

장기요양급여를 제공할 수 있는 장기요양기관의 종류 및 기준은 다음 각 호와 같다.

① 재가급여를 제공할 수 있는 장기요양기관

㉮ 「노인복지법」 제38조에 따른 재가노인복지시설로서 법 제31조에 따라 지정받은

장기요양기관

㉯ 법 제32조에 따라 설치한 재가장기요양기관

② 시설급여를 제공할 수 있는 장기요양기관

㉮ 「노인복지법」 제34조제1항제1호에 따른 노인요양시설로서 법 제31조에 따라 지정받은 장기요양기관

㉯ 「노인복지법」 제34조제1항제2호에 따른 노인요양공동생활가정으로서 법 제31조에 따라 지정받은 장기요양기관이다

### (3) 시설급여기관지정 및 재가급여기관지정 신청절차

시설급여기관지정 및 재가급여기관지정 신청절차는 아래의 절차와 같다.

그림 15-5 시설급여지정기관 신청

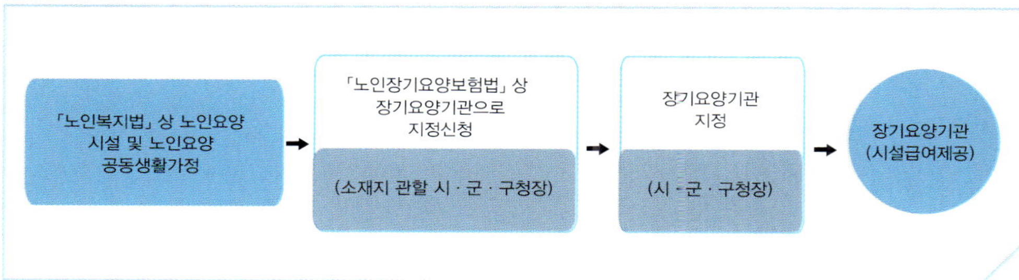


그림 15-6 재가급여지정기관 신청

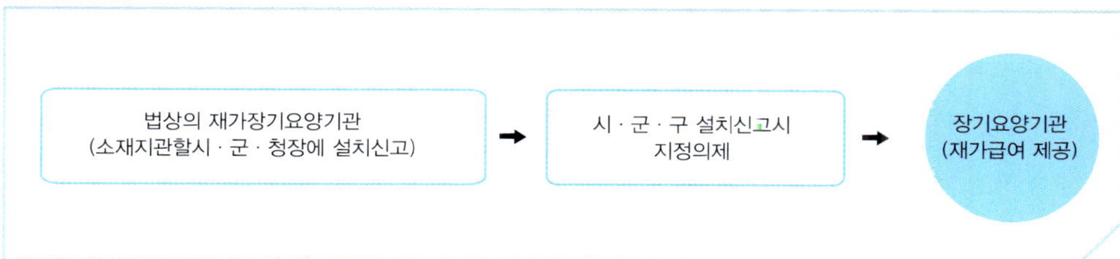


## 2. 장기요양급여비용 청구

### (1) 재가 및 시설 급여비용의 청구 및 지급

장기요양기관은 수급자에게 재가급여 또는 시설급여를 제공한 경우 국민건강보험공단에 장기요양급여비용을 청구하여야 하며, 국민건강보험공단은 장기요양기관으로부터

재가 또는 시설 급여비용의 청구를 받은 경우 이를 심사하여 장기요양에 사용된 비용 중 공단부담금(재가 및 시설 급여비용 중 본인일부부담금을 공제한 금액)을 당해 장기요양기관에 지급하여야 한다.

### (2) 장기요양보험의 서비스전달 및 청구 · 지급체계

그림 15-7 서비스 전달 및 청구 · 지급 체계

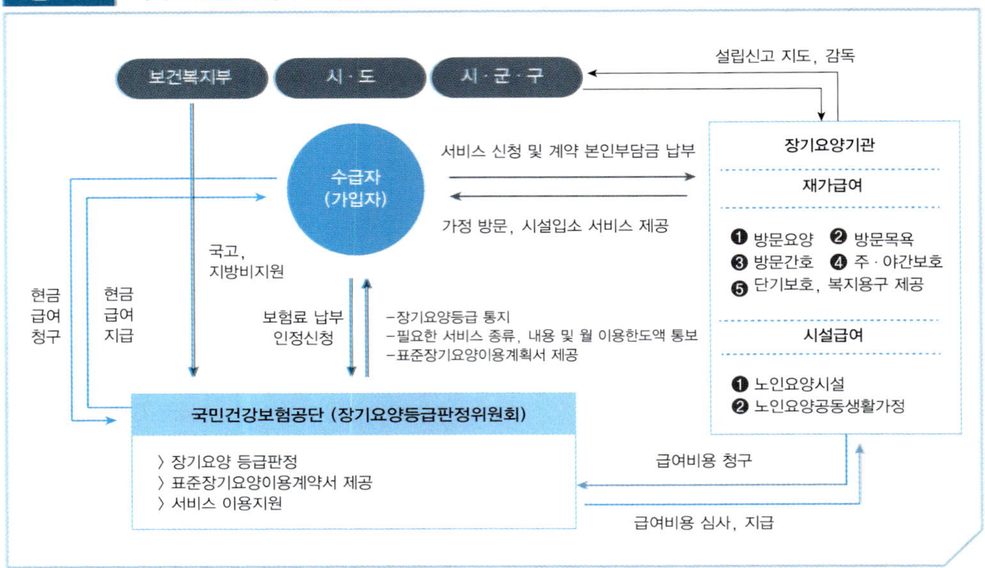


## 3. 장기요양기관 평가

장기요양서비스의 질 향상을 도모하고 국민의 알권리 보장 및 장기요양기관의 선택권을 확대하기 위해 2009년에 장기요양급여 평가를 도입 시행 후 2011년부터는 전체기관을 대상으로 의무평가로 전환하여 실시하고 있다. 따라서 평가는 장기요양기관이 수급자에게 제공하는 서비스수준에 관한 올바른 정보제공과 서비스의 질적인 수준향상을 위해 실시하고 있으며, 평가 이후 실제로 수급자는 장기요양서비스를 제공받고 있는 기관의 질적 수준 등을 가늠할 수 있게 되었다. 또한 시설환경은 다른 시설과 운영수준을 객관적으로 비교하여 개선함으로써 한 단계 높은 서비스 수준을 향상시키는 계기가 되었다.

## 제15장. 노인장기요양보험제도 요약정리 사항 및 예상문제

### 노인장기요양보험

1. 노인장기요양보험의 제도와 관리운영기관 및 운영체계
2. 국민건강보험과 노인장기요양보험의 차이점
3. 장기요양보험의 신청 및 등급판정]
4. 장기요양보험의 종류와 급여내용
5. 재가급여 및 시설급여의 본인부담 및 비급여 항목
6. 장기요양기관의 지정기준 및 절차. 비용청구 및 지급

**01** 노인장기요양보험이 시행된 시기는?

① 2005년 7월1일　② 2008년 7월1일
③ 2009년 7월1일　④ 2011년 7월 1일

**02** 다음 중 노인장기요양보험 사업을 관장하는 자는?

① 국토교통부장관　② 시 · 도지사
③ 보건복지부장관　④ 건강보험심사평가원장

**03** 노인장기요양보험법에 명시된 장기요양보험의 목적과 관계가 먼 것은?

① 노인에게 제공하는 신체활동 또는 가사활동 지원
② 노후의 건강증진 및 생활안정을 도모
③ 가족의 부담을 덜어줌으로써 국민의 삶의 질을 향상
④ 노인성 질환의 관리와 예방

**04** UN에서 고령사회를 3가지 유형으로 분류할 때 한 국가의 총인구 중 65세 이상 노인 인구 비중이 14% 이상인 국가는?

① 고령화사회 ② 고령사회 ③ 중 고령사회 ④ 초고령화사회

**05** 다음 중 노인장기요양보험의 장기요양요원이 아닌 것은?

① 영양사 ② 간호사 ③ 간호조무사
④ 요양보호사 ⑤치과위생사

**06** 장기요양급여대상자는 혼자 일상생활을 수행하기 어렵다고 인정된 기간은?

① 1개월 이상 ② 3개월 이상 ③ 6개월 이상 ④ 1년 이상

**07** 장기요양급여 대상자는 65세 이상 노인 또는 (    )노인성질병을 가진 자로 거동이 현저히 불편하여 장기요양이 필요한 자이다.

① 60세 미만 ② 62세 미만 ③ 63세 미만 ④ 65세 미만

**08** 장기요양보험에 소요되는 재원은 장기요양보험료와 국가 및 (  )부담 그리고 장기요양급여 이용자가 부담하는 본인일부부담금으로 운영된다.

① 국민건강보험공단 ②사업주
③ 지방자치단체 ④ 보험자

**09** 장기요양보험료의 산정방식은 (    ) × 장기요양보험료율로 산정된다.

① 건강보험료 ② 총급여액 ③ 연급보험료 ④ 고용보험료

**10** 근로자인 직장가입자와 그 사용자의 장기요양보험료 부담비율은?

① 근로자 30%. 사용자 70%　　② 근르자 40%, 사용자 60%
③ 각 각 50% 분담　　④ 근로자 60%. 사용자 40%

**11** 장기요양보험 일반수급자인 재가급여의 경우 본인 일부부담금은 급여비용의 100분의 ( )를 부담하며, 시설급여는 급여비용의 100분의 ( )를 부담한다.

① 10%, 20%%　　② 15%,20%　　③ 10%, 15%　　④ 15%, 15%

**12** 노인장기요양보험수가는 누가 고시하는가?

① 국민건강보험공단 이사장　　② 국토교통부장관
③ 보건복지부장관　　④ 시 · 도지사

**13** 국민건강보험과 노인장기요양보험의 차이점에 대하여 설명 중 관계가 먼 것은?

① 국민건강보험은 질환의 진단, 입원, 외래 치료, 재활 등을 목적으로 함.
② 장기요양보험은 고령이나 노인성질병 등으로, 혼자 힘으로는 일상생활을 영위하기 어려운 분들에게 신체활동과 가사활동을 지원.
③ 건강보험은 의료법과 건강보험법을 적용받고, 장기요양보험은 노인복지법과 장기요양보험법을 적용 받음.
④ 장기요양보험은 장기요양기관에 의사가 상근하여 진단과 치료를 동시 수행함.

**14** 요양원과 요양병원의 차이를 설명 중 관계가 먼 것은?

① 요양원은 의료기관이라기보다는 "돌봄"서비스의 성격을 가진 생활시설을 말함.
② 요양병원은 의사 또는 한의사가 의료를 행하는 곳으로 요양환자 30인 이상을 수용할 수 있는 시설을 갖춘 의료기관임.
③ 요양원의 본인일부부담금액은 재가급여는 20%를, 시설급여는 15%를 수급자

가 부담하며, 요양병원은 1일당 정액수가에 의한 본인부담을 30%를 적용받음.

④ 요양원은 의사가 상근 근무를 하지 않고, 수급자를 관리보호(케어) 하는 곳이지만, 요양병원은 의사가 상근 근무를 하고, 응급의료행위가 가능함.

**15** 노인장기요양보험의 비급여항목이 아닌 것은?

① 식사재료비 ② 상급침실 이용 추가비용
③ 이 · 미용비 ④ 의사소견서 발급비용

**16** 노인장기요양보험법에 명시된 국민건강보험공단의 업무가 아닌 것은?

① 장기요양보험가입자의 자격관리, 장기요양보험료의 부과 · 징수
② 장기요양등급 판정 · 장기요양급여의 관리 및 평가
③ 재가 및 시설 급여비용의 심사 및 지급, 부당이득금의 부과 · 징수
④ 장기요양기본계획에 따른 세부시행계획 수립 · 시행, 노인성질환예방사업

**17** 장기요양인정의 신청자격에 대한 설명 중 틀린 것은?

① 장기요양보험가입자 또는 그 피부양자
② 산재보험수급권자
③ 의료급여수급권자
④ 만 65세 이상 또는 만 65세 미만 노인성 질병을 가진 자

**18** 장기요양인정신청시 최초신청의 경우 국민건강보험공단에 제출서류는 장기요양인정신청서와 ( )이다.

① 의사진단서 ② 의사소견서
③ 장기요양갱신신청서 ④ 입소확인서

**19** 장기요양인정서의 유효기간은?

① 6개월 ② 1년 ③ 2년 ④ 3년

**20** 장기요양등급은 심신의 기능상태의 장애로 일상생활에서 다른 사람의 도움을 몇 등급으로 구분되어 있는가?

① 1~3등급 ② 1~5등급 ③ 1~7등급 ④ 1~10등급

**21** 장기요양등급판정기간은 신청인이 신청서를 제출한 날부터 공단은 며칠 이내에 완료하여야 하는가?

① 10일 ② 20일 ③ 30일 ④ 60일

**22** 다음 중 노인장기요양보험의 종류가 아닌 것은?

① 재가급여 ② 시설급여
③ 신체활동 지원급여 ④ 특별현금급여

**23** 재가 노인에게 노인 장기 요양 보험에서 방문요양, 방문목욕, 방문간호, 주 · 야간 보호, 단기보호, 기타재가급여(복지용구)를 제공해 주는 급여는?

① 재가급여 ② 시설급여
③ 신체활동 지원급여 ④ 특별현금급여

**24** 고령이나 노인성 질환으로 인하여 일상생활을 하기 어려운 노인에게 요양시설에서 간호, 목욕, 일상생활 지원 등의 서비스를 제공하는 급여는?

① 재가급여 ② 시설급여
③ 신체활동 지원급여 ④ 특별현금급여

**25** 재가급여 중 장기요양요원이 수급자의 가정 등을 방문하여 신체활동 및 가사활동 등을 지원하는 장기요양급여는?

① 방문요양 ② 방문목욕 ③ 방문간호
④ 주 야간보호 ⑤ 단기보호

**26** 재가급여 중 수급자를 하루 중 일정한 시간 동안 장기요양기관에 보호하여 신체활동 지원 및 심신기능의 유지 · 향상을 위한을 제공하는 장기요양급여는?

① 방문요양 ② 방문목욕 ③ 방문간호 ④ 주 야간보호

**27** 다음 중 특별현금급여의 종류가 아닌 것은?

① 가족요양비 ② 특별지원비
③ 특례요양비 ④ 요양병원 간병비

**28** 장기요양급여의 제공 시기는?

① 장기요양인정서가 도달한 날부터
② 장기요양인정서가 도달한 3일 후부터
③ 장기요양인정서가 도달한 5일 후 부터
④ 장기요양인정서가 도달한 7일 후부터

**29** 장기요양기관의 지정을 국민건강보험공단으로부터 받으려면 장기요양기관 지정신청서에 첨부 서류는?

① 일반현황 · 인력현황 및 시설현황 각 1부, 사업계획서 1부
② 사업계획서 및 간호인력 현황 각 1부
③ 일반현황 · 인력현황 및 시설현황 각 1부, 사업자등록증 또는 고유번호증 사본 1부
④ 감염관리서 및 안전관리계획서 각 1부

**30** 장기요양기관을 지정받으려면 누구에게 신청을 하여야 하는가?

① 시장 · 군수 · 구청장
② 관할 보건소장
③ 건강보험심사평가원장
④ 보건복지부장관

| 정답 | | | | | | | | | | |
|---|---|---|---|---|---|---|---|---|---|---|
| | 1 | 2 | 3 | 4 | 5 | 6 | 7 | 8 | 9 | 10 |
| | ② | ③ | ④ | ② | ① | ③ | ④ | ③ | ① | ③ |
| | 11 | 12 | 13 | 14 | 15 | 16 | 17 | 18 | 19 | 20 |
| | ② | ③ | ④ | ③ | ④ | ④ | ② | ② | ② | ② |
| | 21 | 22 | 23 | 24 | 25 | 26 | 27 | 28 | 29 | 30 |
| | ③ | ③ | ① | ② | ① | ④ | ② | ① | ③ | ① |

# ◆ 참고문헌

## [서적 및 연구보고서]


1. 직업능력개발원/교육부(2014). NCS 원무관리. 직업능력개발원/교육부
2. 김회창(2018). 최신 건강보험관리. 장솔출판사
3. 김회창(2018). NCS 기반  건강보험심사청구. 보문각
4. 김회창(2014). NCS 기반 병원경영실무. 보문각
5. 김회창(2017). NCS 기반 병원경영기획. 장솔출판사
6. 김회창(2016). NCS 기반  병원경영평가. 보문각
7. 김회창(2019). NCS 기반 원무관리. 보문각
8. 김회창(2017). 의료의 질 관리. 보문각
9. 김회창(2018). 산재보험 및 자동차보험관리. 보문각
10. 김회창(2018). NCS 기반 건강보험실무. 보문각
11. 김회창(2018). 건강검진관리. 보문각
12. 김회창(2019). 최신 공중보건학. 보문각
13. 임환열, 김회창(2015). 전략적 병원경영. 장솔출판사
14. 김회창 외 (2018). 병원행정사/건강보험사. 보문각
15. 김회창, 임배만(2012~2013).병원경영진단 및 컨설팅 보고서. HM & Company
16. 김회창(2018). 노인장기요양보험관리. 장솔출판사
17. 김회창, 이정우, 민인순 외(2009). 원무. 보험관리. 대한병원행정관리자협회
18. 김회창(2004). 종합건강진단을 통한 암발견 수진자의 특성분석(박사논문)
19. 김회창(1988). 병원의 의료보험교육 실태에 관한 연구. 대한병원협회지
20. 김수배, 이도연(2018). 원무관리론. 에듀팩토리
21. 김영훈 외(2011). 원무관리. 수문사
22. 이정우(2017). 스마트 원무관리. 보문각
23, 의료행정연구회(2013). 원무관리. 현문사
24. 김회창(2019), 현장중심 원무관리. 보문각
25. 보건행정교수협의회(2018). 병원행정사, 의료보험사. 계축문화사
26. 보건복지부(2018). 요양급여의 적용기준 및 방법에 관한 세부사항. 보건복지부
27. 김회창, 임배만(2013). S병원 및 J병원 컨설팅. 교육지원사업보고서

28. 박병상(2012). 병원 CEO를 위한 개원과 경영. 도서출판 정다와
29. 서울아산병원 원무팀(2003), 업무매뉴얼, 서울아산병원 원무팀
30. 홍준현(2013). 의무기록정보관리학, 고문사
31. 건강보험심사평가원(2019). 건강보험 심사기준(지침). 건강보험심사평가원
32. 통계청(2018). 2017년 사망원인. 통계청
33. 보건복지부(2019). 건강보험 행위급여 및 급여 상대가치점수. 보건복지부
34. 한국의료정보교육협회(2013). 보건의료정보학. 현문사
35. 양옥렬 외 4인(2013). NEW 병원정보시스템. 메디시언
36. 보건복지부(2019). 요양급여비용 청구방법, 명세서서식 및 작성요령. 보건복지부
37. 보건복지부(2019). 국민건강보험법, 국민건강보험법 시행규칙. 보건복지부
38. 국민건강보험공단(2018). 2017 건강보험통계연보. 국민건강보험공단
39. 한국보건산업진흥원(2018). 병원경영분석. 한국보건산업진흥원
40. 김태현 외 6인(2014), 최신의료관계법규, 보문각
41. 김회창(2011). 진료비수익 및 미수금관리와 보험청구, 심사관리. 대한병원협회
42. 김회창, 임배만(2012). B병원 및 G병원 컨설팅 사업보고서. HM&Company
43. 대한병원행정관리자협회(2013). 원무.보험관리. 대한병원행정관리자협회
44. 보건복지부(2018). 의료급여수가의 기준 및 일반기준. 보건복지부
45. 보건복지부(2018). 2017년 보건복지백서. 보건복지부
46 보건복지부(2018). 2017년 보건복지통계연보. 보건복지부

## [사이트]

1. 국가직무능력표준 : www.ncs.go.kr
2. 서울대학교병원: http://www.snuh.go.kr
3. 서울아산병원: http://www.amc.seoul.kr
4. 한국보건산업진흥원: http://www.khidi.or.kr
5. 대한병원협회: http://www.kha.or.kr
6. 의료기관평가인증원: http://www.koiha.or.kr
7. 근로복지공단:  http://www.kcomwel.or.kr
8. 국토교통부; http: //www.molit.go.kr

9. 법제처 : http://www.moleg.go.kr

10. 보건복지부: http://www.mw.go.kr

11. 국민건강보험공단 : http://www.nhis.or.kr

12. 건강보험심사평가원: http://www.hira.or.kr

13. 한국의료분쟁조정중재원 http://www.k-medi.or.kr

14. 보험개발원: http://www.kidi.or.kr

15. 네이버 지식 IN: www.naver.com

16. 다음 http://www.daum.net

# ◆ 찾아보기

ㅅ

■ 학습교재집필에 자문과 도움을 주신 분 ■

| | | |
|---|---|---|
| 임종진 | 서울아산병원 | 경영지원실장 |
| 박철환 | 서울아산병원 | 원무팀장 |
| 박정미 | 서울아산병원 | 원무팀 외래Unit 차장 |
| 김형모 | 서울아산병원 | 원무팀 입원Unit 차장 |
| 서지연 | 서울아산병원 | 적정진료(보험심사)팀장 |
| 이종훈 | 경희대학교병원 | 본부장 |
| 정영권 | 서울대학교병원 | 행정차장 |
| 김충경 | 한림대 강동성심병원 | 재무부장 |
| 조형래 | 평택박애병원 | 행정원장 |
| 육성수 | 순천의료재단 정병원 | 행정부원장 |
| 김원식 | 조인트힐병원 | 행정원장 |
| 남종우 | 예스병원 | 경영본부장 |
| 신민규 | 분당H병원 | 행정부원장 |
| 한경화 | 한솔병원 | 행정부장 |
| 강희순 | 창원 한마음병원 | 원무부장 |
| 안재언 | 속초보광병원 | 행정부원장 |
| 유재문 | 서울아산병원 | 응급실 차장 |
| 박상욱 | 현대유비스병원 | 행정국장 |
| 전현구 | 참조은병원 | 경영지원본부장 |